제5판 전면 개정판

수혈의학

TRANSFUSION MEDICINE

대한수혈학회 교과서 편찬위원회

편찬총괄

편찬위원회 공동위원장 **임지향**(가톨릭의대) / **박경운**(서울의대)
간사 **최승준**(연세의대)
자문위원 **엄태현**(인제의대) / **조 덕**(성균관의대) / **김신영**(연세의대)

집필진

제 1 장 **고대현**(울산의대) / **이현지**(부산의대)
제 2 장 **임지향**(가톨릭의대) / **현정원**(한림의대) / **강재원**(대한적십자사)
제 3 장 **김태엽**(건국의대)
제 4 장 **엄태현**(인제의대)
제 5 장 **김신영**(연세의대) / **제갈동욱**(가톨릭의대)
제 6 장 **김경희**(동아의대) / **박경운**(서울의대)
제 7 장 **권소영**(대한적십자사)
제 8 장 **최승준**(연세의대) / **임진숙** / **이아진**(대구가톨릭의대)
제 9 장 **조 덕**(성균관의대) / **박 건**(조선의대)
제10장 **임영애**(아주의대)
제11장 **허지영**(차의대) / **김선형**(제주의대)
제12장 **홍윤지**(서울의대) / **박희수**(충북의대)

축사

9년 만에 "수혈의학" 개정판이 출간됨을 축하드리면서 그간 애써 주신 엄태현 이사장님을 비롯한 모든 집필진들께 감사드립니다.

1993년 "수혈의학" 창간호는 은사이신 현촌 김상인 교수님 정년퇴임을 기념하여 서울의대 검사의학교실에서 헌정한 책자로서 제가 집필을 담당하였습니다. 교수님 정년퇴임 시 제자들이 책자를 헌정하는 것이 관례였기에 막내 교수였던 저의 당연한 의무로 생각하였습니다. 당시 진단검사의학과 관련된 서적은 대부분 외국 것이었으므로 이왕 국문 책자를 발간할 바에는 우리나라 의료인들에게 정말 필요한 정보를 제공하는 의미 있는 기회로 삼아 보자는 결심을 하였고 외국과 매우 다른 현실에 처해있는 헌혈과 수혈을 주제로 집필하게 되었습니다.

당시 미국의 AABB Technical Manual 이라는 책자가 거의 모든 헌혈과 수혈 업무에 종사하는 의료인들의 참고문헌 역할을 하고 있었지만 헌혈 기준, 헌혈량, 혈액제제단위 용량, 수혈 지침 및 의료인들의 수혈 관행 등에 있어 국가마다 상이한 면이 많아 결국 국내 혈액원이나 의료기관들이 각각 별도의 기준을 정하여 임상에 적용할 수밖에 없던 실정이었습니다. 그래서 "수혈의학" 초판에는 국내 헌혈의 역사와 법적 기준, 수혈혈액제제의 특성, 혈액제제사용기준, 국내외 동향 등을 담았고 그 당시까지 국내에서 발간된 헌혈 및 수혈관련 임상 경험을 담은 논문과 자료들을 총망라하고자 하였습니다. 논문들을 인터넷으로 검색할 수 있던 시기가 아니었기에 도서관에 가서 1950년대에 발간된 국내 잡지들부터 제목을 살피며 몇 달 간 수혈관련 논문을 찾았던 기억이 납니다.

다행히 "수혈의학" 발간 후 독자들이 정말 도움이 되는 꼭 필요한 책으로 인정해 주셨고 당시 의학계에서는 가장 큰 상이었던 동아의료문화상까지 수상 받게 되었습니다. 많은 임상병리학과에서 학생들의 필수 교재로 채택을 하는 바람에 출간 부수가 예상을 훌쩍 넘는 등 예상치 못한 성원에 보답하는 마음으로 2014년 제4판 개정판까지 책임감을 가지고 직접 집필할 수 있었습니다.

이제 저 개인의 능력을 넘어 대한수혈학회에서 체계적으로 "수혈의학"이라는 전문서적의 명맥을 이어가게 된 것은 너무 고맙고 다행스러운 일입니다. 아무쪼록 "수혈의학"이 앞으로도 독자들의 사랑을 받는 전문서적으로서 의료인과 수혈을 필요로 하는 환자들에게 도움이 되기를 기원합니다.

2023년 5월

한규섭

제5판 발간사

대한수혈학회에서 발간하는 “수혈의학” 제5판은 서울의대 한규섭 교수님이 1993년 초판을 집필하시고 2014년 4판까지 개정하여 오셨던 “수혈의학”의 계보를 잇는 책입니다. 잘 아시다시피 “수혈의학”은 1993년 발간 이후부터 2023년 현재까지 30년의 긴 세월동안 수혈의학을 공부하거나 수혈의학 분야에 종사하는 많은 국내 전문인력과 관계 기관들에 중요한 정보를 제공하여 왔습니다. 한규섭 교수님이 2019년 대학에서 정년퇴임을 하시면서 “수혈의학”의 관리를 대한수혈학회에 위임해 주셨습니다. 대한수혈학회에서는 편집이사 가톨릭의대 임지향 교수와 기획이사 서울의대 박경운 교수를 공동위원장으로 하여 교과서편찬위원회를 구성하였습니다. 편찬위원회는 학회의 대표적인 전문가들로 분야별 집필진을 구성하였으며, 1년여 개정 작업을 진행하였습니다.

이와 같이 “수혈의학” 제5판은 한규섭 교수님의 “수혈의학” 전면개정판임과 동시에 대한수혈학회에서 발간하는 “수혈의학”의 초판입니다. 대한수혈학회 발간의 의미는 “수혈의학”이 많은 국내 수혈의학 전문가들의 노력을 집대성한 결과물이라는 점에서 찾을 수 있을 것 같습니다. “수혈의학”은 많은 분들의 의견을 시의적절하게 반영하여 만들어 나아가는 집단지성의 살아있는 결과물로서 지속될 것으로 기대합니다.

한편, 2019년 12월 혈액관리법이 개정됨에 따라 각급 의료기관에 수혈관리위원회 및 수혈관리실 설치가 의무화되었습니다. 수혈의학의 실무 전문가들이 탄생하여 전국적으로 분포하게 된 것입니다. “수혈의학”은 수혈관리위원회 및 수혈관리실 운영에 도움이 되는 자원으로 역할을 할 것입니다.

“수혈의학” 제5판을 준비하는 과정에서 많은 분들의 노고와 도움이 있었습니다. 대한수혈학회 교과서편찬위원회와 집필진, 그리고 출판을 맡아준 고려의학에 감사드립니다. 자식과도 같은 “수혈의학”을 대한수혈학회에 아낌없이 맡겨 주신 한규섭 교수님께도 다시 한번 깊은 감사를 드립니다. 앞에서도 말씀드렸다시피 “수혈의학”은 수혈의학을 공부하고 연구하는 분들이 함께 만들어가는 교과서입니다. 수혈의학 분야에서 일하는 많은 동료들의 관심과 사랑이 담긴 피드백을 바랍니다. 감사합니다.

2023년 5월

대한수혈학회 이사장 엄태현

제5판 머리말

"수혈의학 제5판(전면개정판)"은 대한수혈학회 주관으로는 최초로 발간되는 수혈의학 교과서이고, 올해 2023년은 "수혈의학" 초판이 발간된 지 30년이 되는 해여서 그 의미가 더욱 크다고 할 수 있습니다.

"수혈의학 제5판(전면개정판)"에는 발전하고 있는 국내외 최신 수혈의학 학술자료 및 관련 제도들의 변화 사항을 반영하였으며, 총 12개의 장으로 이루어져 있습니다. 이전 "수혈의학" 목차 순서를 변경하여 수혈의학의 임상적 활용 부분인 수혈의 원칙, 수혈이상반응, 환자혈액관리, 수혈적정성관리, 치료적 성분채집술 등의 내용을 전반부에 배치하고, 수혈의학의 기본 지식인 헌혈 및 혈액의 보존, 혈액제제, 혈액형, 수혈전검사 등의 내용은 후반부에 배치하여 수혈의학의 임상적 중요성과 활용도를 강조하고자 하였습니다.

수혈의 기본원칙과 함께 여러가지 임상 상황에서의 수혈요법에 대한 기술 및 희귀혈액형 환자의 수혈을 새롭게 추가하였으며, 수혈가이드라인에 소개되어 있는 수혈이상반응의 종류 및 정의와 발생기전, 관리에 대해 자세히 기술하여 안전한 수혈에 도움이 되도록 하였습니다. 또한 요즘 수혈과 함께 각광 받고 있는 환자혈액관리 분야를 처음으로 "수혈의학"에 한 파트로 도입하였으며, 2020년부터 국내에서 시행 되고 있는 수혈적정성 평가에 발맞추어 수혈적정성 평가 관련 내용 및 수혈가이드라인, 수혈관리위원회 및 수혈관리실의 운영 등의 변화하고 있는 수혈의학분야 국내 제도의 중요 내용들을 담았습니다. 현재 사용되고 있는 치료적 성분채집술에 대한 기본 원리 및 각 술기와 함께, 국내 첨단재생의료가 주목을 받고 있는 현 시점에서 수혈의학 분야에 중요한 미래 동력으로 자리 매김할 세포치료에 대한 내용도 제5판에 새롭게 포함하였습니다. 그리 헌혈 및 혈액보존, 혈액제제에 따른 수혈요법, 혈액형, 수혈전 검사 등 수혈의학의 핵심이 되는 기본 지식에 대해 최신 업데이트 된 내용들을 기술하였으며, 기존의 수혈검사 지침을 대폭 수정하여 현재 중요하게 사용되는 술기를 자세하게 설명하여 실제 검사실에서 유용하게 사용할 수 있도록 하였습니다. 마지막으로 수혈의 실제상황에 도움이 되는 10개 증례를 담아 현장에서 유사한 증례를 경험할 시에 활용할 수 있도록 구성하였습니다.

"수혈의학 제5판(전면개정판)"으로 새롭게 탄생한 수혈의학 교과서에 독자분들의 많은 관심 부탁드리며, 끝으로 흔쾌히 후학을 위해 "수혈의학"에 담긴 모든 것을 전수해 주신 한규섭 교수님과 대한수혈학회의 역사를 함께 이루어 내신 모든 선배 교수님들께 다시 한번 진심으로 감사와 존경을 전합니다.

2023년 5월
공동편찬위원장
대한수혈학회 편집이사 임지향
기획이사 박경운

목차(TABLE OF CONTENTS)

01. 수혈의 실제(Transfusion Practice) / 1

02. 수혈이상반응(Adverse Transfusion Reaction) / 61

03. 환자혈액관리(Patient Blood Management, PBM) / 113

04. 수혈적정성관리(Management of Transfusion Appropriateness) / 137

05. 치료적 성분채집술(Therapeutic Apheresis) / 147

06. 세포치료(Cellular Therapy) / 179

07. 헌혈 및 혈액의 보존(Blood Donation and Preservation of Blood) / 191

08. 혈액제제 및 수혈요법(Blood Component Therapy) / 219

09. 혈액형(Blood Group Systems) / 257

10. 수혈전검사(Pretransfusion Tests) / 351

11. 수혈검사 지침(Laboratory Procedures) / 375

12. 증례(Cases) / 423

찾아보기(Index) / 435

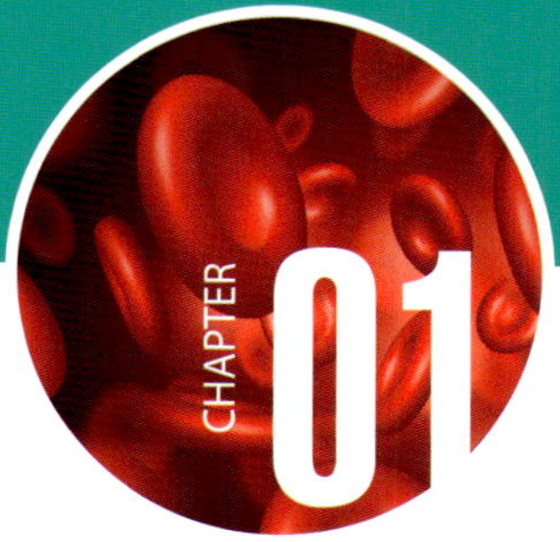

수혈의 실제
Transfusion Practice

1 수혈의 기본원칙(Basic Principles of Transfusion)

수혈을 준비하는 과정에서 가장 중요한 절차는 환자와 검체를 정확하게 확인하는 것이다. 혈액 채취 후에 환자와 검체 표지(label)를 확인하고 적절한 서식에 날짜를 기입하고 서명하여야 한다. 수혈 시에도 환자 곁에서 적합성(compatibility)에 대한 표지가 붙은 혈액제제를 환자의 이름 및 병력번호와 비교하여 재확인하여야 하는데 이때 모든 기록이 완전하게 일치하여야 한다. 이 과정에서 전산 시스템의 도움을 받을 수도 있으나 최종적으로는 담당 의료진의 책임 하에 수혈이 실시되어야 한다. 적혈구 수혈을 위한 주사침은 성인의 경우 18게이지 이상의 것이 바람직하나 소아의 경우 24게이지 등의 작은 주사침도 사용할 수 있다. 아나필락시스반응, 급성용혈수혈반응, 수혈관련패혈증 등 심각한 수혈이상반응은 수혈 후 15분 이내에 나타나는 경우가 많으므로 수혈이 시작된 후 5~15분간 환자를 세밀히 관찰하여야 하며 활력징후도 처음 15분 이내 최소 한 번 측정하고 그 후에도 수혈이 완료될 때까지 주기적으로 환자 상태를 확인하여야 한다.

우리나라에서는 환자에게 수혈의 필요성 및 가능한 부작용을 설명하기 위한 표준화된 동의서 서식을 개발한 바 있다(권정란 등, 2010). 현행 의료법에서는 설명 및 동의 과정에서 시간이 지체되어 생명이 위험해지는 등의 예외 상황 이외에는 반드시 수혈에 대하여 환자 또는 법정대리인에게 동의서를 받도록 규정하고 있다.

1) 혈액의 가온(Blood Warming)

차가운 혈액을 1분당 100 mL 이상의 속도로 수혈할 경우 가온 혈액을 수혈한 경우에 비해 심장마비를 일으킬 확률이 높다. 그러나 1~3 단위의 혈액을 수시간에 걸쳐 천천히 투여하는 환자의 경우 일반적으로는 가온 혈액을 사용할 필요는 없다. 혈액 가온기(blood warmer)에는 두 가지 형태가 있다. 한 가지는 37°C로 온도가 유지되는 수조에 플라스틱관의 코일이 담긴 것이며 다른 한 가지는 전기적으로 가열되는 판(plate)을 플라스틱 혈액백에 접촉시키는 것인데 어떠한 경우이든 혈액의 온도가 42°C를 넘으면 안 되며, 한 단위의 혈액을 4시간 이상 가온하면 안 된다.

자동가온장치에는 눈으로 볼 수 있는 온도계와 소리가 나는 경보 장치가 있어야 한다. 혈액제제 전체를 뜨거운 물에 담그거나 극초단파(microwave) 혈액 가온기를 사용하여 가온하는 것은 과열로 인해 용혈을 일으킬 수 있으므로 바람직하지 않다. 일반적으로 혈액 가온기를 사용하는 경우는 표 1-1과 같다. 그림 1-1은 혈액가온장치를 보인 것이다. 수혈되는 혈액의 온도를 37.5℃로 유지시켜 주는 장치도 있고 약식 가온기(line warmer)도 있다.

표 1-1. 혈액 가온기(Blood warmer) 사용의 적응

1) 성인 환자에게 시간당 50 mL/kg 이상의 빠른 속도로 대량수혈을 하는 경우
2) 소아 환자에게 시간당 15 mL/kg 이상의 속도로 수혈을 하는 경우
3) 영아의 교환수혈
4) 한랭응집소를 가진 환자에게 수혈하는 경우
5) 중심정맥도관(central catheter)을 통한 빠른 수혈 시

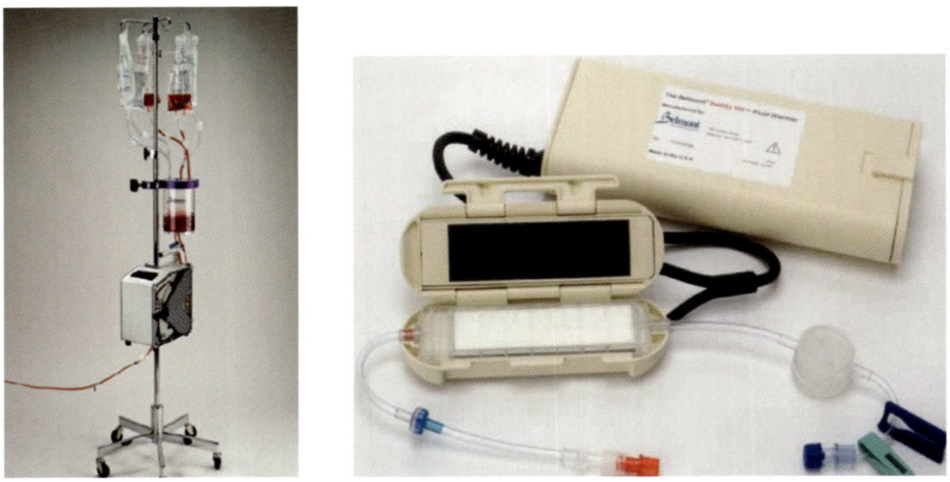

그림 1-1. 혈액 가온기(Blood warmer). 수혈되는 혈액의 온도를 37.5℃로 유지해 주는 정밀한 장비(좌)도 있고 수혈세트의 선에 열을 적절히 가해 주는 간단한 line warmer(우)도 있다.

2) 혈액 주입시간(Time Limits)

혈액은 세균 증식의 위험성 때문에 출고 후 오랜 시간 실온에 방치해서는 안 된다. 혈액제제는 개봉 후 4시간 이내에 수혈을 마치는 것이 원칙이며 여러 단위의 혈액을 수혈해야 하는 경우 혈액 필터는 매 6시간마다 교체하여야 한다. 적혈구제제의 경우 실온에 30분 이상 노출되면 대개 혈액 온도가 10℃ 이상으로 올라가는 것으로 알려져 있다.

최근 Park 등의 연구에 따르면 실온에 노출된 적혈구제제의 온도가 10℃ 이상이 되는데 걸리는 시간의 중앙값은 51.4분이었으며 소수의 경우에서는 30분이 경과하지 않은 경우에도 10℃에 도달하는 경우도 있었다(Park M 등, 2019). 이런 이유로 출고된 지 30분이 경과한 적혈구제제는 혈액은행으로 반납 또는 다른 환자에게 전용하지 않는 것이 원칙이다. 그러나 최근 60분이 경과하여도 실제 세균 증식에는 별 차이가 없다는 연구 결과도 있어 향후 연구 결과에 따라 추가적인 논의가 필요할 것으로 생각된다(Aplin K 등, 2019).

3) 정맥주입용액의 동시 사용(Concomitant Use of IV Solutions)

혈액은 다른 용액이나 수액과 같은 라인을 통하여 동시에 투여하지 않는 것이 원칙이며 생리식염수(normal saline)만이 혈액제제와 함께 환자에게 투여될 수 있다. 5% 포도당 용액은 저장성이어서 체외에서 용혈을 일으키며 Ringer's lactate 등의 전해질 용액은 칼슘을 함유하고 있어 구연산이 첨가된 혈액을 체외에서 응고시킨다. 농축적혈구의 수혈에서 빠른 투여가 요구되는 경우 생리식염수를 이용하여 적혈구제제의 적혈구용적율을 낮추는 방법에 대하여 보고된 바 있다(임성술 등, 1991). 그림 1-2는 농축적혈구를 생리식염수로 미리 희석하여 사용하는 방법을 보인 것이다. 다만 희석이 지나치게 많이 되는 경우 적혈구제제의 수혈 후 오히려 환자의 혈색소 농도를 떨어뜨릴 수도 있으므로 지나치게 희석이 되지 않도록 주의하여야 한다. 생리식염수 이외에 혈액성분제제 또는 일부 혈장분획제제는 불가피한 경우 혈액제제와 같이 투여될 수 있다. FDA에는 예외적으로 혈액제제와 같이 투여할 수 있는 일부 수액제제가 허가된 바 있다.

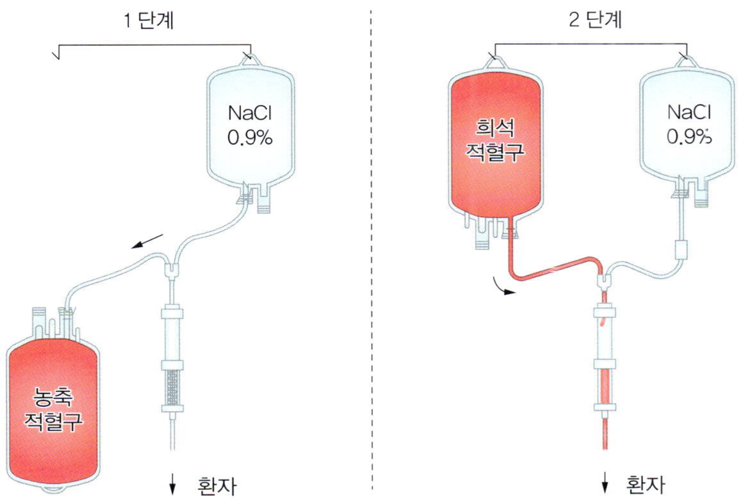

그림 1-2. **적혈구의 희석.** 적혈구를 생리식염수로 희석하여 수혈하려면 먼저 생리식염수를 적혈구에 넣은 후 희석된 적혈구를 환자에게 수혈하여야 한다. 수혈세트에 적혈구와 생리식염수를 연결하여 동시에 주입하고자 하면 점도가 낮은 생리식염수만 주입되고 적혈구는 거의 주입되지 않는다.

혈액제제에 약제를 첨가해서는 안 되는데 그 이유는 ① 어떤 약제들은 pH가 매우 높아 용혈을 일으킬 수 있으며, ② 혈액에 약제를 첨가했을 때 만약 그 혈액의 투여가 수혈이상반응에 의해 중지되면 약제가 투여되지 못할 수 있고, ③ 수혈 중 어떤 이상반응이 일어났을 때 그것이 약제에 의한 것인지 혹은 혈액에 의한 것인지를 구분하기 힘들기 때문이다.

4) 혈액필터의 사용(Filters)

모든 혈액제제는 혈액응괴(clot)와 다른 찌꺼기들을 제거하기 위하여 반드시 전용 필터를 통하여 주입되어야 한다. 우리나라의 농축 적혈구는 적혈구 용적률이 70% 정도로 높으므로 여러 단위 적혈구 수혈이 필요할 경우 필터는 혈액 2~4 단위마다 교체해주어야 하며 하나의 필터는 6시간까지만 사용하여야 한다. 혈액제제 수혈의 간격이 1시간 이상인 경우에는 새 필터를 사용한다. 구멍의 크기가 170~ 260 μm 정도인 표준혈액필터(standard blood filters)는 큰 혈구응괴(macroaggregates)는 걸러내지만 혈액 보관 5일 후부터 점진적으로 형성되는 작은 혈구응괴(microaggregates)들은 걸러내지 못한다. 구멍의 크기가 20~ 40 μm인 소응괴제거용 혈액필터(microaggregate blood filter)는 이들 작은 혈구응괴들을 제거할 수 있으나 1~ 2 단위 정도의 일반적인 수혈에는 적용되지 않는다. 크기가 170~260 μm 미만인 작은 혈구응괴 및 혈구 부스러기들은 표준혈액필터에서 걸러지지 않으므로 체내로 유입되어 폐혈관을 막을 수 있으나 이들이 호흡곤란증후군(respiratory distress syndrome)을 일으킨다는 증거는 없다.

소응괴제거용 필터는 작은 혈구응괴가 직접 체순환(systemic circulation)으로 들어갈 수 있는 심폐우회술(cardiopulmonary bypass) 도중에 수혈하는 경우에 사용된다. 5일 이내의 혈액이나 세척적혈구, 그리고 해동적혈구에는 작은 혈구응괴들이 거의 없다. 따라서 이러한 제제들을 사용하는 경우, 즉, 신생아의 교환수혈과 같은 경우에 있어서는 소응괴에 대한 여과가 필요치 않다.

5) 혈소판 및 백혈구의 수혈(Platelets and Granulocytes)

혈소판과 백혈구는 표준필터를 통하여 분당 1~ 2 mL의 속도로 또는 환자가 감당할 수 있는 정도의 속도로 투여한다. 이들 제제의 수혈로 인해 발열반응을 일으켰던 과거력이 있는 환자의 경우에는 느린 속도로 수혈하거나 아스피린을 제외한 해열제를 미리 투약함으로써 증상을 완화시킬 수 있으며 매우 심한 이상반응을 보이는 환자에게는 부신피질호르몬제제(corticosteroids)가 도움이 될 수 있다. 백혈구 수혈 시 가끔 나타날 수 있는 심한 오한반응에는 meperidine을 피하 혹은 정맥 주사하여 치료할 수 있다.

6) 주입 장치(Infusion Devices)

여러 종류의 전자식 주입장치, 소위 "혈액펌프"들이 출시되어 있으며 이러한 장치들은 혈액제제를 포함한 수액제제를 시간당 1 mL 정도의 낮은 속도로도 투여할 수 있도록 설계되어 있다. 펌프의 작동 기전은 제조회사에 따라 다르며 주사기방식, 연동운동을 하는 롤러방식, 그리고 전자기계식(electromechanical) 펌프 등이 있다. 제조원에서 공급되는 펌프 카세트(cassette)가 필요한 장치가 있는 반면에 표준정맥주입세트를 직접 이용할 수 있는 장치들도 있다. 대개의 장치들에서 전혈 사용 시에 기계적 용혈을 일으키는 경우는 없지만 어떤 제품에서는 적혈구를 투여할 경우 육안으로 볼 수 있는 수준의 용혈이 일어날 수도 있다. 이는 적혈구 용적률이 높은 농축적혈구를 사용하면 점도가 매우 커서 전단력(shear force)이 커지기 때문에 일어나는 현상이다. 혈소판이나 과립구와 같은 다른 혈액제제 투여 시에도 펌프를 사용할 수 있다. 펌프를 사용하여 적혈구나 기타 제제를 수혈할 경우에는 그 장치가 용도에 적합한지를 미리 확인하여야 한다. 국내에 출시된 주입 장치들 중 일반 수액제제용으로만 허가를 받고 혈액제제 주입용으로 허가를 받지 않은 제품도 많으므로 제품 도입 전 해당 내용을 확인하고 필요시 간단하게라도 혈액 주입용으로 적절한지 평가하는 과정을 거치는 것이 바람직하다(Kim MS 등, 2019). 최근 주입 장치가 적혈구 용혈에 미치는 영향에 대하여 평가한 연구 논문이 있으니 평가 시 참고할 만하다(Hadjesfandiari N 등, 2022).

7) 최대혈액신청량(Maximum surgical blood order schedule, MSBOS)

혈색소량이 정상인 성인 환자가 예정된 수술(elective surgery)을 받을 경우 실혈량이 1,000 mL 미만이면 수혈은 하지 않는 것이 원칙이며 순환 혈액량(intravascular volume)은 수액제제(crystalloid 혹은 colloid 용액)로 유지하도록 권장하고 있다. 적절한 수혈이 이루어졌는지 판단하는 기준으로, 수혈 후 환자의 적혈구 용적률이 30~32%를 넘으면 과잉 수혈이 이루어진 것으로 판단하는 방법도 있다(최준권 등, 1997).

예정된 각종 수술에서 사전예약으로 교차시험이 이루어진 혈액단위수와 실제 수혈된 단위수를 비교함으로써(교차시험/수혈 비: C/T ratio) 최대혈액신청량목록을 만들 수 있다. 최대혈액신청량 산정의 목적은 교차시험이 실시되는 혈액단위의 숫자를 되도록이면 실제 수혈되는 숫자만큼으로 줄이자는 것이다. 이를 이용하면 검사 비용을 줄이는 동시에 혈액의 보존기간 초과로 인한 폐기도 줄일 수 있다. 또한 미리 교차시험을 거쳐 특정한 환자에게 출고 예정으로 지정되어 있는 혈액이 많아지면 혈액은행 내 재고 혈액에 비하여 다른 환자들에게 사용할 수 있는 혈액이 줄어드는 효과가 발생한다. 이렇게 미리 예약된 혈액이 많아질수록 의료기관 내에서 원활한 환자 진료에 악영향을 줄 가능성이 높아진다. 또한 현재 국내 건강보험 수가 체계상 교차시험은 환자에게 수혈하여야만 그 비용을 인정받을 수 있다. 따라서 미리 많은 양의 혈액을 교차시험까지 마쳐 예약하여 놓았다가 실제 수혈을 실시하지 않는다면 검사실의 자원을 낭비하는 셈이 되므로 각 의료기관 내에서는 예정 수술에 대하여 지나치게 많은 혈액이 미리 예약되지 않도록 조정하는 시스템을 갖출 필요가 있다. 교차시험/수혈 비가 2.5가 넘는 수술은 필요 이상으로 지나치게 많은 혈액을 예약한 것으로 판단할 수 있다. 최대혈액신청량은 같은 수술에 대해서도 기관에 따라 다양할 수 있다(김여희 등 1982; 김영휴 등 1990; 선영규 등 1991; 신미경 등 1985; 이남용 등 1993; 최종락 등 1992; 박종덕 등 2004; 이승옥 등 2008).

수술당 평균 혈액사용량이 0.5단위 이하인 수술의 경우에는 교차시험보다는 type and screen (T&S)법의 사용이 추천된다. T&S법을 사용할 경우 혈액은행에서는 환자의 ABO 및 RhD 혈액형을 판정하고 비예기항체 선별검사(unexpected antibody screening test)를 실시한다. 만약 임상적으로 의미를 지닌 비예기항체가 발견되면 이를 동정하여 이에 상응하는 항원이 없는 혈액으로 교차시험을 실시한다. 비예기항체가 없는 경우에는 혈액요청 시 ABO, RhD형이 일치되는 혈액을 택하여 실온식염수법의 교차시험(immediate spin crossmatch)만을 실시하여도 용혈수혈반응의 위험성은 높지 않다. 이 경우 혈액이 불출되는데 5분 정도밖에 소요되지 않으므로 미리 교차시험을 하지 않아도 환자에게 필요한 혈액을 적기에 공급할 수 있다. 선택적 수술에 대해 최대혈액신청량 제도와 T&S법을 사용하기 위해서는 혈액은행과 진료과 및 마취통증의학과 사이에 긴밀한 업무협조가 필요하며 수술 및 치료기법의 발전에 따라 주기적인 재검토가 필요하다(박용정 등 2008; 이승옥 등 2008). 수술 전 최대혈액신청량을 적용하는 경우와 T&S를 적용하는 경우를 간략하게 비교하면 표 1-2와 같다.

표 1-2. 수술 전 혈액 준비 전략에 따른 업무 절차

	MSBOS	T&S
수술 준비 단계	ABO/RhD 혈액형검사 비예기항체 선별/동정검사 교차시험	ABO/RhD 혈액형검사 비예기항체 선별/동정검사
혈액 출고 단계	미리 교차시험 완료한 혈액제제를 출고	혈액 요청 시 실온식염수법의 교차시험 후 출고

MSBOS, maximum surgical blood order schedule; T&S, type and screen

8) ABO 불일치 혈액제제 수혈(Transfusion of ABO-incompatible Blood Products)

수혈 시 환자의 ABO 혈액형과 일치하는 혈액제제를 선택하는 것이 일반적이나 다양한 임상 상황에 따라 ABO 불일치 혈액이 불가피하게 또는 의도적으로 선택되는 경우가 있다. 대표적으로 혈액형을 모르는 환자에게 이루어지는 응급 수혈이나 ABO 불일치 장기이식을 받은 환자에서의 수혈이 있다. 또한 이에 더하여 고빈도항원에 대한 비예기항체가 동정되었는데 동일한 ABO 혈액제제 중에는 해당 항원 음성인 혈액을 찾기 어려운 경우, HLA 적합 혈소판 혈액을 찾는데 동일한 ABO 혈액형을 가진 공여자 중에는 적합한 HLA 형별을 찾을 수 없는 경우, 혈액 수급 불안정으로 혈액은행에서 ABO 일치 혈액제제를 찾을 수 없는 경우 등이 있다.

이러한 ABO 불일치 혈액제제의 수혈에 대해서는 어떠한 혈액제제를 수혈할 것인지, 그리고 ABO 부적합의 종류가 무엇인지를 고려하여 적절한 혈액제제를 선택하여야 한다. 적혈구제제의 경우 ABO 주부적합(major incompatible) 혈액제제의 수혈은 금기이며(예: A형 적혈구제제를 O형 환자에게 수혈) ABO 부부적합(minor incompatible) 혈액제제의 수혈은 임상 상황에 따라 불가피할 경우 가능하다(예: A형 적혈구제제를 AB형 환자에게 수혈). 혈소판과 혈장제제의 경우, ABO 부적합 수혈이 적혈구처럼 절대 금기는 아니다. 실제로 외국에서는 ABO 혈액형에 대한 고려없이 혈소판 수혈이 이루어지는 경우도 많다. 이 경우 환자에게 어떠한 영향을 미칠 수 있는지에 대한 고려가 필요한데, 혈소판의 경우 ABO 주부적합 수혈은 투여된 혈소판의 수명이 짧아지며 일부 연구에서는 임상적 경과에도 영향을 미치는 것으로 보고되고 있다(Magid-Bernstein J 등, 2021). 반면 ABO 부부적합 혈소판 수혈의 경우 혈소판 제제에 포함된 anti-A 또는 anti-B에 의한 용혈의 위험성이 있으며, 대략 1:9,000 정도의 위험성이 있는 것으로 추산되고 있다(Josephson CD 등, 2010). 신선동결혈장제제의 경우 ABO 부부적합 혈액제제는 당연히 용혈의 위험성이 있을 것이나 그 위험도는 개별 임상 상황에 맞게 해석되어야 할 것이다. 국내에서 COVID−19 유행으로 AB형 혈장이 부족해지자 AB형 혈장을 이용하여 혈장교환술을 시행하여야 하는

환자에게서 일부 부적합 혈장을 병용 사용하여도 큰 위험성이 없음을 보여주는 연구도 발표된 바 있다(Yang JJ 등, 2021). ABO 주부적합 혈장의 경우 단 기간 내에 명백히 예측되는 위험성은 없으나 환자의 장기적 예후에 영향을 미칠 가능성을 시사하는 연구도 발표된 바 있다(Kim HJ 등, 2022). 이는 혈장에 상당량 존재하는 수용성 ABO 항원과 환자의 항체가 반응하여 생성된 면역복합체의 영향으로 추정되고 있다. 동결침전제제의 경우 ABO 부부적합 제제를 사용하여도 용혈의 위험성은 무시할 수 있을 수준인 것으로 추정되고 있다(Hadjesfandiari N 등, 2021). 요약하자면 적혈구 이외의 제제에 대하여 ABO 불일치 수혈이 불가능하지 않으나 개별 임상상황에 맞추어 최소 위험을 위한 맞춤형 혈액제제 선택이 필요할 것이다. 혈액수급 상황이 안 좋아질 경우 특히 보관 기간이 짧은 혈소판에서 ABO 일치 혈액제제를 수혈해 주기 어려워지는 경우가 많은데, ABO 불일치 혈소판 수혈이 불가피할 경우 위에서 얘기한 임상적 상황을 고려하여 수혈하는 것이 바람직할 것이다.

2 응급수혈/대량수혈(Emergency Transfusion/Massive Transfusion)

응급수혈은 환자의 생명을 구하기 위하여 혈액제제의 투여가 긴급히 필요한 경우에 이루어진다. 응급수혈의 목표는 대량출혈을 정지시키고, 혈관내 혈액량(intravascular volume)을 보충하며, 산소운반능(oxygen-carrying capacity)을 회복시키는 것이다. 이 경우 우선 결정질(crystalloid) 혹은 콜로이드용액으로 혈관내 혈액량을 즉시 회복해 주어야 한다. 만약 환자의 활력징후(vital sign)와 상태가 빨리 안정되지 않으면 가능한 한 빨리 수혈을 하여야 한다. 국내 대학병원들에서 응급 수혈을 시행한 결과를 분석한 결과들을 살펴보면 국내에서 가장 빈번한 응급 수혈의 사유는 위장관 출혈이었고 그 뒤로 외상이 차지하고 있다(조영덕 등, 2013; 정기욱 등, 2021).

환자의 검체에 대한 과거의 검사결과가 있고 비예기항체 선별검사가 음성인 경우에는 교차시험을 하지 않은 채 ABO 및 RhD 혈액형만 일치하는 전혈이나 적혈구를 수혈하여도 교차시험을 실시한 혈액과 마찬가지로 99.7%에서 안전하다. 그러나 이 안전성의 정도는 환자와 수혈 전 혈액검체 및 수혈한 성분제제의 확인이 얼마나 정확히 이루어졌는가에 달려 있다. 환자에게 급히 수혈이 필요한데 환자가 비예기항체를 가지고 있어 적합 혈액이 모자라는 경우가 있을 수 있다. 이 경우에는 환자의 임상 상황과 비예기항체의 종류, 항체역가 등을 종합적으로 검토해야 하며 임상의와 혈액은행의사의 긴밀한 협조가 필요하다. 어떤 수술의 경우에는 수술 중 혈액회수를 이용한 자가수혈이 가능할 수도 있다. 경우에 따라서는 확보된 적합 혈액의 수에 따라 초기에는 적합 혈액을 수혈하고 중간 단계에서 생리식염수 등의 주입으로 혈액이 희석되면서 출혈이 지속될 때까지는 부적합 혈액을 사용하다가 출혈이 멎으면 다시 보존했던 적합 혈액을 수혈하는 등의 방법도 고려할 수 있다. 적합성 검사가 완전히 이루어지기 전에 혈액을 출고할 경우에는 주치의가 응급 상황임을 명시한 기록을 남겨야 하고 검사가 완전히 이루어지지 않은 혈액이라는 표시를 해야 하며, 출고한 후에도 적합성 검사를 계속하여 그 결과를 통보해야 한다. 국내 일개 대학병원에서 주치의가 작성한 응급수혈 요청서에 의거하여 실온식염수법의 교차시험만 시행한 후 일단 출고한 적혈구를 수혈받은 환자 614명 중 1명에서만 출고 후 시행한 항글로불린단계 교차시험에서 anti-E가 검출된 바 있으며(Kim SW 등, 2000) 그 환자에게서 용혈의 증거가 나타나지 않아 동종항체 양성률이 비교적 낮은 우리나라에서는 각 병원의 상황에 맞는 응급혈액 출고체계를 갖추는 것이 응급환자 진료에 많은 도움을 줄 수 있을 것으로 판단된다.

성분수혈요법이 보편화됨에 따라 국내에서는 전혈 수혈은 거의 이루어지지 않고 있으나 최근 해외에서는 응급/대량수혈을 위하여 소위 저역가 O형 전혈(low-titer O whole blood, LTOWB)의 사용에 대해서 주목하고 있으며 이미 임상적으로 활발히 사용하고 있다(Spinella PC 등, 2019). 이는 O형 전혈을 사용할 때에 발생할 수 있는 용혈수혈반응의 위험성을 최소화하기 위하여 anti-A, anti-B 역가가 낮은 O형 전혈을 외상 환자 등에서 사용하는 방법이다. 최근에는 저체중으로 태어난 미숙아에게도 LTOWB 수혈을 시도한 사례도 보고되는 등 그 활용은 점차 넓어질 것으로 생각된다(Carr NR 등, 2022). 물론 역가검사를 어떠한 방법으로 실시할 것인지, 저역가의 기준을 어떻게 설정할 것인지 등 아직 확실한 결론을 내리기 어려운 문제들도 많으나 향후 국내에서도 이러한 전혈 수혈의 도입이 가능할지에 대해서 계속적인 고민이 필요할 것으로 생각된다.

우리나라에서는 RhD 음성 등 특수한 혈액형을 가진 환자가 급히 수혈을 받아야 할 경우 매스컴을 통해 응급으로 헌혈자를 구하는 일이 종종 있으며 혈액이 부족할 때에는 RhD 양성혈액도 이와 같은 방법으로 조달하게 된다. 헌혈된 모든 혈액에 대해서는 수혈전파성감염에 대한 검사가 시행되어야 하며 검사결과 적합한 혈액만이 수혈될 수 있다. 혈액관리법 시행규칙에 따르면, 혈액원은 헌혈자로부터 혈액을 채혈한 때에는 지체없이 그 혈액에 대한 간기능검사(ALT 검사), B형간염검사, C형간염검사, 매독검사, 후천면역결핍증검사, 사람T세포림프친화바이러스(HTLV) 검사, 그 밖에 보건복지부장관이 정하는 검사를 실시하고, 혈액 및 혈액제제의 적격 여부를 확인하여야 한다. 예외적으로 B형간염바이러스, C형간염바이러스, 사람면역결핍바이러스 핵산증폭검사 및 사람T세포림프친화바이러스 검사 결과를 수혈 후에 확인할 수 있는 경우가 있는데 이는 섬 지역에서 긴급하게 수혈하지 아니하면 생명이 위태로운 상황 또는 기상악화 등으로 적격 여부가 확인된 혈액 및 혈액제제를 공급받을 수 없는 경우와 성분채혈백혈구 또는 성분채혈백혈구혈소판을 수혈하는 경우가 그러하다(혈액관리법 시행규칙 제8조(혈액의 적격여부 검사 등)).

대량수혈이라 함은 24시간 이내에 환자의 전체 체내혈액량 이상을 수혈하는 것을 말한다. 혈액량은 체중 1 kg당 70 mL 혹은 체중이 70 kg인 성인에서 약 5,000 mL로 추산할 수 있으므로 대략 10단위 이상의 전혈이나 20단위 이상의 농축적혈구 수혈이 필요한 경우를 대량수혈로 간주할 수 있다. 3시간 이내에 환자혈액량의 50% 이상을 수혈하는 경우를 대량수혈로 정의하기도 하며 1시간 이내에 혈액 4단위를 수혈받았는데 수혈이 더 필요한 것으로 판단되는 경우를 대량수혈이 필요한 환자로 조기에 판정하기도 한다.

최근 ① 개심술이 많이 시행되고, ② 외상전문센터가 설치되며, ③ 보다 적극적인 항암 수술요법이 개발되고, ④ 각종 장기의 이식수술이 도입됨에 따라 대량수혈이 실시되어야 하는 경우가 많아지고 있다. 한 대학병원 응급센터의 비외상 환자 1,655명을 대상으로 조사한 결과 수축기혈압, 평균동맥압, 젖산, pH, 혈액 염기과다증(base excess)의 지표가 나쁠수록 내원 후 6시간 이내에 5단위 이상의 수혈을 필요로 하는 대량수혈 가능성이 높았다는 보고가 있다(유광렬 등, 2013).

대량수혈은 짧은 시간 내에 많은 양의 혈액이 준비될 수 있는 조건하에서 실시될 수 있다. 대량수혈에 대비해서 많은 혈액재고를 가지고 있는 병원들은 그만큼 혈액폐기의 가능성도 높아지며 이러한 현상은 5일밖에 보존할 수 없는 혈소판의 경우에 더 심하다. 대량수혈이 적절히 이루어지기 위해서는 임상의와 혈액은행, 집중치료실, 응급검사실 등이 서로 긴밀한 협조하에서 움직여야 한다.

출혈량이 혈액량의 15%가 되면 혈관이 수축되고 세포외액이 혈관으로 이동하나 임상적인 증상은 나타나지 않는다. 혈액량의 15~30%(750~1500 mL 정도)가 소실되면 세동맥이 심하게 수축되고 심박동량이 감소한다. 환자는 심한 빈맥과 체위성저혈압을 보인다. 실혈량이 30%를 넘게 되면 혈압이 매우 떨어지고 의식을 잃게 되는 경우가 많다.

대량출혈에 있어서는 산소운반능을 유지하는 것보다는 혈액량을 유지하는 것이 더 중요하다. 혈액량만 잘 유지하면 적혈구의 75%가 소실되어도 생존할 수 있는 반면, 혈액량을 보충하지 않으면 30%의 실혈로도 사망할 수 있다.

혈액량을 유지하기 위하여 결정질액(crystalloid)을 사용할 것인지 교질액(colloid)을 사용할 것인지에 대해서는 논란이 계속되고 있다. 외상 환자들에서는 폐모세혈관누출증후군(pulmonary capillary leak syndrome)이 발생될 수 있어 알부민을 줄 경우 위험성이 증가되므로 결정질액을 사용하는 것이 나으며 폐혈관계가 정상적인 비외상 환자들에서는 교질액이 더 좋다는 비교에 근거하여 피모세혈관의 내피세포와 기저막이 정상적인 환자들에게는 교질액을 주고 폐혈관계 상태가 확인되지 않는 경우에는 결정질액을 쓰는 것이 좋다는 주장이 있다(Velanovich V, 1989).

1) 혈액의 선택(Selection of Blood Components)

혈액형을 모르는 상태에서 응급으로 수혈이 필요한 경우 환자의 임상적 상태에 따라 진료과와 혈액은행 사이에 긴밀한 의사 소통이 이루어져야 환자에게 최적의 치료를 제공할 수 있다. 수혈전검사를 위하여 수혈을 지체하는 것이 환자에게 더 위해가 간다고 판단되는 상황에서는 수혈전검사의 일부 또는 전부를 생략한 채로 수혈을 진행할 수밖에 없다. 이 경우 혈액형에 대한 확실한 정보가 없으면 적혈구제제는 O형, 혈소판/혈장제제는 AB형을 선택하는 것이 최선의 선택이다. 이러한 혈액제제가 혈청학적 원인에 의한 수혈반응으로부터 완전히 자유롭지는 않으나 확률적으로 가장 문제를 일으킬 가능성이 적은 제제이다.

현재 국내외 많은 의료기관에서 대량수혈 프로토콜(massive transfusion protocol, MTP)을 구비하고 있으며 이는 응급으로 대량의 수혈이 필요한 환자에게 미리 약속된 수량의 혈액제제(예: 농축적혈구 6단위, 농축혈소판 6단위, 신선동결혈장 6단위)를 일시에 준비하여 주는 방법을 말한다. MTP의 구체적인 내용은 기관별로 차이가 있으며 이는 각 의료기관 내에서 진료과들과의 긴밀한 소통을 통하여 결정하는 것이 이상적이다(Green L 등, 2022). 그러나 실제 혈액형검사에 소요되는 시간이 5분 미만인 것을 감안하면 환자의 검체채취, 표지, 수혈정맥 확보 등에 소요되는 시간을 적절히 활용하여 가급적이면 환자의 혈액형에 맞는 혈액을 선택하는 것이 바람직하다. 환자의 기도(airway)를 확보하고 심장상태를 확인하며 혈액량 보충을 시작하는 동안의 시간이면 혈액형검사가 완료될 수 있기 때문이다. 적혈구 수혈이 5분 정도 지연되는 것이 직접적인 사인이 되는 경우는 거의 없다.

2) 수혈전검사(Pretransfusion Testing)

수혈자를 위한 수혈전검사에는 ABO, RhD 혈액형검사, 비예기항체검사, 항글로불린법을 포함한 주 교차시험이 필수적이지만 대량수혈 시에는 이들을 모두 실시할 수 없다. 환자의 임상 상황에 따라 수혈전검사 중 어느 단계까지 시행하고 출고할 것인지는 각 의료기관에서 진료과와 혈액은행 사이에 긴밀한 논의를 통하여 정하여야 한다. 국내 한 의료기관의 보고에서는 임상 상황에 따라 3단계로 구분하여 모든 수혈전검사를 생략하는 단계부터 혈액형검사 및 실온생리식염수법 교차시험까지 시행하는 단계로 구분하여 응급수혈을 실시하고 있다는 보고가 있다(정기욱 등, 2021). 수혈전검사 중 일부 또는 전부가 생략된 채로 혈액이 출고되더라도 혈액은행에서는 출고 후에도 생략된 수혈전검사는 모두 시행하여야 한다. 이 과정에서 교차시험상 부적합 소견이 발견되거나 임상적으로 유의한 항체가 발견되는 경우도 있으며 필요시 문제가 될 소지가 있는 혈액제제의 수혈을 중단시켜야 한다.

3) 수혈펌프와 필터(Pumps and Filters)

대량수혈 시 수혈을 빨리 하기 위하여 펌프를 사용하는 일이 많다. 제조회사마다 펌프의 성상은 조금씩 다르나 일단 수혈될 혈액을 멸균된 저장소에 모아 이를 굵은 관을 통하여 빠른 속도로 주입한다는 점은 공통적이다. 대개의 펌프에는 공기 감지기(air detector)와 혈액 가온기(blood warmer)가 부착되어 있다. 대량수혈용 펌프를 사용하지 않는 경우에도 혈액은 데워서 주는 것이 좋으나 혈액온도가 42℃ 이상 올라가지 않도록 하여야 한다(그림 1-1).

대량수혈 시 혈액소응괴(microaggregates)에 의해 급성호흡곤란증후군(ARDS)이 나타날 수 있다는 가능성 때문에 소응괴필터를 사용하는 경우들이 있으나 이에 대한 의학적 근거는 확실치 않다. 그러나 필터의 가격이 그리 비싼 편은 아니므로 이의 사용을 너무 억제할 필요는 없다. 소응괴필터를 사용하면 혈액주입속도가 감소될 수 있으므로 그때마다 필터를 교환해 주어야 한다.

4) 수술 중 혈액회수(Intraoperative Blood Salvage)

출혈되는 혈액을 회수하여 다시 사용하는 일은 대량수혈이 필요한 많은 경우 큰 도움이 된다. 출혈되는 혈액을 멸균된 백에 채혈하여 그대로 다시 수혈하거나 원심분리하여 수혈하는 방법도 있고 자동화된 혈액회수기를 이용할 수도 있다. 혈액회수기는 출혈된 혈액을 흡입하는 과정에서 헤파린이나 구연산 등의 항응고제를 소량 첨가해 주며 흡입된 적혈구 양의 3배 정도의 생리식염수로 적혈구를 세척한다(그림 1-3). 이 과정에서 유리혈색소(free Hb), 활성 혈액응고인자들(activated coagulation factors), 섬유소분해산물(FDP), 혈관활성물질(vasoactive substances)들이 거의 제거된다.

혈액회수기를 이용한 수술 중 혈액회수는 ① 빠르고, ② ABO 부적합수혈의 우려가 없으며, ③ 수혈 감염의 우려도 없고, ④ 환자가 비예기항체를 가지고 있거나 RhD 음성과 같이 희귀혈액형이어서 적합 혈액을 찾기 힘든 경우에도 문제가 되지 않으며, ⑤ 수혈용 혈액의 고갈 가능성이 적어지는 등의 이점이 있다.

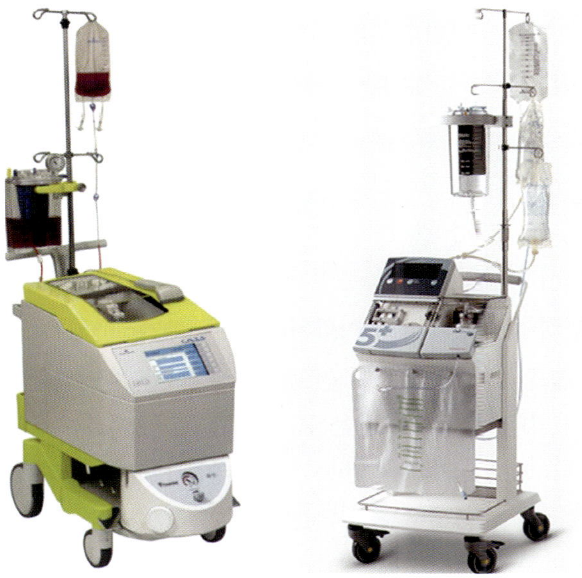

그림 1-3. 혈액회수기(Intraoperative autologous transfusion device).
Fresenius-Kabi사의 C.A.T.S Plus(좌)와 Haemonetics사의 CS5+(우)

5) 대량수혈과 관련된 임상적 문제점들(Clinical Problems)

(1) 혈색소의 기능(Hemoglobin Function)

적혈구제제 수혈을 하는 가장 주된 이유는 산소를 조직에 공급하기 위한 것이다. 적혈구의 2,3-DPG가 감소되면 산소해리곡선(oxygen dissociation curve)이 좌방으로 이행되어(left-shift) 조직에 산소를 공급하기 어려워진다. 혈액을 보존하면 2,3-DPG가 점차 감소되는데 5~7일이 되면 급격히 감소되어 매우 낮은 농도가 된다. 동물실험에서 오래 보존된 혈액으로 교환수혈을 한 경우 조직과 정맥의 pO_2가 매우 낮게 유지됨이 확인되었는데 흥미로운 것은 신선 혈액으로 교환수혈을 한 경우에 비하여 치명률에는 차이가 없었다는 점이다. 실제로 2,3-DPG가 감소된 혈액을 수혈하였기 때문에 임상적으로 심각한 문제가 발생되었다는 단정적인 보고는 찾기 힘들다.

이론과 실제와의 이러한 차이에 대한 설명으로는 2,3-DPG치가 수혈 후 수시간 만에 급격히 회복된다는 점, 산소해리곡선이 온도나 pH 등의 환경 변화에 대해 매우 빠르게 이행된다는 점 등을 들 수 있다. 2,3-DPG가 고갈된 적혈구를 수혈해도 2~3시간이면 25%, 4~7시간에 50%로 회복되며 수혈 후 24시간에는 거의 정상에 가깝게 된다. 대량수혈을 받는 환자들은 대개 초기에 산증을 보이게 되는데 산증이 있으면 산소해리곡선이 우방으로 이행되어 조직에의 산소 공급이 수월해진다. 반면, 알칼리증이 되면 산소해리곡선이 좌방 이행되므로 대량수혈의 후반에 알칼리증이 발생되지 않도록 유의해야 하며 특히 외부에서 알칼리를 주입할 때에는 신중을 기해야 한다.

(2) 혈액응고장애(Coagulopathy)

대량수혈 환자들에서는 혈소판감소증이 흔히 관찰된다. 정상적으로는 혈액량의 1.5~2배가 수혈되어도 희석성 혈소판감소증은 잘 나타나지 않지만 혈소판수가 50,000~100,000/μL 이하로 되면 혈소판제제를 수혈하여야 한다.

농축적혈구와 결정질액만을 수혈할 경우 혈액응고인자가 감소되어 PT와 aPTT가 연장될 수 있는데 12단위 이상의 농축적혈구를 수혈받은 환자 모두에서 PT와 aPTT가 1.5배 이상으로 연장되었다는 보고가 있다(Leslie SD 등, 1991). 12단위 이하를 수혈받은 환자들 중 1/3에서도 PT와 aPTT가 1.5배 이상으로 연장되었다. 혈소판의 경우에는 15단위 이상의 농축적혈구를 수혈받은 환자 모두에서 혈소판수가 100,000/μL 이하로 감소되었고 20단위 이상을 수혈받은 환자들은 모두 심한 혈소판감소증(<50,000/μL)을 보였다. 자신의 혈액량의 반 이상을 수혈받은 환자들 32명 중 30명에서 PT와 aPTT가 1.5배 이상으로 연장되었다는 보고도 있다(Murray DJ 등, 1995). 혈소판은 비장에서 다소의 보충이 이루어지므로 심한 혈소판감소증은 나타나지 않아, 희석성 혈액응고장애의 주된 원인이 PT와 aPTT의 연장이며 혈소판이나 섬유소원의 결핍은 희석보다는 파종혈관내응고(DIC) 때문으로 해석하고 있다. 실제적으로는 혈액희석과 파종혈관내응고가 동시에 나타날 수 있으므로 대량수혈 시에는 출혈량 및 수혈량을 잘 기록하고 PT, aPTT와 더불어 혈소판수와 섬유소원 농도를 지속적으로 관찰하여야 한다. 일반적으로 수술장에서 사용되는 A4 크기의 거즈 한 장이 혈액 20 mL를 흡수한다.

섬유소원이 감소되면 섬유소원농축제제(fibrinogen concentrate)나 동결침전제제를 수혈한다. 심한 외상으로 대량 출혈이 있는 환자에게 유전자재조합 활성 제VII인자(VIIa)를 투여하면 혈액응고 기능이 향상되고 24시간 사망률도 감소된다는 국내 보고가 있다(Koh YR 등, 2012). 대량수혈 프로토콜에 동결침전제제의 사용을 규정한 기관들도 있으나 아직 그 유용성은 확실하게 밝혀지지는 않았다(Young PP 등, 2011; Fleming AM 등, 2022)

저체온증(hypothermia)도 대량수혈 환자의 혈액응고장애에 기여하는데 체온이 떨어지면 thromboxane B2가 현저히 감소되어 출혈시간(bleeding time) 및 응고시간(clotting time)이 연장된다. 혈소판기능장애에 의한 출혈시간 연장은 체온이 회복되면 사라진다(Valeri CR 등, 1995). 따라서 대량수혈 시에는 혈액 가온기를 적절히 사용하여 환자의 체온을 유지해 줄 필요가 있다.

(3) 구연산 효과(Citrate effect)

혈액응고를 막기 위하여 혈액백에 들어 있는 구연산은 수혈 후 환자 신체 내의 모든 유핵세포에 의해서 중탄산염(bicarbonate)으로 대사되는데 대사가 늦어지거나 과량의 구연산이 수혈되면 이온화칼슘(Ca^{++})의 양이 감소되어 심혈관 및 신경계의 독성증상이 나타날 수 있다. 구연산은 정상적으로 수혈속도가 5분당 1단위를 넘지 않는 한 쉽게 대사되어 혈액 내에 축적되지 않는다. 그러나 간 질환이 있는 환자들은 구연산 대사능력이 감소된다. 구연산은 그 자체로서 독성을 가진 것은 아니며 이온화칼슘(Ca^{++})을 결합하여 저칼슘혈증(hypocalcemia)을 초래하는 것이 문제이다. 구연산은 혈장성분에 포함되어 있으므로 농축적혈구 수혈 시에는 그리 문제가 되지 않으며 신선동결혈장 수혈 시에 더 문제가 된다. 주입되는 구연산의 양은 농축적혈구 5단위를 수혈하는 경우와 신선동결혈장 1단위를 수혈하는 경우 동일하다고 생각하면 된다. 신선동결혈장 한 단위에 들어 있는 구연산이 대사되면 22.8 mEq의 중탄산염이 형성되므로 대량수혈 후 대사성 알칼리증(metabolic alkalosis)이 나타날 수 있다.

구연산 독성 중 가장 중요한 것은 좌심실기능이상인데 이는 심근의 수축성이 세포 내 자유 칼슘의 이동에 좌우되기 때문이다. 실제 대량수혈 시에는 저체온, 고칼륨혈증, 산증 등이 동반되므로 저칼슘혈증에 의한 심근기능장애가 더 쉽게 나타날 수 있다.

저칼슘혈증의 발생을 예측하기는 쉬운 일이 아닌데 구연산 대사능에만 좌우되는 것이 아니며 골격에서 칼슘이 얼마나 쉽게 혈액으로 이동되는지와 pH 등의 요인이 관여하기 때문이다. Ca^{++}은 알칼리증(alkalosis)에서는 감소되고 산증(acidosis) 때에는 증가된다. 대량수혈 시 알칼리증을 피해야 하는 또 하나의 이유가 이 때문이다. Ca^{++} 농도가 여러 가지 요인에 의해 결정되므로 대량수혈 시 칼슘을 무조건 공급하는 것은 곤란하며 임상상이나 검사소견에 근거하여 칼슘을 투여하여야 한다. 저칼슘혈증에 못지않게 고칼슘혈증(hypercalcemia)도 여러 가지 문제를 유발하기 때문이다. 칼슘의 투여여부는 임상 상황과 이온화칼슘치, 고칼륨증, 저체온, 그리고 산증의 존재 등에 따라 결정되어야 한다. 이온화칼슘치가 정상의 50% 이하로 떨어지면 칼슘을 보충하는 것이 좋다. 신생아의 교환수혈 시에도 구연산독성이 곧잘 나타나는데 이는 혈액을 천천히 수혈하더라도 신생아의 체중에 비해서는 매우 빠른 셈이 되기 때문이며 신생아에서는 뼛속의 칼슘을 이동시켜 혈중 칼슘을 높이는 보상작용이 없기 때문이다. 구연산은 칼슘뿐 아니라 마그네슘도 결합하므로 드물지만 저마그네슘혈증으로 심각한 문제가 초래될 수도 있다.

(4) 칼륨과 pH (K^+ and pH)

대량수혈 시에는 고칼륨혈증과 산증이 흔히 동반된다. 저장 혈액 내에는 CO_2와 산성 대사산물들이 있으므로 CO_2는 폐를 통하여, 산성 대사산물들은 혈장에서 완충된 후 신장을 통해서 배설된다. 대량수혈 시에는 혈중 pH 감소가 거의 항상 관찰된다. 그러나 수혈에 의한 산증의 정도는 장시간의 저관류(hypoperfusion), 쇽, 부적절한 수혈요법 등에 의해 생성된 유산증에 의한 pH 감소에 비하면 작은 편이다. 다수의 신선동결혈장 수혈을 동반하는 대량수혈 시에는 대사성 알칼리증을 관찰할 수 있는데 구연산이 중탄산염으로 대사되는 것도 그 원인의 하나이다.

저장혈액 수혈에 의한 칼륨축적은 실제로 그리 심각한 정도는 아니다. 적혈구를 냉장고에 보존하면 적혈구 ATP 펌프의 기능이 서서히 떨어지게 되며 이에 따라 세포 내 칼륨이 세포 밖으로 새어나오게 된다. 21일간 CPD에 저장된 전혈의 혈장 칼륨농도는 21 mEq/L이므로 전혈 한 단위에 포함된 칼륨치는 전혈 중 혈장량을 300 mL로 가정할 경우 7 mEq 이하이다. 출혈환자들은 혈액 한 단위에 해당하는 양의 출혈 시마다 1.5 mEq 이상의 칼륨을 소실하므로 이 두 값의 차이는 5.5 mEq 이하가 된다. 또한 대량수혈 시 항상 21일간 저장된 혈액을 사용하는 것이 아니므로 실제로 대량수혈 시에 관찰되는 고칼륨혈증의 대부분은 저장혈액 수혈 때문이 아니라 조직저관류에 의한 산증에 기인한다. 고칼륨혈증과 산증은 빨리 인지되어야 하는데 이들이 구연산 주입으로 초래되는 저칼슘혈증에 의한 심장 기능장애를 악화시키기 때문이다.

저장혈액 내의 칼륨치는 높지만 대량수혈 후 환자의 혈청 칼륨치는 감소된다. 33단위씩을 수혈받은 21명의 환자에서 수혈 후 칼륨치는 평균 2.98 mEq/L로서 수혈 전의 4.26 mEq/L보다도 낮았다는 보고가 있다. 대량수혈 후 저칼륨혈증이 나타나는 이유는 저장기간 중 칼륨을 잃었던 적혈구들이 수혈 후 다시 세포 내 칼륨치를 회복하기 위하여 혈장 중의 칼륨을 흡수하기 때문이다. 또한 구연산의 대사산물인 중탄산염에 의해 야기되는 대사성 알칼리증도 저칼륨혈증을 유발한다.

(5) 관리 지침(Management Guideline)

전기한 바와 같이 대량수혈을 필요로 하는 환자가 발생하면 혈액은행과 마취통증의학과, 주치의는 긴밀한 연락하에 대처하여야 한다. 대량수혈이 예상되는 환자를 접하면 우선 기본적으로 혈색소치, 혈소판수, PT, aPTT 및 섬유소원 검사를 하고 4단위의 혈액이 수혈된 후에는 혈색소치, 혈소판수, PT, aPTT, 섬유소원 및 섬유소분해산물(fibrin degradation product: FDPs) 검사를 시행한다. 그 후 10단위의 혈액이 수혈될 때마다 혈색소치, 혈소판수, PT, aPTT, 섬유소원, FDP, Ca^{++}, Mg^{++}, pH, lactate 검사를 시행한다. 수혈되는 모든 혈액에 대해서는 가온기를 사용한다. PT나 aPTT가 정상치의 1.5배 이상이 되면 신선동결혈장을 수혈하고 혈소판수가 100,000/μL 이하가 되면 혈소판을 수혈하며 섬유소원이 150 mg/dL 이하가 되면 동결침전제제를 수혈한다. Ca^{++}이나 Mg^{++}은 검사 결과에 따라 교정해 준다(Crosson JT, 1996). 응급 검사가 원활하게 시행되지 못하는 상황이나 검사 결과를 기다리기 힘들 정도의 대량수혈 상황에서는 적혈구와 신선동결혈장의 비율을 1:1로 맞추어 수혈하면서 혈소판과 동결침전제제(섬유소원)를 번갈아서 동시에 수혈하는 등 의료기관별로 미리 약속된 단순화된 프로토콜(MTP)을 적용하기도 한다.

최근에는 점탄성검사(viscoelastic testing)를 이용하여 그 결과에 따라 수혈을 실시하는 요법에 대한 연구가 활발히 이루어지고 있어 향후 이에 대한 가이드라인도 정립될 필요가 있을 것이다(Brill JB 등, 2021).

(6) 대량수혈의 합병증(Complications)

대량수혈 중에 나타날 수 있는 여러 가지 합병증들은 대량수혈 후에도 나타날 수 있다. 혈액희석이나, 파종혈관내응고, 혈소판기능장애로 인한 다양한 혈액응고장애가 나타날 수 있다. 대량수혈을 마친 지 2~3일경에는 혈소판수가 갑자기 떨어지기도 하는데 이는 수혈된 혈소판들이 수명을 다하여 일시에 사라지기 때문이다. 이 현상을 파종혈관내응고나 약제에 의한 것 등으로 오진해서는 안 된다.

허혈(ischemia)과 감염이 대량수혈 후 나타나는 중요한 합병증들이다. 허혈로 인하여 급성세뇨관 괴사, 급성간허혈, 장허혈(bowel ischemia), 심근경색, 급성호흡곤란증후군, 뇌사 등이 나타날 수 있다. 국내에서도 대량수혈 후 패혈증(sepsis), 파종혈관내응고(DIC), 과다혈량증(hypervolemia), 신부전증, 폐부종 및 급성호흡곤란증후군이 발생된 보고가 있다(길혜금 등, 1986; 유지섭 등, 1977; 이미경 등, 1993; 정영락 등, 1980). 여러 개의 혈관도관(catheter)을 가진 사람들, 인공호흡기를 오래 사용한 사람들, 장허혈이나 원래 감염소를 가진 환자들에서는 기회감염이 잘 나타난다.

3 이식에서의 수혈(Transfusion in Transplantation)

장기이식은 신장으로부터 출발하여 현재는 골수, 간, 심장, 폐, 췌장에 이르기까지 다양한 장기들에 대해 활발히 시행되고 있다. 장기이식의 성패를 결정하는 데 있어 수혈요법은 매우 중요한 역할을 한다. 수혈의 양이나 종류는 장기마다 다른데 이는 장기부전을 초래하는 질병이 다르고 치료 중이나 전처치 시 요구되는 면역억제의 정도가 다르기 때문이다. 이식에서의 수혈의 대원칙은 수혈로 인하여 이식된 장기의 생존이 감소되어서는 안 되며, 이식 후 이식편이나 수혈자의 장기에 피해를 줄 수 있는 헌혈자 림프구가 주입되지 않도록 한다는 것, 그리고 이식된 장기가 제 기능을 회복할 때까지 필요한 혈액성분들을 공급한다는 것이다.

1) 고형장기이식(Solid Organ Transplantation)

간 이식은 다른 장기 이식에 비해 많은 양의 수혈을 필요로 한다. 이는 수술 술기 및 범위뿐만 아니라 간 이식을 받는 환자 중 상당수가 이미 만성간질환을 앓고 있어서 응고인자 생성에 장애가 있는 경우가 많기 때문이다. 68명의 성인과 49명의 소아를 대상으로 한 보고에 의하면 환자 당 평균 수혈량은 농축적혈구 71단위, 신선동결혈장 75단위, 농축혈소판 58단위였으며 이중 반 정도의 농축적혈구와 신선동결혈장이 수술 당일 수혈되었다(Butler P 등, 1985). 따라서 간 이식 준비 시에는 미리 이식팀과 혈액은행 사이에 긴밀한 의사 소통을 통하여 혈액을 원활히 공급할 수 있도록 준비하는 것이 중요하다. 간 이식 환자에서 수혈량을 예측하기 위한 여러 가지 모델들이 제시된 바 있으나 일관된 결과를 얻기 어렵고 특히 집도의 개인간의 차이도 심한 편이다(Liu LP 등, 2021; Chen S 등, 2022).

이와 같이 간 이식술의 경우 거의 대부분 대량수혈이 이루어지게 되므로 앞에서 언급한 대량수혈의 부작용들, 즉 저칼슘혈증, 대사성 산증, 고칼륨혈증, 고나트륨혈증, 저체온증 및 희석성 혈액응고장애 등이 나타날 수 있다. 현재 우리나라에서 혈액의 보존에 사용하고 있는 항응고제는 CPDA-1인데 여기에는 구연산이 저장혈액 내 이온화칼슘을 결합하기에 충분한 양만큼 포함되어 있다. 또한 포도당은 저장기간 중 적혈구에 의해 대사되어 유산과 2,3-DPG로 대사되므로 이들이 모두 저장혈액의 pH를 낮추는 데 기여한다.

간이 구연산 대사의 주된 장소이므로 간 이식 시에는 구연산 대사가 충분히 이루어지지 못하여 혈중 Ca^{++}이 감소되고 심기능의 저하가 나타난다. Ca^{++}의 농도가 50% 이하로 감소되면 칼슘을 보충해야 한다. 간 이식술을 3단계로 구분할 수 있는데 1단계는 환자의 간으로 유입되는 혈류를 중단시킬 때까지의 기간을, 2단계는 실제로 간이 제거된 상태를, 3단계는 이식된 간에 환자의 혈액이 관류하기 시작한 시기로부터 수술이 끝날 때까지의 기간이다. 제1단계와 2단계에서는 혈색소치 12.0 g/dL을 유지할 정도로 적혈구가 수혈되며 Ca^{++}치를 유지하기 위하여 칼슘이 동시에 투여된다. 재관류 직전에 칼슘을 투여하는 경우가 많은데 이는 재관류 직후 나타날 수 있는 심기능 장애를 예방하기 위한 것이다. 제2단계까지는 혈중 칼륨치는 그런대로 유지되며 경도의 대사성 산증이 나타난다. 제3단계로 접어들면 대량 주입되는 저장혈액 내의 칼륨과 이식된 간의 허혈(ischemia)에 기인한 대사성 산물들에 의하여 혈중 칼륨치가 상승되고 pH가 급격히 감소된다. 그러나 이식된 간이 기능을 회복하면 과량의 구연산을 대사시켜 알칼리성 산물이 생성되므로 반대로 대사성 알칼리혈증이 나타나게 된다.

또한 세포 내 pH를 유지하기 위하여 수소 이온이 세포 밖으로 나오면서 칼륨 이온이 세포 내로 유입되므로 제3단계의 후반에는 저칼륨혈증이 나타나고 약 반수의 환자에서는 칼륨을 주입해야 정상 칼륨치를 유지할 수 있다.

저체온증(hypothermia)이 대량수혈에 의해 나타날 수 있는데 대사를 저하시켜 저관류, 산혈증, 과칼륨혈증을 유발하는 경향을 가진다. 저체온증은 수혈되는 혈액성분의 낮은 온도 이외에 여러 가지 환경요인에 의하여 나타나기 때문에 저체온증을 예방하기 위하여 수혈속도를 늦추어야 할 경우는 거의 없으며 그러한 경우에는 혈액 가온기(blood warmer)를 사용하면 된다.

신장 이식 시에는 혈액 사용량이 간 이식 시만큼 많지는 않다. 국민건강보험공단 자료를 이용한 분석에 따르면 평균적으로 2 단위 정도의 적혈구 수혈을 받는 것으로 추산되나, 적혈구 수혈을 받지 않는 환자도 40% 이상이어서 기관별, 집도의별 차이가 심한 것으로 생각된다(Kim B 등, 2021). 국내 일개 병원의 경우 신이식 시 평균 적혈구 수혈량이 0.3단위 이하이며 2/3 이상의 환자는 적혈구 수혈을 받지 않는다.

2) 조혈모세포이식(Hematopoetic Stem Cell Transplantation)

우리나라의 조혈모세포 기증 희망자는 2021년 말까지 약 38만 명이 등록되어 있고 국립장기조직혈액관리원에 등록된 자료에 의하면 2019년의 경우 총 28건의 골수이식, 1,137건의 말초혈액조혈모세포이식이 이루어졌다. 조혈모세포이식 시의 수혈은 원인 질환에 따라 달라진다.

백혈병이나 림프종 환자들은 초기의 치료를 위하여 많은 양의 수혈을 필요로 하는데 이는 항암요법에 의해 골수의 기능이 일시적으로 소실되므로 적혈구나 혈소판을 보충해야 하기 때문이다. 반면, 재생불량빈혈 환자들은 거의 수혈을 받지 않은 상태에서 조혈모세포이식을 할 수도 있다. 여러 번 수혈을 받은 재생불량빈혈 환자에 대한 조혈모세포이식 성공률이 27~45%인 반면, 수혈을 받은 적 없는 환자만을 대상으로 한 이식의 성공률이 90%였다는 보고도 있다(Storb R 등, 1981). HLA가 일치되는 골수를 이식해도 수혈을 받은 경우 성공률이 낮다는 것은 수혈로 인해 비-HLA 항원에 감작된다는 뜻이다.

이러한 보고들에 따라 조혈모세포이식 예정 환자들에게는 조혈모세포공여예정자나 직계가족의 혈액은 수혈하지 않고, 꼭 수혈을 해야 할 경우에도 HLA 및 비-HLA 항원에 감작되지 않도록 노력하며, 특히 재생불량빈혈 환자들에게는 가능한 한 수혈을 하지 않는 등의 원칙을 정할 수 있다. 혈액 종양 환자들에 있어 면역능이 더 저하되어 있기 때문인지 아니면 이식 전 전처치 과정의 차이 때문인지는 분명치 않으나 혈액종양 환자들에서는 이식 전 수혈이 이식성패에 그리 영향을 주지 않는다.

적혈구에는 class I HLA 항원만 소량 있으며 class II HLA 항원은 없으므로 백혈구가 제거된 적혈구만을 수혈하면 HLA 동종면역(alloimmunization)이 일어나지 않는 것이 일반적이다. 이러한 목적으로 백혈구제거적혈구가 널리 사용되고 있으며 우리나라에서도 사용이 증가되고 있다. 국내에는 필터를 사용한 백혈구여과제거적혈구의 사용이 보편화되어 있다(김상인 등, 1991; 한규섭 등, 1989, 1990).

혈소판제제에도 백혈구가 많이 포함되어 있으므로 백혈구제거 혈액제제를 수혈할 필요가 있는 환자에게는 혈소판도 백혈구를 제거한 후 수혈해야 한다. 백혈구제거적혈구와 백혈구제거혈소판만을 사용한 경우 동종면역 형성율이 93%에서 24%로 감소되었다는 보고가 있다(Eernisse JG 등, 1981).

조혈모세포이식에서의 수혈량은 생착에 소요되는 기간과 혈구감소기에 생기는 합병증에 따라 달라진다. 이식편대숙주병(GVHD)을 예방하기 위하여 모든 적혈구/혈소판 제제는 1,500 rad 이상의 방사선조사를 하는 것이 상례이다. 수혈은 적혈구용적률(hematocrit)을 25~30% 이상으로 유지하고 혈소판수를 20,000/μL 이상으로 유지함을 목표로 실시한다. 이렇게 할 경우 조혈모세포이식에서의 적혈구 수혈량은 평균 9단위였으며 제2주에 가장 많이 수혈을 필요로 하였다는 보고가 있다. 수혈량을 좌우하는 중요한 요인은 환자의 나이, 그리고 골수공여자와 환자 사이의 ABO 부적합 여부였다(Wulff JC 등, 1983). 혈소판수혈량의 평균은 44단위였으며 역시 제2주에 가장 요구가 많았다.

최근에는 ABO-부적합 조혈모세포이식이 많이 시행되고 있는데 이 경우 이식경과에 따라 수혈되는 혈액제제의 혈액형이 달라진다. 표 1-3에 환자와 공여자의 혈액형별로 이식 후 생착이 되기 전 혈액제제를 선택하는 기준을 제시하였다.

표 1-3. ABO 불일치 조혈모세포이식에서 혈액제제의 선택

부적합종류	수혜자(R)	공여자(D)	혈액제제		
			적혈구	혈소판*	신선동결혈장*
주부적합	O	A	R	D	D
	O	B	R	D	D
	O	AB	R	D	D
	A	AB	R	D	D
	B	AB	R	D	D
부부적합	A	O	D	R	R
	B	O	D	R	R
	AB	O	D	R	R
	AB	A	D	R	R
	AB	B	D	R	R
양방향부적합	A	B	O	AB	AB
	B	A	O	AB	AB

*, 우선적으로 선택하는 혈액형
D, 공여자 혈액형; R, 수혜자 혈액형

(1) 말초혈액 조혈모세포이식(Peripheral Blood Stem Cell Transplantation, PBSCT)

1978년 Goldman 등이 만성골수구성백혈병 환자에게 자가 조혈모세포이식을 시행한 이래 여러 가지 고형암과 혈액종양에 대한 말초혈액 조혈모세포이식이 활발히 이루어지고 있다. 2020년 한 해에 자가조혈모세포이식이 1,295건, 형제간의 이식이 478건, 비혈연 조혈모세포이식이 587건, 제대혈 조혈모세포이식이 50건이 있었다.

최근에는 가족 간의 반일치 조혈모세포이식의 성적이 향상되어 시행이 증가되고 있어, 2020년 한 해 동안 527건이 이루어졌다. 초기에는 자가말초혈액 조혈모세포이식이 주로 시행되었으나 최근에는 동종 말초혈액 조혈모세포이식이 증가하고 있는데 이는 이미 골수이식을 받았으나 생착이 불완전한 경우 추가로 공여자의 조혈모세포를 공급할 수 있으며 이식편대백혈병반응(graft-versus-leukemia reaction)을 통해 잔여백혈병세포가 제거될 수 있다는 점 등의 효과를 얻을 수 있기 때문이다.

말초혈액 조혈모세포이식의 장점들은 골수이식에 비하여 ① 전신마취를 필요로 하지 않고 외래에서도 시행될 수 있으며, ② 골반에 방사선조사를 받은 환자들이나 골반의 일부가 제거된 환자들에서도 시행이 가능하며, ③ 종양이 골수를 침범한 경우에도 이용될 수 있고, ④ 생착(engraftment)에 소요되는 기간이 짧고, ⑤ 감염의 위험성이 낮으며, ⑥ 항생제 및 혈액 사용량을 줄일 수 있다는 점 등이다(Anderson KC, 1995). 2020년 우리나라에서 시행된 조혈모세포이식 중 말초혈액 조혈모세포이식은 2,937건 중 2,865건으로 대부분을 차지하고 있다.

채집되는 조혈모세포의 수를 늘리기 위하여 화학요법을 시행한 후 조혈기능이 회복되는 시기에 말초혈액 조혈모세포채집을 시행하는 것이 상례이며 이때 추가로 조혈성장인자(G-CSF)를 투여하기도 한다.

소아 자가조혈모세포 채집 시 항암치료 후 말초 백혈구수가 천저(nadir)에 이르렀다가 G-CSF 5 μg/kg를 투여하기 시작하여 말초혈액 백혈구수가 1,000/μL에 이를 때 G-CSF를 15 μg/kg로 증량하면 심각한 부작용 없이 CD34 양성세포를 더 많이 채집할 수 있다는 보고가 있다(이지숙 등, 2006).

일반적으로 조혈성장인자를 투여한 후 5~7일에 말초혈액 내 조혈모세포의 수가 최고에 달한다. 채집 횟수는 투여하려는 CD34 양성세포 수에 따라 달라지는데 대개 2×10^6/kg의 CD34 양성세포를 목표로 한다. 최근에는 대용량 성분채집술이 안전하게 시행될 수 있는 것으로 알려져 1회에 채집되는 조혈모세포의 수가 많아짐으로써 시행 횟수는 점차 감소되고 있는 실정이다. 그러나 일부 환자에 있어서는 G-CSF를 투여하여도 조혈모세포의 가동화(mobilization)가 충분치 않아 목표량을 채집할 수 없는데 이 경우 alpha-chemokine receptor CXCR4의 길항제인 plerixafor (Mozobil, AMD 3100, JM 3100)을 동시 투여하면 채집량을 늘릴 수 있다.

환자의 말초혈액 조혈모세포채집술을 위해서는 중심정맥관을 이용하는 방법도 있고 말초 혈관 상태가 양호하면 말초 혈관에서 바로 채집할 수도 있다. 중심정맥관을 이용할 시에는 지름 1.2 mm 이상의 이중강 삽입관(double-lumen catheter)이 장착되어 있어야 하며 채집기간 중 막히지 않도록 유의하여야 한다. 국내에서는 현실적으로 여성 공여자에 대해서는 말초 혈관을 이용하기 어려운 경우가 많다.

채집된 조혈모세포의 수를 파악하기 위하여 유세포분석기(flow cytometer)를 이용하여 CD34 양성세포의 수를 산정하는 방법이 가장 널리 쓰이고 있다. CD34 항원은 37 kD 정도의 단백질로서 그 기능은 잘 알려져 있지 않으며 조혈모세포에 표현된다. 그러나 CD34 항원이 일부 분화된 세포들에도 표현되므로 CD34 외에 몇 가지 항원을 동시에 측정할 필요가 있다. 2개의 항원을 이용하여 조혈모세포를 산정할 수 있는 조합으로는 CD34+/CD14−, CD34+/CD45dim, CD34+/CD38− 등이 있으며, 3개의 표지자를 이용한 조합으로서는 CD34+/CD45dim/nucleic acid dye+, CD34+/CD14−/7AAD+ 등이 있다. CD14는 과립구단핵구 계열에 표현되는 항원으로서 단핵구를 배제하고자 사용하는 것이고 CD45는 적혈구를 제외한 모든 조혈세포에 표현되는데 조혈모세포에는 약하게(dim) 표현되는 특징이 있다. CD38은 B 및 T림프구 분화의 초기에 나타나는 항원이다. 핵산염색은 유핵세포만을 고르기 위하여 사용되며 7AAD는 살아있는 세포에만 염색된다. 급성백혈병 환자의 경우 진단 시에 미리 CD34 검사를 해 두는 것이 좋다. 채집된 조혈모세포에 대한 검사상 CD34 양성세포가 5%를 넘는 경우들이 있는데 이때에는 말초혈액 내에 백혈병세포가 다시 증식하고 있을 가능성을 생각해야 한다. 채집된 세포들을 도말하여 잘 관찰하면 대개는 구분이 가능하다. 조혈성장인자를 투여하면 좌방이행성숙(left-shifted maturation), 독성 과립, 공포, 아주르친화과립(azurophilic granules)의 증가 등 다양한 형태학적 변화가 정상적으로 관찰될 수 있음을 유념하여야 한다.

채집된 조혈모세포 제제를 그대로 주입하거나 바로 냉동시켰다가 주입하는 경우도 있으나 추가적인 조작을 가하는 경우도 있다. CD34 양성세포만을 항체를 이용하여 흡착, 분리하는 방법들이 이용되고 있다. 대개 원래 채집된 CD34 양성세포의 50% 정도가 수집되며 채집된 세포의 60~95%가 CD34 양성세포이다. 이 방법은 냉동 혹은 수혈되는 용량을 줄일 수 있으며 혹시 혼합되어 있을지 모르는 암세포를 제거하거나 줄이는 목적으로 이용된다(tumor cell purging). 그 외에도 특히 소아 환자에게 주입하기 위하여 혈장 부분을 제거(plasma reduction) 하는 방법이 있다. 채집된 조혈모세포를 바로 사용하지 않을 경우에는 동결 보존하게 된다. 가장 많이 사용되는 방법은 10% dimethyl sulfoxide (DMSO)를 사용하여 액체질소에 얼리는 방법이다. 국내에서도 11명의 환자를 대상으로 미국 Cellpro사의 CEPRATE Stem Cell Concentration System을 이용하여 CD34 양성세포만을 채집한 결과 48%의 회수율을 얻었고 이 세포들을 냉동 저장하였다가 이식한 결과 평가가 가능한 8명 모두에서 평균 10.5일 후에 절대호중구 수가 500/μL 이상으로 되었음이 보고된 바 있다(임석아 등, 1998). 그림 1-4은 특정 항원 양성 혹은 음성세포만을 선택적으로 채집할 수 있는 cell purging 장비이다. 채집된 조혈모세포를 생체외 배양하여 증폭하는 장치까지 부착된 제품도 있다.

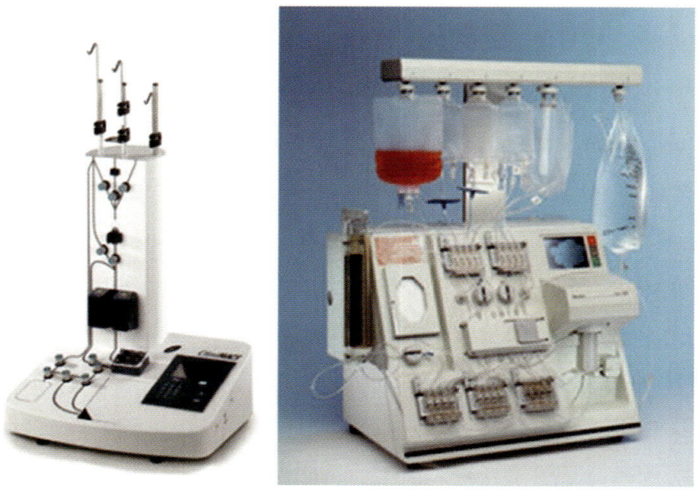

그림 1-4. Cell Purging용 장비. Immunomagnetic bead가 내장된 원주를 통과시켜 특정 항원을 가진 세포만을 채집하거나 특정 항원을 가지지 않은 세포만을 선택적으로 채집할 수 있는 장비이다. (좌) Miltenyi Biotec사의 CliniMACS, (우) Baxter사의 Isolex 300i

(2) 골수 조혈모세포이식(Bone Marrow Stem Cell Transplantation)

골수천자를 통하여 채집된 조혈모세포는 즉시 환자에게 수혈될 수도 있으나 냉동 보존을 위하여 용량을 줄일 필요가 있거나 ABO-부적합 골수이식에서 적혈구나 혈장을 제거할 필요가 있는 경우에는 혈액성분채집기를 사용하여 조혈모세포를 농축시킬 수 있다. 39명으로부터 채집된 골수천자액으로부터 골수 조혈모세포를 채집한 결과 용량은 1,212 mL에서 214 mL로 줄일 수 있었고 적혈구제거율은 97%, 단핵세포회수율은 70%였다는 보고가 있다(황동희 등, 1998).

(3) 제대혈 조혈모세포이식(Umbilical Cord Blood Stem Cell Transplantation)

태반과 제대로부터 얻을 수 있는 제대혈에는 조혈모세포가 풍부하여 이를 조혈모세포이식에 활용하게 되었다. 1988년 프랑스의 Gluckman 등이 Fanconi 빈혈 환자에게 냉동 보존해 두었던 HLA가 동일한 동생의 제대혈을 이식하여 제대혈이식이 골수이식을 대신할 수 있음을 보고하였고 1993년 비혈연간 제대혈이식이 성공한 이래 세계적으로 30,000 단위가 넘게 이식되어 조혈모세포이식의 20%를 차지하고 있다. 국내에서는 1996년 재생불량빈혈 환아에게 처음으로 시도되었으나 생착에 성공하지 못하였고 1998년 급성림프구성백혈병 환아에게 처음으로 성공적인 이식이 이루어진 이래 2020년까지 883건의 제대혈이식이 시행되었다.

제대혈이식의 장점들로는 ① 제대혈에는 골수나 말초혈액에 비해 미성숙한 조혈모세포가 더 많고, ② 모든 검사가 완료되어 보관되어 있으므로 신속하게 이식이 가능하며, ③ 공여자를 구하는 어려움이 없고, ④ HLA 적합 정도가 낮아도 이식이 가능하며 이식편대숙주병(GVHD)의 빈도와 중증도가 낮다는 점 등을 들 수 있다(양윤선 등, 1998; Rubinstein P, 2006). 실제로 제대혈 이식에서는 골수이식에 비해 유핵세포나 CD34 양성세포를 10%만 주입해도 유사한 생착률을 보이고 있고 HLA 불일치가 1개 혹은 2개까지 되어도 HLA-완전일치 골수이식과 비슷한 성적을 보이고 있다. 한 번에 확보할 수 있는 제대혈의 양에 제한이 있어 성인 환자에게 충분한 양의 조혈모세포를 확보하기 힘들다는 문제점이 있어 왔으나 성인 환자에게 2개의 제대혈을 동시에 이식하여 성공을 거둔 보고도 있고 최근에는 하나의 제대혈을 성인 환자에게 이식하여 성공적으로 생착된 보고도 있다. 일본의 경우 제대혈 이식의 75%가 성인 환자에게 시행되고 있다.

최근 국내에서는 제대혈 이식이 동종 조혈모세포이식의 11%를 차지하여 다소 감소하고 있는 추세인데 이는 이식기법과 면역억제제의 발달로 HLA가 반만 일치하는 혈연간의 조혈모세포이식의 결과가 제대혈이식과 유사하게 향상되어 많이 시행되기 때문이다. HLA 반일치(HLA haploidentical) 조혈모세포이식은 부모나 형제자매 중에 공여자를 찾기가 매우 쉬우며 공여자가 이식 후에도 항상 연락 가능하고 추가 공여도 가능하며, 제대혈 이식에 비해 이식 후 백혈구와 혈소판수 회복 기간이 짧다는 현실적인 장점도 가진다. 그러나 말초혈액조혈모세포이식이 활성화되어 있지 않은 일본의 경우에는 전체 동종조혈모세포이식 중 제대혈이식이 47%를 차지하고 있고 미국에서도 20%이며 유럽에서도 그 이용이 증가되고 있는 추세이다.

첫 제대혈은행이 미국 뉴욕 혈액원에 설립되었으며, 유럽과 일본 등 선진국에서는 공공제대혈은행(public cord blood bank)이 운영되고 있다. 국내에서는 사립제대혈은행(private cord blood bank)이 먼저 설립된 셈인데 1997년 라이프코드를 시작으로 2000년 히스토스템, 메디포스트 등이 설립되어 2022년 기준으로 총 17개의 제대혈은행이 운영되고 있다. 제대혈을 본인이 사용할 경우를 대비하여 보관하는 경우도 있지만 서울특별시 보라매병원 제대혈은행 등 대형 공공제대혈은행이 활성화되어 있다. 제대혈이 10,000개 확보되면 HLA-A, B와 DRB1 대립유전자 6개 중 5개가 일치되는 제대혈을 찾을 확률이 일본인의 경우 95%, 한국인의 경우 50% 정도 되어 인종별 HLA 이질성에 따른 제대혈 보존량에도 차이가 난다. 한국인의 경우 5/6 일치 확률을 95%로 하려면 50,000단위의 제대혈 보존이 필요할 것으로 추정하고 있다(신수 등, 2013). 제대혈이 조혈모세포이식에 사용하기 위해 냉동 보존되는 것이지만 제대조직 자체도 세포치료기술이 발전하면 간엽줄기세포(mesenchymal stem cell)나 세포 성장인자(growth factor)의 공급원으로도 사용될 가능성이 있으므로 보관할 만한 가치가 있을 것이라는 국내 보고가 있다(이혜련 등, 2012).

3) 혈청학적 문제들(Serological Problems)

(1) 장기공여자와 환자 간의 이식 부적합(Incompatibility between Donor and Recipient)

장기공여자와 환자 간의 이식 부적합성은 크게 둘로 나눌 수 있다. 주부적합(major incompatibility)은 환자의 항체가 이식편과 반응을 보이는 것이고 부부적합(minor incompatibility)은 이식편과 같이 주입되는 혈장이 환자의 적혈구와 반응을 보이는 것이다. 수혈된 장기공여자의 림프구가 환자의 항원에 대한 항체를 생성하게 되는 것도 부부적합의 일종이다. 골수이식에서는 주부적합과 부부적합이 모두 문제가 될 수 있으므로 미리 적절한 조치를 취해야 한다(임규택 등, 1991). RhD 음성 환자에게 RhD 양성 장기가 이식되기도 하는데 Rh 항원은 적혈구표면에만 존재하므로 이식 자체는 문제되지 않지만 수여자가 anti-D를 형성하지 않도록 예방해주는 경우도 있다(이승희 등, 2012). 그러나 장기이식 환자는 면역억제 상태이므로 anti-D를 생성할 확률이 낮고, 국내 RhD 음성 환자 중 상당수가 소위 Asia type DEL인 점, 그리고 Rh 면역글로불린 투여를 통한 면역 예방 조치가 오히려 환자의 임상 성적에 안 좋은 영향을 미칠 가능성도 제시되고 있는 점을 고려한다면 무조건적인 예방 조치보다는 개별 환자 상황에 따라 맞춤형 예방 조치가 필요할 것으로 생각된다(Ahn A 등, 2022; Ji Y 등, 2022). RhD 음성 환자가 간이식 수술을 받으며 RhD 양성 혈액을 수혈받아도 anti-D가 생성되지 않는다는 보고까지 있다(Vijayanarayanan A 등, 2022).

고형장기이식 시 혈액형 주부적합 이식을 위해서는 환자에게 존재하는 ABO 항체의 역가를 미리 낮추기 위한 탈감작 요법이 필요하다. 구체적인 요법은 기관별로 차이가 있으나 대개 리툭시맙 투여와 혈장교환술을 통하여 ABO 항체를 원하는 수준까지 낮추어 이식을 시행하며, 정주용 면역글로불린(IVIG)도 자주 사용된다(Böhmig GA 등, 2015) 혈장교환술 이외에 이중막필터혈장성분채집술(double filtration plasmapheresis)나 ABO 항체만을 선택적으로 제거하는 칼럼을 이용하는 방법도 있으나 국내에서는 사용이 어려운 상태이다. 이식 전후 수혈용 혈액 선택은 표 1-4와 같은 기준으로 시행하면 된다(Chung Y 등, 2022).

표 1-4. ABO 부적합 고형장기이식 시 혈액의 선택

부적합종류	수혜자(R)	공여자(D)	적혈구	혈소판/신선동결혈장
주부적합	O	A	O	A
	O	B	O	B
	O	AB	O	AB
	A	AB	A	AB
	B	AB	B	AB
양방향부적합	A	B	A	AB
	B	A	B	AB

간혹 혈액은행의 업무 단순화라는 명분으로 ABO 불일치/부적합 이식 시 혈액형 선택을 환자에게 맞추어 시행하지 않고 O형 적혈구, AB형 혈소판/혈장제제를 사용하는 경우도 있으나 이 혈액들은 응급/대량수혈 환자에게 우선적으로 선택되는 혈액이라는 점에서 전체 혈액 수급의 측면에서 바라보자면 바람직한 선택은 아니다. 또한 universal blood의 선택이 때로는 환자의 임상적 성적에도 영향을 미칠 가능성에 대한 보고도 있어 가급적 개별 환자에게 최적의 혈액형 조합을 맞추어 주는 것이 의료진의 역할일 것이다(Kim HJ 등, 2022; Refaai MA 등, 2018).

골수이식 시 주부적합이 있으면 용혈수혈반응이 나타난다. 미리 혈장교환술이나 면역흡착을 실시하여 환자 혈장의 동종응집소 역가를 낮추거나 골수로부터 적혈구를 제거하는 술식을 이용함으로써 이 문제를 해결할 수 있다. 골수 조혈모세포에는 A나 B항원이 거의 없으므로 일단 급성 용혈만 피하면 이식에는 지장이 없다. 이식 후에도 ABO 부적합 때문에 적혈구 조혈이 지연될 수 있는데 이때 혈장교환으로 동종응집소 역가를 낮추는 것이 도움이 된다. 골수이식 시 부부적합이 있으면 골수로부터 혈장을 제거하고 주입하면 된다. 주부적합이나 부부적합은 이식된 골수의 생착에는 거의 영향을 주지 않는다.

ABO 부적합 골수이식이 시행된 후에는 적혈구와 혈장을 별도로 수혈하는 것이 좋다. 골수공여자와 환자 모두에게 적합한 적혈구와 혈장을 선택하여 수혈한다. 성인에서 혈소판의 경우에는 ABO 적합성은 무시하여도 되지만 소아의 경우에는 혈소판과 같이 들어가는 혈장의 적합성을 고려해야 한다.

ABO 부적합 골수를 이식받은 환자들은 골수가 잘 생착되면 혈액형이 골수공여자의 것으로 바뀌게 된다. 따라서 어느 시점부터 수혈되는 적혈구의 혈액형도 바뀌어야 한다. ABO 부적합 골수이식 후 공여자의 ABO 혈액형이 검출되기 시작하는 시기는 17일부터 240일까지 다양하며 환자의 동종응집소 소실 시기도 20일에서 281일로 다양하다(이선화 등, 1997; 황동희 등, 1998).

(2) Passenger 림프구(Passenger Lymphocyte)

ABO 부부적합 장기이식 후 공여자의 림프구(passenger lymphocyte)가 같이 들어가 수혜자의 적혈구와 반응하는 항체를 생성함으로써 지연성용혈수혈반응이 나타날 수 있다. 이러한 현상은 골수, 신장, 간, 비장이식 시 나타난다. 항체 생성 시기는 대개 이식 후 10일 정도이며 용혈이 심할 수도 있다(Hows J 등, 1986).

국내에서도 A형이나 B형 환자에게 O형 신장이나 간을 이식한 후 passenger 림프구가 anti-A, anti-B를 생성하여 직접항글로불린검사가 양성으로 나타나고 용혈을 보인 예들이 보고되어 있다(윤승규 등, 2011). 이러한 현상은 주로 cyclosporine으로 치료받은 환자들에서 관찰된다. 이 현상은 cyclosporine이 T림프구를 억제하여 B림프구의 반응성이 증가되기 때문으로 생각된다. 항체의 생성이 확인되면 O형 적혈구나 공여자 림프구가 생성하는 항체와 반응하는 항원을 가지지 않은 혈액을 선택하여 수혈하여야 한다.

(3) 공여자 적혈구에 대한 항체 형성(Antibody Formation to Donor RBCs)

골수이식을 받은 환자들의 항체 생성능은 경우에 따라 1년까지도 지연될 수 있는데 특히 이식편대숙주병(GVHD)을 보인 환자들에서는 더 지연되는 경향이 있다. 골수이식 시 항암화학요법과 면역억제를 실시함에도 불구하고 환자 T림프구의 일부는 생존하게 된다. 14명의 이식환자 중 7명에서 이식 후 말초혈액의 T림프구가 interleukin−2 (IL−2)와 phytohemagglutinin (PHA) 처리로 증식되었다는 보고도 있다(Butturini A 등, 1986). 150명의 이식환자 중 13명에서 이식 후에 동종항체가 생성되었다는 보고도 이식 후 면역기능이 남아있음을 대변하는 증거이다.

(4) 정주용 면역글로불린이나 항림프구글로불린에 의한 문제점(IVIG or ALG-related Problems)

항림프구글로불린(antilymphocyte globulin, ALG)은 이식거부반응 시의 면역억제, 이식편대숙주병(GVHD)의 치료 및 재생불량빈혈의 치료 등에 사용된다. 가끔 항림프구글로불린을 사용한 후 모든 적혈구에 반응하는 적혈구 항체가 관찰된다. 처음에는 항림프구글로불린 때문에 새로운 적혈구 자가항체가 생성되는 것으로 생각하였으나 실제로는 항림프구글로불린 때문에 비특이적 응집반응이 나타나는 것이다. 이 반응은 항림프구글로불린의 사용을 중단하면 소실된다.

정주용 면역글로불린(IVIG)을 투여할 경우 그 안에 포함되어 있는 적혈구 항체가 항글로불린검사 양성반응을 초래할 수 있다. 이 경우 그 원인을 파악하지 못하면 적합혈액의 선택에 어려움을 겪게 된다. 항림프구글로불린이나 정주용 면역글로불린을 투여하기 전 환자의 적혈구 표현형을 검사해 놓으면 이런 문제를 해결하는 데 도움이 된다.

(5) 거대세포바이러스 감염의 예방(Prevention of CMV Infection)

거대세포바이러스 감염은 건강인에 있어서는 거의 문제가 되지 않아 자신도 모르는 사이에 항체를 가지게 된다. 구미의 경우 항체양성률은 대학생의 경우 20~25%이며 장년층에서는 40~60%로서 연령에 따라 증가된다. 우리나라의 경우에는 항체양성률이 높아 헌혈자 중 약 98%에서 양성을 보인다(오영철 등, 1989). 감수성이 높은 환자들이 감염되면 권태감으로부터 장기적인 기면(lethargy), 감염단핵구증양 증후군의 말초혈액상을 동반하는 불명열에 이르기까지 다양한 임상상을 보인다.

신생아나 면역능이 저하된 환자들에서는 간비종대, 식도염, 폐렴, 관절통, 맥락망막염 등의 합병증이 나타날 수 있다. 특히 골수이식 환자에서는 거대세포바이러스 감염증이 중요한 이환 및 사망의 원인이 되며 간질성 폐렴의 40%를 차지한다.

면역능이 저하된 환자에서 거대세포바이러스 감염은 일차성(primary)일 수도 있고 기존 감염이 재활성화(reactivation)될 수도 있다. 일차성 감염은 감염된 혈액이나 장기에 의해 일어나며 재활성화는 장기이식 시의 면역억제에 의해 발생되는데 이식편대숙주병(GVHD)이 있으면 더 잘 나타난다. 거대세포바이러스 감염증의 치료는 쉽지 않으므로 그 예방이 중요하다. 일차성 감염을 예방하기 위해서는 거대세포바이러스 항체 음성 혈액의 사용이 가장 좋은 방법이나 우리나라의 경우 항체 음성 혈액을 찾기 힘드므로 백혈구제거 혈액제제(leukocyte reduced blood products)의 사용이 권장된다. 이미 항체가 양성인 환자들에게 ganciclovir를 사용하여 거대세포바이러스 감염을 줄이고 골수이식의 생존율을 높였다는 보고도 있다(Goodrich JM 등, 1991).

(6) 수혈관련이식편대숙주병의 예방(Prevention of Transfusion-associated GVHD)

이식편대숙주병(graft-versus-host disease, GVHD)은 골수이식의 주된 합병증으로서 주입된 골수의 림프구가 숙주와 반응하여 나타나는 반응이다. 골수이식 환자의 50% 이상에서 이식편대숙주병이 나타나며 10~20%는 이로 인하여 사망한다. 골수에 포함된 림프구만이 아니라 혈액제제 속에 포함된 림프구도 이식 환자에서는 이식편대숙주병을 야기할 수 있다. 림프구는 4°C에서 상당 기간 생존할 수 있으므로 보존 기간이 짧은 혈액을 사용할수록 이식편대숙주병의 가능성은 높아진다.

수혈용 혈액에 방사선을 조사하면 이 반응을 예방할 수 있으므로 위험한 환자를 미리 선정하여 항상 방사선조사 혈액만을 수혈하도록 한다.

이식편대숙주병의 증상은 발열, 발진, 간기능 이상, 설사, 범혈구감소증 등이다. 대체로 면역억제를 많이 하면 할수록 수혈로 인한 이식편대숙주병의 가능성이 높아진다. 수혈되는 적혈구나 농축혈소판에 포함된 림프구를 여과법으로 제거하는 것만으로는 예방이 불충분하며 방사선조사를 하는 것이 가장 안전하다. 혈액 전용 방사선조사기들이 사용된다.

방사선조사는 림프구의 기능을 없애면서 적혈구나 혈소판의 기능을 유지할 수 있는 선량을 사용한다. 1,500 rad를 조사할 경우 림프구의 phytohemagglutinin (PHA)에 대한 반응도가 85~90% 감소되며 5,000 rad를 조사하여도 적혈구, 혈소판, 백혈구의 기능이 대체로 유지되므로 일반적으로 1,500~3,000 rad의 선량이 이용되고 있다. AABB는 혈액이 담긴 용기의 중심부 방사선량은 2,500 rad (25 Gy) 이상이 되어야 하며 용기 내의 모든 부위에도 1,500 rad (15 Gy) 이상이 조사되어야 한다고 정하고 있다. 국내에서도 2,000 rad에서 90% 이상, 3,000 rad에서 95% 이상의 T림프구 증식억제 효과가 있었고 적혈구나 혈소판은 거의 영향을 받지 않았다는 보고가 있다(김대원 등, 1993). 또한 방사선조사 후 필터를 사용하여 백혈구를 제거하면 적혈구 2,3-DPG의 감소와 혈장 LDH의 증가가 심해지므로 먼저 백혈구를 제거한 후 방사선조사를 하는 것이 안전하다는 보고도 있다(권오헌 등, 1993).

방사선을 조사하면 혈장 칼륨(potassium)치가 2배 정도로 상승되므로 칼륨(potassium)치의 상승이 문제되거나 대량수혈을 받는 환자의 경우에는 혈액사용 직전에 방사선조사를 시행하는 것이 안전하다.

4) 조직은행(Tissue Banking)

"인체조직안전 및 관리 등에 관한 법률"에 따르면 인체조직이라 함은, "장기 등 이식에 관한 법률"에 규정된 장기 등에 속하지 아니하는 뼈, 연골, 근막, 피부, 양막, 인대, 건, 심장판막, 혈관을 말한다. 또한 신체의 일부로서 사람의 건강, 신체회복 및 장애예방을 위하여 채취하여 이식될 수 있는 것으로 대통령령이 정하는 것도 인체조직에 포함된다. 자가조직이식의 경우 1823년에 독일에서 처음으로 피부이식이 시술되었고, 동종조직이식의 경우 피부이식(스위스, 1869년)을 시작으로 점차 보급되기 시작했으며 1955년에는 캐나다에서 처음으로 심장판막이식이 시술되기도 하였다. 인체조직은 심장, 간, 신장 등의 장기와 달리 면역학적 거부 반응의 빈도가 상대적으로 낮고, 한 사람의 기증자로부터 불특정 다수의 수혜자에게 이식이 가능하다는 장점이 있어, 정형외과, 치과, 피부과, 안과 등을 중심으로 그 수요가 계속 늘어나고 있다. 국내 인체조직은행은 의료기관 29곳, 비영리법인 5곳, 가공처리업자 9곳, 수입업자 96곳으로 총 139곳이 허가를 받아 운영 중이며, 국내에서 유통되는 조직은 뼈, 피부, 건, 연골, 양막, 근막, 혈관, 판막, 인대 기준으로 2009년 223,158건 및 2010년 258,069건에서 2011년 271,707건으로 꾸준한 증가 추세를 보이고 있다. 이 중 국내에서 자급되는 비율은 약 25%에 이르며, 인구의 노령화가 가속됨에 따라 조직이식에 대한 수요는 계속 증가할 것으로 예상된다(김택수 등, 2013).

이에 따라 조직기증자에 대한 선별검사의 중요성이 한층 부각되고 있으며, 기증자에 대한 적합성선별 정책 및 법규는 국가마다 차이를 보인다. 국내의 경우, 조직이식에 적합하지 아니한 B형 간염, C형 간염, 매독, 후천면역결핍증 등 전염성질환에 감염되거나 감염이 의심되는 조직, 치매 퇴행성 신경질환을 가진 기증자의 조직, 사망 원인이 분명하지 아니한 기증자의 조직, 유해성물질에 노출된 기증자의 조직, 암세포의 전이 우려가 있는 조직 등은 분배하거나 이식하여서는 안 된다고 규정하고 있다. 관련 시행규칙에 따르면 좀 더 세부적으로 패혈증, 활동성 박테리아 또는 곰팡이 뇌막염, 결핵, 한센병, 말라리아, 활동성 단순포진, 디프테리아, 성홍열, 활동성 회백수염, 광견병, 레이증후군, 뇌수막염 또는 뇌염, 악성종양, 코로이츠펠트 야콥병, 크루 질환이 있는 자는 조직 채취에 적합하지 않다고 규정하고 있다. 또한 혈액검사에서 B형간염, C형간염, 후천면역결핍증, 매독에 대해 양성을 보이거나, 세균학적 검사에서 유해성 미생물이 동정된 경우 역시 이식에 적합하지 않다고 규정하고 있다. 다만, 혈액검사의 세부항목 및 기준이 자세히 명기되어 있지 않고, 세균학적 검사에 있어 유해성 미생물에 대한 구체적인 범위가 제시되지 않아 각 조직은행에서 이를 개별적으로 판단하여 적용할 수 있다.

4 자가수혈(Autologous Transfusion)

자가수혈에 대한 최초의 보고는 19세기 초까지 거슬러 올라가지만 자가수혈이 실제 임상에 이용되기 시작한 것은 1960년대 후반이며 1980년대에 들어 수혈을 통한 후천면역결핍증(AIDS) 감염이 알려지면서 그 수요가 폭발적으로 증가하게 되어 구미의 경우 전체 수혈량의 10%를 차지하기도 했으나, 동종혈액의 안정성이 향상되면서 점차 이용률이 감소하여 2008년도에는 1.5%였다. 자가수혈은 수술전 혈액예치, 수술중 혈액희석, 수술중 혈액회수, 수술후 혈액회수 등 네 가지로 분류할 수 있다(그림 1-5).

우리나라에서는 우측하복부에 발생한 큰 동맥류를 제거하는 수술 중 동맥류에서 채취한 혈액을 수술시 다시 수혈한 흥미있는 증례도 보고되어 있다(김준호 등, 1978). 여호와의 증인 등 종교적인 이유로 타인의 혈액을 수혈받기를 거부하는 환자가 수술을 받게 되는 경우에도 자가수혈이 큰 도움이 될 수 있다

(Kim WO, 1991; 나찬영 등, 1992; 문숙희 등, 1982). 척추수술 환자들에 대해 여러 가지 자가수혈 방법을 복합적으로 사용한 보고에 따르면 자가수혈요법을 시행하지 않은 20명의 대조군에서는 각 환자마다 평균 4.7단위의 동종 농축적혈구가 수혈된 반면 복합 자가수혈요법을 시행한 20명 중에는 2명만이 추가적 동종혈액 수혈을 필요로 하였다(도상환 등, 1995). 우리나라에서도 수혈로 인한 후천면역결핍증 환자가 처음 보고된 1989년 이래 자가수혈이 증가하였다(한규섭 등, 1990).

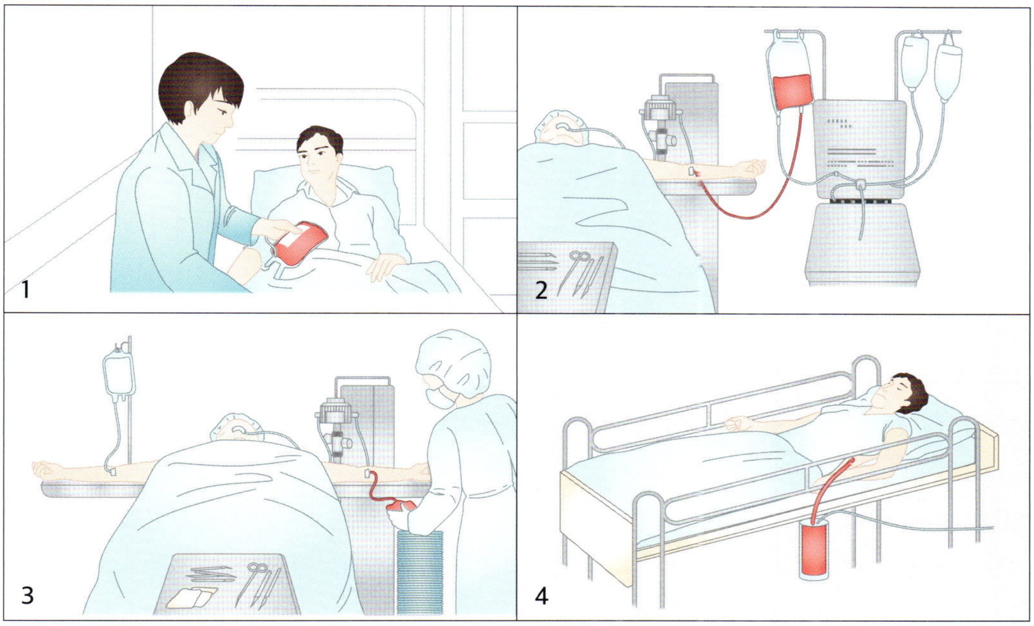

그림 1-5. 자가수혈의 유형들.
1 : 수술전 혈액예치, 2 : 수술중 혈액회수, 3 : 수술중 혈액희석, 4 : 수술후 혈액회수

1) 수술전 혈액예치(Preoperative Autologous Deposit)

(1) 정의 및 적응(Definition and Indication)

수술전 혈액예치식 자가수혈은 수술이 예정된 환자가 수술전 일정 기간 동안에 미리 채혈하여 예치해 둔 혈액을 수술 시 수혈받는 방법을 말하는데, 그렇게 함으로써 간염, 후천면역결핍증 등 수혈전파성질환의 예방이 가능하고 동종면역의 가능성도 배제할 수 있으며 동종항체로 인한 용혈성, 발열성 및 과민성 수혈이상반응을 방지할 수 있다. 현재 이 방법은 흉부외과, 외과, 구강외과, 이비인후과, 산부인과, 정형외과, 성형외과 등 광범위한 분야의 수술에 적용되고 있으며, ① 균혈증, ② 협심증, ③ 최근에 발작의 병력이 있었던 경우, ④ 심판막 질환 등 몇 가지 금기사항 외에는 비교적 안전하고 효과적으로 시행될 수 있다(김기욱 등, 2010; 김동관 등, 1992; 손훈상 등, 2010; 한규섭 등, 1990).

(2) 방법(Methods)

일반적으로 자가수혈 헌혈자 선택 기준에서 연령 제한은 없으며 소아들도 채혈할 수 있는 혈관만 확보되면 혈액을 예치할 수 있다. 자가혈액 예치 시의 헌혈부작용 빈도는 일반 헌혈 시의 부작용 빈도와 유사한 정도이며 대부분 가벼운 현기증이나 안면창백 등의 혈관미주신경반응(vasovagal reactions)들이다. 자가혈액예치가 가능한 최저혈색소치는 대개 11.0 g/dL로 정하고 있으며 철분제제를 경구로 투여하면서 주1회 정도로 채혈하고 마지막 채혈은 수술 72시간 이전으로 한다. 이는 혈액량이 충분히 보충되는 시간을 고려한 것이며 단시간에는 적혈구생성 촉진효과도 기대하기 힘들기 때문이다. 자가수혈을 위한 채혈 시 320 mL나 400 mL 두 가지로만 구분하여 채혈하는 것보다 남자와 여자, 체중 및 총 혈액량 등을 고려하여 채혈량을 조절하는 것이 수혈효과도 높이고 채혈로 인한 부담도 줄일 수 있는 방법이라는 국내 보고가 있다(박경운 등, 2004). 400 mL의 자가채혈을 하면 철분이 200 mg 정도 빠져나가는 셈이므로 경구철분제제를 투여해야 하는데, 1정에 80 mg의 Fe^{++}이 함유된 철분제제를 자가채혈 기간에는 1일 2정 복용토록 한다. 평상시에는 하루에 1~2 mg의 Fe^{++}만 흡수되지만 자가채혈로 인한 실혈이 적혈구생성을 촉진시키므로 Fe^{++}의 흡수량도 하루 10~20 mg으로 증가된다. 현재 우리나라의 적혈구 보존기간이 35일이므로 최고 5단위까지 혈액을 예치할 수 있다. 조혈을 보다 효과적으로 촉진하기 위하여 유전자재조합 적혈구조혈인자(recombinant erythropoietin)를 사용할 수도 있는데 일본의 경우 적혈구조혈인자의 사용이 매우 활성화되어 있다. 국내에서는 비용 문제로 아직 널리 이용되고 있지는 못하나 45명의 척추관협착증 환자들을 대상으로 적혈구조혈인자를 이용한 자가수혈을 시행한 보고가 있고, 엡스타인 기형(Epstein's anomaly) 수술 예정 환자에게 epokine 100 unit/kg를 4일 간격으로 정주하면서 4일 간격으로 3단위의 적혈구를 채혈하여 동종 적혈구 수혈 없이 수술을 마친 보고도 있다(도상환 등, 1996). 수술 중 출혈이 많을 것으로 예상되는 경우에는 헌혈혈액을 동결보존하여 장기간에 걸쳐 더 많은 양의 혈액을 예치할 수도 있다(한규섭 등, 1992). 최근에는 혈액성분채집기를 이용하여 한 번에 적혈구 2단위를 채집하는 자가수혈요법도 도입되었는데, 악안면재건술 전에 117명의 남자 환자로부터 2단위를 채혈하여 자가수혈을 시행한 결과 종래의 자가수혈요법과 동일한 효과를 거두면서도 환자의 헌혈실 방문 횟수를 줄일 수 있었다는 국내 보고가 있다(Kim M 등, 2013).

(3) 고려 사항(Considerations)

① 자가혈액의 검사범위

자신의 혈액을 보존했다가 자신이 다시 받는 것이므로 자가예치 혈액에 대해 여러 가지 헌혈혈액검사를 하는 것이 비용과 노력의 낭비라는 의견도 있으나 대부분의 병원에서는 자가헌혈 혈액에 대해서도 감염성질환표지자검사를 실시한다. 그 이유는 ① 감염성질환표지자 양성 혈액의 경우 혈액은행이나 병실에서 취급하는 사람들이 더욱 조심해야 하고, ② 보관 중 실수로 자가예치 혈액이 다른 환자에게 불출될 가능성을 완전히 배제할 수 없으며, ③ 혈액은행 업무의 일관성을 유지하고, ④ 경우에 따라 사용되지 않은 자가예치 혈액을 타인에게 전용할 수 있기 때문이다.

② 임산부의 자가수혈

임산부에 있어 자가수혈이 가능한지에 대해 다소의 논란이 있어 왔으나 현재로서는 안전한 것으로 생각되고 있고 우리나라에서도 11명의 임산부에서 1~2회에 걸친 혈액예치상 큰 문제가 없었음이 보고되어 있다(권석운 등, 1992). 체중이나 혈색소치가 낮거나 고령인 사람들에게는 채혈 후 생리식염수를 보충해 주면 좋은데 국내에서 고안한 자가수혈용 혈액백을 이용하면 채혈에 사용한 정맥을 그대로 이용하여 생리식염수의 주입이 가능하므로 매우 편리하다(그림 1-6).

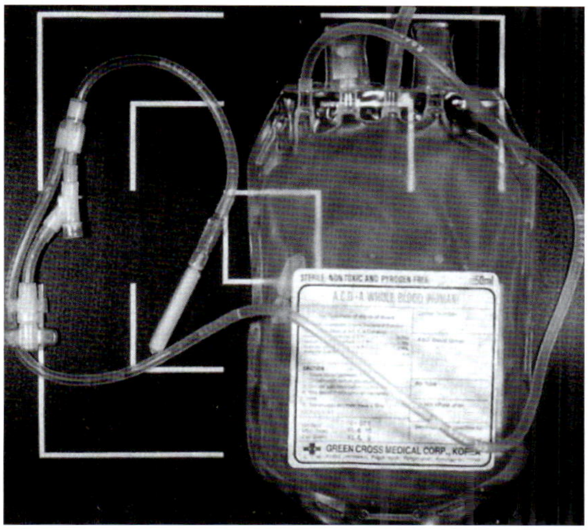

그림 1-6. **자가수혈용 채혈백.** 채혈관에 부속관이 추가로 부착되어 있어 채혈 후에는 채혈백과 연결되는 부위만 제거하고 부속관을 통하여 생리식염수나 혈액을 정맥주사할 수 있다. 수기법에 의한 혈장교환 시에도 동일한 방법으로 편리하게 이용될 수 있다.

③ 미사용 자가혈액의 전용(Cross-over)

자가수혈을 위해 예치해 둔 혈액을 여러 가지 이유로 인해 본인이 사용하지 않았을 경우 그 혈액을 폐기할 것인지 다른 환자에게 전용할 것인지에 대한 논란이 있다. 사용 가능한 혈액을 폐기하는 것이 아깝기는 하지만 대부분 전용을 하지 않고 있는데 그 이유는 ① 자가채혈의 기준이 일반 헌혈과 달라 혈액구성성분에 차이가 있을 수 있고, ② 자가혈액 내의 성분이 수혈자의 혈액성분에 변화를 초래하여 검사결과를 변화시키거나 진단상의 오류를 유발할 수 있으며, ③ 헌혈자 및 수혈자에게 동의를 얻어야 하는 등 상당한 노력을 기울여야 하는 데 비해 실제적인 이득이 많지 않기 때문이다.

2) 수술중 혈액회수(Intraoperative Salvage)

수술중 혈액회수(salvage)는 수술중에 유출되는 혈액을 다시 회수하여 주입하는 것이다. 수술부위에서 나온 혈액을 다시 사용하기 위한 여러 종류의 장치들이 고안되어 있다. 그림 1-3는 국내에서 시판되는 혈액회수기들을 보인 것이다.

혈액회수기를 이용한 수술 중 혈액회수는 ① 빠르고, ② ABO 부적합수혈의 우려가 없으며, ③ 수혈 감염의 우려도 없고, ④ 환자가 비예기항체를 가지고 있거나 RhD 음성과 같이 희귀혈액형이어서 적합 혈액을 찾기 힘든 경우에도 문제가 되지 않으며, ⑤ 수혈용 혈액의 고갈 가능성이 적어지는 등의 이점이 있다. 척추수술 환자 12명에서 혈액회수기를 사용하여 평균 300 mL의 혈액을 회수하여 자가수혈을 실시한 국내 보고가 있으며, 60명의 개심술 환자들에게 수술 중 혈액회수를 시행하여 평균 830 mL의 자가혈을 회수하였으며 동종적혈구 수혈을 25%로 감소시켰다는 보고도 있다(도상환 등, 1994; 원용순 등, 1995).

주입 전에 적혈구를 세척하여 섬유소(fibrin), 세포찌꺼기(cell debris), 유리혈색소(free hemoglobin), 칼륨 및 기타 대사물질 등을 제거할 수 있다. 수술 중에 회수된 혈액은 투여 전에 반드시 여과하며 다른 환자에게는 수혈될 수 없다. 혈액이 세균이나 종양세포로 오염되었을 가능성이 있는 경우는 절대적인 금기로 간주되어 왔으나 암환자의 상당수가 이미 말초혈액에 암세포를 가지고 있다는 점, 그리고 암세포는 적절한 신체부위와 환경에서만 정착하여 성장할 수 있다는 점 등을 고려할 때 필터를 사용하면 세균감염도 감소하는 효과가 있어 절대적 금기는 아니라는 주장도 있다(Waters JH 등, 2009).

3) 수술중 혈액희석(Intraoperative Hemodilution)

수술중 혈액희석은 심폐회로술(cardiopulmonary bypass) 혹은 다른 수술 직전에 환자의 혈액을 1~3단위 채혈하여 공인된 플라스틱 채혈백에 보관하고 채혈한 혈액량만큼을 수액제제(결정질 혹은 콜로이드 용액)로 보충한 후 수술중 혹은 직후에 환자 자신의 혈액을 재투여하는 방법이다. 이 방법을 사용함으로써 많은 양의 적혈구를 돌려줄 수 있을 뿐만 아니라 혈액을 단지 몇 시간 동안만 보관하므로 살아 있는 혈소판도 제공할 수 있다. 이 경우 수액의 과다공급을 막기 위해 환자를 철저히 감시하여야 하며 혈액이 무균적으로 채혈되었는가, 그리고 올바르게 보관되었는가를 확인하여야 한다.

국내에서도 126명의 개심술 환자를 대상으로 혈액희석의 유용성을 평가하여 동종혈액 수혈량을 의미 있게 감소시킬 수 있었다는 보고가 있다(곽영란 등, 1995). 또한 고빈도항원에 대한 항체가 있어 적합한 동종혈액을 구하기 어려운 경우에도 유용하게 사용한 경험도 보고되어 있다(Ha C 등, 2019).

4) 수술후 혈액회수(Postoperative Salvage)

흉관 유출액(chest tube drainage)으로부터 혈액을 모으는 것과 같이 수술후에 혈액을 회수하는 방법들도 사용할 수 있다. 모아진 혈액은 세척이나 여과 등의 처리 후에 재투여된다. 재투여하기 위한 혈액은 흉관배출장치에 4시간 이상 머무르지 않은 것이어야 한다. 슬관절 전치환술(total knee replacement) 환자 20명을 대상으로 수술후 혈액회수를 시행한 보고에 따르면 편측수술의 경우 1,100 mL, 양측 수술의 경우 2,900 mL의 혈액을 회수하여 수혈함으로써 동종혈액 수혈량을 크게 줄일 수 있었다(신양식 등, 1994).

5 비예기항체 보유자의 수혈(Transfusion for Patients with Unexpected Antibodies)

수혈이 필요한 환자가 적혈구 항원에 반응하는 항체를 가지고 있는 경우, 항체의 임상적 중요성을 판단하여 해당 혈액형 항원이 없는 혈액제제를 수혈하여야 한다. 임상적으로 중요한 항체는 용혈수혈반응(hemolytic transfusion reaction), 태아신생아용혈질환(hemolytic disease of the fetus and newborn)의 원인이 되거나, 수혈된 적혈구의 생존기간을 감소시키는 항체를 말한다.

수혈예정환자들의 수혈전검사에서 동정된 비예기항체의 분포는 anti-Lewis 항체와 anti-Rh 항체가 높은 빈도로 검출되었다(옥순정 등, 2013; 송달효 등, 1998; 김지은 등, 2010; 정유선 등, 2014). Rh 혈액형은 ABO 혈액형 다음으로 면역원성이 강해 임상적으로 중요한 항원이다. 특정항원음성 혈액제제 선별경험을 조사한 연구에 따르면, 국내 의료기관들이 혈액제제의 Rh 항원, Lewis 항원, Kidd 항원, Duffy 항원, MNS 항원, Kell 항원, Lutheran 항원, Diego 항원 검사를 시행한 경험이 있었다(정유선 등, 2013). 2022년 현재 공급혈액원으로부터 공급되는 혈액제제의 Rh 항원형의 정보가 혈액정보공유시스템(Blood Information Sharing System, BISS)을 이용하여 의료기관에 제공된다. 그러므로 Rh 항원에 대한 항체가 동정된 경우에는 해당항원음성제제를 쉽게 선별할 수 있다. 특정항원음성 혈액제제를 선별하기 어려운 경우, 교차시험을 시행하여 교차시험 음성인 혈액을 수혈할 수 있겠으나, 항체나 항원의 양이 적거나 반응이 불충분하게 일어난 경우 위음성이 나타날 수 있다. 교차시험에서 걸러지지 않은 특정항원양성 혈액제제가 수혈될 경우 수혈이상반응의 위험성이 증가한다. 그러므로 각 의료기관에서 항원 검사가 용이하지 않을 경우, 공급혈액원에 특정항원음성 혈액제제를 요청하여 수혈하는 것이 바람직하다.

수혈전검사로 시행한 비예기항체 선별 및 동정검사에서 모든 검사용 적혈구와 범응집반응이 관찰되면서 자가대조검사 결과가 음성일 경우, 다중항체의 가능성과 함께 고빈도항원(high incidence antigen)에 대한 항체의 가능성을 고려하여야 한다. 고빈도항원에 대한 항체를 동정하기 위해서는 해당 항원이 없는 적혈구와 환자의 혈청 혹은 혈장 검체를 교차시험하여 응집반응이 없음을 확인하고, 해당 항원을 직접 검출하는 항혈청시약으로 환자 적혈구 표현형을 확인하여야 한다(최승준 등, 2019). 고빈도항원은 특정 인구집단의 대다수 사람에게서 표현되는 혈액형 항원을 말하며 Lan, At^a, Jr^a, Emm, AnWj, Sd^a, Ok^a, Vel, PEL, MAM 등이 이에 속한다.

국내에 보고된 고빈도항원에 대한 항체는 anti-JMH(김태열 등, 2017), anti-Ge(전유라 등, 2012; 최승준 등, 2018), anti-Jr^a(정희정 등, 2007; 김형석 등, 2010; Kim MS 등, 2020; 김현경 등, 1995), anti-Di^b(김희정 등, 1994; 정민아 등, 2001; 오은지 등, 2008; 최지원 등, 2010; 이민영 등, 2017; 박주헌 등, 2014, anti-Ku(강민구 등, 2009), anti-Sd^a(윤승규 등, 2011), anti-Yk^a(윤석호 등, 2008), anti-Cs^a(조은정 등, 2014), anti-PP1Pk(Ha C 등, 2019) 등이 있었다. Anti-Rh17 (Hr_o), Fy^a 음성 표현형을 보이는 환자에서 동정된 anti-Fy^a에 대한 보고도 있다(Yun JW 등, 2012; 조은혜 등, 2015; 김희정 등, 1995; Han KS 등, 1997; Wang JY 등, 2006; 엄태현 등, 2007).

Jr[a] 항원은 Stroup 등에 의해 밝혀진 고빈도항원인데 일본인에서 Jr[a] 음성인이 0.1%이며, 이는 구미인에서 보다 높은 빈도이다. 국내에서는 아직 빈도에 관한 보고는 없으며 1995년 anti-Jr[a] 검출에 관한 보고 이후 많이 검출되고 있다(정희정 등, 2007; 김형석 등, 2010; Kim MS 등, 2020; 김현경 등, 1995). Anti-Jr[a]는 항글로불린단계에서 잘 반응하며 중등도의 태아신생아용혈질환이나 용혈수혈반응을 일으킬 수 있으며 국내에서도 anti-Jr[a]에 의한 태아신생아용혈질환과 용혈수혈반응이 발견된 바 있다(김형석 등, 2010). Anti-Jr[a]가 있는 환자에게 Jr[a] 음성 혈액을 구해서 수혈하기가 거의 불가능하므로 어느 정도의 용혈을 감수하고 Jr[a] 양성 적혈구를 수혈해야만 하는 경우가 있는데 10단위의 혈액 수혈 후 직접항글로불린검사는 양성으로 나타났지만 용혈로 인한 심각한 수혈이상반응은 보이지 않았고 6개월 후에는 직접항글로불린검사도 음전되었다는 보고가 있다(정희정 등, 2007).

Sd[a](Sid) 항원은 또 다른 고빈도항원으로서 조직과 체액 내에 널리 분포한다. 이 항원은 Sd(a+)인 사람의 적혈구에 표현되며 임신 중에는 잠시 소실되기도 한다. 이 항원은 Cad 양성 적혈구에 더 강하게 표현된다. Anti-Sd[a]는 항글로불린검사상 현미경적 관찰에서 혼합시야반응(mixed-field agglutination)양상을 보인다. Sd(a−)인 사람이 약 9% 정도 되는데 음성과 약양성을 구분하기가 힘들 때가 많다. Sd(a+)인 사람의 소변은 anti-Sd[a]를 중화시킨다. Anti-Sd[a]가 용혈수혈반응을 일으킨 보고는 단 1례밖에 없으며 대개는 한랭항체로서 임상적으로 문제가 되지 않는다. Anti-Sd[a]가 LISS/Coombs 단계까지 반응을 하면 임상적으로 중요한 항체로 오인될 수 있어 혼란을 주는데 이러한 증례에 대해 소변중화반응으로 항체의 특이성을 밝힌 국내 보고가 있다(윤승규 등, 2011).

Anti-Ok[a]가 한국인에서도 발견되었는데 Ok[a] 항원 음성인 사람은 한국에서는 처음인 셈이고 세계적으로도 일본인 8가계의 가족들 중에만 존재한다(Shim H 등, 2010).

고빈도항원에 대한 항체가 생기는 일은 매우 드물지만 일단 생기면 적합 혈액을 찾기 힘들며 가족, 특히 형제들 중에서 해당항원이 음성인 혈액을 찾는 것이 현명하다. 항원 음성자의 부모는 대개 이형접합체이므로 항원 음성인 자녀를 출산할 확률이 1/4이다. 고빈도항원에 대한 항체를 가진 환자에게 수혈이 필요한 경우 자가 혈액 예치, 희귀혈액 공여자 관리 체계 혹은 희귀혈액 동결보관 체계 이용, 급성 동량혈액 희석요법(acute normovolemic hemodilution) 및 수술중 혈액회수 적용, 최소부적합 혈액제제 수혈 등의 수혈전략들을 고려할 수 있다(최승준 등, 2019).

6 면역용혈빈혈에서의 수혈요법(Transfusion in Immune Hemolytic Anemia)

면역용혈빈혈을 가진 환자에 대한 적절한 수혈은 임상과와 혈액은행과의 긴밀한 협조하에 이루어진다. 언제 얼마나 수혈을 할 것인지는 용혈에 대한 환자의 반응 정도, 면역용혈의 병인, 그리고 용혈을 초래하는 항체의 종류에 따라 결정된다. 임신이나 수혈의 경험이 없는 환자들은 자가항체 이외에 동종항체를 추가로 가지고 있을 가능성이 적으므로 흡착시험을 실시하지 않고도 적합혈액을 선택할 수 있으나, 다회수혈자나 다산부에서는 적합혈액 선택 시 동종항체의 공존을 염두에 두어야 한다. 궁극적인 목적은 환자의 혈액 내에서 가능한 한 오래 살면서 기능을 유지할 수 있는 적혈구를 찾아 수혈하는 것이다. 면역용혈빈혈은 표 1-5와 같이 분류된다.

표 1-5. 면역용혈빈혈의 분류

I. 자가면역용혈빈혈
1. 온난자가항체에 의한 것
   1) 일차성(특발성)
   2) 이차성(림프성, 전신성홍반성낭창(SLE), 암 관련)
2. 한랭자가항체에 의한 것
   1) 한랭응집소병(Cold hemagglutinin disease: CHD)
      ① 일차성(특발성)
      ② 이차성(림프종, 미코플라스마감염, 전염성단핵구증 관련)
   2) 돌발한랭혈색소뇨(Paroxysmal cold hemoglobinuria: PCH)
      ① 일차성(특발성)
      ② 이차성(매독, 바이러스감염관련)

II. 약제유발성 용혈빈혈
1. 약물흡착(Drug adsorption): penicillin, cephalosporins 등
2. 면역복합체(Immune complex): phenacetin, quinidine 등
3. 적혈구막변형(Membrane modification): Cephalosporins
4. 자가면역유발(Autoimmunity): a-methyldopa (aldomet)

III. 동종면역용혈빈혈
1. 신생아용혈질환(Hemolytic disease of the newborn)
2. 용혈수혈반응(Hemolytic transfusion reaction)

1) 진단기준(Diagnostic Criteria)

적혈구 파괴가 증가되면 망상적혈구(reticulocytes)와 젖산탈수소효소(LDH)치가 증가되고 합토글로빈(haptoglobin)이 감소된다. 원인에 따라서는 혈액도말표본상 구상적혈구(spherocytes)가 보이거나 적혈구의 응집 또는 연전현상(rouleaux formation)이 관찰될 수도 있다. 골수에서는 적모구(erythroblasts)의 증식이 일어난다. 가장 중요한 검사는 항글로불린검사인데 직접항글로불린검사는 적혈구에 무엇이 부착되어 있는지를 알려주며 간접항글로불린검사는 혈청 내에 어떤 항체가 있는지를 알려 준다. 다특이성(polyspecific) 항글로불린시약을 사용한 직접항글로불린검사상 양성을 보이면 anti-IgG 및 anti-C3d 혹은 anti-C3b 단특이성(monospecific) 항글로불린 시약을 이용한 직접항글로불린검사를 실시한다.

직접항글로불린검사상 위양성이 나타나는 가장 흔한 원인은 검체채취 후 검체가 실온에 방치되는 동안 한랭항체의 작용에 의해 보체가 결합되는 것이다. EDTA 항응고제를 사용하면 이를 예방할 수 있는데 이는 EDTA가 칼슘과 결합함으로써 C1의 부착을 방지하기 때문이다. 적혈구에 IgG가 결합된 것으로 나타나면 그 IgG가 적혈구항원에 대한 특이성이 있는지를 검증해야 한다. Churchill 등은 여러 보고들을 종합하여 온난성 자가면역용혈빈혈 환자 312명 중 32.5%는 IgG만이 결합되어 있고, 45.4%는 IgG와 C3가 동시에 결합되어 있으며, 보체만이 결합된 경우는 7.0%라 하였다(Churchill WH 등, 1988). 임상적으로 자가면역용혈을 가진 환자에서 직접항글로불린검사가 음성으로 나타나는 경우가 2~7%로 알려져 있는데 그 이유는 평소에 사용하는 시약으로는 검출되지 않는 IgA항체가 원인이 되거나 항체의 농도가 검출되지 않을 정도로 낮기 때문이다. 검출되지 않을 정도로 항체의 농도가 낮은데도 불구하고 임상적 용혈이 일어나는 기전으로서 항체는 충분량 존재하나 친화도가 낮아(low-affinity antibody) 검사 시 세척과정 중 항체가 해리된다는 설명이 있다(Wallace ME 등, 1988). 보통의 직접항글로불린검사는 100~500분자의 IgG를, 그리고 100분자의 C3b를 검출할 수 있으며 polyethylene glycol, polybrene법 등 예민한 방법을 사용하면 적혈구당 30개의 IgG까지도 검출할 수 있다. 직접항글로불린검사의 결과에 영향을 미치는 다양한 기술적인 문제점들은 국내에 원주응집법(column agglutination technique)이 소개된 이후 많이 해결되었다고 볼 수 있다.

직접 및 간접항글로불린검사의 결과는 수혈요법에 영향을 줄 수 있는 많은 정보를 제공한다. 적혈구에 C3b나 C3d만 부착되어 있으면 대개 낮은 온도에서 보체를 결합시키고 항글로불린검사단계의 항온 시 떨어져 나간 한랭항체에 의한 면역복합체나 보체활성화를 의미한다. 적혈구에 IgG만 붙어 있는데 용출액에서는 아무 것도 검출되지 않을 때에는 약제의존성 항체나 적혈구세척 후에도 남아 있는 흡착 IgG를 의심한다. 적혈구에 IgG가 있으면서 용출액에서 적혈구항원에 대한 특이성이 증명되는 것은 대개 적혈구항원에 대한 동종면역을 의미한다. 적혈구에 IgG만 부착되어 있고 용출액이 모든 적혈구와 반응할 때에는 자가면역질환이나 약제의존성항체를 의미한다. 자가면역질환의 자가항체가 적혈구항원에 대한 특이성을 가지는 경우도 있는데 이는 대개 Rh 혈액형군에 대한 항체들이다(표 1-6).

표 1-6. 직접항글로불린검사(DAT)의 해석

결과	가능한 해석
보체	약제-단백 간의 면역복합체 면역복합체 한랭응집소병
IgG, 용출액 음성	약제의존성항체, 흡착 IgG
IgG, 용출액의 적혈구항원특이성(+)	동종면역항체 >> 자가면역항체
IgG, 용출액이 모든 적혈구와 반응	약제의존성항체, 자가면역항체
IgG(+C), 용출액이 모든 적혈구와 반응	자가면역항체 >> 동종면역항체

2) 적혈구 파괴기전(Red Cell Destruction)

(1) 온난자가항체(Warm Autoantibodies)

면역반응에 의한 적혈구 파괴의 가장 흔한 유형은 온난항체에 의한 용혈빈혈인데 대개 37℃에서 잘 반응하는 IgG항체에 의한다. 그 외에 한랭응집소병(cold agglutinin disease)과 돌발한랭혈색소뇨(paroxysmal cold hemoglobinuria)이 있다. 자가면역용혈빈혈의 70%는 IgG때문이며 16%는 IgM, 12%는 약제의존성 용혈이다. IgG 자가항체는 37℃에서 적혈구와 잘 반응하고 대식세포의 Fc수용체와의 상호작용에 의해 적혈구수명을 단축시킨다. 대식세포에는 IgG_1, IgG_3, iC3b, C3b에 대한 수용체들이 있다. 소량의 IgG가 부착된 적혈구는 주로 비장에서 파괴되는데 이는 비장에서의 혈액농축(hemoconcentration)에 의하여 Fc분절과 대식세포의 상호작용을 억제하는 혈장 IgG의 농도가 상대적으로 낮아지기 때문이다. 다량의 항체가 부착된 적혈구는 Fc수용체에 대한 혈장 IgG와의 경쟁이 별로 문제되지 않으므로 용량이 큰 간에서 주로 파괴된다. 혈장 중에는 C3b가 없으므로 C3b수용체에 대한 경쟁이 없어 C3b-부착 적혈구도 간에서 주로 제거된다(Wallace ME 등, 1988). 보체와 IgG가 모두 부착된 경우에는 적혈구가 더 잘 파괴된다.

온난성 자가면역용혈빈혈에서 항체의 특이성은 대개 Rh 혈액형군 항원에 대한 것이다. 72%는 Rh_{null} 적혈구와는 반응치 않아 Rh 혈액형 군에 대한 항체로 볼 수 있으며, 나머지 28%는 Rh_{null} 적혈구와도 반응하는 항체였다는 보고가 있다(Weiner W 등, 1963). 자가항체들이 거의 모든 적혈구와 반응하지만 e항원 양성인 적혈구에 대한 반응도가 높은 등 상대적인 특이성을 보이기도 한다. 그 외에 anti-K, anti-Jk^a, anti-N, anti-S 등의 항체들이 온난성 자가면역용혈에 관여하기도 한다. 자가면역용혈빈혈 환자의 50% 정도에서는 림프종, 만성림프구성백혈병, 아교질혈관병(collagen vascular disease) 등을 가지는데 연관 질환을 치료함으로써 수혈이 필요치 않을 정도로 용혈빈혈을 호전시킬 수도 있다.

(2) 약제유발성 용혈(Drug-Induced Hemolysis)

약제에 의한 용혈빈혈의 진단은 그 약제의 사용만 피하면 용혈을 방지할 수 있다는 점에서 중요하다. 약제에 의해 용혈이 초래되는 기전은 약제흡착, 면역복합체, 막변형, 그리고 약제유발성 자가항체 등이다(Petz LD, 1980). 약제흡착 기전은 결합하지 않은 약제(hapten)에 대해서는 항체가 형성되지 않지만 약제가 적혈구막에 공유결합을 하면 약제-적혈구막에 대한 항체가 형성되는 것이다. 이 기전에 의하여 용혈을 일으키는 약제들로는 페니실린과 세파로스포린 등이 있다. 항체가 약제와 적혈구막에 대한 특이성을 동시에 가지므로 약제의 존재하에서만 용혈이 일어난다. 면역복합체(immune complex) 기전은 약제가 혈장단백과 결합하고 약제-혈장단백에 대해 생성된 항체가 약제-혈장단백과 면역복합체를 형성한 후 보체를 활성화시켜 비특이적인 용혈이 일어나는 것으로서 rifampin, quinidine, phenacetin, tetracycline 등이 이 기전에 의한다. 적혈구만이 아니라 신체 내 어느 조직도 이 기전에 의해 손상을 입을 수 있으며, 그런 의미에서 이 기전을 innocent bystander 기전이라 부르기도 한다. 혈관내용혈이 흔히 나타나며 직접항글로불린검사상 결합된 보체에 의하여 양성반응을 보이게 된다. 항체가 약제-혈장

단백에 대해 형성되므로 역시 약제의 존재하에서만 용혈이 나타난다. 국내에서도 rifampin 투여 후 용혈빈혈뿐 아니라 혈소판감소증과 급성신부전까지 발생한 증례가 보고되었는데 약제 투여를 중단한 후 2일 만에 혈소판이 증가되기 시작하고 호전되었다(고지선 등, 2007).

Alpha-methyldopa, L-dopa, procainamide 등의 약제들은 적혈구 자가항체의 형성(autoimmunity)을 유발할 수 있는데 이렇게 형성된 항체는 자가면역항체와 구분하기 힘들며 대개 Rh혈액형군에 대한 항체들이다. 일단 자가항체의 형성이 유발되면 약제가 없어도 용혈이 일어날 수 있으며 약제의 사용을 중단하여도 용혈이 계속될 수 있다(표 1-7). 막 변형(membrane modification) 기전은 약제가 적혈구막의 변형을 유발하여 비특이적으로 다양한 혈장단백이 부착하기 쉽게 됨으로써 부착된 IgG 나 보체가 직접항글로불린검사상 양성으로 나타나게 되는 것이며 용혈을 유발하지는 않는다. Ceftizoxime과 cefobactam 두 가지 약제는 한 환자에서 흡착 기전과 면역복합체 기전을 동시에 보이며 용혈을 유발한 증례도 보고되었으며(백은정 등, 2009), 세계적으로 5예 밖에 보고가 없는 cimetidine에 의한 면역성용혈도 국내에서 발견되었다(이예림 등, 2011).

표 1-7. 면역용혈을 초래하거나 직접항글로불린검사 양성반응을 유발하는 약제들

약제명	기전	약제명	기전
Acetaminophen	면역복합체	Nomifensine	면역복합체
Aminopyrine	면역복합체	Penicillin	
P-aminosalicylic acid (PAS)	면역복합체	Phenacetin	면역복합체
Antihistamines	면역복합체	Procainamide	
Cephalosporins	흡착/막변형	Quinidine	면역복합체
Chlorinated hydrocarbons	면역복합체	Quinine	면역복합체
Chlorpromazine	면역복합체	Rifampin	면역복합체
Hydrochlorothiazide	면역복합체	Sodium pentothal	면역복합체
Ibuprofen	자가면역	Streptomycin	면역복합체
Insulin	면역복합체	Stibophen	면역복합체
Isoniazid	면역복합체	Sulphonamides	면역복합체
Levodopa	자가면역	Sulphonylurea derivatives	면역복합체
Mefenamic acid	자가면역	Tstracycline	면역복합체
Melphalan	면역복합체	Triamterene	면역복합체
Alpha-methyldopa	자가면역		

(3) 한랭자가항체(Cold Autoantibodies)

IgM 항체에 의한 용혈성질환은 거의 대부분 I항원에 대한 항체에 의한다. 이 항체는 4℃에서 적혈구에 잘 결합되며 온도가 증가되면 떨어져 나간다. IgM은 보체를 활성화시켜 혈관내용혈을 유발하거나 적혈구에 C3b를 부착시킨다. C3b-부착 적혈구들은 대식세포에 유착하지만 I인자, H인자 등의 C3b 억제인자에 의해 C3b가 깨져서 생성되는 C3d가 부착된 상태로 다시 혈액 내를 순환한다. C3d 부착 적혈구들은 C3d가 C3b 부착 장소를 미리 점유하고 있는 셈이 되어 C3b의 부착을 억제하므로 잘 파괴되지 않는다.

① 한랭응집소병(Cold Agglutinin Disease, CAD)

한랭응집소병은 한랭항체에 의한 용혈빈혈 중 가장 흔한 질환으로서 전체 면역용혈빈혈의 16%를 차지한다. 한랭응집소병은 급성과 만성으로 분류할 수 있는데 급성형은 흔히 림프종, 미코플라스마 감염과 연관되어 나타나고 다클론성 항체(polyclonal antibody)가 원인이 되며 만성형은 IgM, kappa형 단클론성 항체가 원인이 된다. 11명의 한랭응집소병 환자 중 5명은 특발성이었고 3명은 전신성홍반성낭창(SLE)과 1명은 미코플라스마 감염과, 1명은 매독과 연관되었다는 국내 보고가 있으며, 조직구성림프종에 동반된 다른 보고도 있다(차영주 등, 1983; 한지숙 등, 1991). 직접항글로불린검사는 양성을 보이며 단특이성 항글로불린검사상 적혈구에 보체성분만이 결합되어 있음을 알 수 있다. 이는 IgM 항체가 32℃ 이하가 되는 신체의 말단 부위에서 결합되면서 보체(C3, C4)도 부착되는데 다시 혈액이 신체 중심부로 들어가 온도가 상승되면 IgM은 떨어져 나가고 보체만이 남기 때문이다. 부착된 보체가 활성화되어 용혈이 일어난다. 적혈구에는 보체만이 결합되어 있으므로 환자 적혈구의 용출액에서는 아무런 항체도 증명할 수 없다. 환자의 혈청 내에는 대개 4℃에서 1:1,000 이상의 역가를 가지는 한랭항체가 존재한다.

이 항체의 반응도는 22% 알부민을 사용하면 증강된다. 생리식염수 대신 저이온강도식염수(LISS)를 사용하여 짧은 시간 내에 한랭응집소를 검출한 보고도 있다(이정운 등, 1992). 항체는 대개 anti-I 특이성을 가지며 드물게 anti-Pr 또는 전염성단핵구증과 연관된 경우에는 anti-I 특이성을 보이기도 한다. 정상인에서도 anti-I가 존재하는 경우가 많은데 한랭응집소병을 일으키지 않는 것은 대개 항체의 반응 온도가 0~4℃로 제한되어 있고 역가가 1:32 이하로 낮기 때문이다. 항체가 제대혈액(cord blood)과는 반응치 않음을 증명함으로써 anti-I의 특이성을 확인할 수 있다. 이 질환에서 항체의 특이성을 증명하는 것이나 4℃에서 항체역가를 측정하는 것보다 임상적으로 더 중요한 것은 항체의 반응온도범위로서 항체가 30℃ 이상에서 적혈구와 결합하는지를 확인하는 일이다. 한랭응집소병을 가진 환자에게는 가능한 한 수혈을 자제하는 것이 좋다. 수혈 후 수분 내에 수혈된 적혈구의 일부가 파괴되는 것을 감수해야 한다.

② 돌발한랭혈색소뇨(Paroxysmal Cold Hemoglobinuria, PCH)

돌발한랭혈색소뇨은 비교적 드문 질환이지만 추위에 노출된 후 심한 오한, 등과 다리의 통증, 복부경련, 검은색 소변 등의 임상소견이 매우 특징적으로 나타나, 19세기 초에 이미 보고되었다.

대개의 한랭항체가 IgM이지만 돌발한랭혈색소뇨의 원인항체는 IgG이다. 이 항체는 저온에서 C1, C4,

C2를 적혈구에 고정시키고 몸의 중심부에서 온도가 높아지면 항체는 해리되고 나머지 보체성분이 결합하여 혈관내용혈이 일어나므로 이 항체를 이상성용혈소(biphasic hemolysin)라고도 부른다. 저온에서 항체가 결합되고 체온 부근에서 용혈이 일어나는 것을 이용한 검사가 Donath-Landsteiner검사이며 이 항체를 Donath-Landsteiner 항체라 부르기도 한다. 직접항글로불린검사는 양성을 보이며 단특이성 항글로불린검사상 적혈구에 보체성분만이 결합되어 있음을 알 수 있다. 적혈구용출액에서는 아무 항체도 증명할 수 없다. 돌발한랭혈색소뇨의 원인 항체는 대개 anti-P 특이성을 가진다. 이 질환은 처음에는 매독과 관련있는 것으로 생각되었으나 요즈음에는 소아의 경우 여러 가지 바이러스 감염 후에 잘 나타나는 것으로 알려지고 있으며 성인에서는 특발성으로 나타나는 경우가 많다.

3) IgG-관련 면역용혈질환에서의 수혈(Transfusion in IgG-Associated Immune Hemolytic Disease)

이 경우에는 환자의 적혈구 표현형을 확인해야 하며 공존할지 모르는 동종항체를 찾기 위하여 혈청 내 자가항체를 제거하여야 한다. 자가항체 때문에 적혈구 표현형 검사가 쉽지는 않지만 이의 시행은 적합혈액의 선택에 큰 도움을 준다. 125명의 자가면역용혈빈혈 환자를 대상으로 한 연구 보고에 따르면 그 중 17%에서 동종항체가 공존하였고 이들 동종항체의 검출을 위해 흡착시험이 필요한 경우가 많은 것으로 되어 있다(Wallhermfechtel MA 등, 1984). 수혈이나 임신력이 없던 32명의 환자 중 동종항체를 가진 경우는 하나도 없었다. 흡착 시 자가혈구를 이용하는 방법과 표현형을 아는 동종혈액을 이용하는 방법이 있다.

3개월 이내에 수혈받은 적이 없는 사람의 적혈구는 모두 자기 적혈구이다. 이러한 경우에는 자가혈구를 이용해서 흡착시험을 할 수 있다. 자가혈구를 이용하여 흡착시험을 하려면 우선 적혈구에 부착되어 있는 자가항체의 일부 또는 전부를 제거해야 하는데 이를 위하여 chloriquine, heat, glycin acid, dithiothreitol+papain (ZZAP) 등이 사용된다(이선호 등, 1993; Branch D 등, 1982). 적혈구에 부착된 자가항체가 어느 정도 제거되면 그 적혈구와 환자의 혈청을 반응시킨다. 흡착 혈청에 대해서는 잔여항체의 존재 여부를 검사하는데 그 결과에 따라 흡착과정을 2~3회 반복해야 할 경우도 있다. 일단 자가항체가 모두 흡착되면 그 혈청을 이용하여 동종항체의 존재를 검사한다.

수혈받은 지 3개월이 경과되지 않은 사람의 혈액 내에는 동종적혈구가 포함되어 있으므로 흡착과 정상 동종항체가 같이 제거될 수 있다. 이러한 경우에는 표현형을 알고 있는 동종적혈구를 사용하여 흡착시험을 해야 한다. 동종적혈구를 이용한 항체흡착시험은 특히 Rh, Kell, Kidd, Duffy 등 임상적으로 용혈을 많이 일으키는 혈액형군 항체들의 흡착에 자주 이용된다.

일단 동종항체의 존재가 배제되면 적합혈액의 선택 단계로 들어가게 된다. 동종항체의 생성을 최소화하기 위하여 환자의 적혈구 표현형과 최대한 일치하는 혈액을 선택하는 것이 바람직하다. 자가항체가 혈액형 항원에 대한 특이성을 보이면서 용혈을 보이는 경우에는 해당 항원이 없는 적혈구를 골라 수혈한다.

IgG 자가항체들 중 4% 정도는 항원 특이성을 가지며 대부분은 Rh 혈액형군 항원에 대한 것이다. 하지만, 자가항체가 고빈도항원에 대한 특이성을 보일 경우에는 해당 항원 음성 혈액을 확보하기 힘들 수 있다. 이런 경우를 대비하여 고빈도항원이 음성인 혈액을 발견하면 냉동시켜 보관해두는 조치가 필요하다.

IgG 자가면역성 항체를 가진 환자들에게 교차시험적합 혈액을 찾지 못할 때 최소반응강도(least incompatible)혈액을 선택하여 수혈을 하면 되는데 수혈을 실시해서 용혈이 심해졌다는 보고는 드물며 동종항체의 생성도 없어 자가면역용혈빈혈에서 너무 수혈을 자제할 필요는 없다(길윤경 등, 1997; Salama A 등, 1993; 이운형 등, 2013).

4) IgM-관련 면역용혈질환에서의 수혈(Transfusion in IgM-Associated Immune Hemolytic Disease)

IgM 항체에 의한 면역용혈도 IgG 항체에 의한 경우와 유사하나 항체의 생물학적 성상과 연관 질환에 있어 다소의 차이를 보인다. IgM 항체는 대개 I 항원에 대한 특이성을 가지는데 그 임상적 중요성은 그 항체의 반응 온도에 좌우된다. 보체를 낮은 온도에서 활성화시키는 항체보다는 37°C 근처에서 활성화시키는 항체가 더 중요하다. 또 적혈구에 부착된 C3d의 양과 저온에의 노출 여부도 임상소견과 관련된다. 일단 수혈이 필요하게 되면 동종항체의 존재를 배제한 후 적합 혈액을 선택한다는 것은 IgG항체의 경우와 같다.

IgM 항체들은 대개 37°C에서는 반응하지 않으므로 모든 검사를 37°C에서 실시함으로써 공존하는 동종항체들을 찾을 수 있다. 식염수법만을 사용하는데 이는 식염수가 한랭항체의 반응성을 증가시키지 않기 때문이다. 이 경우 가끔 37°C에서 반응하지 않는 동종항체를 놓치기는 하지만 그러한 동종항체들의 임상적 중요성이 적고 이 방법이 빠르고 편하므로 추천되고 있다. 냉장온도에서 한랭자가항체를 자가흡착하는 방법은 역가가 높은 한랭응집소의 경우에는 거의 도움이 되지 않는다. 한랭자가항체 존재 시 나타나는 직접항글로불린검사 양성반응은 대개 C3 때문이므로, 단특이성 anti-IgG 항글로불린 시약을 사용하면 동종항체의 공존 여부를 아는 데 도움이 된다.

일단 동종항체의 존재가 배제되면 적합혈액의 선택은 그리 어렵지 않은데, 이는 IgG의 경우와는 달리 항원음성 혈액이 필요한 경우가 드물기 때문이다. 수혈 시 혈액 가온기를 사용하여 혈액이 충분히 가온되며 수혈되도록 서서히 주입해야 한다. 어떤 환자들은 보체가 많이 소모되어 더 이상 부착되지 못하기 때문에 용혈이 억제되고 있는 경우도 있다. 이때 수혈을 하면 수혈된 적혈구에는 쉽게 C3b가 부착되어 선택적으로 파괴될 수 있다. 수혈 후 용혈이 증가되는 환자들에서는 이런 가능성을 고려한다.

7 신생아에서의 수혈(Transfusion in Infants)

1) 병태생리(Pathophysiology)

태아신생아용혈질환은 태반을 통과한 산모의 IgG 항체에 의해 태아나 신생아의 적혈구가 감작되어 파괴되는 질환이다. 태아의 적혈구에는 아버지로부터 유전되어 어머니에게는 없는 혈액형 항원이 있게 된다. 극소수의 산모에 있어서는 태아산모(fetomaternal) 출혈로 인해 산전 혹은 산후에 이들 항원에 대한 혈액형 항체가 만들어지는데 이중 IgG 항체는 태반을 통과하여 태아 적혈구의 용혈을 일으킬 수 있다. 태아수증(hydrops fetalis)은 출생 전 태아신생아용혈질환에 의해 나타나는 가장 위험한 현상으로서 자궁 내 용혈로 인해 태아의 빈혈이 심해지면 저산소증을 극복하기 위하여 심장박출이 지속적으로 증가되어 결국 심부전(heart failure)에 이르게 되고, 그 결과로 혈액량 증가, 정맥압 상승, Na 및 Cl의 체류, 전신적 부종이 생기게 된다. 적혈구 파괴에 대한 보상 반응으로서 조혈이 촉진되는데 태아의 경우에는 골수 이외의 장기에서도 조혈이 이루어지므로 간 및 비장비대도 동반된다. 태아의 간기능이 성숙되지 못한 상태이므로 적혈구의 파괴로 생성되는 과도한 양의 빌리루빈을 포합(conjugation)하지 못하여 과빌리루빈혈증(hyperbilirubinemia)이 유발되고 비포합 빌리루빈이 비수용성이므로 혈뇌장벽(blood-brain barrier)을 넘어 뇌와 척수의 지방성분에 결합되면 핵황달(kernicterus)이 발생된다.

태반을 통한 출혈은 정상분만 이외에 유산, 자궁외 임신, 그리고 양수천자 시에도 발생될 수 있다. 태아의 항원에 대해 형성된 산모혈청 내의 항체는 산모에게 아무런 해도 주지 않으나 태아에게는 문제가 될 수 있으므로 태아신생아용혈질환에 대한 대비를 해야 한다. 태아신생아용혈질환은 자궁 내에서의 태아사망에서부터 용혈은 없이 단지 태아적혈구의 IgG 감작만 일으키는 경우에 이르기까지 다양한 임상상을 보인다. 심한 경우에는 임신 18주에 태아사망이 초래될 수 있다. 우리나라에는 RhD 음성인 사람이 매우 적으므로 과거에는 anti-D에 의한 신생아용혈질환이 가장 많았으나 최근에는 Rh 면역글로불린 사용으로 그 빈도는 격감되었다. anti-D 이외의 anti-c, anti-C, anti-e, anti-E, anti-Jk^b, anti-M, anti-Di^b, anti-Hr$_o$ (RH17), anti-Mi^a, anti-Jr^a 등에 의한 태아신생아용혈질환이 국내에 보고되어 있다(김현옥 등, 1986; 김희정 등, 1994; 송은영 등, 1998; 이경인 등, 1988; 이상은 등, 2004; 황동희 등, 1996; Han KS 등, 1997; Kim HS 등, 2010). ABO와 RhD 항체를 제외하면 anti-E가 우리나라에서 가장 흔히 태아신생아용혈질환을 유발하는 것으로 알려져 왔으나 anti-E에 anti-c가 동반되는 일이 의외로 많다는 보고가 있다(송은영 등, 1998).

(1) ABO 태아신생아용혈질환(ABO Hemolytic Disease of the Fetus and Newborn)

많은 산모가 ABO 혈액형 항체를 가지고 있으므로 이론상 ABO 태아신생아용혈질환의 가능성은 매우 높으며 ABO 항체가 자연항체이므로 첫 아이도 이환될 수 있다. O형인 사람들은 IgG anti-A, anti-B의 역가가 다른 혈액형에 비해 높고 대부분 IgG인 anti-A,B를 가지므로, 대부분의 ABO 태아신생아용혈질환은 산모가 O형이고 아이가 A형이나 B형일 때 나타난다. O형 산모에서 출생되는 A형이나 B형 아이가

ABO 태아신생아용혈질환에 이환될 가능성은 20%로 보고되어 있으나 이 중 임상적으로 문제가 되는 경우는 매우 드물며 태아사망에까지 이르는 경우는 없다.

ABO 태아신생아용혈질환의 임상상이 Rh 태아신생아용혈질환에 비하여 경미한 이유로는 ① Rh항원은 적혈구에만 있으므로 anti-Rh의 대부분이 적혈구에 작용하지만 ABO 항원은 전신의 다른 조직에도 많이 존재하므로 산모로부터 넘어온 ABO 항체 중 일부만이 적혈구와 반응한다는 점, ② Rh 항체들은 대개 IgG1 및 IgG3인 반면 ABO IgG 항체들은 대부분 생물학적 활성이 낮은 IgG2라는 점, ③ 신생아에서 Rh 항원은 매우 성숙되어 있는 반면 ABH 항원은 미성숙되어 있다는 점, ④ ABO 항체에 감작된 적혈구는 간에서 제거되는데 신생아에서는 간 기능이 아직 성숙되지 못하여 손상이 적다는 점, ⑤ ABO 항체는 보체를 결합하는데, 미숙한 간 기능 때문에 보체합성량이 적다는 점, ⑥ ABO 항원은 Rh 항원에 비해 적혈구막으로부터 더 멀리 떨어진 위치에 존재하므로 감작된 적혈구라도 보체결합에 의해 완전히 파괴되지 않고 구상적혈구의 형태로 다시 순환될 가능성이 높다는 점 등을 꼽을 수 있다. 국내에서도 9,805명의 신생아를 대상으로 ABO 태아신생아용혈질환의 빈도를 조사한 보고에서 발생빈도는 전체적으로 1.3%, O형 산모의 경우에는 8.8%라고 하였으며 대부분 광선요법으로 치유되었고 일부(16.8%)에서는 교환수혈로 치유되었다고 하였다(박홍규 등, 1984).

(2) Rh 태아신생아용혈질환(Rh Hemolytic Disease of the Fetus and Newborn)

Rh 태아신생아용혈질환은 수혈이나 임신을 통해 감작되어 생성된 항체가 원인이 된다. 그러나 감작이 된다 해도 산모가 ABO 적합 태아를 출산한 후 anti-D를 생성할 확률은 15% 정도이며 ABO부적합 태아를 출산한 경우의 확률은 5% 정도이다. 이는 ABO 부적합 태아 적혈구는 태아산모출혈이 있어 산모의 혈액 내로 들어가더라도 anti-A나 anti-B에 의해 파괴되므로 Rh 감작을 일으킬 수 있는 기간이 짧기 때문이다. 전체적으로 ABO 적합 임신은 약 80% 정도이다. ABO 항체에 의해 감작된 적혈구가 간에서 제거되는 반면 Rh 항체에 감작된 적혈구들은 비장에서 제거되는데 비장은 면역원성이 강한 장기이므로 고역가의 항체를 생성하는 경우가 많다.

2) 진단(Diagnosis)

모든 임산부에 대해서는 ABO 및 RhD 혈액형검사와 더불어 비예기항체 선별검사를 시행하여야 한다. 임산부가 RhD 음성이거나 항체선별검사상 비예기항체를 가진 것으로 확인되면 태아신생아용혈질환에 대한 대비가 필요하다. 비예기항체가 존재할 경우 2-mercaptoethanol이나 dithiothreitol 처리를 통해 IgG 항체가 있는지를 확인해야 하며 임산부와 남편의 적혈구 항원 표현형 검사가 필요한 경우도 있다.

태아신생아용혈질환이 의심되는 경우 신생아의 EDTA 혈액과 산모의 혈청을 혈액은행으로 보내어 신생아 적혈구에 대해 ABO, RhD 혈액형검사와 직접항글로불린검사를, 산모 혈청에 대해 간접항글로불린검사를 시행한다. 신생아의 혈액 대신에 제대혈액을 사용할 수도 있다. 직접항글로불린검사가 양성이면 적혈구로부터 항체를 용출하여 특이성을 확인한다.

산모의 혈청 중에 항체가 존재하면 역시 비예기항체 동정검사를 통해 신생아 적혈구용출액 내의 항체와 일치하는지를 확인한다. 직접항글로불린검사가 음성을 보이면서도 치명적인 신생아용혈질환을 유발하는 증례들이 있으므로 직접항글로불린검사가 음성이라 하여 태아신생아용혈질환의 가능성을 완전히 배제할 수 없다. ABO 신생아용혈질환 20례 중 13례에서만 직접항글로불린검사가 양성이었다는 국내 보고가 있다(송은영 등, 1998). 임상적으로 태아신생아용혈질환이 강하게 의심되는 경우에는 효소법, polyethyleneglycol-Coombs 법 등 보다 예민한 검사를 시행해야 한다. 직접항글로불린검사는 양성인데 신생아의 적혈구용출액이 항체선별용 적혈구와 음성반응을 보일 때에는 ABO 태아신생아용혈질환의 가능성을 생각하여 용출액을 A 및 B형 적혈구와 반응시킨다. 만일 이 단계에서도 음성을 보이면 저빈도항원에 대한 항체를 생각할 수 있다. 이때에는 용출액이 다른 적혈구들과는 반응치 않으면서 신생아 아버지의 적혈구와만 반응하는 것을 확인해야 한다.

여러 가지 혈액형 유전자에 대한 검사가 가능해짐에 따라 항체를 가진 산모에서 태아신생아용혈질환의 발생 가능성을 미리 알아보기 위해 양수의 태아 DNA를 이용한 검사가 가능하다. 국내에서도 양수를 이용하여 태아의 D, c, C, e, E, K, k, M, N 혈액형검사를 시행하고 출생 후 적혈구의 혈청학적 검사 결과와 비교하여 100% 일치하는 결과를 얻었다는 보고가 있어 중증의 태아신생아용혈질환이 예상되는 경우에 적용할 수 있게 되었다(오흥범 등, 1999).

3) Rh 면역예방(Rh Immunoprophylaxis)

Rh 부적합이 임상적으로 중요한 태아신생아용혈질환의 가장 흔한 원인이 되며 그 중에서도 anti-D에 의한 경우가 가장 많았으나 Rh 면역글로불린이 사용된 이후 그 빈도는 격감하였다. Rh 면역글로불린을 투여받은 RhD 음성 산모들에서는 anti-D 형성이 대부분 예방되었으며 투여받지 않은 산모 중에서는 27%에서 anti-D가 형성되었다는 국내 보고가 있다(이교원 등, 1994). 태아산모 출혈(fetomaternal hemorrhage)의 정도에 따라 산모의 감작 정도가 달라지는데 80~90%에서는 0.1 mL 정도의 태아산모 출혈을 보이며 출혈량이 15 mL가 넘는 경우는 0.3%뿐이다(표 1-8).

태아산모 출혈을 확인하려면 분만 직후 산모로부터 채혈을 해야 하는데 ABO 태아신생아용혈질환의 경우 산모혈액 내로 들어간 적혈구가 산모의 동종항체에 의해서 신속히 제거되므로 가능한 한 빨리 채혈해야 한다는 주장도 있으나 이 검사의 주된 목적이 Rh 면역글로불린 투여 여부 및 용량 결정임을 감안하면 산모가 안정될 시간을 기다려 분만 후 1시간 이내에 회복실에서 채혈하면 무난하다.

표 1-8. RhD 음성 산모가 RhD 양성 태아를 임신한 경우의 태아산모 출혈량과 동종면역의 관계

태아산모 출혈량	빈 도	동종면역 가능성(%)
0.1 mL 이하	85%	3%
0.25~1.0 mL	10%	25%
5.0 mL 이상	3%	65%

* ABO 적합 임신의 경우

Rh 면역글로불린은 RhD 양성 적혈구에 감작된 RhD 음성 헌혈자로부터 얻은 혈장에서 제조한다. 한 병 안에 들어있는 양은 약 300 μg인데 RhD 양성 적혈구 15 mL(전혈로는 30 mL)를 중화시킬 수 있다. 50 μg짜리 소용량제제도 있는데 RhD 양성 적혈구 2.5 mL(전혈 5 mL)를 중화시킨다. 소용량제제는 임신 12주 내의 유산, 질출혈, 자궁외임신, 복부외상 등에 사용한다.

임신 12주의 태아의 총 혈액량이 2.5 mL 이하이므로 이 기간 내에는 소용량제제로도 면역예방이 충분하다. 양수천자(amniocentesis) 후에도 표준용량제제를 사용하며 양수천자를 실시할 때마다 반복 사용하는 것이 안전하다. 감작되지 않은 RhD 음성 산모에게는 임신 26~32주에 표준용량제제를 하나 주사하는 것이 상례이다. 감작되지 않은 산모가 RhD 양성 아이를 분만한 후에도 표준용량제제를 투여한다. 분만 후 72시간 이전에 투여하는 것이 원칙이나 72시간 이후라도 예방효과를 기대할 수 있으므로 투여하는 것이 좋다. 임신 중에 Rh 면역글로불린을 투여받은 산모의 혈청에는 anti-D가 존재할 수 있는데 이는 투여된 Rh 면역글로불린 때문이므로 산모가 감작된 것으로 판단하면 안 된다. Rh 면역글로불린제제는 대개 근육주사용이며 최근 정맥주사용 제품도 소개되었다. 근육주사된 Rh 면역글로불린은 주사 후 48시간에 최고의 혈장농도에 이르며 주사량의 40%가 혈액 내로 도달한다. 반감기가 21일이지만 주사 후 70일에도 anti-D가 검출된 보고가 있다. 비예기항체 선별검사상 Rh 면역글로불린 투여로 인한 anti-D는 약한 반응만을 보이는 경우가 많다.

4) Rh-감작 산모의 분만전 관리(Antenatal Management)

모든 임산부에 대해서는 ABO, RhD 혈액형검사 및 비예기항체 선별검사를 실시해야 하며 특히 산모가 RhD 음성일 때에는 RhD 감작여부를 확인해야 한다. 항체의 종류와 항체의 역가를 알면 질병의 경중을 예상할 수 있고 자궁내수혈 등의 필요성도 짐작할 수 있다. 만일 항체가 anti-D이고 태아가 RhD 양성이면 태아신생아용혈질환이 일어난다. 이러한 경우 20~25% 정도에서는 광선요법이나 교환수혈을 필요로 하며 20% 정도는 자궁내수혈이나 조산이 필요하게 된다.

anti-D가 존재하면 연속희석법을 사용하여 항체역가를 확인하여야 하는데, 그 결과는 1:2에서 1:512까지 매우 다양하게 나타날 수 있다. 대개 항체역가가 1:32 이하이면 태아사망에까지 이르는 경우는 적다. 경산부에서는 기억반응에 의하여 항체역가가 급증될 수 있으므로 2~3주마다 항체역가를 추적 관찰하는 것이 중요하다. 항체역가가 1:32이하로 유지되면 임신 38주 정도에서 분만을 유도하며 이때 미리 교환수혈에 대한 대비를 해둔다. 항체역가가 1:32를 넘으면 양수천자를 통하여 빌리루빈농도, 태아 폐성숙도 분석(lecithin/sphingomyelin비) 등의 검사를 실시해야 한다. 대개 첫 양수천자는 임신 28~29주에 실시하며 필요에 따라 1~4주 간격으로 반복하여 결과를 비교한다. 빌리루빈농도의 변화에 따라 임신을 말기까지 지속시킬 것인지, 조산을 유도할 것인지, 자궁내수혈을 시도할 것인지가 결정된다. 태아신생아용혈질환에 의한 사산의 반 정도가 임신 35주 이후에 발생되므로 임신 30~32주에 분만을 유도하면 사산율을 반감시킬 수 있다.

태아의 연령에 따라 여러 가지 임상적인 조치들이 선택되며 예후에도 큰 영향을 미치므로 임신초기부터 임상소견과 초음파검사를 이용하여 임신기간을 정확히 파악하여 놓을 필요가 있다.

5) 자궁내수혈(Intrauterine Transfusion)

자궁내수혈은 태아적모구증(erythroblastosis fetalis) 때문에 사망할 가능성이 높지만 조산시키기에는 너무 미성숙된 태아에 대해 실시하게 된다. 드물게는 Parvovirus B-19 감염에 의한 비면역성 태아수종, 동종접합형 α-지중해빈혈(thalassemia) 및 선천성 적혈구생성이상 빈혈(congenital dyserythropoietic anemia)의 경우에도 자궁내수혈이 시행된다.

초음파로 태아의 복강을 찾아 복강내로 O형, RhD 음성 방사선조사 농축적혈구제제를 주사하는 복강내수혈법(intraperitoneal transfusion)이 처음에 소개되었는데 최근에는 제대혈관에 직접 수혈하는 혈관내수혈법(intravascular transfusion)이 더 자주 사용된다. 복강 내로 혈액을 주사하면 적혈구의 약 80% 정도가 림프계를 통하여 태아혈액 내로 흡수되게 된다. 복강내수혈법은 산모가 너무 뚱뚱하거나, 태아가 너무 큰 경우, 양수과다증 등의 이유로 주사침을 제대혈관에 접근시키기 어려운 경우에 사용된다. 대개 태아의 적혈구용적률이 30% 이하가 되면 자궁내수혈을 고려한다. 수혈량은 태아의 혈액량에 따라 결정되는데 혈액량은 대개 임신 24주에 40 mL, 임신 30주에는 100 mL 정도 된다. 일단 자궁내수혈을 시작하면 10~21일마다 반복해야 하는 경우가 많다. 적합혈액을 찾기 힘든 경우에는 세척한 산모의 적혈구가 자궁내수혈에 흔히 이용된다. 태아의 용량과다(volume overload)를 예방하기 위하여 적혈구를 가능한 한 농축시켜 수혈한다(적혈구용적률 75~85%). 거대세포바이러스 감염을 예방하기 위해서는 백혈구제거혈액을 사용한다. 자궁내수혈을 한 경우 태아수종이 합병된 경우는 70%, 태아수종이 합병되지 않은 경우는 85%에서 태아를 생존시켜 분만한 것으로 보고되고 있다. 술식에 의하여 산모에게 문제가 생기는 경우는 드무나 태아 사망례는 보고되어 있다. 국내에서도 anti-Hr_o를 가진 −D−/−D− 산모의 태아에게 자궁내수혈을 시행하여 성공적으로 분만을 유도한 보고가 있다(Whang DH 등, 2000).

자궁내수혈을 결정하기 전에 태아 채혈(fetal blood sampling)을 통하여 혈색소치를 알아야 한다. 태아의 혈색소치는 임신 17주에 11 g/dL, 임신 32주에 13.5 g/dL, 분만 시에는 15.0 g/dL 정도이다. 분만 직후 제대혈로 측정한 혈색소치는 실제 태아의 혈색소치보다 다소 높은 16.5 g/dL 정도로 나타나는데 이는 분만 직후 몇 분 사이에 태반혈액이 신생아에게 들어가기 때문이다. 태아 채혈은 초음파 감시하에 주사침을 제대혈관이나 간 정맥에 넣어 시행한다. 태아 채혈로 인해 태아가 사망할 가능성은 1% 정도이다. 채혈된 혈액이 태아의 것인지를 확인하는 간편한 방법은 평균적혈구용량(MCV)을 측정하는 것이다. 태아의 평균적혈구용량은 118~135 fL 범위이다. 더 정확한 구분을 원하면 Kleihauer-Betke 염색을 시행한다.

6) 교환수혈(Exchange Transfusion)

1945년 Wallerstein이 태아적모구증 환자에 대해 교환수혈을 처음 실시한 이래 교환수혈은 심한 태아신생아용혈질환과 과빌리루빈혈증의 치료에 가장 중요한 위치를 차지하게 되었다(Sacher RA 등, 1981). Anti-D에 의한 태아신생아용혈질환의 빈도는 많이 감소되었지만 교환수혈은 아직도 여러 가지 경우에 이용되고 있다(표 1-9). 교환수혈의 궁극적인 목적은 환아의 적혈구와 혈장을 적합한 적혈구 및 혈장으로 바꾸어 줌으로써 비포합빌리루빈을 낮추어 핵황달을 예방하고 비결합항체의 농도를 낮추는 것이다. 이 과정에서 다른 세포성분들은 크게 영향받지 않는다. 혈소판의 경우 처음에 50~70%의 감소가 나타나지만 1주일 내에 정상화된다. 백혈구수는 20~25% 정도 감소된다. 신생아 혈장량의 2배를 교환하면 빌리루빈치가 50% 이상 감소될 것으로 기대되지만 조직 내 빌리루빈이 혈장으로 유리되어 실제는 교환수혈 전 농도의 60% 정도가 된다. 혈장 빌리루빈의 대부분이 알부민에 결합되어 있으므로 교환수혈 1시간 전에 알부민을 주사하면 빌리루빈이 더 많이 제거된다는 보고도 있다

표 1-9. 교환수혈의 적응증

태아신생아용혈질환(ABO 항체, Rh 항체, 기타 항체)	빌리루빈혈증
신생아패혈증	호흡곤란증후군
기타 적응증	파종혈관내응고

교환수혈용 혈액을 선택할 때 산모의 혈청과 수혈 혈액의 적합성이 가장 중요하며 특히 O형 산모일 때 AB 혈액을 선택하는 것은 피해야 한다. 그 다음으로 고려할 사항은 수혈되는 혈액 내의 혈장과 아이 적혈구 간의 부적합인데 아이가 AB형일 때 O형 전혈을 사용하지 않으며 anti-A와 A 항원 간의 반응이 anti-B와 B 항원 간의 반응보다 강하다는 것을 유념해야 한다. 표 1-10는 산모와 아이의 혈액형 조합에 따른 교환수혈용 혈액의 선택 순서를 보인 것이다. 많은 경우들에 있어 O형 농축적혈구와 AB형 혈장을 무균적으로 섞어서 제조한 합성혈액이 가장 좋은 선택임을 알 수 있다. anti-D에 의한 Rh 태아신생아용혈질환 시에는 RhD 음성 혈액을 사용한다. 산모가 고빈도항원에 대한 항체를 가져 적합 혈액을 찾기 힘들 때에는 산모의 혈액을 세척하여 수혈한다.

교환수혈은 일정량의 혈액을 신생아로부터 제거하고 그만큼의 혈액을 보충해 주는 방식으로 시행되는데, 한 번에 제거하는 혈액량은 신생아 혈액량의 5~10% 정도이며 이는 10~15 mL 정도이다. 1회 교환량을 신생아 체중이 1,500g 미만인 경우 5 mL, 1,500~2,000g 10 mL, 2,500~3,500g 15 mL, 3,500g 이상인 경우 20 mL씩 하면 된다. 환아 혈액량의 2배를 교환하는 것이 가장 일반적이며 이 경우 적혈구의 85~90%가 교체되고 60분 정도 소요된다. 교환수혈에는 채혈 후 7일(가능하면 5일) 이내의 전혈(whole blood)이 사용되는데, 그 이유는 채혈 후 7일 이내의 적혈구에는 2,3-DPG가 충분하므로 수혈 직후부터 산소운반 및 해리를 정상적으로 수행할 수 있으며 수혈된 적혈구의 남은 생존기간이 길어 추가 수혈의 가능성을 다소 낮출 수 있고 혈액내 칼륨치가 낮기 때문이다. 신생아는 칼륨 배설능이 성인보다 낮다.

표 1-10. 교환수혈용 혈액의 선택

아이혈액형	산모혈액형			
	O	A	B	AB
O	O	O	O	O
A	합성혈 O A	A	합성혈 O A	A
B	합성혈 O B	합성혈 O B	B	B
AB	합성혈 O A B AB	합성혈 A O AB B	합성혈 B O AB A	AB

합성혈: O형 적혈구 + AB형 혈장 [SCD(무균연결장치)를 이용하여 제조]

8 소아수혈요법(Pediatric Transfusion Practices)

신생아의 경우 검사에 필요한 여러 번의 채혈 및 병적 출혈로 인한 적혈구의 소실로 빈혈이 올 수 있다. 입원한 신생아로부터 전해질, 혈액 가스, 기타 검사들을 시행하기 위하여 채혈하는 양이 하루 평균 12 mL 정도라는 보고가 있으며 실제로 신생아 수혈의 가장 흔한 이유가 채혈에 의한 실혈 때문이다. 소량채혈법(microsampling technique)을 사용하더라도 하루 2.0 mL 정도의 실혈이 동반된다. 신생아로부터 채혈된 혈액량은 잘 기록되어야 하며 채혈량이 아이 혈액량의 10%가 넘으면 적혈구 보충을 고려해야 한다. 신생아의 골수는 반응하는 속도가 상대적으로 늦기 때문에 빈혈의 기간도 길어질 수 있다. 이러한 이유로 신생아의 경우에는 보통 소아환자들에 비해 더 자주 수혈을 시행하게 되며 평균 10~20명의 헌혈자에 노출되게 된다. 신생아의 수혈에 있어 고려해야 할 점은 아이가 생리적으로 미성숙하다는 점과 혈액량이 적고 혈액량의 변화를 어른에 비해 잘 견딘다는 점 등이다(표 1-11).

표 1-11. 신생아 수혈에 고려하여야 할 사항들

작은 체구 의원성 실혈 산모유래 항체의 존재(6개월 이전) 연령에 따른 혈액량의 변화 미성숙한 면역계	생리적 빈혈 Hb F의 높은 산소친화도 감염증(예: CMV)에 대한 감수성 증가 단축된 적혈구생존기간 미성숙한 조혈기능

신생아들은 자궁 내의 낮은 산소농도에 대처하기 위해 혈색소치를 18~20 g/dL로 높게 유지하고 있으며 적혈구수명도 어른의 반 정도밖에 되지 않는다. 태아혈색소(Hb F)가 전체혈색소의 50~95%를 차지하는데 태아혈색소의 높은 산소친화도가 자궁내 생활에는 긴요하지단 출산 후에는 대기로부터 산소를 취하게 되므로 부적절하다. 이와 같은 출생 직후의 여러 가지 불리한 여건을 정상적인 신생아는 쉽게 극복해내지만 미숙아들은 그렇지 못하므로 수혈이 필요한 경우가 많다. 신생아의 혈색소치는 출생 다음 날 최고에 이르며 그 후 2~3일간 점차 감소된다. 생리적 빈혈은 생후 3~18개월까지도 지속되며 생후 2개월된 정상아의 혈색소치는 11 g/dL 정도이고 미숙아들은 더 심한 생리적 빈혈현상을 보인다. 수혈을 할 것인가 하는 결정은 실혈량, 임상상, 검사소견 등을 종합하여 내려야 한다. 신생아의 혈액량은 미숙아의 경우 대략 100~105 mL/kg, 정상 신생아의 경우 80~90 mL/kg로 계산하며 생후 3개월이면 성인과 같은 70~75 mL/kg 수준이 된다. 체중 1 kg당 10 mL의 농축적혈구를 2~3시간에 걸쳐 주사하면 적혈구용적률은 10% 정도 증가된다. 미숙아의 경우 수혈해야 할 양이 10 mL/kg를 초과하면 12시간 간격으로 분할하여 수혈하는 것이 좋다. 신생아의 혈색소치가 5 g/dL 미만일 경우에는 수혈 목표량을 더 줄이고 더 천천히 주고 필요하면 이뇨제인 lasix를 1 mg/kg 투여하여 과용량이 되지 않도록 한다. 소아에게 적혈구를 수혈할 때에도 가능한 19게이지 주사침을 사용하는 것이 좋으나 표치 못할 경우에는 24게이지 주사침까지 사용할 수 있다. 신생아에게 수혈되는 혈액은 대개 7일 이내의 혈액이므로 소응괴제거용 필터를 사용할 필요는 없으며 표준 수혈용필터를 사용하면 된다.

신생아에게 수혈을 자주 실시하는 기관에서는 전혈 혹은 적혈구를 50~140 mL의 소아용 단위로 제조하여 사용하는 것이 좋다. 이 방법을 사용함으로써 적은 양의 수혈에 기인하는 혈액의 낭비를 줄일 수 있다. 우리나라에서도 1991년부터 소아용 수혈백이 제작되어 사용되고 있다(그림 1-7). 신생아에서 분할 적혈구 제제를 수혈하는 경우 2분할 제제가 가장 많이 사용되었고, 폐기율은 21.1%였다. 적혈구 분할 제제를 수혈하는 것은 신생아가 여러 명의 헌혈자 혈액에 노출되는 것을 막는 장점이 있다. 소량의 수혈만으로 빠른 회복을 보이는 신생아 환아의 경우 남는 적혈구 분할제제는 다른 환아에게 수혈을 할 수 있도록 하면 폐기를 막을 수 있다(남민정 등, 2016). 2004년부터는 한 명의 헌혈자로부터 소아용 혈액백에 채혈하여 두 명 이상의 환아에게 수혈하는 경우 각각 혈액수가를 산정할 수 있게 되었다.

신생아의 수혈을 위하여 신생아실에서 근무하는 사람들이나 가족, 친지 등에게서 소량의 혈액을 헤파린이 첨가된 주사기로 채혈하여 사용하는 방법, 즉 'walking donors'를 이용하는 방법이 있는데 이는 신선혈액을 수혈함으로써 적혈구뿐 아니라 백혈구, 혈소판, 혈액응고인자들도 동시에 보충이 된다는 점, 여러 헌혈자에 노출되지 않는다는 점, 단시간에 혈액을 확보할 수 있다는 점 등의 장점이 있다. 그러나 이 방법을 사용할 경우 간염이나 후천면역결핍증(AIDS)의 검사, 적합성 검사, 정확한 양의 헤파린 사용, 기록 작성 등이 불가능할 때가 있고 가족수혈에 의한 이식편대숙주병(GVHD) 등 수혈과 관련된 위험성이 증가할 수 있기 때문에 특별한 경우가 아니면 추천할 만한 것이 못된다. 주사기에 채혈된 혈액은 4시간 이내에 수혈을 마치는 것이 안전하다.

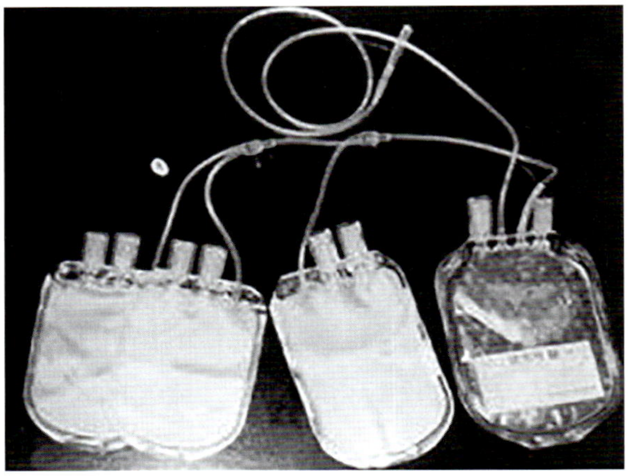

그림 1-7. **소아용 수혈백.** 소아용 수혈백에는 채혈용 정규크기의 백에 3개의 200 mL 용량의 부속백이 부착되어 있다. 필요에 따라서 전혈을 3~4등분할 수도 있으며 혈장을 하나의 부속백에 옮기고 농축적혈구를 2~3등분하여 보존하였다가 사용할 수도 있다.

첫 수혈 전에는 반드시 ABO 혈액형검사, RhD 혈액형검사 및 교차시험을 실시하여야 한다. ABO 혈액형검사와 RhD 혈액형검사는 신생아의 검체를 이용하되 4개월 이내의 신생아에서는 혈청형검사를 생략하고 ABO 혈구형검사만을 시행해도 된다. 적합성검사는 임신기간 중에 산모의 IgG 혈액형 항체가 태아에게 수동적으로 이전되므로 4개월 미만의 신생아에게 수혈할 때에는 산모의 혈청을 검체로 사용할 수도 있다. 4개월 미만의 신생아들이 수혈된 혈액제제의 혈액형 항원에 대해 새로이 항체를 형성하는 일은 드물기 때문에, 첫 수혈 시 실시한 비예기항체 선별검사가 음성이고 수혈되는 혈액이 아이와 산모의 ABO 혈액형과 적합한 경우에는 다음 수혈 시 교차시험을 반복할 필요가 없다. 4개월 이상의 신생아와 소아의 경우에는 환아의 검체로 적합성검사를 실시한다.

신생아에서는 신사구체 여과력이 미성숙되어 있고 농축능도 약하므로 칼륨이나 대사성 산(metabolic acids), 칼슘 등의 배설이 쉽지 않다. 간 효소의 양도 적으므로 혈액제제 내의 구연산을 중탄산염으로 대사시키지 못하여 저칼슘혈증이 초래된다. 2,3-DPG가 감소된 혈액을 수혈하면 산소해리곡선이 좌방으로 이행되어 말초조직에 충분한 산소를 공급할 수 없게 된다. 따라서 소아수혈에 사용하는 혈액에는 충분한 2,3-DPG가 포함되고 전해질이 높지 않아야 하므로 7일 이내의 혈액이 흔히 사용된다(Kim HC, 1983).

혈청학적으로 거대세포바이러스(CMV) 음성인 산모에서 태어난 체중 1,200 g 미만의 미숙아는 수혈에 기인하는 거대세포바이러스 감염률과 치사율이 높다. 따라서 이런 경우나 혹은 다른 위험성이 높은 환자에 대해서는 혈청학적으로 anti-CMV 음성인 헌혈자의 혈액을 수혈하는 것이 안전하다.

선천 혹은 후천면역결핍증 가진 환아나 자궁 내 교환수혈을 받은 신생아들에서 이식편대숙주병(GVHD)이 보고되고 있다. 이러한 경우 방사선조사혈액을 수혈하면 이식편대숙주병을 예방할 수 있다(Leitman SF 등, 1985).

9 희귀혈액형 환자의 수혈(Transfusion for Patients with Rare Blood Groups)

희귀혈액의 기준은 일반적으로 적혈구 항원의 표현형 빈도 또는 특정항원 음성 빈도가 0.1% 이하일 때 희귀혈액형으로 정의하고 있으나, 국가에 따라 1% 이하, 1/250 이하 또는 1/5,000 이하 등을 기준으로 삼고 있는 국가들도 있다. 또한 특정항원 음성 혈액뿐 아니라 다수의 혈액형 항원들이 동시에 음성인 혈액도 희귀혈액으로 간주된다.

많은 선진혈액사업국가에서는 희귀혈액 공급을 위해서 국가 차원의 희귀혈액등록체계 또는 동결혈액 프로그램을 운영하고 있다. 미국은 미국적십자사와 AABB가 별도로 운영하던 미국 희귀혈액 헌혈자 프로그램을 1998년부터 합병하여 운영하고 있다. 현재 82개의 American Rare Donor Program (ARDP) member lab을 운영 중이고, 약 5,100명의 희귀혈액 헌혈자를 확브하고 있으며, 미국 내에서 매년 평균 1,800 단위의 희귀혈액을 공급하고 있다. 또한 ARDP에서는 희귀혈액에 대해 등결적혈구관리 시스템을 구축하여 운영하고 있다.

동결적혈구는 10년 보관을 원칙으로 하고 있으며, 동결과 해동은 ACP 215 system을 이용하고 있다. 일본의 경우 희귀혈액을 동결 보관하는 체계를 일본적십자사의 Kinki Block Blood Center(오사카)와 Kanto-Koshinetsu BBC(도쿄)에서 운영하고 있다. 동결혈액은 −65°C 이하에서 보관하고 보존 기간은 10년으로, 보존 기간이 지난 혈액은 수혈용으로는 사용할 수 없고 연구용으로 활용되고 있다. 유럽 국가인 네덜란드는 Sanquin Bank of Frozen Blood (SBFB)를 2008년부터 운영하고 있다. 고농도글리세롤법을 사용하여 −80°C 냉동고에서 동결된 적혈구를 보관하고 있고 보존기간은 10년이다. 국가별로 희귀혈액을 공급하기 위해 노력을 함에도 불구하고 국가 내에서 적합혈액 확보가 불가능할 경우에 국제적인 협력이 필요하다.

WHO는 국제수혈학회(International Society of Blood Transfusion, ISBT)의 권고에 따라 1965년부터 International Rare Donor Panel (IRDP)을 운영하여 전 세계 혈액은행에 등록된 희귀혈액 헌혈자들을 관리하고 있으며, 이렇게 구축된 희귀혈액 데이터베이스는 허가 받은 사용자들에 한해서 인터넷을 통해 열람할 수 있다. 2014년을 기준으로 IRDP에는 미국, 일본, 영국, 캐나다, 네덜란드, 프랑스, 독일, 이탈리아, 스위스, 스페인, 오스트리아, 덴마크, 스웨덴, 벨기에, 이스라엘, 핀란드, 싱가포르, 브라질, 뉴질랜드, 타이완, 이란, 남아프리카공화국, 중국 등 27개국이 협력하고 있다(김재현 등, 2018).

우리나라에서는 2013년부터 희귀혈액제제 및 특정항원음성 혈액제제의 수급관리를 위하여 한국희귀혈액등록체계(Korean Rare Blood Program, KRBP)가 운영되고 있다. 이는 전국적인 희귀혈액형 및 적혈구 특정항원음성 빈도에 대한 기초자료의 확보 및 등록 헌혈자의 발굴에 도움을 주고 있다.

희귀혈액을 적시에 충분한 양을 공급하기 위해서는 일정량의 동결혈액의 보관이 필요하다. 혈액을 장기간 보관하기 위해서는 여러 종류의 동결보호제를 사용하여 동결시키는 방법이 있다. 1950년 Smith가 처음으로 글리세롤을 사용하여 적혈구를 동결하여 장기간 보존할 수 있음을 발표한 이래 많은 연구자들에 의해 본격적인 실용화 연구가 진행되었다. 1969년도에 Valeri에 의해 현재의 고농도글리세롤법에 의한 적혈구의 동결 해동 방법이 정립되었다(Valeri 등, 1969). 글리세롤은 적혈구 동결 시 세포 내 수분을 세포 밖으로 이동시켜 세포 내 얼음결정 형성에 의한 세포막의 파괴를 예방하는 역할을 한다. 혈액을 동결시켜 보관할 경우 적혈구의 보존 기간을 10년 이상, 최대 37년까지 연장할 수 있는 것으로 보고되고 있다(Valeri 등, 2000). 적혈구 동결과 관련하여 세계 각국 규제 당국의 승인을 득한 방법은 저농도글리세롤법과 고농도글리세롤법 두 가지 방법이 있다. FDA는 고농도글리세롤법을 1987년 9월에 최종 승인하였다(Valeri 등, 2000). 고농도글리세롤법에 의해 동결된 적혈구가 저농도글리세롤법보다 해동 후 보관 시 안정하여 고농도글리세롤법에 의한 동결적혈구가 현재 가장 널리 사용되고 있다.

⊙ 참고문헌

강민구, 임영애, 이기명(2009): Knull 표현형에서 항 Ku 항체로 인한 용혈수혈부작용 1예: 국내 첫 보고. 대한진단검사의학회제 29:238−242

강희정, 강미정, 채종희, 심우섭, 남정현, 한규섭(1994): anti-Dib에 의한 신생아 용혈성 질환 1예. 대한수혈학회지 5:151−157

고지선, 권계철, 박종우, 구선회, 신소연(2007): 혈소판감소증 및 급성신부전이 병발한 rifampin에 의한 용혈성빈혈 1예. 대한수혈학회지 18:56−60

곽영란, 이현숙, 홍용우(1995): 개심술환자에 있어서 혈액희석을 통한 자가수혈법이 술중 및 술후 출혈량과 수혈요구량에 미치는 영향. 대한마취과학회지 28:118−123

권석운, 한규섭, 조한익, 김상인, 이필량, 윤보현(1991): 임산부를 대상으로 시행한 자가혈액의 예치. 대한수혈학회지 2:191−197

권오헌, 남정현, 김현옥, 서창옥, 김귀원(1993): 방사선조사가 백혈구제거 적혈구농축액에 미치는 영향. 대한혈액학회지 28(1):135−141

권정란, 이상원, 신영학(2010): 국내 의료기관 수혈동의서 활용 현황과 표준 수혈동의서 개발. 대한수혈학회지 21:236−245

길윤경, 최영진, 조성란, 김휘준, 김현옥(1997): 자가면역성 용혈성빈혈 환자의 수혈요법. 대한임상병리학회지 17:839−846

길혜금, 고신옥, 정경숙, 박광원(1986): 다량수혈후에 발생한 폐부전증−증례보고. 대한마취과학회지 19:605−610

김기욱, 송영진, 오성용, 이종환, 김경희(2010): 뇌종양 수술에서 자가수혈과 혈액 관리의 경험. 대한수혈학회지 21:58−64

김대원, 강은숙, 지현숙, 민원기, 서철원(1993): 수혈에 의한 이식편대숙주병의 예방을 위한 적정 방사선 조사량 −방사선 조사가 림프구와 혈소판 및 적혈구에 미치는 영향−. 대한수혈학회지 4:67−74

김동관, 장병철, 조재민, 김현옥, 권오헌, 강면식, 조범구(1992): 개심술시 수술 전 자가헌혈을 이용한 자가수혈의 효과. 대한흉부외과학회지 25:685−692

김상인, 권석운, 한복연, 한규섭(1991): 백혈구 제거용 필터의 평가(III). 대한수혈학회지 2:37−40

김여희, 장태호, 홍정길(1982): 각종 수술 시 소요된 수혈량의 비교 관찰. 대한마취과학회지 15:92−

김영휴, 서순팔, 양동욱(1990): 각종 계획수술에서의 수혈양상−전남대학교 병원의 현황−. 대한임상병리학회지 10:175−185

김재현, 최경영, 윤경원, 김영빈, 민혁기, 김현옥(2018): 희귀혈액형 수급관리 및 국가 재난대비 혈액비축을 위한 동결혈액보관시스템 구축의 필요성 대한수혈학회지 29:3−17

김준호, 김익수, 최세진(1978): 우발적 자가수혈 1예 보고. 대한마취과학회지 11:72−75

김택수, 홍윤지, 한민제, 황상미, 박경운, 송정한, 한규섭(2013): 조직은행에서의 기증자 적합성 판정. 대한수혈학회지 24:140−146

김현옥, 권오헌, 이삼열, 이영순, 김서규(1986): Anti-Kidd(Jkb)로 인한 신생아 용혈성 질환 1예. 대한혈액학회지 21:319−322

김희정, 강미정, 채종희, 심우섭, 남정현, 한규섭(1994): anti-Dib에 의한 신생아용혈성질환 1예. 대한수혈학회지 5:151−157

김희정, 주계원, 한광수, 임우섭, 윤미숙, 한복연, 한규섭(1995): 치명적 신행아용혈성질환을 동반한 −D− 혈액

형 가족 1례. 대한수혈학회지 6:201-206

나찬영, 한재진, 소동문, 이영탁, 박표원, 김삼현, 서동만, 송명근, 박영관, 이영균(1992): 여호아의 증인에 대한 개심술. 대한흉부외과학회지 25:645-649

남민정, 김미정, 최순희, 홍윤지, 김형성, 황상미, 박정수, 최창원, 박경운, 송정한, 한규섭(2016): 신생아용 분할 적혈구 사용현황 분석 및 출고전산시스템 개발. 대한수혈학회지 27:122-129

도상환, 민성원, 김종수, 이지호, 김갑수, 조광태(1994): 척추수술시 자가수혈의 경험. 대한마취과학회지 27:772-777

도상환, 임영진, 김종수, 이지호, 고홍, 함병문(1995): 척추수술시 자가수혈에 관한 연구 -자가수혈과 동종수혈의 비교-. 대한마취과학회지 28:699-707

도상환, 임영진, 조현성, 이지호, 윤종현, 함병문(1996): 수술 전 자가혈액예치에 이용한 Recombinant Human Erythropoietin의 최소 유효 용량. 대한마취과학회지 31:640-644

문숙희, 김순점, 박경숙, 박영철, 길찬일, 신정순(1982): 저 헤모그로빈 환자의 수혈거부에 대한 증례보고. 대한마취과학회지 15:391-395

박경운, 한규섭(2004): 수술 전 자가혈액예치시 안전하고 효율적인 채혈량을 위한 연구. 대한수혈학회지 15:8-14

박용정, 김문정, 김진주, 김신영, 김종훈, 김현옥(2008): 선택적 수술에서 수술 전 적혈구제제 의뢰지침의 재설정. 대한수혈학회지 19:171-179

박종덕, 종보경, 인준용, 이명애, 곽호성(2004): 선택적 수술에서의 농축적혈구 사용량과 최대혈액 신청량의 재설정. 대한수혈학회지 15:23-29

박주헌, 조덕, 양동욱(2014): 고빈도 적혈구항원에 대한 항체 동반 환자의 수혈. 대한수혈학회지 25:69-71

박홍규, 정부권, 김종두, 신명희, 오지섭(1984): ABO형 부적합 용혈성 질환의 임상적 고찰. 소아과 27:50-60

백은정, 이성실, 김신영, 최현경, 김현옥(2009): Ceftizoxime과 cefobactam에 의한 면역용혈성 빈혈 1예. 대한진단검사의학회지 29:578-584

선영규, 김현옥, 권오헌, 전종웅(1991): 선택적 수술에 있어서의 혈액 사용과 혈액의뢰지침. 대한수혈학회지 2:183-190

손훈상, 이환모, 이성실, 김현옥(2010): 척추 유합술 시 시행한 수술 전 혈액예치식 자가 헌혈의 유용성. 대한수혈학회지 21:50-57

송은영, 한복연, 황동희, 최중환, 박성섭, 김의종, 김진규, 박명희, 조한익, 한규섭(1998): 신생아 용혈성 질환의 원인항체 분석. 대한수혈학회지 9:235-241

신미경, 김대원, 김인선, 백승룡(1985): 각종 예정 수술에서의 적정 수혈량에 관한 연구. 대한혈액학회잡지 20:15-26

신수, 노은연, 윤종현(2013): 국내 제대혈이식 및 기증제대혈은행 현황. 대한수혈학회지 24:103-110

신양식, 홍정연, 이기영, 김희정, 한창동(1994): 슬관절 전치환술 환자에서 자가수혈용배혈낭인 Costa Vac®을 이용한 술후자가수혈. 대한마취과학회지 27:396-401

양윤선, 김대원(1998): 제대혈 림프구의 면역표현형 및 증식능. 대한임상병리학회지 18:250-254

엄태현, 조종래, 황종희, 황동희, 윤미숙, 한규섭(2007): 중등도의 신생아용혈성질환을 동반한 D--/D—혈액형 1예. 대한수혈학회지 18:61-65

엄태현, 한복연, 김진규, 권석운, 황유성, 한규섭(1996): 응급 공혈자검사의 임상적 유용성. 대한수혈학회지 7:33-38

오영철, 최범열, 김종암, 조명준(1989): 헌혈자에서의 cytomegalovirus의 IgG, IgM 항체검출율에 관한 연구. 대한혈액학회지 24:75-79

오흥범, 서동희, 오선영, 한규섭(1999): 양수 DNA 분석에 의한 분만 전 태아의 Rh, Kell, MN 혈액형 판정. 대한임상병리학회지 19:729-734

원용순, 안혁, 노준량(1995): 개심술시 자가수혈기의 동종혈액 요구량의 저하 효과에 관한 연구. 대한흉부외과학회지 28:365-370

유광열, 김정윤, 최성혁, 윤영훈, 임채승, 박상민(2013): 비 외상 환자에서 대량수혈 필요에 대한 예측 인자 분석. 대한수혈학회지 24:275-285

유지섭, 전세웅(1977): 대량수혈에 의한 급성 폐수종 -비인두섬유성혈관종 증례-. 대한마취과학회지 10:97-100

윤석호, 임영애 (2008): 고역가, 저결합성 anti-YK[a]항체가 검출된 1예- 극내 첫 보고. 대한수혈학회지 19:57-62

윤승규, 김장수, 노경호, 남명현, 윤수영, 임채승, 이창규, 조윤정, 김영기, 이갑노(2011): ABO 불일치 간이식 후 발생한 면역용혈빈혈 1예. 대한수혈학회지 22:264-270

윤승규, 김장수, 양진혁, 윤수영, 이창규, 임채승, 조윤정, 김영기, 이갑노(2011): 중화반응으로 증명된 Anti-Sda 1예. Lab Med Online 1;1:64-66

이경인, 홍기숙, 김옥경(1988): Anti-M에 의한 신생아 용혈성 질환 1예. 임상병리와 정도관리 10:219-222

이교원, 박정원, 송혜섭, 김성도, 이재영(1994): Rh음성임부에 관한 임상적 고찰. 고의 17:63-70

이남용, 엄태현, 권석운, 한규섭, 조한익(1993): 선택적 수술에서 적혈구제제의 사용량과 최대혈액신청량. 대한수혈학회지 4:187-192

이미경, 김현옥, 홍성근, 권오헌, 김진주(1993): 대량수혈. 대한수혈학회지 4:23-28

이민영, 박태성, 오승환, 김신영, 김현옥(2017): Di(a+b-) 표현형을 가진 환자에서 발견된 anti-Di[b] 2예: 국내 희귀혈액형 헌혈자 등록 사업의 필요성 제안. Lab Med Online 7:79-82

이상은, 김정, 윤미숙, 송은영, 한규섭(2004): anti-Mia 항체로 인한 신생아용혈성질환 1예. 대한수혈학회지 15:231-235

이선호, 오영철, 김기홍, 한규섭, 한복연, 김상인(1993): Glycine acid EDTA 처리에 의한 항체용출법 -Chloroquine diphosphate법과의 비교-. 대한수혈학회지 4:61-66

이선화, 권석운, 이제환, 이규형, 김우건, 김상희, 지현숙(1997): ABO 부적합 동종골수이식에서의 동종응집소역가. 대한수혈학회지 8:355-364

이승옥, 한인수, 강지민, 김용구, 신동섭, 한은경(2008): 국제의료행위분류의 수술명에 따른 최대혈액신청량 설정. 대한수혈학회지 19:15-24

이승희, 주종우, 양광호, 유제호, 문기명, 김형회(2012): 국내에서 처음으로 경험한 RhD 불일치 생체 간이식 1예. 대한수혈학회지 23:267-271

이예림, 소희진, 장윤환, 조수연, 백대현, 임경아, 현정원, 한규섭, 강혜진(2011): Cimetidine 복용 후 발생한 면역용혈성빈혈 1예. 대한수혈학회지 22:65-69

이운형, 서유경, 정준원, 김신영, 김현옥(2013): 항체동정검사상 범응집반응을 보인 환자에서 최소반응강도 적혈구제제의 수혈 효과. 대한수혈학회지 24:48-57

이정운, 이안나, 송경순, 권오헌(1992): 한냉응집소의 신속한 검출 방법. 임상병리와 정도관리 14:157-160

이지숙, 정현주, 박준은(2006): 소아 말초 조혈모세포 가동화에 있어서 G-CSF 용량과 CD34 양성세포 수득률과의 관계 Korean J Hematol 41:243-249

이혜련, 노은연, 신수, 윤종현, 김병재, 전혜원(2012): 간엽줄기세포와 성장인자의 공급원으로서 제대 조직의 동결 보관. 대한수혈학회지 23:115−126

임규택, 김동욱, 진종률, 이종욱, 한치화, 민우성, 박종원, 김춘추, 김동집(1991): ABO혈액형 부적합 골수이식후 재발한 빈혈의 분석 −골수이식후 재발된 빈혈의 병인으로서 동종항체의 역할−. 대한혈액학회지 26:13−21

임석아, 박선양, 이종태, 권정희, 이명희, 김동완, 류민희, 방수미, 안진석, 허대석, 방영주, 김병국, 김노경, 한규섭, 박명희(1998): CD34+조혈모세포를 이용한 고용량화학요법. 대한혈액학회지 33:177−187

임성술, 김철준, 김현수, 김광민(1991): Clinical study for newly designed packed RBCs transfusion set −A relationship between mixing volume of normal saline and packed RBCs−. 대한마취과학회지 24:1231−1234

정기욱, 이지교, 강지상, 박재현, 정유선, 고대현, 김형석, 한규섭(2021): 응급수혈 프로토콜을 통한 적혈구 수혈의 안전성 연구. 대한수혈학회지 32:163−173

정민아, 박은혜, 이창한, 오창희, 남궁란, 김현옥, 박민수, 박국인, 이철, 한동관(2001): Anti-Dia에 의한 신생아 용혈성 질환 1례. 대한신생아학회지 8:141−144

정연탁, 차영덕, 김홍대, 서병태, 김완식(1980): 대량수혈후 발생한 성인성 호흡부전증 치험 1예. 대한마취과학회지 13:107−113

조영덕, 최성혁, 윤영훈, 김정윤, 박상민, 임채승(2013): 응급센터에서의 수혈치료. 대한수혈학회지 24:58−63.

조은정, 양회주, 서숙원, 권석운(2014): anti-f(ce)항체와 anti-Csa항체가 검출된 국내 첫 보고. 대한수혈학회지 25:160−164

조은혜, 천세종, 서지영, 강은숙, 조덕, 김대원(2015): 희귀혈액 냉동보관시스템; 지금이 시작할 적기다. 대한수혈학회지 26:323−325

차영주, 조현찬, 조한익, 김상인(1983): 37°C에서 반응하는 한냉응집소를 보인 조직구성림프종 1예. 대한임상병리학회지 3:5−9

최종락, 김백수, 송경순(1992): 선택적 수술에서 적혈구제제 의뢰지침 −영동 세브란스 병원의 현황 및 수술 전의 의뢰지침−. 대한임상병리학회지 12:401−406

최준권, 손종찬, 김종성, 김용락(1997): 수술환자에서 과수혈예에 대한 분석. 대한마취과학회지 32:240−243

최지원, 김문정, 김명한, 박정란, 김현옥(2010): A Case of Mild Hemolytic Disease of the Fetus and Newborn −The First Case of Anti-Dib Identified on Prescreening Test during Pregnancy−. 대한수혈학회지 21:165−170

한규섭, 권석운, 김상인(1990): 수술 전 혈액예치식 자가수혈의 경험. 대한수혈학회지 1:65−70

한규섭, 권석운, 한복연, 김상인, 오영철, 최범열, 김기홍, Webster NR, Chung LS, James JJ.(1992): 냉동−해동 적혈구의 제조 및 수혈후 생존능. 대한수혈학회지 3:1−7

한규섭, 권석운, 한복연, 조한익, 김상인(1990): 백혈구 제거용 필터의 평가(II). 대한혈액학회지 25:123−130

한규섭, 박효순, 한복연, 김상인, 오영철, 조명준(1989): 백혈구 제거용 필터의 평가(I). 대한혈액학회지 24:1−7

한지숙, 박종훈, 민유홍, 이선주, 고윤웅(1991): 한냉응집소병의 임상적 고찰. 대한혈액학회지 26:119−128

황동희, 김양현, 박선양, 김병국, 안효섭, 한규섭(1998): 혈액성분채집기를 이용한 골수 조혈모세포 채집. 대한수혈학회지 9:243−251

황동희, 한규섭, 김희석, 최중환(1996): anti-M에 의한 중증 신생아 용혈성질환 1예. 대한수혈학회지 7:71−76

Adler S, Chandrika T, Lawrence L, Baggett J(1983): Cytomegalovirus infections in neonates acquired by blood transfusion. Ped Infect Dis 2:114−118

Ahn A, Yang JJ, Youk HJ, Cho D, Oh HB, Ko DH, Hwang SH(2022): Rh(D) Alloimmunization Risk After

Rh(D)−Incompatible Solid Organ Transplantations in Rh(D)−Negative Recipients. Am J Clin Pathol 158:8−12

Anderson KC(1995): Autologous peripheral blood progenitor cell transplantation. J Clin Apher 10:131−138

Aplin K, Pitt T, Allen J, Roy A, Tidey K, Ball J, McDonald CP(2019): Extending the 30−minute rule for red cell units − investigation of the bacterial risk of 60−minute exposures to ambient temperature. Vox Sang 114:189−197

Bohmig GA, Farkas AM, Eskandary F, Wekerle T(2015): Strategies to overcome the ABO barrier in kidney transplantation. Nat Rev Nephrol 11:732−747

Branch D, Petz LD(1982): A new reagent ZZAP having multiple applications in immunohematology. Am J Clin Pathol 78:161−167

Brill JB, Brenner M, Duchesne J, Roberts D, Ferrada P, Horer T, Kauvar D, Khan M, Kirkpatrick A, Ordonez C, Perreira B, Priouzram A, Cotton BA(2021): The Role of TEG and ROTEM in Damage Control Resuscitation. Shock 56:52−61

Butler P, Israel L, Nusbacher J, Jenkins DE, Jr., Starzl TE(1985): Blood transfusion in liver transplantation. Transfusion 25:120−123

Butturini A, Seeger RC, Gale RP(1986): Recipient immune-competent T lymphocytes can survive intensive conditioning for bone marrow transplantation. Blood 68:954−956

Carr NR, Hulse WL, Bahr TM, Davidson JM, Ilstrup SJ, Christensen RD(2022): First report of transfusing low-titer cold-stored type O whole blood to an extremely-low-birth-weight neonate after acute blood loss. Transfusion.

Chen S, Liu LP, Wang YJ, Zhou XH, Dong H, Chen ZW, Wu J, Gui R, Zhao QY(2022): Advancing Prediction of Risk of Intraoperative Massive Blood Transfusion in Liver Transplantation With Machine Learning Models. A Multicenter Retrospective Study. Front Neuroinform 16:893452

Choi SJ, Chung YN, Cho D, Kim S(2019): Alloantibodies to High-Incidence Antigen: Review of Cases and Transfusion Experiences in Korea. Korean J Blood Transfus 30:101−112

Choi SJ, Lee E, Kim S, Lyu CJ, Kim HO(2018): Identification of anti-Gerbich antibody in an emirati marrow hematopoietic progenitor cell donor with Fy(a−b−) phenotype. Yonsei Med J 59:1253−1256

Chung HJ, Lim JH, Park HJ, Kwon SW(2007): Transfusion of Jra-positive red blood cells to a Jra − negative patient with anti-Jra. Korean J Blood Transfus 18:111−115

Chung Y, Hong YJ, Hwang SM, Kim TS, Park KU, Song J, Han KS(2013): The Current Status of Management for Specific Antigen-negative Blood Units in Korea. Korean J Blood Transfus 24:248−257

Chung Y, Ko DH, Lim J, Kim KH, Kim H(2022): Choice of ABO Group for Blood Component Transfusion in ABO-Incompatible Solid Organ Transplantation: A Questionnaire Survey in Korea and Guideline Proposal. Ann Lab Med 42:105−109

Churchill WH(1988): Transfusion problems in immunohemolytic anemias. In: Churchill WH, eds. Transfusion medicine. Boston: Blackwell Scientific Publication.

Eernisse JG, Brand A(1981): Prevention of platelet refractoriness due to HLA antibodies by administration of leukocyte-poor blood components. Exp Hematol 9:77−83

Fleming AM, Shah KS, Byerly SE, Magnotti LJ, Fischer PE, Seger CP, Kerwin AJ, Croce MA, Howley IW

(2022): Cryoprecipitate use during massive transfusion: A propensity score analysis. Injury 53:1972–1978

Goodrich JM, Mori M, Gleaves CA, Du Mond C, Cays M, Ebeling DF, Buhles WC, DeArmond B, Meyers JD(1991): Early treatment with ganciclovir to prevent cytomegalovirus disease after allogeneic bone marrow transplantation. N Engl J Med 325:1601–1607

Green L, Stanworth S, McQuilten Z, Lin V, Tucker H, Jackson B, Badawi M, Hindawi S, Chaurasia R, Patidar G, Pandey HC, Fasola F, Miyata S, Matsumoto M, Matsushita T, Rahimi-Levene N, Peer V, Pavenski K, Callum J, Thompson T, Murphy M, Staves J, Maegele M, Abeyakoon C, Rushford K, Wood E, Nuñez MA, Mellado S, Saa E, Triyono T, Pratomo B, Apelseth TO, Dunbar N(2022): International Forum on the Management of Major Haemorrhage: Responses. Vox Sang 117:E58–e74

Ha C, Choi S, Yu H, Chun S, Kim KH, Lee JH, Han IW, Cho D(2019): First case in Korea of a patient with anti-PP1Pk antibodies: successful blood management via acute normovolemic hemodilution. Ann Lab Med 39:602–605

Hadjesfandiari N, Levin E, Serrano K, Yi QL, Devine DV(2021): Risk analysis of transfusion of cryoprecipitate without consideration of ABO group. Transfusion 61:29–34

Hadjesfandiari N, Serrano K, Levin E, Johal P, Feenstra S, Shih AW, Devine DV(2022): Effect of modern infusion pumps on RBC quality. Transfusion 62:797–808

Han KS, Kim HC, Han KS, Shim WS(1997): A case of fatal hemolytic disease of the newborn associated with –D–/–D– phenotype. Am J Perinatol 14:495–497

Hows J, Beddow K, Gordon-Smith E, Branch DR, Spruce W, Sniecinski I, Krance RA, Petz LD (1986): Donor-derived red blood cell antibodies and immune hemolysis after allogeneic bone marrow transplantation. Blood 67:177–181

Hwang JY, Suh IB, Shim JY, Cho JS, Lee DH(2006): A case of fetal hydrops associated with maternal –D–/–D– phenotype. Korean J Obstet Gynecol 49:1378–1382

Jeon YL, Park TS, Cho SY, Oh SH, Kim MH, Kang SY, Lee WI(2012): The first Korean case report of anti-Gerbich. Ann Lab Med 32:442–444

Ji Y, Luo G, Fu Y(2022): Incidence of anti-D alloimmunization in D-negative individuals receiving D-positive red blood cell transfusion: A systematic review and meta-analysis. Vox Sang 117:633–640

Josephson CD, Castillejo MI, Grima K, Hillyer CD(2010): ABO-mismatched platelet transfusions: strategies to mitigate patient exposure to naturally occurring hemolytic antibodies. Transfus Apher Sci 42:83–88

Kim B, Kang M, Lee JK, Lee HS, Park Y(2021): Perioperative blood usage and therapeutic plasma exchange in kidney transplantation during a 16–year period in South Korea. Blood Transfus 19:102–112

Kim H, Park MJ, Sung TJ, Choi JS, Hyun J, Park KU, Han KS(2010): Hemolytic disease of the newborn associated with anti-Jra alloimmunization in a twin pregnancy: the first case report in Korea. Korean J Lab Med 30:511–515

Kim HC(1983): Red blood cell transfusion in the neonate. Semin Perinatol 2:114–118

Kim HJ, Kim JS, Yang JJ, Chung Y, Kim H, Shin S, Kim YH, Hwang SH, Oh HB, Han DJ, Kwon H, Ko DH(2022): Outcome of ABO-Incompatible Kidney Transplantation According to ABO Type of Transfused Plasma: Comparative Analysis Between "Universal" AB and Donor-Type Plasma. Lab Med 53:369–375

Kim HK, Park Q, Nahm CH, Kwon OH, Park YW(1995): A case report of anti-Jra in pregnant woman.

Korean J Blood Transfus 6:185−188

Kim HS, Park MJ, Sung TJ, Choi JS, Hyun JW, Park KU, Han KS(2010): Hemolytic disease of the newborn associated with anti-Jra alloimmunization in a twin pregnancy:The first case report in Korea. Korean J Lab Med 30:511−515

Kim JE, Kim BR, Woo KS, Han JY, Kim KH(2010): The characteristics of concurrent blood group antibodies detected by unexpected antibody screening tests. Korean J Blood Transfus 21:115−121

Kim M, Kim HS, Kim YH, Choi JS, Yang HJ, Hwang SJ, Kim MJ, Lee JH, Choi JY, Han KS(2013): Comparison of whole blood collection and double-unit erythrocytapheresis in preoperative autologous blood donation. Transfus Apher Sci 49:542−547

Kim MS, Kim JS, Lim E, Park H, Hwang SH, Oh HB, Ko DH(2019): Performance Evaluation of Infusion Systems for Red Blood Cell Transfusion. J Lab Med Qual Assur 41:161−165

Kim MS, Kim JS, Park H, Chung Y, Kim H, Ko DH, Hwang SH, Won HS, Oh HB(2019): Fatal hemolytic disease of the fetus and newborn caused by anti-Jra antibody: a case report and literature review. Transfus Apher Sci 2019.

Kim SW, Lim YA(2000): Analysis of immediate-spin crossmatched blood for emergency transfusions. Korean J Clin Pathol 20:598−603.

Kim TY, Hong YJ, Kim H, Park KU, Han K(2017): A Case of Anti-JMH Antibody with High-Titer, Low-Avidity Characteristics: The First Case in Korea. Korean J Blood Transfus 28:155−162

Kim WO.(1991): Anesthetic management of Jehovan's witness patients. Journal of Korean Medical Science 6:214−223

Koh YR, Cho SJ, Yeom SR, Chang CL, Lee EY, Son HC, Kim HH(2012): Evaluation of recombinant factor VIIa treatment for massive hemorrhage in patients with multiple traumas. Ann Lab Med 32:145−152

Leitman SF, Holland PV.(1985): Irradiation of blood products: indications and guidelines. Transfusion 25:293−300

Liu LP, Zhao QY, Wu J, Luo YW, Dong H, Chen ZW, Gui R, Wang YJ(2021): Machine Learning for the Prediction of Red Blood Cell Transfusion in Patients During or After Liver Transplantation Surgery. Front Med (Lausanne) 8:632210

Lowenthal RM, Challis DR, Griffiths AE, Chappell RA, Goulder PJ(1993): Transfusion-associated graft-versus-host disease: report of an occurrence following the administration of irradiated blood. Transfusion 33:524−529

Magid-Bernstein J, Beaman CB, Carvalho-Poyraz F, Boehme A, Hod EA, Francis RO, Elkind MSV, Agarwal S, Park S, Claassen J, Connolly ES, Roh D(2021): Impacts of ABO-incompatible platelet transfusions on platelet recovery and outcomes after intracerebral hemorrhage. Blood 137:2699−2703

Murray DJ, Pennell BJ, Weinstein SL, Olson JD(1995): Packed red cells in acute blood loss: dilutional coagulopathy as a cause of surgical bleeding. Anesth Analg 80:336−342

Oh EJ, Jekarl DW, Jang HS, Park HI, Park YJ, Choi HA, Chun CS, Kim Y, Kim HH(2008): Severe hemolytic disease of the newborn due to anti-Di b treated with phototherapy and intravenous immunoglobulin. Ann Clin Lab Sci 38(1):80−82

Ok SJ, Kim SY, Kim IS, Lee EY, Kim HH(2013): Eleven years' experience with unexpected antibody screening tests including a Dia cell in transfusion candidates. Korean J Blood Transfus 24:64–70

Park M, Hur M, Yi A, Kim H, Lee HK, Jeon EY, Oh KM, Lee MH(2019): Utility of temperature-sensitive indicators for temperature monitoring of red-blood-cell units. Vox Sang 114:487–494

Petz LD(1980): Drug-induced immune haemolytic anaemia. Clin Haematol 9:455–482

Refaai MA, Cahill C, Masel D, Schmidt AE, Heal JM, Kirkley SA, Blumberg N(2018): Is It Time to Reconsider the Concepts of "Universal Donor" and "ABO Compatible" Transfusions? Anesth Analg 126:2135–2138

Rubinstein P(2006): Why cord blood? Hum Immunol 67:398–404

Sacher RA, Lenes BA(1981): Exchange Transfusion. Clin Lab Med 1:265–283

Salama A, Berghofer H, Mueller-Eckhardt C(1993): Red blood cell transfusion in warm-type autoimmune haemolytic anaemia. Lancet 340:1515–1517

Shim H, Park HJ, Lee CS, Kwon SW(2010): Anti-Oka antibody: the first case report in Korea. Korean J Blood Transfus 21:171–174

Smith AU(1950): Prevention of haemolysis during freezing and thawing of red blood-cells. Lancet 2:910–911

Song DH, Moon IS, Hong SJ, Park JH, Kim JK, Jeon DS(1998): Frequency and distribution of unexpected antibodies of Koreans. Korean J Blood Transfus 9:191–200

Spinella PC, Gurney J, Yazer MH(2019): Low titer group O whole blood for prehospital hemorrhagic shock: It is an offer we cannot refuse. Transfusion 59:2177–2179

Storb R, Weiden PL(1981): Transfusion problems associated with transplantation. Semin Hematol 18:163–176

Valeri CR, MacGregor H, Cassidy G, Tinney R, Pompei F(1995): Effects of temperature on bleeding time and clotting time in normal male and female volunteers. Crit Care Med 23:698–704

Valeri CR, Ragno G, Pivacek LE, Cassidy GP, Srey R, Hansson-Wicher M, Leavy ME(2000): An experiment with glycerol-frozen red blood cells stored at −80 degrees C for up to 37 years. Vox Sang 79:168–174

Valeri CR, Runck AH(1969): Long term frozen storage of human red blood cells: studies in vivo and in vitro of autologous red blood cells preserved up to six years with high concentrations of glycerol. Transfusion 9:5–14

Velanovich V(1989): Crystalloid versus colloid fluid resuscitation: a meta-analysis of mortality. Surgery 105:65–71

Vijayanarayanan A, Wlosinski L, El-Bashir J, Galusca D, Nagai S, Yoshida A, Abouljoud MS, Otrock ZK.(2022): Lack of alloimmunization to the D antigen in D-negative orthotopic liver transplant recipients receiving D-positive red blood cells perioperatively. Vox Sang 117:1043–1047

Wainer W, Vos GH(1963): Serology of acquired hemolytic anemias, Blood 22:606–613

Wallace ME, Levitt JS(1988): Current applications and interpretation of the direct antiglobulin test. American Association of Blood Banks, Arlington, Virginia.

Wallhermfechtel MA, Pohl BA, Chaplin H(1984): Alloimmunization in patients with warm autoantibodies: A retrospective study employing three donor alloabsorptions to aid in antibody detection. Transfusion 24:482–485

Waters JH, Donnenberg AD(2009): Blood salvage and cancer surgery: should we do it? Transfusion. 49:2016–2018

Whang DH, Kim HC, Hur M, Choi JH, Park JS, Han KS(2000): A successful delivery of a baby from a D−−/D−− mother with strong anti-Hro. Immunohematology 16:112−114

Wulff JC, Santner TJ, Storb R, Banaji M, Buckner CD, Clift R, Stewart P, Sanders J, Slichter S, Thomas ED. (1983): Transfusion requirements after HLA-identical marrow transplantation in 82 patients with aplastic anemia. Vox San. 44:366−374

Yang JJ, Ryu KS, Kim JS, Chung Y, Kim H, Hwang SH, Oh HB, Ko DH(2021): Evaluation of safety of using incompatible plasma for therapeutic plasma exchange during shortage of AB plasma. J Clin Apher 36:628−633

Young PP, Cotton BA, Goodnough LT(2011): Massive transfusion protocols for patients with substantial hemorrhage. Transfus Med Rev 25:293−303

Yun JW, Kang ES, Ki CS, Koh KC, Kim DW(2012): Sensitization to multiple rh antigens by transfusion transfusion of random donor platelet concentrates in a −D− phenotype patient. Ann Lab Med 32:429−432

CHAPTER 02

수혈이상반응
Adverse Transfusion Reaction

1 서론(Introduction)

안전한 수혈의 목표는 수혈전검사를 시행하여 수혈과정 중에 일어날 가능성이 있는 수혈이상반응을 경험하지 않도록 하는 것이다. 하지만 수혈전검사를 정확히 시행하였다 하더라도 검사상 확인이 되지 않는 수혈이상반응의 원인이 있을 수 있음을 명심하고, 수혈 진행과정을 철저하게 관리하여 신속하게 수혈이상반응을 감별함으로써 가능한 조기에 수혈이상반응을 진단하고 대응하는 것이 매우 중요하다.

지난 수년동안 보고된 수혈이상반응에 대한 사례분석을 통해 수혈안전에 대한 여러 가지 대책과 정책이 마련되고 교육과 관리가 이루어지면서 수혈이상반응의 역학은 지속적으로 변화하고 있다.

과거에는 전 세계적으로 중요 수혈이상반응의 이슈로 ABO 부적합 수혈로 인한 용혈수혈반응이었던 때가 있었지만, 최근에는 수혈관련급성폐손상(transfusion-related acute lung injury, TRALI)이나 수혈관련 순환량과다(transfusion-associated circulatory overload, TACO), 세균오염 등으로 양상이 변화하고 있다. FDA에서 보고한 2016 회계연도 통계에 의하면 치명적인 심각한 수혈이상반응으로 1,200만 혈액제제 수혈건 중 TACO 19건, TRALI 8건, 아나필락시스 5건, 오염(주로 세균) 5건 및 ABO 부적합 용혈수혈반응 4건이 보고되었지만, 지난 10년간 수혈로 인한 패혈증 반응, TRALI, 용혈수혈반응은 감소하고 있다고 강조하였으며, 영국의 SHOT 2017 수혈이상반응 관련 보고에는 심각한 ABO 부적합 용혈수혈반응, TRALI 및 사망 사례가 감소하였고, 또한 혈액제제에 전면적인 백혈구여과제거(universal leukoreduction)의 도입으로 수혈관련이식편대숙주병(transfusion-associated graft versus host disease, TA-GVHD)도 감소하였다고 하였다(Goel R 등, 2019).

우리나라에서는 2008년에 자발적 보고 체계인 한국혈액안전감시체계가 생겨서 질병관리본부 위탁사업으로 대한수혈학회에서 현재까지 운영해 오고 있으며, 2008년에 18개 기관이 626건의 수혈특이사항을 보고한 것을 시작으로 2022년도에는 320개 기관에서 3,183건을 보고하였다. 참여 보고기관 및 보고건수가 급격히 증가한 이유는 2014년 8월 혈액관리료 수가에 한국혈액안전감시체계 참여여부가 산정기준에 포함되었기 때문이다. 2016년 8월에 한국혈액안전감시체계(현 "수혈안전감시체계")와 혈액수급관리 표본감시체계(현 "혈액수급감시체계")를 통합하고 2017년도 9월부터 명칭을 "한국혈액감시체계"로 변경하여 운영하면서 혈액관리료 산정 기준에 부합하기 위해서는 두 감시 체계에 모두 참여하여 보고를 하도록 하고 있다.

보고된 수혈이상반응은 매년 비슷한 양상을 보이는데, 발열성비용혈수혈반응(febrile non-hemolytic transfusion reaction, FNHTR)과 알레르기반응(allergic reaction)이 대부분을 차지하고 있다(그림 2-1).

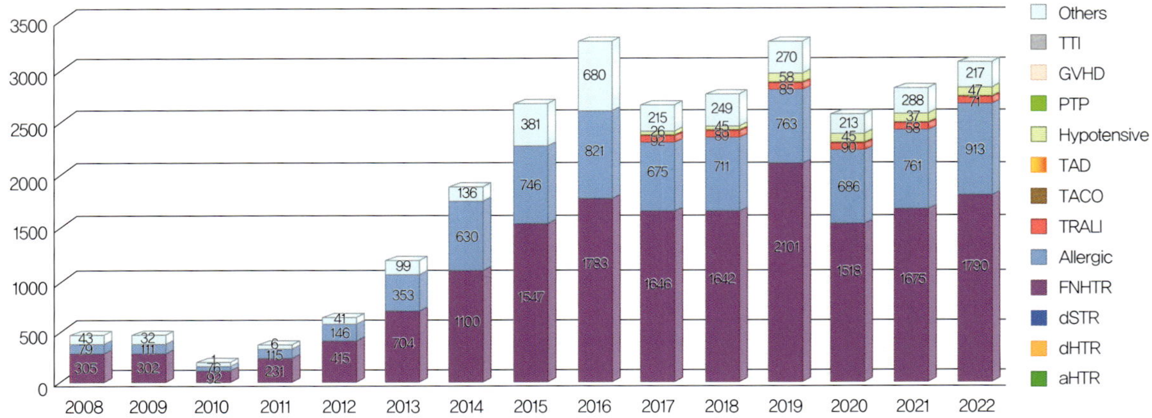

그림 2-1. **연도별 수혈관련증상 종류별 보고 건수 변화**(2022 혈액안전 위탁사업, 수혈안전감시 운영보고서)

TTI, transfusion-transmitted infection; GVHD, graft versus host disease; PTP, post-transfusion purpura; TAD, transfusion-associated dyspnea; TACO, transfusion-associated circulatory overload; TRALI, transfusion-related acute lung injury; FNHTR, febrile non-hemolytic transfusion reaction; dSTR, delayed serologic transfusion reaction; dHTR, delayed hemolytic transfusion reaction; aHTR, acute hemolytic transfusion reaction

미국의 경우에도 2019년도 National Blood Collection and Utilization Survey (NBCUS)에 따르면 수혈된 혈액제제 10만건당 보고된 수혈이상반응 건수로 비교해 볼 때, 가장 흔한 수혈이상반응으로는 발열성비용혈수혈반응이 119.1건이었으며, 그 다음으로 경증에서 중등도 알레르기반응이 81.5건, 지연성 혈청학적수혈반응(delayed serologic transfusion reaction, DSTR)이 19.0건 순으로 나타났다(Mowla SJ 등, 2021).

수혈이상반응에 관련된 정의는 미국은 CDC의 NHSN (National Healthcare Safety Network) Biovigilance Component Hemovigilance Module Surveillance Protocol, 영국은 SHOT (Serious Hazards of Transfusion) Definitions에서 확인할 수 있으며, 우리나라는 한국혈액안전감시체계의 운영규정(제정 2018.12.10., 개정 2021.7.21.) 제2장 제5조 수혈특이사항 중 수혈관련 증상으로 "시간적으로 혈액제제의 주입과 연관된 환자의 반응으로 오류에 기인하거나 환자와 혈액제제간의 생물학적 상호작용에 기인한 것"으로 정의하고 있고 그 종류는 다음과 같다(표 2-1).

국내 수혈가이드라인 제5판에 나와 있는 수혈이상반응 종류별 관련 증상 정의는 다음과 같다(표 2-2).

표 2-1. 수혈관련 증상의 분류(한국혈액안전감시체계 운영규정, 2021.7.21개정)

1. 급성용혈수혈반응(acute hemolytic transfusion reaction, AHTR)
2. 지연성용혈수혈반응(delayed hemolytic transfusion reaction, DHTR)
3. 지연성혈청학적수혈반응(delayed serologic transfusion reaction, DSTR)
4. 발열성비용혈수혈반응(febrile non-hemolytic transfusion reaction, FNHTF)
5. 알레르기반응(allergic reaction)/아나필락시스반응(anaphylactic reaction)
6. 저혈압반응(hypotensive transfusion reaction)
7. 수혈관련급성폐손상(transfusion-related acute lung injury, TRALI)
8. 수혈관련순환량과다(transfusion-associated circulatory overload, TACO)
9. 수혈관련호흡곤란(transfusion-associated dyspnea, TAD)
10. 수혈후자반증(post-transfusion purpura, PTP)
11. 수혈관련이식편대숙주병(transfusion-associated graft versus host disease, TA-GVHD)
12. 수혈전파성감염(transfusion-transmitted infection, TTI)
13. 기타 (위에 포함되지 않는 수혈 관련 증상)

2 급성용혈수혈반응(Acute Hemolytic Transfusion Reaction, AHTR)

(1) 정의(Definition)

수혈 중 또는 수혈 후 24시간 이내에 ① 옆구리/등 통증, ② 오한/경직, ③ 파종혈관내응고(disseminated intravascular coagulation, DIC), ④ 코피, ⑤ 발열, ⑥ 혈뇨, ⑦ 저혈압, ⑧ 핍뇨/무뇨, ⑨ 주사부위 통증 또는 삼출, ⑩ 신부전 등의 징후나 증상이 1개 이상 새로이 발생하고 ① 피브리노겐 감소, ② 합토글로빈 감소, ③ 고빌리루빈혈증, ④ Lactate dehydrogenase(LDH) 증가, ⑤ 혈색소혈증(hemoglobinemia), ⑥ 혈액소뇨(hemoglobinuria), ⑦ 혈장의 용혈성 또는 용혈 없는 변색, ⑧ 말초혈액도말상 구상적혈구 등의 검사소견이 2개 이상 양성이고, 추가로 원인이 면역성인 경우는 직접항글로불린검사(direct antiglobulin test, DAT) 양성 및 항체용출검사(antibody elution test) 양성(수혈된 적혈구에 존재하는 항원에 대한 동종항체)이어야 하고, 비면역성인 경우는 혈청학적 검사 음성이고 물리적 원인이 규명될 때 급성용혈수혈반응으로 정의한다.

(2) 원인 및 빈도(Cause & Incidence)

급성용혈수혈반응은 면역성(immune, 적혈구 항체 연관)과 비면역성(nonimmune)으로 분류한다. 면역용혈수혈반응은 부적합 적혈구 수혈 시 발생할 수 있으며, 비면역용혈수혈반응은 적혈구 열손상(얼음/히터에 직접 노출), 기계적 손상(수혈 시 압력을 주어 주입) 또는 삼투압 손상(수혈 시 저장성 용액과 같이 주입)이 있을 때 발생할 수 있다.

면역성 급성용혈수혈반응은 대표적으로 ABO 부적합 수혈 시 환자가 갖고 있는 anti-A 또는 anti-B에 의해 수혈된 공여자의 적혈구가 파괴되어 발생하나, 이외 환자가 갖고 있는 다른 비예기항체에 의해서도 발생한다(주부적합, major imcompatibility). 대량의 ABO 부적합 혈장이 수혈됐을 때도 혈장 내 존재하

표 2-2. 수혈이상반응 종류별 관련 증상 정의(수혈가이드라인 2022, 제5판)

급성용혈수혈반응(Acute hemolytic transfusion reaction, AHTR)

수혈 중/수혈 후 24시간 이내 다음의 징후/증상 1개 이상 새로 발생
옆구리/등 통증, 오한/경직, DIC, 코피, 발열, 혈뇨, 저혈압, 핍뇨/무뇨, 주사부위 통증 및 또는 삼출, 신부전
AND 2개 이상 검사소견 양성
피브리노겐 감소, 합토글로빈 감소, 고빌리루빈혈증, LDH 증가, 혈색소혈증, 혈색소뇨증, 혈장의 용혈성 또는 용혈 없는 변색, 말초혈액도말: 구상적혈구
AND EITHER
(면역성)
DAT 양성(anti-IgG or anti-C3) AND 항체용출검사 양성
(수혈된 적혈구에 존재하는 항원에 대한 동종항체)
OR
(비면역성)
혈청학적 검사 음성이고 물리적 원인 규명

지연성용혈수혈반응(Delayed hemolytic transfusion reaction, DHTR)

수혈 후 24시간~28일에 발생한 적혈구항체에 대해 DAT 양성
AND EITHER
항체용출검사 양성: 수혈된 적혈구에 존재하는 항원에 대한 동종항체
OR
환자 혈청에 새로운 적혈구 동종항체 검출
AND EITHER
수혈후 부적절한 혈색소 상승 또는 수혈 전 수준으로 혈색소 빠른 하강
OR
설명되지 않는 구상적혈구

지연성혈청학적수혈반응
(Delayed serologic transfusion reaction, DSTR)

용혈의 임상적 징후 없음
AND
새로운, 임상적으로 의미있는 적혈구 항체 증명
(수혈 후 24시간~28일, 적절한 혈색소 상승)
BY EITHER
DAT 양성
OR
항체선별검사 양성: 새로 동정된 적혈구 동종항체

발열성비용혈수혈반응
(Febrile non-hemolytic transfusion reaction, FNHTR)

수혈 중/수혈 후 4시간 이내 발생
AND EITHER
발열 : 38℃ 이상(구강), 수혈 전보다 체온 1℃ 이상 상승
OR
오한/경직

알레르기반응(Allergic reaction)/
아나필락시스반응(Anaphylactic reaction)

수혈 중/수혈 후 4시간 이내 2개 이상증상 발생
결막부종, 입술/혀/목젖의 부종, 눈주위 홍반 및 부종, 전신홍조, 저혈압, 국소 혈관부종, 반구진 발진, 가려움증, 호흡곤란(기관지연축), 두드러기

수혈전파성감염(Transfusion-transmitted infection, TTI)

바이러스/세균/진균/기생충 등이 헌혈 받은 혈액에서 수혈 받은 환자로 전파
수혈 받은 환자에게서 병원균 검사실 증명

저혈압반응(Hypotensive transfusion reaction)

다른 저혈압을 동반하는 수혈반응 배제
AND
수혈 중/수혈 후 1시간 이내 저혈압 발생
성인(만 18세 이상) : 수축기 혈압 30 mmHg 이상 감소,
수축기 혈압 80 mmHg 이하
소아 및 청소년(1세 이상 18세 미만) : 수축기 혈압 25% 이상 감소
신생아 및 1세 미만이나 체중 12kg 미만 유아 : 혈압 25% 이상 감소

수혈관련 급성폐손상(Transfusion-related acute lung injury, TRALI)

수혈 전 급성폐손상 증거 없음
AND
수혈 중/수혈 후 6시간 이내 급성폐손상 발생
AND
저산소증: $PaO_2/FiO_2 \leq 300$ mmHg 또는 공기 중 $SpO_2 < 90\%$ 또는 다른 임상 소견
AND
흉부방사선검사: 양측성 폐 침윤
AND
좌심방 혈압증가(예. 순환량과다)의 증거가 없음

수혈관련 순환량과다
(Transfusion-associated circulatory overload, TACO)

수혈 후 6시간 이내 다음 중 3개 이상 새로 발생 또는 악화
급성호흡곤란(호흡곤란, 좌위호흡, 기침), BNP (brain natriuretic peptide)증가, 중심정맥압상승, 좌심부전, 수액불균형, 방사선검사상폐부종

수혈관련 호흡곤란(Transfusion-associated dyspnea, TAD)

수혈 후 24시간 이내 급성호흡곤란 발생
AND
알레르기반응, TACO, TRALI 정의에 맞지 않음

수혈 후 자반증(Post-transfusion purpura, PTP)

수혈 받은 환자에서 혈소판 특이항체 검출
AND
혈소판감소증(수혈 후 5-12일 발생, 20% 이상)

수혈관련 이식편대숙주병
(Transfusion-associated graft versus host disease, TA-GVHD)

수혈 후 2일~6주에 다음과 같은 임상증후군 발생
특징적인 발진(홍반성반구진 발진이 신체중심부에서 사지, 심한경우 전신으로 나타남), 설사, 발열, 간비대, 간기능 이상(ALT, AST, ALP, 빌리루빈 상승), 골수무형성, 범혈구감소증
AND
피부 또는 간 생검에서 특징적인 조직소견

수혈관련 증상 발생시, 한국혈액안전감시체계
(http://kohevis.or.kr)를 통해 보고할 수 있습니다.

는 공여자의 anti-A 또는 anti-B에 의해 환자의 적혈구가 파괴되어 면역성 급성용혈수혈반응이 생길 수 있으며(부부적합, minor imcompatibility), 보고된 사례의 대부분은 O형 혈소판제제를 A형 환자에게 수혈했을 때인데 이는 A 항원이 B 항원에 비해 항원 발현이 높기 때문이며, 따라서 외국에서는 O형의 전혈, 혈소판, 혈장제제를 A형 환자에게 수혈해야 할 상황에는 기관에 따라 혈액제제 내 anti-A의 역가가 높은지 사전에 선별검사를 시행하기도 한다(Delaney M 등, 2016).

ABO 부적합 수혈의 대부분은 실수에 의한 것이며 채혈 시, 검사 시, 수혈 시 각 과정에서 발생할 수 있는 오류 때문이다. ABO 부적합 수혈은 치명적인 급성용혈수혈반응이 발생하여 사망에 이를 수 있다. ABO 부적합 수혈 사고를 예방하기 위하여 ABO 혈액형검사기록을 컴퓨터에 누적 입력함으로써 누적 결과와 다른 혈액이 출고되지 않도록 하는 시스템 개발(윤종현 등, 1996)과 검체, 검사, 수혈과정 전체 단계에 철저한 이중 확인을 하는 2-2-2 안전수혈캠페인이 제안되었으며 많은 병원에서 이를 도입하여 안전 수혈에 최선을 다하고 있다(조덕 등, 2013). 또한 ABO 부적합 수혈로 급성용혈수혈반응이 발생하면 환자에게는 치명적인 경우가 생길 수 있으므로 국가 혈액안전감시체계를 통해 실제 현황을 철저히 파악하고 안전한 수혈을 위한 대책을 수립하는 것이 매우 중요하다(임채승, 2018).

국내에서 ABO 부적합 수혈로 인한 사망 사례는 산발적으로 증례가 보고되어 왔으나, 2008년 국가적으로 한국혈액안전감시 체계를 시행한 이후에 ABO 부적합 수혈로 급성용혈수혈반응이 발생하여 사망한 사례에 대한 자세한 검사실적 소견과 임상진행 상황을 학술적 증례로 보고한 것은 2018년에 대한수혈학회지에 발표된 것이 처음이다(임현호 등, 2018). 또한 의료적 실수에 의해 ABO 부적합 수혈이 발생한 환자에서 신속하게 혈장교환술 등을 실시하여 회복된 증례를 보고하여 아직 확립된 치료방법이 없는 급성용혈수혈반응에서 가능성 있는 치료법을 제시한 사례도 있다(김남수 등, 2018).

2021년에는 판례(1953~2019년, 9건), 한국혈액안전감시체계 보고(2008~2018년, 16건), 논문(1978~2019년, 9건) 등 세 가지 형태의 자료 분석을 통해 보고된 국내 ABO 부적합 수혈 건을 종합적으로 재검토하여 보고하였으며, 상기 세 가지 자료에 모두 포함된 공통 증례를 제외하고 확인된 총 32건의 ABO 부적합 수혈 중 4명의 환자가 사망하고 23명이 생존했으며, 5명의 환자에 대한 상태는 확인할 수 없었다. 이들의 ABO 부적합 수혈이 발생한 오류 단계는 수혈 시 오류가 16건(50%)으로 절반을 차지하였고, 검체 오류 4건(13%), 검사 오류 3건(9%)이었고, 그 외 원인미상이 9건(28%)이었다(Choi S 등, 2021).

비예기항체에 의한 급성용혈수혈반응은 이전에 감작된 환자가 수혈을 받기 위하여 수혈전검사를 시행하였으나 해당 항체가 검출되지 않은 경우에 발생한 사례가 있으며, 국내에서는 anti-Jk^b(허미나 등, 1997; 김경숙 등, 2001), anti-Fy^b(정경원 등, 1999), anti-Jk^a(탁태성 등, 2002), anti-E+Fy^a(김경희 등, 2003), anti-Di^a(Mun SH 등, 2012), anti-Fy^a(최승준 등, 2018), anti-C+e(김근주 등, 2021) 등의 비예기항체에 의한 급성용혈수혈반응이 보고되었으며 사망한 예도 있다. 자가항체가 동정되는 환자에서 수혈전 비예기항체 검사상 범혈구 응집소견을 보여 최소반응강도의 혈액으로 수혈한 뒤 급성용혈수혈반응이 나타나 polyethylene glycol (PEG)을 이용하여 자가항체 흡착 후 다시 시행한 비예기항체검사에서 anti-

Fy^a가 동정된 사례가 있으며, 따라서 자가항체가 있는 환자에서 수혈을 시행할 때는 자가항체 반응에 가려진 공존하는 비예기항체가 있을 수 있음을 반드시 고려하여 이를 감별하는 것이 중요하다(최승준 등, 2018, 그림 2-2).

2022년 혈액안전위탁사업보고서에 따르면 3,058건의 수혈관련증상 중 8건(0.0026%)이 급성용혈수혈반응으로 보고되었다.

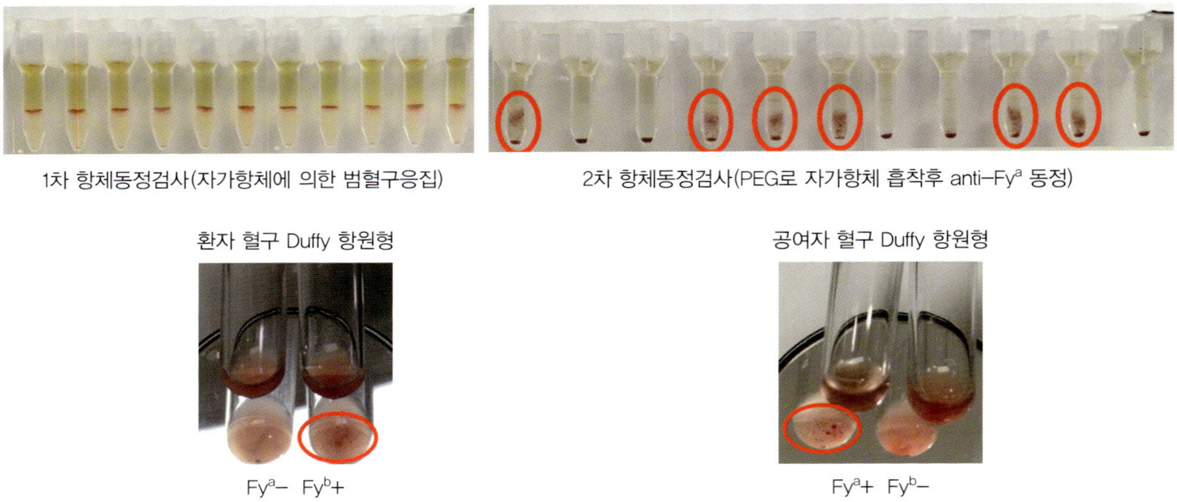

그림 2-2. **PEG를 이용한 자가항체 흡착 후 anti-Fy^a 비예기항체 동정사례**(최승준 등, 2018. 대한수혈학회지)

(3) 임상 소견(Clinical Findings)

급성용혈수혈반응에 대한 첫 보고는 1667년 Denis에 의해 기록되었으며 송아지의 피를 사람에게 수혈한 결과로 증상의 일부를 보면 다음과 같이 기술하였다. “혈액이 환자에게 수혈되기 시작하자 환자는 자신의 팔을 따라 열감(heat)이 느껴진다고 말하였다. 맥박이 증가되었으며 이마에 땀을 흘렸다. 맥박의 변화가 심하였고 환자는 신장 부위와 위 부위에 심한 통증이 있으며 질식할 것 같다고 하였다. 환자를 눕히자 잠이 들었는데 다음날 아침까지 깨지 않았다. 다음날 그가 일어난 후 소변을 보았는데 그 색깔은 굴뚝 검댕이가 섞인 것처럼 검었다.” 이는 전형적인 심한 급성용혈수혈반응의 소견이다(Denis J, 1667).

환자들의 임상 양상은 매우 다양하여 임상적인 후유증이 없는 최소 용혈만 확인되는 경우부터 혈관내 또는 혈관외용혈, 발열, 통증, 혈색소뇨, 파종혈관내응고, 저혈압, 쇽, 신부전뿐만 아니라 사망에까지 이르기도 한다.

가장 흔한 초기 증상은 빈맥(tachycardia)과 발열이다. 갑작스러운 초조(agitation), 순환허탈(circulatory collapse), 수혈받는 혈관 주위나 등(back) 부위의 통증, 숨이 참(shortness of breath), 원인을 알 수 없는 출혈 등이 용혈수혈반응의 증상들이다. 환자의 예후는 수혈된 혈액량에 크게 좌우되므로 수혈 중 상기와 같은 용혈수혈반응의 증상이 나타나는 경우는 즉시 수혈을 중지하고 생리식염수로 대체하여 환자의 정맥 주입로를 확보한다. 수술 중에는 환자가 호소하는 증상들을 인지할 수 없어서 혈색소뇨가 나타날 때까지 발견을 못하는 수도 있으므로 수술중 수혈 시는 주의를 기울여 환자의 생체 반응 상태를 모니터링하여야 한다.

표 2-3에 용혈수혈반응이 의심될 때의 조치를 기술하였으며, 그림 2-3은 시간 경과에 따른 급성용혈수혈반응의 검사소견을 나타내고 있다. 앞서 급성용혈수혈반응 정의에 언급한 검사들을 시행하면 짧은 시간 내에 진단할 수 있다. 확인 검사들이 완료되기 전에는 그 환자에게 혈액을 불출하지 않는 것이 좋다.

표 2-3. 용혈수혈반응이 의심될 때의 조치

1. 수혈을 중지하고 생리식염수로 대체하여 환자의 정맥 주입로를 확보한다.
2. 즉시 수혈관리실(또는 혈액은행)에 연락한다.
3. 수혈되던 혈액백의 표지 및 환자의 인적사항 등을 재확인한다.
4. 확인 검사를 위한 검체와 수혈반응 조사 의뢰서를 수혈관리실(또는 혈액은행)에 보내어 검사를 시행한다.
   (*검사확인용 검체: 수혈되고 남은 혈액제제, 환자의 신선뇨 및 혈액검체(EDTA 튜브 1개, 혈청분리 튜브 1개)
5. 수혈 전 환자 보관 검체 및 수혈 후 환자 검체, 불출한 혈액제제의 확인용 보관검체, 수혈되고 남은 혈액제제 등 확보된 검체로 필요한 검사를 시행하고 결과를 면밀히 검토하여 수혈 연관성 여부를 확인한다.

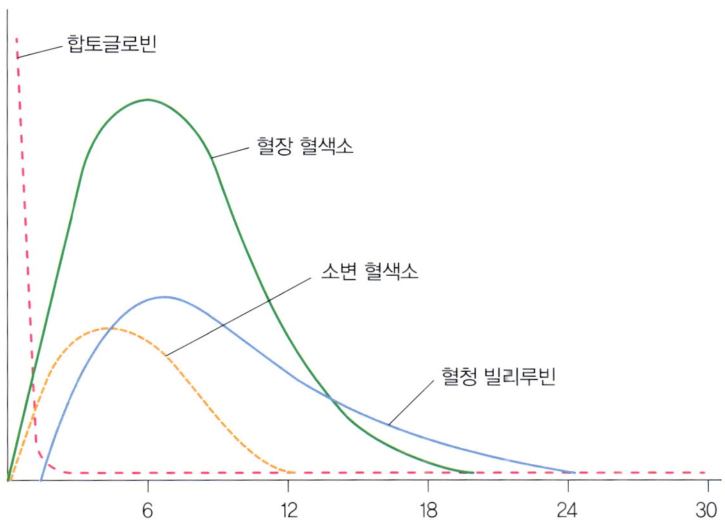

그림 2-3. 시간 경과에 따른 급성용혈수혈반응의 검사소견.

(4) 병태생리(Pathophysiology)

급성용혈수혈반응의 대표적인 예인 ABO 혈액형 부적합시 발생하는 용혈반응은 대부분 환자 혈액 내에 자연적으로 존재하는 IgM type의 anti-A 또는 anti-B에 의해 생기거나, 일부는 용혈성 IgG type anti-A 또는 anti-B에 의해서도 발생한다.

이 항체들은 보체와 결합하고 보체를 활성화시켜 수혈된 공여자 적혈구 표면에 보체에 의한 과량의 세포막공격복합체(membrane attack complex, complements C5~C9)를 형성하여 적혈구를 파괴하고 혈관 내 용혈을 유발하게 된다. 이 결과 파괴된 적혈구에서 유리 혈색소(free hemoglobin)가 과다하게 방출되며 이것은 혈장 albumin, haptoglobin, hemopexine과 결합하고, 검사상 혈색소혈증와 혈색소뇨가 나타난다. 유리 혈색소는 신장 혈관의 수축을 유도하여 급성요세관괴사(acute tubular necrosis)와 급성신부전(acute renal failure)를 유발한다.

보체 활성화가 불완전하게 일어나는 경우는 아나필락시스독소(anaphylatoxins)인 C3a와 C5a를 생성하고, 이것은 비만세포(mast cell)를 활성화시켜 히스타민(histamine)과 세로토닌(serotonin)을 분비하게 된다. 용혈의 결과로 생기는 잔존 적혈구의 기질 성분(residual red-cell stromal components), 활성화된 단구 및 백혈구, 효소 및 아나필락시스독소는 전염증성(pro-inflammatory) 시토카인(cytokines)과 케모카인(chemokines; tumor necrosis factor-α 및 interleukin-8)의 분비를 유도한다. 또한 bradykinin-kallikrein systems과 응고경로(coagulation pathways)를 활성화시켜 모세혈관 투과성 증가, 혈관확장, 저혈압, 발열, 파종혈관내응고 등의 전신염증반응증후군(systemic inflammatory response syndrome)을 일으키게 된다. 증상이 아주 심한 경우는 다발성 장기 부전(multiorgan failure)을 동반하는 쇽이 발생할 수 있으며 사망에 이르기도 한다(Panch SR 등, 2019).

(5) 관리(Management)

대부분의 치료는 대증적인 요법이 시행된다. 환자가 급성용혈수혈반응이 의심되는 증상을 나타내는 경우 즉각적으로 수혈을 중단하고 환자의 생리식염수로 대체하여 정맥로를 확보한 후 환자의 혈액으로 직접항글로불린검사를 시행하여 양성임이 확인되면 면역성 급성용혈수혈반응으로 진단할 수 있다. 수혈 중이던 남은 혈액제제는 버리면 안 되고 반드시 보존하여 확인 검사를 위해 혈액은행으로 보내야 한다. 환자의 혈액과 수혈 중이던 남은 혈액제제로 모든 수혈전검사를 다시 시행하고 확인한다. 검사를 위한 환자의 혈액과 소변 검체를 확보하고 수혈과정상의 오류가 없는지 수혈 진행 전 과정을 다시 확인한다. 필요한 경우 투석이 시행될 수 있으므로 신장내과에도 의뢰한다.

유리혈색소에 의한 신장 및 혈관 손상(free heme-mediated renal and vascular injury)을 최소화하기 위하여 생리식염수로 적극적인 수액요법을 실시하여 최소 0.5~1 mL/kg/hour 이상으로 소변량을 유지하는 것이 추천된다. 임상적으로 흔히 사용하는 만니톨(mannitol) 이뇨제의 사용은 근거가 명확히 있는 것은 아니므로 빈혈이 있거나 심장에 문제가 있는 환자에게는 조심스럽게 사용해야 하며, 이런 환자의 경우 저혈압이 없을 때 보조적인 이뇨제로 푸로세미드(furosemide)를 40 mg 정맥내대량주입(intravenous bolus) 후 10~40 mg/hour 용량을 지속정맥주입(continuous intravenous infusion)하는 것이 도움이 된다고 한다. 강제적인 알칼리 이뇨(forced alkaline diuresis)도 도움이 될 수 있어서 5% 포도당용액 또는 증류수에 중탄산염나트륨(sodium bicarbonate) 130 mmol/L를 혼합하여 독립된 다른 정맥로에 주입하며, 시작을 200 mL/hour 용량으로 소변 pH가 6.5 이상이 될 때까지 시행한다. 하지만 동맥혈 pH 7.5 초과 또는 2~3시간 후 소변 pH 증가가 안 될 때는 주입을 중단한다.

고칼륨혈증(hyperkalemia) 같은 전해질 이상 소견이 흔히 나타나며 신속한 교정을 할 수 있도록 철저하게 대비하여야 한다. 저혈압이 발생한 경우는 도파민(dopamine)을 2~10 μg/kg/min 용량으로 주입하는 것이 흔히 사용된다. 파종혈관내응고와 심한 출혈이 있는 환자에게는 혈소판제제, 신선동결혈장, 동결침전제제 등을 수혈할 수 있고, 각 혈액제제별 기준은 혈소판수 20,000/μL 이상, PT INR 2.0 이하, fibrinogen 100 mg/dL 이상이 유지될 수 있도록 한다(Panch SR 등, 2019).

다른 치료법으로 혈장교환술을 시행하거나 정주면역글로불린(intravenous immune globulin), 보체 억제 약제 등을 사용한 사례가 있긴 하지만, 치료 목적으로 일상적인 고용량스테로이드, 정주면역글로불린의 사용이나 혈장교환술 시행에 대한 특별한 근거는 아직까지는 없다. 하지만 용혈수혈반응의 치료과정에 부적합 수혈(incompatible transfusion)을 할 수밖에 없는 응급 상황이 생긴 경우에는 예방적으로 수혈 직전에 히드로코르티손(hydrocortisone) 100 mg을 투여하고 수혈 후 24시간에 한 번 더 사용하며, 정주면역글로불린의 경우는 1.2~2.0 g/kg을 2~3일에 걸쳐서 투여하는데 첫 용량은 부적합 수혈 시행 직전에 사용한다(Win N 등, 2018).

급성용혈수혈반응은 무섭고 치명적일 수 있지만 조기에 발견하고 시기적절하게 잘 대처하면 대부분의 경우에서 잘 회복이 되므로, 수혈 전체 과정을 철저하게 확인하고 수혈 시 환자의 상태를 잘 모니터링하는 것이 매우 중요하다.

3 지연성용혈수혈반응(Delayed Hemolytic Transfusion Reaction, DHTR)

(1) 정의(Definition)

수혈 후 24시간~28일 사이에 발생한 적혈구 항체에 대해 환자 적혈구에서 직접항글로불린검사(DAT) 양성으로 나타나고, 항체용출검사 양성(수혈된 공여자 적혈구에 존재하는 항원에 대한 동종항체) 또는 환자 혈청에 수혈전검사에서 발견되지 않았던 새로운 적혈구 동종항체 검출과 함께 수혈 후 부적절한 혈색소의 상승(예상되는 혈색소 상승치보다 낮음) 또는 수혈 전 수준으로 혈색소의 빠른 하강이 일어나거나 설명되지 않는 구상적혈구(spherocytes)가 보일 때로 정의한다.

(2) 빈도(Incidence)

국내 한 보고에 따르면 지연성혈청학적수혈반응은 119명당 1명의 빈도로 나타났고(0.84%), 지연성용혈수혈반응은 전체 1,903명의 환자 중 1명에서 나타나서 0.052%의 빈도로 발생하였다(박태성 등 2005). 2022년 혈액안전위탁사업보고서에 따르면 3,058건의 수혈관련증상 중 2건이 지연성용혈수혈반응으로 보고되었다.

(3) 임상 및 검사소견(Clinical and Laboratory Findings)

과다용혈 (hyperhemolysis) 유무에 따라 임상 및 검사 소견이 다소 차이가 난다. 과다용혈이 없는 지연성용혈수혈반응(DHTR without hyperhemolysis)인 경우가 대부분이며 환자는 경증의 소견을 보인다. 미열, 경한 빈맥, 경한 신부전양상, 경한 황달 등을 나타내면서, 직접항글로불린검사(DAT)와 비예기항체 선별검사에서 새로운 양성 소견이 확인되고 혈액검사상 LDH, 총빌리루빈/간접빌리루빈, 크레아티닌(creatinine), 망상적혈구 등이 약간 증가하고, 말초혈액도말에 구상적혈구(microspherocytes)가 소수 관찰되며, 소변검사상 우로빌리노겐(urobilinogen)이 약간 증가한다. 반면, 과다용혈이 있는 지연성용혈수혈반응(DHTR with hyperhemolysis)인 경우는 외국에서 주로 낫적혈구병(sickle cell disease, SCD)의 수혈사례에서 보고되었으며, 이 경우는 생명이 위험할 수 있는 중증으로 발열과 오한이 동반되고 빈맥과 빈호흡, 불안정한 혈압 등의 쇽 유사 증상이 나타나고 다른 말초장기 손상을 동반하는 신부전, 심한 황달과 혈색소병증(hemoglobinopathy)이 있는 환자에서 혈관막힘위기(vaso-occlusive crisis)와 폐고혈압, 소모성 응고장애의 임상 양상과 함께, 직접항글로불린검사와 비예기항체 선별검사에서 새로운 양성 소견이 확인되고 혈액검사상 LDH, 총빌리루빈/간접빌리루빈, 크레아티닌의 심한 증가, 망상적혈구의 감소(paradoxical reticulocytopenia), 말초혈액도말에 구상적혈구가 다수 관찰되며, 소변검사상에서는 우로빌리노겐의 심한 증가 및 일부에서는 유리 혈색소의 심한 증가도 동반된다(Siddon AJ 등, 2018).

수혈 후 원인이 설명되지 않는 빈혈이 나타나면 지연성용혈수혈반응을 반드시 감별해야 한다. 또한 지연성용혈수혈반응의 경우 2/3 이상의 환자에서 발열이 동반되므로 수혈 후 원인미상의 발열이 있는 경우에도 용혈수혈반응의 감별진단을 주의 깊게 하여야 한다. 거의 모든 환자에서 직접항글로불린검사가 양성, 빌리루빈 증가, 합토글로빈 감소가 확인된다. 대개의 경우 직접항글로불린검사는 짧은 기간 동안만 양성을 보이므로 적절한 시기에 검사를 하지 않으면 음성반응을 보이게 됨을 반드시 염두에 두어야 한다. 지연성용혈수혈반응이 의심되나 낮은 역가로 인해 직접항글로불린검사가 음성으로 나타나는 경우에는 환자의 적혈구에 부착된 항체 용출을 시행하여 용출액(eluate)으로 비예기항체 선별검사를 시행하면 원인 항체의 존재를 증명할 수 있는 경우도 있다.

결론적으로 수혈 후 임상적으로 지연성용혈수혈반응의 가능성이 있는 환자의 증상을 세심하게 확인하고 신속하게 적절한 검사를 실시하면 지연성용혈수혈반응을 조기에 진단할 수 있다.

(4) 병태생리(Pathophysiology)

급성용혈수혈반응과 달리 지연성용혈수혈반응은 이전에 수혈이나 임신, 동종조혈모세포이식 등으로 동종 항체가 생긴 감작된 환자에서 이차적인 면역반응(기억반응, anamnestic reaction)에 의해 발생한다. 대부분의 경우는 임상적으로 심각한 응급 상황을 초래하는 경우는 드물고, 임상증상은 없으면서 수혈전 검사에서 이전에 없던 동종 항체만 발견되는 지연성혈청학적수혈반응으로 나타나기도 한다. 주로 Rh 계열 항원에 대한 항체와 그외 non-ABO 항원에 반응하는 항체들에 의해서 지연성용혈수혈반응이 발생하며, 환자의 혈액 내에 존재하는 항체가 공여자의 적혈구에 작용하여 불완전한 보체 활성화가 되고, C3b 옵소닌화(opsonization)와 간과 비장에서 monocyte-macrophage induced erythrophagocytosis를 통해 적혈구를 파괴하게 된다. 보체가 결합된 적혈구는 탐식되는 과정에서 적혈구 세포막이 점차적으로 제거가 되어 spherocytes와 microspherocytes를 형성하게 된다. 혈관외용혈이 일어나는 과정에서 소량의 유리혈색소가 혈장에 유리된다(Panch SR 등, 2019).

지연성용혈수혈반응을 잘 초래하는 항체로 anti-Jk^{a}, anti-Jk^{b}, anti-E, anti-C, anti-c, anti-Kell, anti-Fy^{a} 등이 알려져 있으며, 이들 중 anti-Jk^{a}는 소량으로 존재할 경우 검사상 잘 검출이 되지 않고 새롭게 항원에 노출이 되면 항체역가가 빨리 증가되고 다시 항원자극이 없어지면 항체가도 급속히 떨어져 검출이 힘든 특성이 있으므로 주의를 기울일 필요가 있다.

국내 증례보고에서 지연성용혈수혈반응의 원인으로 확인된 항체는 anti-e(이유경 등, 1992), anti-E(강문수 등, 1999), anti-Jk^{a}(이정녀 등, 1999), anti-Jk^{b}(허미나 등, 1997; 박태성 등, 2002; 송새암 등, 2016), anti-N(서지원 등, 2008), anti-C(유동원 등, 2017) 등의 단일항체에 의한 것, anti-Di^{a}+Le^{a}(정화령 등, 1989), anti-Le^{b}+Jk^{b}(원예연 등, 1998), anti-E+c(유동원 등, 2017) 등의 두 가지 항체에 의한 것뿐만 아니라, anti-E+M+Jk^{b}+Le^{a}(이종한 등, 2003), anti-c+E+Jk^{b}(김세림 등, 2009), anti-E+c+Jk^{b}(안규대 등, 2017) 등 세 가지 이상의 복합항체에 의한 지연성용혈수혈반응의 증례들도 있다. 국내에서 매우 드문 Knull 표현형을 갖고 있는 66세 남자환자에서 발생한 지연성용혈수혈반응에서 원인항체로 anti-Ku 항체가 증명된 예도 있다(강민구 등, 2017).

(5) 관리(Management)

지연성용혈수혈반응으로 진단이 내려지면 치료는 수혈된 혈액량과 항체의 역가에 따라 좌우된다. 원인 항체에 대한 항원이 음성인 적혈구를 구할 수 있으면 추가 수혈 시 별 문제는 없다. 지연성용혈수혈반응에서 파종혈관내응고나 신부전까지 생기는 경우는 드물긴 하지만 일단 발생되면 급성용혈수혈반응 때와 마찬가지로 동일하게 치료해야 한다. 과다용혈이 없는 지연성용혈수혈반응(DHTR without hyperhemolysis)인 경우는 경한 증상을 나타내므로 대증 치료를 하고 필요시 수액공급을 하면서 신기능을 추적관찰하며, 수혈이 필요한 경우는 해당 항원 음성이고 교차시험 적합인 적혈구로 수혈한다. 과다용혈이 있는 지연성용혈수혈반응(DHTR with hyperhemolysis)인 경우는 임상적으로 안정될 때까지는 추가적인 적혈구 수혈은 금하고 신기능 및 말초장기 손상, 혈색소병증이 있는 환자의 경우는 혈관막힘위기 등이 생기지 않는지 집중적으로 추적관찰해야 한다. 필요시 면역억제제, 재조합 적혈구형성인자(recombinant erythropoietin), 철분제 투여 등을 고려한다.

지연성용혈수혈반응의 예방은 수혈업무에 있어 필수적이지만 어려운 문제 중의 하나이기도 하다. 지연성용혈수혈반응은 수혈이나 임신 등에 의해 감작된 환자에서 나타나지만 수혈전검사를 정확히 시행했다 하더라도 해당항체가 검출되지 않는 경우가 종종 있기 때문이다. 따라서 환자의 현재 수혈전검사상 비예기항체 선별검사 음성으로 항체가 확인되지 않더라도 과거에 어떤 항체가 동정된 기록이 있다면 해당 항원이 음성인 적혈구를 골라 수혈하여야 한다. 또한 환자의 수혈력을 자세히 물어 보아 과거 수혈 시 이상증상을 경험한 적이 있는지 확인하는 것도 도움이 될 수 있다.

4 지연성혈청학적수혈반응(Delayed Serologic Transfusion Reaction, DSTR)

(1) 정의(Definition)

지연성용혈수혈반응과 비교할 때 수혈 후 24시간~28일 사이에 발생하는 기간은 동일하나 용혈의 임상적 징후는 없다는 것이 명확한 차이점이고, 이 시기에 새로운 임상적으로 의미있는 적혈구 항체가 증명되고 직접항글로불린검사 양성 또는 비예기항체 선별검사 양성(새로 동정된 적혈구 동종항체)이면 지연성혈청학적수혈반응으로 분류할 수 있다.

(2) 빈도(Incidence)

2022년도 혈액안전위탁사업 보고서에 따르면 수혈안전감시체계에 보고된 3,058건의 수혈관련증상 중 1건이 지연성혈청학적수혈반응으로 보고되었다.

(3) 원인(Causes)

지연성혈청학적수혈반응에서 용혈이 일어나지 않는 추정되는 원인으로는 ① 수혈된 부적합 적혈구를 충분하게 제거할 수 없는 매우 낮은 역가의 항체 반응(very low titer antibody response), ② 낮은 결합능을 가진 동종항체 생성(low-avidity alloantibody), ③ 높은 역가의 항체반응이 생기기 전에 부적합 적혈구의 비면역학적인 제거(nonimmune clearance of incompatible RBCs), ④ 환자가 면역저하 상태(underlying recipient immunosuppression)여서 충분한 항체를 못 만들어 내는 경우 등이 있다.

(4) 검사실 소견(Laboratory findings)

수혈 전에는 음성이었다가 수혈 후 직접항글로불린검사 및 비예기항체 선별검사에서 새롭게 양성 소견을 나타내면서, 용혈 확인 검사항목들에서 유의한 변화가 없고 정상소견을 보인다(예:LDH 증가, 빌리루빈 증가, 합토글로빈 감소, 망상적혈구증가, 소변검사이상(혈색소뇨, 유로빌리노겐 증가 등)이 없고 모두 정상소견).

(5) 관리(Management)

지연성혈청학적수혈반응 자체는 임상적인 후유증이 없기 때문에 특별한 치료가 필요하지 않지만, 지연성혈청학적수혈반응으로 확인되면, 검출된 항체를 정확히 동정하여 다음 수혈부터는 동정된 항체가 반응할 수 있는 해당 항원이 음성인 적합 혈액을 준비할 수 있도록 하여야 한다. 또한 지연성혈청학적수혈반응이 확인된 환자는 면밀하게 추적관찰하여 시간이 지남에 따라 지연성용혈수혈반응이 생기지 않는지 반드시 확인하여야 한다(Siddona AJ 등, 2018).

5 발열성비용혈수혈반응(Febrile Non-Hemolytic Transfusion Reaction, FNHTR)

(1) 정의(Definition)

수혈 중 혹은 수혈 후 4시간 이내에 발열 38℃ 이상 (구강), 수혈 전보다 체온 1℃ 이상 상승 또는 오한/경직이 동반되는 경우를 말한다.

(2) 빈도(Incidence)

2022년도 혈액안전위탁사업 보고서에 따르면 수혈안전감시체계에 보고된 3,058건의 수혈관련증상 중 1,790건(58.8%)으로 발열성비용혈수혈반응이 가장 많은 비율을 차지하고 있다.

(3) 임상소견(Clinical Findings)

발열은 수혈 중에 시작될 수도 있고 수혈 후에 나타나기도 한다. 발열 전 오한이 먼저 나타나는 수도 있다. 그 외에 빈호흡, 불안감, 두통 등이 동반되어 나타날 수 있다. 발열성비용혈수혈반응은 다른 발열반응이 생길 수 있는 원인을 배제하는 과정을 거쳐 진단하게 된다. 발열성비용혈수혈반응에서는 급성용혈수혈반응에서 나타나는 등 부위 통증(back pain), 주사 부위의 통증, 혈압의 변화, 혈색소뇨나 혈색소혈증 등은 나타나지 않는다.

발열성비용혈수혈반응의 임상적 의의는 발열로 인해 환자가 수혈 중 불쾌감 및 불안감을 느낀다는 점도 있지만 발열이 급성 또는 지연성용혈수혈반응의 초기 증상인 경우가 많으므로 반드시 환자를 주의 깊게 관찰하여 용혈수혈반응이 생기지 않는지 감별하는 것이 필요하다.

(4) 원인 및 기전(Causes and Mechanism)

발열성비용혈수혈반응은 면역성과 비면역성 원인이 있다. 비면역성 원인으로는 혈액제제 내 백혈구에서 시토카인이 분비되고 이것이 혈액제제 저장 중에 축적되면서 생기게 되는데 백혈구 제거가 되지 않은 혈소판제제 또는 적혈구제제를 수혈했을 때 가장 흔하게 볼 수 있으며 혈장제제 수혈 시는 드물다. 이러한 기전에 의한 발열반응은 저장 전 백혈구제거 단계를 도입함으로써 50%까지 감소하였다는 보고도 있다(King KE 등, 2004).

면역성 원인으로는 환자가 갖고 있는 백혈구 항체 때문인데 이는 공여자의 림프구, 과립구, 혈소판 등에 있는 HLA 또는 다른 항원과 작용하는 항체이다. 따라서 이 경우도 백혈구제거 단계를 거치면 공여자의 백혈구 항원이 제거되는 효과가 있으므로 발열성비용혈수혈반응 발생이 감소하게 된다. 발열반응의 원인 항체를 동정하는 것은 실제적으로는 어려우며 국내에서는 2005년에 53세 남자환자에서 농축적혈구 수혈 중 나타난 발열반응의 원인으로 과립구항체인 anti-HNA−1b를 규명한 발열성수혈반응 1예가 보고된 바 있다(한태희 등, 2005).

(5) 관리(Management)

발열성수혈반응이 의심되면 즉각 수혈을 중지하고 제일 우선적으로 용혈수혈반응과의 감별을 위한 확인 및 검사를 시행한다. 즉, 사무적인 오류가 없는지 확인하고, ABO 혈액형을 재확인하고, 직접항글로불린검사를 시행한다. 이 과정은 매우 중요하며 앞에서도 여러 번 언급한 바와 같이 발열이 급성용혈수혈반응, 패혈증 반응, TRALI 같은 생명을 위협하는 아주 심각한 수혈이상반응의 첫 증상으로 나타나는 경우가 있기 때문이며, 반드시 이 점을 고려하여 감별진단하는 과정이 최우선적으로 진행되어야 한다.

발열의 다른 원인이 배제되어 발열성비용혈수혈반응으로 진단이 되면 대증요법을 실시한다. 대부분의 발열은 아세트아미노펜 등의 해열제로 치료되며, 오한은 meperidine이나 pethidine 등을 사용하면 치료된다. 보고에 따르면 한 번 발열성비용혈수혈반응을 보인 사람이 다음에 수혈을 받았을 때 또 발열반응이 나타날 가능성은 1/6 내지 1/8 정도라고 하며(Kevy SV 등, 1962; Menitove JE 등, 1982), 따라서 발열반응이 한 번 발생된 환자에서 다음 수혈 시 발열반응이 반드시 다시 나타나는 것은 아니지만 발열반응은 환자에게는 괴로운 경험이며 다음 수혈에 대한 불안감이 생길 수 있으므로 이전에 발열성비용혈수혈반응이 있었던 환자에게는 백혈구제거 혈액제제를 사용하는 것이 권장된다. 그 외에도 외국의 경우에는 발열성수혈반응을 경감시키기 위하여 혈소판보존액(platelet additive solution, PAS)에 보존된 혈소판, solvent detergent 혈장 등이 사용되기도 한다. 발열성비용혈수혈반응을 예방하기 위하여 전처치 약제를 사용하는 것은 아직까지 명확하게 확인된 근거는 없으며, 전처치 약제를 사용함으로써 발생하는 비용 및 가능성 있는 독성 등에 대한 검토가 되어야 하고, 그리고 무엇보다 해열제 전처치를 함으로써 다른 심각한 수혈이상반응의 초기 증상으로 나타나는 발열을 놓칠 수 있는 위험이 있으므로 이 부분을 반드시 고려하고 주의해야 한다.

6 알레르기반응(Allergic Reaction)/아나필락시스반응(Anaphylactic Reaction)

(1) 정의(Definition)

수혈 중 또는 수혈 후 4시간 이내에 ① 결막부종, ② 입술, 혀, 목젖의 부종, ③ 눈 주위의 홍반 및 부종, ④ 전신 홍조, ⑤ 저혈압, ⑥ 국소 혈관부종, ⑦ 반구진 발진, ⑧ 가려움증, ⑨ 호흡곤란(기관지연축), ⑩ 두드러기 등 이 10가지 증상 중 2가지 이상이 나타나면 알레르기반응으로 정의한다.

아나필락시스반응(anaphylactic reaction)은 상기 증상에 더하여 후두기능장애, 심한 호흡 곤란, 심한 저혈압, 근육긴장저하, 실신 등이 동반되는 경우를 말한다.

(2) 빈도(Incidence)

알레르기반응은 발열성비용혈수혈반응 다음으로 흔하게 보고되는 수혈반응으로 2022년도 혈액안전위탁사업 보고서의 수혈관련증상 3,058건중 알레르기 반응은 913건(29.9%)으로 발열성비용혈수혈반응에 이어 두 번째로 많은 빈도를 차지하고 있다.

(3) 원인 및 기전(Causes & Mechanism)

제1형 과민반응 스펙트럼의 하나로 두드러기, 가려움증, 혈관부종 등 국소적인 알레르기반응으로부터 저혈압, 호흡곤란이 수혈 시작 후 급격하게 일어나는 전신적인 알레르기 반응인 아나필락시스반응까지 발생할 수 있다.

환자, 공여자, 혈액제제 등에 있는 여러 가지 다양한 요인들이 복합적으로 알레르기반응을 일으킬 수 있지만, 혈장단백에 의한 것이 가장 흔한 원인이므로 혈장제제나 혈소판제제 수혈 시 흔하게 발생한다. 환자측 요인으로는 원래 아토피 체질이어서 IgE 값이 높은 경우가 일차적인 원인일 수 있으나 환자가 지속적인 수혈을 하는 경우에 탈감작이 될 수 있어 알레르기반응이 점차 경감되므로 우려할 것은 아니라고 하며, 이보다는 특정 혈장단백의 결핍이 있는 환자의 경우(예: IgA, haptoglobin, C3, C4 등) 수혈 시 심한 알레르기 반응이 나타날 수 있다(Goel 등, 2019).

1968년 Vyas 등이 IgA 결핍 환자에게 IgA가 함유된 혈액제제를 투여하여 아나필락시스반응이 초래된 3례를 처음 보고하였는데 3명 환자 모두 anti-IgA를 가지고 있었다. IgE type anti-IgA와 아나필락시스반응의 연관성이 잘 알려져 있으나(Burks AW 등, 1986) IgG type anti-IgA에 의한 사례도 보고되어 있다(Warkentin TE 등, 2018).

국내에서는 급성백혈병 항암치료 과정 중 수혈을 받았던 50대 여성 환자에게서 농축혈소판제제 수혈 후 즉각적인 아나필락시스반응이 나타나 확인한 결과 haptoglobin 유전자 부위 결손(allelic deletion in the Hp gene)이 있는 합토글로빈결핍증(anhaptoglobinemia)으로 혈액 내 anti-haptoglobin이 존재하는 것으로 확인되어 이후 세척혈소판제제 수혈로 회복한 사례가 보고된 바 있다(Kim H 등, 2012). 우리나라의 경우 1,500명 중 1명이 합토글로빈결핍증을 가진 것으로 보고되어 있어(Park KU 등, 2004), 국내에서는 수혈관련 아나필락시스반응의 원인으로 IgA 결핍에 의한 것보다는 합토글로빈결핍에 대한 것에 조금 더 주의를 기울일 필요가 있다.

(4) 관리(Management)

경미한 경우 알레르기 증상은 항히스타민제로 호전이 되나 드물게는 아나필락시스반응으로 진행되는 경우도 있다. 증상이 항히스타민제로 소실되는 경미한 알레르기반응의 경우는 환자를 잘 관찰하면서 수혈을 계속 유지하여도 되지만, 증세가 완화되지 않고 아나필락시스반응을 보이는 경우는 즉각 수혈을 중지하고 에피네프린을 근육주사한다. 이때 항히스타민제, 기관지확장제, 스테로이드 등을 상황에 맞게 같이 사용할 수 있다. 예방적인 항히스타민제, 스테로이드 사용에 대한 명확한 근거는 부족하지만 국내에서 혈소판제제 수혈 중 피부발진이 나타나 항히스타민제를 주사하여 수혈을 마친 환자에게 2일 후 다시 성분채혈혈소판을 수혈하자마자 안면홍조, 호흡곤란과 더불어 가슴이 답답하고 혀가 부어오르는 증상이 있어 그 다음 수혈 때는 하루 전부터 dexamethasone 20 mg씩 8시간 간격으로 정주하고 수혈 1시간 전 다시 dexamethasone을 정주한 후 성분채혈혈소판을 수혈했더니 아무런 부작용이 없었다는 증례를 발표한 사례가 있다(한규섭, 2004).

Anti-IgA나 anti-haptoglobin에 의한 아나필락시스반응의 기왕력이 있는 환자에게 혈장성분을 수혈해야 할 경우는 IgA 또는 합토글로빈 결핍 헌혈자로부터 얻은 혈장성분을 수혈하는 것이 원칙이지만 IgA 또는 합토글로빈 결핍 혈액을 구할 수 없는 경우가 대부분이다. 적혈구제제 또는 혈소판제제의 경우에는 세척혈액제제를 수혈하는 것이 효과적인 수혈 전략이지만, 세척과정에서 혈액제제의 일정 부분 혈액량이 소실되므로 추가적인 수혈 양에 대한 고려가 필요할 수 있다. 외국에서는 혈소판보존액에 보존한 혈소판제제, solvent detergent 혈장제제 등의 사용이 이러한 알레르기반응을 감소시키는데 비용 효과적인 면에서 유리하다는 보고도 있다(Goel R 등, 2019).

발열반응과 알레르기반응의 예방목적으로 수혈 전에 아세트아미노펜과 항히스타민제를 일상적 예비투약(routine premedication)하는 것이 성인 및 소아 환자에서 모두 발열반응이나 알레르기반응의 발생을 막지는 못했다고 하며, 이러한 수혈이상반응을 경험한 기왕력이 있는 환자에서 사전 예방 투약의 효과는 아직 명확하지 않기 때문에 향후 임상 시험에서 추가 평가가 필요하다(Ning 등, 2019).

소아의 수혈이상반응을 분석한 연구는 성인에 비해 매우 적은데, 최근 국내 두 기관에서 각 병원에서 경험한 소아의 수혈이상반응에 대한 보고를 하였으며, 모두 발열성비용혈수혈반응과 알레르기반응이었다(류성은 등, 2022; 정기욱 등, 2022). 하지만 소아는 본인이 증상을 정확하게 표현하기 어렵고, 더욱이 영아나 신생아의 경우에는 활력징후와 검사 결과만으로 급성수혈반응을 파악해야 하는 어려움이 있다. 따라서 지속적인 교육으로 수혈반응에 대한 인식을 향상시키고 상황에 맞는 적절한 혈액제제의 선택으로 안전한 수혈이 이루어지도록 하는 것이 중요하다.

7 저혈압반응(Hypotensive Transfusion Reaction)

(1) 정의(Definition)

저혈압을 초래할 수 있는 다른 수혈이상반응(세균오염, 급성용혈수혈반응, 아나필락시스반응, 수혈관련급성폐손상(TRALI 등)을 배제하고 수혈 중이나 수혈 후 1시간 이내에 저혈압이 나타나는 경우를 말하며, 저혈압의 기준은 성인(만 18세 이상)은 수축기혈압이 수혈 전보다 30 mmHg 이상 떨어지거나 수축기혈압이 80 mmHg 이하인 경우, 소아(1세 이상, 18세 미만)는 수축기혈압이 25% 이상 떨어지는 경우, 신생아 및 1세 미만이나 체중 12 kg 미만 유아는 혈압이 25% 이상 떨어질 때를 말한다.

(2) 임상소견(Clinical Findings)

수혈 시 발생하는 저혈압의 대부분은 급성용혈수혈반응, 세균오염에 의한 패혈증, 수혈관련급성폐손상, 아나필락시스 등의 여러 가지 수혈이상반응의 한 증상으로 나타날 수 있으므로, 저혈압과 함께 각 수혈이상반응의 정의에서 기술된 특징적인 증상이나 검사소견 등이 동반되어 있는지 감별해야 한다.

수혈이상반응으로 저혈압만 단독으로 발생하는 경우는 매우 드물긴 하지만 특징적으로 저혈압이 수혈 시 조기에 갑자기 발생하고 대부분 심한 저혈압이 동반되나 수혈을 중단하면 특별한 치료 없이 빠르게 회복된다.

(3) 빈도(Incidence)

2022년 혈액안전위탁사업 보고서에 수혈관련증상 3,058건 중 저혈압반응은 47건이 보고되어 1.5%를 차지하였으며, 환자의 성별은 남자 23명(48.9%), 여자 24명(51.1%)으로 여성의 비율이 약간 높았으며, 연령의 중앙값은 69세였다.

(4) 원인 및 기전(Causes & Mechanism)

1978년 Alving 등이 혈장 단백 분획(plasma protein fraction, PPF)을 사용과 저혈압반응의 연관성을 보고한 바 있고, 혈장 단백 분획 내 factor XII과 관련이 있는 것으로 설명하였다(Alving 등, 1978). 그 이후 1982년에 혈장 단백 분획 사용 시 브라디키닌(bradykinin)의 생성이 저혈압발생과 연관성이 있으며, 저혈압의 발생에 혈장 단백 분획 내 factor XII과 브라디키닌의 양이 상관성이 있음을 보고 하였다(Van Roosevelt RF 등, 1982). 혈장단백제제 내에는 혈관활성화 성분(vasoactive substances)인 factor XII와 브라디키닌이 함유되는 경우가 있으며, 혈장단백제제 내에 과도하게 포함된 prekallikrein activator 때문에 내인성 브라디키닌이 유리되어 저혈압이 생기기도 한다.

고혈압 치료제로 앤지오텐신전환효소(angiotensin converting enzyme, ACE) 억제제를 사용하는 환자의 경우에 수혈 시 저혈압반응이 발생할 수 있다. ACE는 브라디키닌을 분해하는 능력을 가지고 있는데 브라디키닌은 우리 몸에 혈관을 이완시키는 작용을 한다. 따라서 ACE 억제제를 사용하면 브라디키닌의 분해가 억제되어 브라디키닌의 농도를 높이게 되고 결과적으로 브라디키닌에 의한 혈관 이완 현상이 나타나 저혈압이 발생하게 된다.

농축혈소판 수혈 시 백혈구제거 필터를 사용했을 때 발생한 저혈압반응에 대한 보고들이 있으며(Takahashi TA 등, 1995; Shiba M 등, 1997), 음전하를 띄는 필터를 사용할 때 contact system인 factor XII, prekallikrein, high-molecular-weight kininogen이 활성화되고 이 과정에서 대량의 브라디키닌이 생성되어 저혈압반응이 발생하였다고 한다(Shiba M 등, 1997).

(5) 관리(Management)

수혈관련 저혈압반응은 수혈을 중단하면 빠르게 회복되므로 대부분은 특별한 치료가 필요없다. 정맥 수액 공급을 일회성으로(bolus of intravenous fluids) 하는 것이 도움이 될 수 있다. 혈관작용약(vasoactive drug)의 사용은 필요치 않다. 수혈 전에 환자가 고혈압 치료제로 ACE 억제제를 복용하고 있는지 확인하고, 특히 치료적혈장교환술 시 신선동결혈장제제를 대체액으로 사용하는 경우에는 치료적혈장교환술을 시행하기 24시간 이전에는 ACE 억제제 복용 중지를 권장한다.

고혈압치료제로 ACE 억제제를 복용하는 환자에서 수혈 시 저혈압반응이 생긴 경우라면 이후에 수혈이나 혈장교환술을 시행해야 할 때는 고혈압치료제를 다른 종류로 변경하는 것을 고려하여야 한다(Karla A 등, 2012).

수혈가이드라인 제5판(2002)에 나와 있는 급성 수혈관련 증상분류 알고리즘은 다음과 같다(그림 2-4).

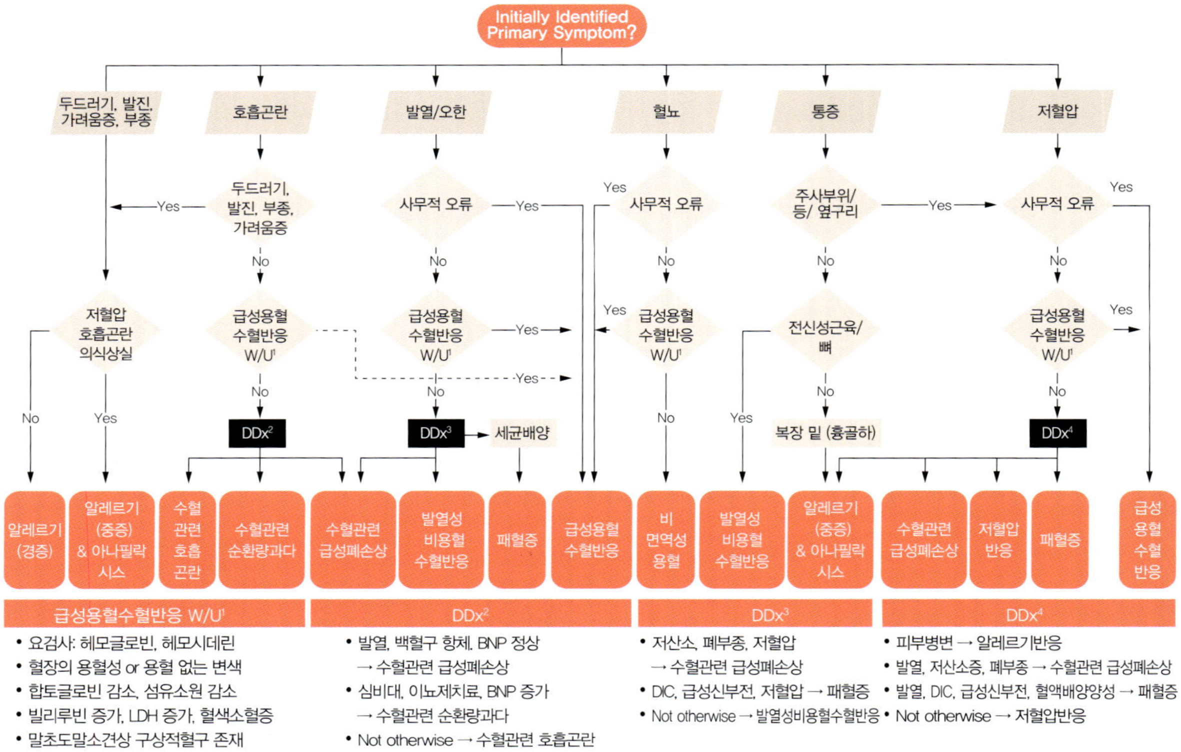

그림 2-4. **급성 수혈관련 증상분류 알고리즘(수혈가이드라인 2022, 제5판)**

환자에게 안전한 수혈을 제공하기 위해서는 이러한 수혈이상반응의 발생을 예방하고 조기에 정확히 검출하는 것이 필수적이다. 보다 효율적인 수혈이상반응 검출을 위하여 수혈이상반응의 종류와 증상을 기록한 간호전자의무기록 자료를 토대로 자동으로 선별하여 목록화한 후 진단검사의학과 의사가 해당 환자의 실제 수혈이상반응의 유무를 확인하는 전산프로그램을 구축한 사례가 보고된 바 있으며(안광진 등, 2015), 최근에는 국내 한 기관에서 전자 자동 알림 시스템(electronic automatic notification system, EANS)을 활용하여 수혈과정동안의 환자의 체온, 혈압, 맥박수 등 생체 신호 변화를 추적 확인함으로써 수혈 시 임상 관찰만으로는 찾아내기 어려운 급성 수혈이상반응 발생 가능성이 있는 환자를 EANS 시스템을 활용하여 적극적으로 찾아내어 급성 수혈이상반응을 검출 하고 안전한 수혈에 도움이 되도록 하는 사례가 보고되어 국제적으로 각광을 받은 바도 있다(Lim YA 등, 2020).

표 2-4는 비감염성 수혈이상반응 경감 전략에 대해 공여자, 혈액제제, 환자의 각 요소별 내용을 정리한 것이다(Goel R 등, 2019)

표 2-4. **비감염성 수혈이상반응 경감 전략**(mitigation strategies for noninfectious transfusion reactions, Goel R 등, 2019 Blood)

수혈반응	요소별 경감 전략		
	공여자	혈액제제	환자
급성용혈 (ABO 부적합)	- 가급적 혈소판은 ABO 적합 혈소판으로 수혈 - 부부적합(minor incompatible) 수혈을 해야 할 경우, 동종응집소가 낮은 역가의 혈장을 함유한 혈액제제 사용(예: O형 혈소판을 A형 환자에게 수혈할 때)	- 정확한 라벨링과 검사	- 별도의 2차 검체로 ABO 혈액형 재확인 - 환자 확인 오류가 일어나지 않도록 수혈 전 병상 옆에서 철저한 환자 확인 과정 수행
급성용혈 (물리적)	- 성분채집장비에서 용혈을 정확히 검출하는지 철저하게 확인	- 시간이 지체되면서 온도가 올라가는 것을 방지하기 위해 혈액제제를 적정 온드에 보관 - 물리적 용혈 방지 (예: 가온기 사용시 부정확한 가온으로 고온상태)	- 비면역용혈 방지 (예: 수혈 시 저장용액과 함께 주입하거나, 작은 구경의 주사바늘로 빠르게 수혈 시) - 검증된 가온기 사용
지연성용혈/ 지연성혈청학적	- 공여자의 유전자형 또는 표현형 확인		- 중앙집중형 환자 정보 데이터베이스 시스템 필요 - 수혈은 병원 내 여러 장소에서 이루어지므로 환자수혈 정보에 대한 혈액은행내 의사소통 필요
발열성비용혈	- 공여자의 백혈구	- 저장전 백혈구여과 (Prestorage leukoreduction) - Solvent detergent 혈장 사용 - Platelet additive solution (PAS)에 보존된 혈소판 사용	- 환자의 백혈구 항체 - 일상적인 예방목적의 해열제 사용은 근거 없음
알레르기/ 아나필락시스	- 특이 공여자 확보 (예: 희귀공여자 등록시스템에서 IgA 결핍 공여자)	- PAS 보존 혈소판 또는 volume reduction 혈장 사용 - Solvent detergent 혈장 사용 - 세척혈액제제(단, 적혈구 또는 혈소판제제 만)	- 반복 수혈에 의한 탈감작 가능성 - 일상적인 예방목적의 항히스타민제 또는 glucocorticoids 사용은 근거 없음

8 수혈관련급성폐손상(Transfusion-related Acute Lung Injury, TRALI)

수혈 중 또는 수혈 후 수시간 이내에 급성 비심장성 폐부종(non-cardiogenic pulmonary edema)이 발생할 수 있는데 이는 환자나 수혈 혈액의 혈장 내에 백혈구응집소(leukoagglutinin)나 조직적합성항원(HLA)에 대한 항체가 존재하는 경우 나타날 수 있으며 90% 정도는 수혈 혈액 내의 항체가 원인이다. 수혈 후 6시간 이내에 호흡곤란(respiratory distress)이 나타나며 저산소혈증, 저혈압, 오한, 발열 등도 동시에 관찰된다. 흉부 X-선 촬영상 양측성 폐침윤의 소견이 나타난다. 약 80%의 환자는 인공호흡기의 사용을 통하여 4일 정도면 회복되나 수주간 인공호흡기에 의존해야 하기도 하고 5~10% 정도는 사망하기도 한다. 2년간 관찰된 36예를 대상으로 한 보고에 의하면 89%에서 혈액제제 내에 과립구항체의 존재가 증명되었고 림프구독성항체(lymphocytotoxic antibody)는 72%의 혈액제제에서 발견되어 혈액제제 내의 과립구항체가 림프구독성항체보다 더 중요한 작용을 하는 것으로 나타났다(Popovsky MA 등, 1985). 최근에는 과립구항체인 HNA-3 항체가 급성폐손상의 중요한 원인으로 부각되고 있다(Storch EK 등, 2014; Chiaretti S 등, 2022).

혈액제제에 항체가 있을 가능성은 임신력이 있는 여성 헌혈자에서 높은데 임신을 2회 이상 한 여성의 20% 정도에서 백혈구 항체가 발견된다. 이 항체는 점차 소실될 수도 있지만 역가가 높게 지속되는 수도 있다. 급성폐손상의 정확한 발생빈도는 조사된 바 없지만 5,000예의 수혈 중 하나 정도로 추산되고 있으며 인지하지 못하는 경우가 많아 보고는 이보다 적다. 2002년 Kopko 등이 보고한 증례에 따르면 예정 수술 환자에게 수술 직전 신선동결혈장 한 단위를 수혈했는데 수혈 45분 후에 환자가 심한 호흡곤란을 보였고 적극적인 치료에도 불구하고 6시간 후에 사망하고 말았다. 조사를 위하여 헌혈자를 추적해 보니 30여 년 전에 임신을 3회 했던 54세 여자였는데 그간 혈장을 290회 헌혈한 사람이었으며 헌혈자의 혈장에서 반응성이 강한 과립구항체가 검출되었다. 이 헌혈자의 최근 헌혈 혈액 50예에 대해 수혈자에 대한 의무기록을 조사했더니 조사가 가능했던 36예 중 7회는 경도/중등도의 급성폐손상을, 8회는 심한 급성폐손상을 유발했던 것으로 나타났다. 흥미로운 점은 경도/중등도 7예 중 5예가 수혈관리위원회에 보고된 반면 심한 증상을 보였던 8예 중 2예만이 보고되었다는 것이다. 이는 급성폐손상이 잘 인지되지 않고 다른 질환으로 오인되며 따라서 보고도 누락되는 경우가 많음을 의미한다.

급성폐손상을 유발한 복합적인 anti-HLA를 가진 헌혈자의 과거 헌혈 혈액을 수혈받은 103명의 환자에 대한 다른 보고에서는 1명만이 급성폐손상의 증거가 있었고 6%에서 흉부촬영상 폐음영이 다소 강해진 정도였다 하여 항체가 있어도 급성폐손상의 발생은 매우 적을 수 있음을 알 수 있다(Toy P 등, 2004). 급성폐손상이 잘 인지되지 않는 이유 중의 하나가 진단 기준이 명확하지 못해서였는데 2004년에 캐나다에서 '급성폐손상의 이해를 위하여(Towards an Understanding of TRALI)'라는 국제적인 회의가 열려 표준화된 진단 기준이 제시되었다(Kleinman S 등, 2004)(표 2-5). 'TRALI'와 'possible TRALI'의 두 가지 범주를 정의하였으며 possible TRALI의 범주는 TRALI 정의를 충족하지만 동시에 급성호흡곤란증후군(acute respiratory distress syndrome, ARDS)의 위험요소가 있는 임상증후군 환자를 위해 설정되었다. 하지만 TRALI와 possible TRALI 구별 방법이 명확하지 않고, 2012년 베를린에서 열린 합의 회의에서 급성폐손상 및 ARDS를 재정의했지만(Ferguson ND 등, 2012) TRALI 정의에 이 정보가 반영되지 않아 TRALI 정의 변경에 대한 필요성이 대두되었고, 이에 2019년 새로운 TRALI 진단기준이 제시되었다(Vlaar APJ 등, 2019)(표 2-5). 주요 변경 사항은 'possible TRALI' 용어가 삭제되고 TRALI I형과 II형으로 분리되어 TRALI I형은 ARDS 위험 인자가 없는 경우로 기존의 TRALI와 동일하며, TRALI II형은

ARDS 위험 인자가 있거나 경증의 ARDS를 가지고 있더라도 수혈 전 12시간동안 안정된 호흡기계 상태인 경우 진단할 수 있다.

표 2-5. 수혈관련 급성폐손상 진단 기준

2004 캐나다합의회의 진단 기준	2019 새로 제시된 진단 기준
1. 수혈관련 급성폐손상(TRALI) a. 급성폐손상(acute lung injury) i. 급성 발병(acute onset) ii. 저산소증: PaO_2/FiO_2 ≤300 혹은 SpO_2 <90% (실온) 혹은 저산소증의 임상적 소견 iii. 흉부촬영에서 양측성 폐침윤 iv. 좌심방 혈압증가(left atrial hypertention) 없을 것 b. 수혈 전에는 급성폐손상이 없었어야 함 c. 수혈 중이나 수혈 후 6시간 이내에 발현 d. 급성폐손상을 초래할 만한 다른 원인이 없을 것	1. 수혈관련 급성폐손상 I형(TRALI type I) : ARDS 위험 인자가 없으면서 다음 기준을 만족하는 경우 a. i. 급성 발병 ii. 저산소증: PaO_2/FiO_2 ≤300 혹은 SpO2 <90% (실온) iii. 양측성 폐침윤의 명백한 영상의학적 소견(흉부방사선촬영 CT, 또는 초음파) iv. 좌심방 혈압증가 소견이 없거나 있는 경우 저산소증의 주요 원인이 아닌 것으로 판단되는 경우 b. 수혈 중이나 수혈 후 6시간 이내에 발병 c. ARDS의 다른 위험인자와 시간적 관련성이 없을 것
2. Possible TRALI a. 급성폐손상(acute lung injury) b. 수혈 전에는 급성폐손상이 없었어야 함 c. 수혈 중이나 수혈 후 6시간 이내에 발현 d. 급성폐손상을 초래할 만한 다른 원인도 있는 경우(예: 흡인, 폐렴, 패혈증, 외상, 화상, 췌장염, 약물중독 등)	2. 수혈관련 급성폐손상 II형(TRALI type II) : ARDS 위험인자가 있거나(하지만 ARDS르 진단받지 않은 상태) 경증의 ARDS (PaO_2/FiO_2 200~300)를 가지고 있지만 호흡기 상태가 악화되어 수혈에 의한 것으로 판단되는 경우 a. TRALI type I의 a와 b 범주에 기술된 소견을 만족 b. 수혈 전 12시간동안 안정된 호흡기계 상태

TRALI, transfusion-related acute lung injury; ARDS, acute respiratory distress syndrome

6년간 영국 병원의 90%가 자발적으로 참여한 중요한 오류와 사고 보고 분석에 따르면 보고된 1,630건 중에 103건이 급성폐손상이었다. 103건 중 7건은 환자가 급성폐손상으로 사망한 것이 확실하며 22건도 환자 사망의 원인이 된 것으로 분석되었다. 또한 67건은 사망하지는 않았으나 심한 부작용을 초래했다(Stainsby D 등, 2004). 미국의 경우에는 과거 수혈로 인한 사망의 가장 중요한 원인이 수혈관련급성폐손상이었다(FDA, 2013). 우리나라에서도 전형적인 증례가 2005년에 보고된 이후 혈액안전감시체계를 통한 자발적인 보고가 연 4건 정도이다(이광섭 등, 2019; 장기설 등, 2015; 허지영 등, 2005; 현정원, 2022; 홍윤지 등, 2011). 국내에서 항체가 확인된 예들은 대개 환자 혈청에서 항체가 발견되었는데 수혈된 농축혈소판 내에 환자와 반응하는 HLA-DR13이 발견되어 치명적인 급성폐손상을 유발한 증례가 보고되었다(Jin SM 등, 2012).

발병 원인을 설명하는 가설로 현재는 'two-hit' 모델이 인정받고 있다. 'First hit'은 폐 내피세포나 호중구를 활성화시키는 환자의 기저 상태(예: 패혈증)이며, 'second hit'은 혈액제제의 수혈이다. 어떻게 항체와 백혈구의 반응이 폐 내피세포에 손상을 초래하는지 그 기전은 불확실하다. 항체에 의해 손상되고 응집된 백혈구가 폐혈관 내에서 백혈구효소를 분비한다는 추정과 C5a와 활성화된 백혈구가 내피세포 표면에 손상을 준다는 추정이 있다.

드물기는 하지만 치명적인 경우도 있으므로 급성폐손상을 예방할 수 있다면 좋겠지만 모든 혈액제제에 대해 과립구항체 검사를 시행할 수는 없다. 영국에서는 2003년 후반부터 대부분의 신선동결혈장과 혈소판제제를 남성 헌혈자의 것으로 공급하기 시작했는데 그 후 수혈관련급성폐손상이 1/3 정도로 감소되었다(Chapman CE 등, 2009). 우리나라에서도 급성폐손상 예방을 위하여 2009년 7월부터 수혈용 신선동결혈장은 남성 헌혈자의 혈액으로만 공급하고 여성 헌혈자의 신선동결혈장은 분획제제용으로만 사용하고 있다. 성분채혈혈소판도 가급적 남성 헌혈자로부터 채집하고 있으며 여성 헌혈자에게는 전혈 헌혈이나 혈장성분채혈을 권유하고 이 혈장도 분획제제용으로만 사용한다. 다른 수혈이상반응과 마찬가지로 임상적인 진단을 빨리 내리는 것이 중요하며, 체액과부하, 심부전, 패혈증 등과 같이 폐부종을 초래할 수 있는 다른 원인을 배제해야 한다. 치료는 비심장성 폐부종이 치유될 때까지 호흡보조치료를 계속하는 것이다. 급성폐손상을 유발한 항체를 보유한 헌혈자는 후일 다시 헌혈을 하지 않도록 해야 한다.

9 수혈관련순환량과다(Transfusion-associated Circulatory Overload, TACO)

수혈관련순환량과다는 수혈과 관련된 주요 사망 원인 중 하나로 심장예비력(cardiac reserve)이 감소한 환자에서 심장성 폐부종(cardiogenic pulmonary edema)을 특징으로 한다. 수혈 1~2시간 내에 호흡곤란(dyspnea), 빈호흡(tachypnea), 좌위호흡(orthopnea), 경정맥확장(jugular venous distension), 말초부종(pedal edema) 등의 증상 및 징후를 보이며 빈맥(tachycardia), 말굽심음 (cardiac gallop, S3), 확장된 맥압을 특징으로 하는 수축기 및 확장기 혈압 증가도 흔히 관찰되며, 청진 시 수포음(rale)이 존재한다. 2018년 국제수혈학회(International Society of Blood Transfusion), 국제혈액감시네트워크(International Haemovigilance Network) 및 AABB는 공동으로 기존에 사용되던 사례 정의에 대한 개정안을 개발하였다(Wiersum-Osselton JC 등, 2019)(표 2-6).

표 2-6. 수혈관련순환량과다의 정의

필수 기준(a와 b) 1개 이상(수혈 중 또는 수혈 종료 후 12시간 이내 발병) 포함하여, a~e 중 3가지 이상 해당하는 경우	
필수 기준	a. 급성 또는 악화되는 호흡부전의 증거 b. 급성 또는 악화되는 폐부종의 증거: 임상적 소견/영상의학적 소견/심장 기능의 기타 비침습적 평가
추가 기준	c. 환자의 기저질환으로 설명되지 않는 심혈관계 소견의 변화 d. 체액과부하의 증거 e. 관련 바이오마커 결과: 뇌나트륨이뇨펩티드(B-type natriuretic peptide, BNP) 또는 NT-proBNP 증가

수혈 상황에서 급성호흡곤란은 수혈관련순환량과다, 수혈관련급성폐손상, 아나필락시스, 수혈과 관련 없는 급성호흡곤란증후군 또는 수혈관련호흡곤란으로 인해 발생할 수 있어 감별이 필요하며, 수혈관련순환량과다 및 수혈관련급성폐손상을 배제할 수 없어 'TACO/TRALI' 진단이 내려질 수 있는 경우가 있을 수 있다. 수혈관련순환량과다가 의심되는 경우 즉시 수혈을 중지하고, 산소 공급, 이뇨제 투여, 앉은 자세를 취하는 등의 보존적 치료를 하며, 증상이 지속되는 경우 이뇨제 재투여 및 사혈(phlebotomy)을 시행하기도 한다. 수혈관련순환량과다 예방을 위해서는 위험도가 높은 환자를 식별하는 것이 중요하며, 수혈 속도를 가능한 천천히 유지하고, 체액량 감시를 통하여 체액량이 적절하게 유지되도록 하여야 한다.

10 수혈관련호흡곤란(Transfusion-associated Dyspnea, TAD)

수혈관련호흡곤란은 수혈관련급성폐손상이나 수혈관련순환량과다에 대한 기준을 충족하지 않는 수혈 후 24시간 이내에 발생하는 급성호흡곤란으로 정의되는 배제 진단이다. 호흡곤란은 알레르기/아나필락시스반응 및 가능성은 적지만 급성용혈수혈반응에서도 볼 수 있으며, 이러한 다른 수혈이상반응을 배제한 후에야 수혈관련호흡곤란에 관한 진단이 확립된다. 또한 수혈과 관련이 없을 가능성도 고려해야 한다. TAD의 원인이 알려져 있지 않으므로 예방하거나 치료할 특별한 조치가 없으며, 일반적으로 수혈을 중단하면 해결된다.

11 수혈후자반증(Post Transfusion Purpura, PTP)

수혈후자반증에서는 수혈 후 5~12일 사이에 혈소판수가 수혈 전보다 20% 이상 감소되면서 환자 혈액 내에서 혈소판특이항원에 대한 항체가 발견된다(CDC, 2021). 수혈후자반증은 환자가 임신이나 수혈을 통해 자신이 가지지 않은 항원에 대해 감작된 상태에서 다시 그 항원을 가진 혈소판이 수혈될 때 나타나는 드문 질환으로서 국내에서도 anti-HPA-3a (anti-Bak^{a})에 의한 수혈후자반증이 1예 보고된 바 있다(송상훈 등, 2005).

⑫ 수혈관련이식편대숙주병(Transfusion-associated Graft-versus-Host Disease, TA-GVHD)

수혈관련이식편대숙주병은 수혈 후 2일~6주 후에 ① 홍반성 반구진성 발진이 신체 중심부를 중심으로 나타나거나 ② 설사, ③ 발열, ④ 간비대, ⑤ 간 기능이상, ⑥ 골수 무형성, ⑦ 범혈구감소증 같은 증세가 나타나면 의심할 수 있으며 확진은 피부나 간 조직 생검으로 해야 한다(CDC, 2021).

이식편대숙주병은 수혈된 림프구가 골수이식 환자 등 면역기능이 저하된 숙주를 공격하여 나타나는 질환이다. 림프구는 4℃에서 상당 기간 생존할 수 있고 림프구 활성이 잘 보존된 신선혈액의 경우 이식편대숙주병이 나타날 가능성은 높아진다. 수혈용 혈액에 방사선을 조사(irradiation)하면 이 반응을 예방할 수 있으므로 위험한 환자를 미리 선정하여 항상 방사선조사혈액만을 수혈하도록 하여야 한다. 면역 기능이 정상적인 환자에서도 이식편대숙주병이 발생할 수 있는데 대부분이 헌혈자가 수혈자의 HLA haplotype 중 하나에 대해 동형접합체일 경우이다. 예를 들면, 수혈자가 HLA A2, B46, DR8/A33, B58, DR13인데 헌혈자가 A2, B46, DR8이나 A33, B58, DR13의 동형접합체(homozygote)일 경우이다. 이러한 조합은 수혈자와 헌혈자가 직계가족일 때 나타날 가능성이 높으므로 직계가족으로부터 헌혈된 혈액은 모두 방사선조사를 한 후 수혈하여야 한다.

이식편대숙주병의 증상은 발열, 발진, 간기능 이상, 설사, 범혈구감소증 등이다. 대체로 면역억제를 많이 하면 할수록 수혈로 인한 이식편대숙주병의 가능성이 높아진다. 따라서 이 반응은 자궁내수혈을 받은 신생아, 선천면역결핍증 환자, 급성백혈병이나 호지킨병 등의 악성종양 환자에서 잘 나타난다. 면역 기능이 정상인 사람들 중에는 개심술 후에 많이 나타나는 것으로 보고되어 있다. 신선혈액을 개심술에 사용하는 일본의 경우 그 빈도는 600개의 개심술 중 하나 정도였으며 현재 일본에서는 개심술환자용 혈액에는 모두 방사선을 조사하고 있다(Juji T 등, 1989). 국내에서도 개심술 환자에게 가족의 혈액을 수혈한 후 이식편대숙주병이 발생되어 사망한 보고가 있다(임채승 등, 1993). 6년간 영국 병원의 90%가 자발적으로 참여한 중요한 오류와 사고 보고 분석에 따르면 보고된 1,630건 중에 13건이 이식편대숙주병이었으며 이들은 모두 이식편대숙주병으로 사망하였다(Stainsby D 등, 2004).

이식편주숙주병은 일단 발병하면 치료가 매우 힘들므로 예방이 중요하다. 수혈되는 적혈구제제나 혈소판제제에 포함된 림프구를 여과법으로 제거하는 것만으로는 예방이 불충분하며 방사선조사를 하는 것이 가장 안전하다.

13 수혈전파성감염(Transfusion Transmitted Infection, TTI)

1) 개요(Introduction)

수혈전파성감염은 헌혈자의 혈액에 존재하는 병원체가 수혈자에게 주입되어 표적 세포 조직에서 증식하여 이루어지는 감염을 말한다. 혈액을 매개로 전파되는 병원체는 모두 수혈전파성감염의 위험성이 존재하며, 그 종류도 바이러스에서부터, 세균, 원충, 리케챠 등으로 다양하게 존재한다. 수혈 감염의 사례를 보인 대표적인 병원체는 표 2-7과 같으며, 그 밖에도 이론적인 수혈전파성감염의 가능성을 보이는 병원체도 다양하게 존재한다.

표 2-7. 주요 수혈전파성 병원체 및 질환

구분	병원체	질환
바이러스	A형간염바이러스 B형간염바이러스 C형간염바이러스 E형간염바이러스 사람면역결핍바이러스 사람T세포림프친화바이러스 웨스트나일바이러스 사람파보바이러스 치쿤구니야바이러스 뎅기바이러스 지카바이러스	A형간염 B형간염 C형간염 E형간염 후천면역결핍증 성인T세포백혈병 HTLV-관련 척수병증 웨스트나일열 전염성홍반 치쿤그니야 뎅기열 지카열
세균	*Treponemal pallidium* Brucella Species *Yersinia entercolitica*	매독 브루셀라증 옐시니아증
원충	Plasmodium species Babesia Species *Trypanosoma cruzi*	말라리아 바베시아 샤가스병
기타	*Orientia tsutsugamushi* (리케챠) *Coxiella burnetii* (리케차) Variant Creutzfeldt-Jacob Disease Prion (전염성 프리온)	쯔쯔가무시증 큐열 변종크로이츠펠트야콥병

수혈전파성감염 사례의 대부분은 B형간염바이러스(hepatitis B virus, HBV), C형간염바이러스(hepatitis C virus, HCV) 및 사람면역결핍바이러스(human immunodeficiency virus, HIV)로 이들의 수혈전파성감염 방지를 위하여 헌혈자 문진 및 헌혈혈액에 대한 선별검사 등과 같이 다양한 방법과 정책이 개발, 적용됨으로써 현재 이들에 대한 수혈 감염의 위험은 상당 수준 격감된 것으로 보여지고 있다.

최근 연구에서 산술적으로 산출한 2016~2018년 동안의 국내 헌혈혈액에 의한 HBV, HCV 및 HIV의 수혈감염잔존위험도는 100만 건 당 각각 9.41건, 0.27건 및 0.29건으로 산출되었다(강재원 등, 2019).

2016년도 미국적십자사에서의 헌혈혈액에 의한 HBV, HCV 및 HIV의 수혈감염잔존위험도가 각각 1/150만, 1/260만 및 1/230만(100만 건 당으로 환산할 경우 각각 0.67, 0.38 및 0.43건)으로 산출된 것과 비교해 보면(Dodd DY 등, 2020), HCV 및 HIV에 비하여 HBV의 경우 국내 헌혈혈액에 대한 수혈감염잔존위험도가 아직 상대적으로 높은 것으로 나타나 있다.

헌혈자에 대한 문진의 강화 및 헌혈혈액 선별검사 기법의 개선 등으로 수혈에 의한 감염성 인자의 전파 위험은 점진적으로 감소되고 있다. 그러나, 모든 검사 기법에 존재하는 검출한계, 검사로 검출되지 않는 윈도우기 감염, 수혈에 의한 전파의 가능성이 있으나, 선별검사를 적용하고 있지 않은 병원체와 환경 변화 등으로 새로이 이슈화되는 신종감염병의 문제 등 수혈감염의 위험은 항시 존재하고 있다(강재원 등, 2017). 따라서 선별검사를 적용하고 있는 병원체에 대한 검사 기법 및 성능의 개선, 신규 선별검사 적용 대상 병원체의 선정, 병원체불활화법의 개발 및 적용 등 수혈전파성감염 위험에 대한 예방 대책은 지속적으로 검토되고 있다.

2) 바이러스에 의한 수혈전파성감염(Transfusion Transmitted Infection by Viruses)

(1) 간염바이러스(Hepatitis Viruses)

① B형간염바이러스(Hepatitis B Virus, HBV)

B형간염은 수혈로 인한 감염증 중 가장 최초로 인식된 감염증으로, 헌혈혈액에 대한 선별검사가 최초로 도입된 항목이기도 하다(Dwyre DM 등, 2008). HBV는 간과 혈청 중에서 발견되는데 42 nm 크기의 구형 구조를 가진 데인입자(Dane particle)로서 존재한다. 이 입자의 중심에는 중심단백(core protein; HBcAg), e 단백(HBeAg), 이중가닥(double-stranded) DNA 및 DNA 중합효소(polymerase)가 있으며 그 주위를 B형간염 표면항원(hepatitis B surface antigen, HBsAg)이 싸고 있다 (Dane DS 등, 1970).

HBV에 감염되면 4주경부터 HBsAg이 혈청 내에서 검출되며 12주경에 최고농도를 보이는데 이때 여러 가지 임상적 증상과 검사 이상이 나타난다. Anti-HBc는 HBsAg이 나타난 직후 나타나기 시작하는데, 감염 초기에는 IgM 계열의 anti-HBc가 높은 역가로 존재하며, 후반에는 IgG 계열의 anti-HBc가 나타나 장기간 존재하게 된다. HBsAg이 나타나는 기간은 수일에서 6개월까지 다양하나, 3개월 이상 지속되는 경우에는 만성간염(chronic hepatitis)으로의 진행을 시사한다. 감염 후 자연적으로 회복되는 경과를 밟는 경우에는 HBsAg이 소실된 후에 면역항체인 HBV 표면항체(anti-HBs)가 높은 농도로 존재하게 된다. B형간염 감염양상 및 경과에 따른 각각의 표지자별 검출 양상은 그림 2-5와 같다(Vermeulen M 등, 2012).

헌혈혈액에 대한 HBV 감염의 확인을 위하여 혈청학적으로 HBsAg를 대부분 검사하고 있으며 일부 국가에서는 anti-HBc를 추가로 검사하고 있다. HBV 표지자를 검출하는 혈청학적 검사법으로는 효소면역분석법(enzyme immunoassay, EIA), 화학발광면역분석법(chemiluminescent immunoassay, ChLIA), 방사면역측정법(radioimmunoassay, RIA), 입자면역분석법(particle immunoassay) 등이 있다. HBV에 감염된 후 HBsAg이 혈중에 출현하기 전까지의 윈도우기, 만성보균자로 HBsAg 농도가 매우 낮은 경우,

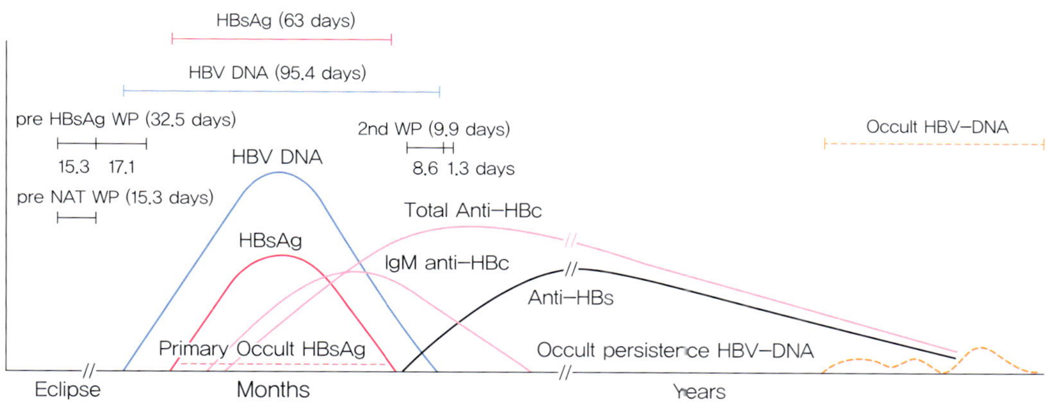

그림 2-5. 급성 B형간염에서의 항원, 항체 표지자의 변화

S 유전자의 돌연변이로 비정상적인 HBsAg이 생성되어 일반적인 검사시약으로는 검출되지 않는 경우도 있다. HBV 감염 여부를 가장 정확하게 확인하는 방법은 바이러스의 DNA를 직접 검출하는 검사법이다. 현재 여러 나라에서 핵산증폭검사(nucleic acid test, NAT)를 헌혈혈액 선별검사로 시행하고 있다.

우리나라의 경우는 12,461명의 헌혈자에 대한 B형간염 표지자 검사상 1,682명(13.5%)이 anti-HBc를 가지고 있었는데 항체 양성률은 연령별로 큰 차이를 보여 20세 미만은 2.0%였던 반면 60세 이상에서는 80%로 나타났다. 1,682명 중 2명은 HBsAg이 음성이면서 HBV DNA를 가지고 있어 HBsAg 검사만으로는 B형간염 양성 혈액 수혈을 피할 수 없는 것으로 나타났다(Seo DH 등, 2011). 다행히 최근 몇 년간은 수혈로 인한 B형간염 감염이 발견되지 않고 있는데 2012년 6월부터는 핵산증폭검사도 추가 시행되어 미검출기가 15일로 단축됨에 따라 수혈로 인한 B형간염 감염은 매우 적을 것으로 전망된다.

생체 내 간 조직에 HBV DNA가 존재하고, 혈청에서 HBV DNA는 검출될 수도, 검출되지 않을 수도 있으며, HBsAg은 음성인 경우를 B형간염 잠재감염(occult HBV infection, OBI)라고 하며, Reesink 등은 다음과 같은 OBI로 볼 수 있는 카테고리를 열거하였다. 즉, i) 항원이나 항체가 검출되기 전의 HBV 감염의 급성기, ii) HBV tail end of chronic HBV infection, iii) 회복기 후반의 anti-HBs가 존재하면서 낮은 농도로 바이러스가 복제되고 있는 상태, iv) 현재의 HBsAg 검사로 검출되지 않고, vaccinated 혹은 unvaccinated individuals에서 escape mutant가 일어난 경우를 포함시킬 수 있다고 한다(Reesink HW, 2008). 헌혈자에서의 OBI의 빈도는 전 세계적으로 0.2% 정도로 나타나는 것으로 알려져 있으며(Takuissu GR 등, 2021), 우리나라의 경우 0.01%로 나타나 있다(Seed CR 등, 2019)

② C형간염바이러스(Hepatitis C Virus, HCV)

C형간염은 HCV가 분리되기 전에는 non-A, non-B형 간염으로 불리었으며, 이후 침팬지로부터 얻은 감염혈장 중의 바이러스 핵산으로부터 cDNA가 클로닝되고 유전자의 염기 서열이 규명되면서 이의 병원체를 HCV로 명명되게 되었다. HCV는 *Flaviviridae*에 속하는 9.6 kb의 단일나선 RNA 바이러스로 염기서열변이가 심하고 유전자형(genotype)간의 상동성이 높지 않다.

HCV는 현재까지는 6개의 genotype으로 분류되고, 알파벳 소문자로 표현되는 subtype이 존재한다(Jaekel E 등, 2001). 전 세계적으로 genotype 1~3이 고르게 분포하고, 아메리카, 유럽 및 호주 지역에는 1a형, 북아메리카와 아시아 일부 지역에는 1b형, 중동과 아프리카 지역에는 4형, 남아프리카 지역에는 5형이 분포되어 있다.

HCV는 비경구적인 경로로 오염된 혈액이나 체액 속의 바이러스가 혈관이나 점막을 통해 직접 접촉, 감염되는 것으로 알려져 있다. 그러나 실제로 HCV에 감염된 환자의 역학조사에서 30% 정도는 위와 같은 감염경로가 확인되지 않고 있으며, 일반적으로 동일한 공간에서 일상생활의 접촉으로는 감염되지 않는 것으로 보고되고 있다. 지금까지 알려진 감염경로는 오염된 주사침에 찔림, 혈액투석과정에서 오염된 키트나 주사침 사용, 오염된 혈액이나 장기의 수혈이나 이식, 오염된 침에 의한 문신, 성접촉, 오염된 침이나 체액이 혈관이나 점막에 접촉되는 경우가 포함되며 모자간에 태반을 통하여 수직 감염되기도 한다.

HCV는 감염자의 70% 이상이 만성간염으로 진행이 되고, 이중의 10~20%에서는 간경화로, 1~5%는 간암으로 진행된다. 일반적으로 HCV에 감염된 이후 간암으로 진행되기까지는 대략 10~30년이 걸리는 것으로 알려져 있다. HCV는 감염 후 anti-HCV는 감염 후 최소 2~3주 경과 후에 검출 가능하므로 급성 C형간염이 의심될 때에는 anti-HCV 결과가 음성이더라도 RNA 검사 또는 2주 이상 경과 후 항체 검사가 필요하다. 또한 면역저하자나 혈액투석 환자 등에서는 HCV 감염이 있더라도 항체역가가 매우 낮아 음성으로 나타나는 경우도 있으므로 이런 환자에서 anti-HCV 음성이지만 간기능 검사 이상이 지속되는 경우에는 HCV RNA 검사가 필요하다. HCV 감염 시 RNA는 노출 수 일 이내에 혈액 내에서 검출되기 시작하여 감염이 지속되는 동안 계속 양성으로 나타나는데, 특히 급성C형간염의 경우 anti-HCV 생성 이전에 검출되기 시작한다.

C형간염은 HCV 항체 또는 바이러스핵산의 존재 여부를 확인하여 진단된다. HCV에 대한 항체의 존재 여부는 면역검사법인 EIA, ChLIA와 면역블롯법(immunoblot) 등을 이용하여 확인하고, 바이러스핵산의 존재 여부는 핵산증폭검사를 이용하여 확인한다. HCV 핵산증폭검사는 감염된 혈액에 소량의 바이러스가 존재하더라도 그 바이러스의 핵산을 분리하고 특정부위의 염기서열을 증폭하여 검출하게 되므로 감염여부를 가장 정확하게 확인하는 방법으로 사용되고 있다. 면역블롯검사는 항체 검출에 사용하는 항원 단백의 수를 늘려 다양한 조합으로 HCV 항원에 대하여 반응한 항체의 조합을 분석하여 HCV 감염여부를 확인하는 검사이다. EIA나 ChLIA에 비하여 진단예측도가 높으며 핵산증폭검사와 80% 이상의 일치도를 보이고 있다.

Anti-HCV 양성률은 나라별 차이가 적은 편으로서 대체로 헌혈자 중 0.5~1.5%에서 양성을 보인다. 우리나라의 경우 C형간염의 감염률은 B형간염보다 훨씬 낮지만 만성화되거나 간경변증, 간암으로 진행될 가능성은 C형간염에서 현저히 높다. 우리나라에서는 1991년부터 모든 헌혈혈액에 대하여 효소면역분석법을 이용한 anti-HCV 검사를 실시하고 있으며, 2005년부터는 HCV NAT도 실시하고 있다. 우리나라 헌혈자에서의 anti-HCV 양성률은 약 0.1% 정도로 연도별로 차이를 보이지만, anti-HCV 양성에 대한 확인검사로서 면역블롯검사를 실시한 경우 양성률은 2003년도 이후 점차 감소하여 2014년도에는 10만명당 4.25명, HCV NAT의 양성률은 10만명 당 2.5명으로 나타나 있다(오덕자 등, 2015).

③ E형간염바이러스(Hepatitis E Virus, HEV)

HEV는 직경 27~34 nm인 비외피성 단일나선 RNA 바이러스로 *Hepaviridae*에 속하며, 7.2kb의 유전자로 구성되어 있다. 4개의 유전자형이 존재하며 유전자형 1과 2는 사람에게만 감염을 일으키고 주로 개발도상국에서 오염된 식수에 의해 전파된다. 아시아 지역의 경우는 유전자형 1, 아프리카와 멕시코의 경우는 유전자형 2가 주로 분포한다. 유전자형 3과 4는 사람뿐 아니라 돼지, 사슴 등의 동물에게도 감염을 일으키고, 개발도상국 및 선진국 모두에서 토착형 HEV에 의한 산발적 감염을 일으키고 있다(Purcell RH 등, 2008).

HEV에 감염되는 경우 대개 소화기계 증상을 나타내고 자연회복 되지만, 임산부, 간질환 환자 및 면역저하 환자에서는 급성전격간염(acute fulminant hepatitis)을 일으킬 수 있다. 만성감염(chronic infection)은 흔하지 않으나 알콜중독에 의한 간질환, HIV 감염환자, 장기이식 등의 면역억제 환자에서 일어날 수 있다(Kamar N 등, 2011).

HEV 수혈감염은 헌혈자와 수혈자로부터 분리된 HEV RNA의 염기서열 분석을 통해 확인할 수 있으며, 일본, 영국, 프랑스에서 HEV 수혈감염이 확인된 사례가 있다(Matsubayashi K 등, 2008; Boxall E 등, 2006; Colson P 등, 2007). 헌혈혈액에 대한 HEV 선별검사를 적용하고 있는 국가는 일본을 비롯하여 아일랜드, 영국, 네덜란드, 프랑스, 독일, 스페인, 오스트리아, 룩셈부르크가 있으며, 이 중 아일랜드, 영국, 네덜란드에서는 전면적으로 그외 국가에서는 부분적으로 적용하고 있다. 헌혈자에서의 HEV 유병률 조사 사례를 보면 독일의 경우 1/1,268건, 스코틀랜드 1/2,481건과 같이 높게 나타난 사례도 있으며, 호주의 경우는 74,131건의 헌혈혈액에 대한 검사 결과 1건만이 발견되었고, 미국의 경우는 128,020건의 헌혈혈액에서 3건만 발견되어 낮은 양성률을 보였다(Thom K 등, 2018).

④ A형간염바이러스(Hepatitis A Virus, HAV)

HAV는 *Picornaviridae*에 속하며 직경 약 27 nm의 RNA 바이러스이며 7개의 유전자형이 존재한다. A형간염은 주로 오염된 식수나 음식물에 의한 경구감염에 의하여 전파되며, 비경구적 감염으로는 주사침에 의한 감염 및 수혈에 의한 감염이 있고, 드물지만 임신 중인 모친에게서 태아로의 수직감염도 존재한다. 급성 A형간염의 경우 85%는 3개월 이내에 임상적, 혈액학적으로 회복되며 B형간염이나 C형간염과 달리 만성화되지 않고 대부분 회복되는 특징이 있다(Matheny, SC 등, 2012).

질병관리본부 자료에 따르면 2000년대 초반의 경우 A형간염의 보고 건수는 500건 미만이었으나, 2008년부터 급격히 증가하여 2009년에는 15,000건을 넘었다가 그 이후 감소하였다. 그러나 2019년에 다시 17,000건을 초과하였는데, 이의 주요 원인으로는 음식물에 의한 감염의 확산으로 여겨졌으며 특히 여름철에 증가하는 양상을 보였다.

수혈에 의한 HAV 감염은 드문 것으로 알려져 있는데, 이는 감염성이 있는 바이러스혈증 기간이 짧고 만성화되지 않으며, 다수의 수혈자가 항체를 보유하고 있기 때문인 것으로 여겨지고 있다. 그러나 HAV 수혈감염의 사례는 간헐적으로 보고되고 있으며, 주로 잠복기 상태에서 바이러스혈증이 최고인 시기의 헌혈혈액에 의하여 일어나는 것으로 알려져 있다(Styles CE 등, 2019). 국내의 경우에도 2008년도와 2011년도에 HAV 수혈감염 사례가 확인되었으며, 2건 모두 헌혈 후 정보에 의해 확인된 사례로 수혈자는 이후 회복된 것으로 보고되었다. 수혈에 의한 HAV의 감염은 가능성이 낮고, 이후 다른 증상으로의 이환 없이 회복되며, 수혈자가 항체를 보유한 경우 HAV 감염 혈액이 수혈되어도 감염을 일으키지 않기 때문에 대부분의 국가에서 헌혈혈액에 대한 선별검사로서 HAV 검사를 고려하고 있지 않다. 그러나 HAV 수혈감염의 사례가 간헐적으로 보고되며, 우리나라의 경우 연령대별 항체 보유율의 차이를 보이고 있기 때문에 2019년도와 같이 대규모 유행 시에는 수혈 감염의 위험이 증가할 수도 있다.

(2) 사람면역결핍바이러스(Human Immunodeficiency Virus, HIV)

HIV는 후천면역결핍증후군(acquired immunodeficiency syndrome, AIDS)의 원인 바이러스이며, HIV에 감염되면 체내의 면역세포인 CD4 양성 T 림프구가 파괴되므로, 각종 감염성 질환에 취약해지며 결국에는 종양 등의 발생과 더불어 사망에 이르게 된다. HIV는 RNA 바이러스로 *Retroviridae*에 속하며 크게 HIV-1과 HIV-2로 나뉘어지고, HIV-1과 HIV-2는 60~70%의 동질성(homologous)을 가진다. HIV-1은 전 세계적으로 분포되어 있는 반면 HIV-2는 서아프리카 지역에 국한되어 있다. HIV-1은 group M, N, O로 나누어지고, group M이 HIV의 가장 일반적인 타입으로 HIV 감염 사례의 90% 이상에서 나타난다. HIV-2는 서부 아프리카에서 처음 분리되었고, HIV-1보다는 감염력이 낮으며 AIDS로의 진행이 더디고 낮은 사망률을 보인다(Marlink R, 1996).

HIV 감염 며칠 후부터 바이러스혈증이 나타나 수주간 지속되고 이때 HIV RNA와 p24 항원이 혈청에서 검출된다. 감염 후 2~4개월 후에 95% 이상에게서 env, gag, pol 바이러스 단백에 대한 항체가 다양하게 나타난다. 항체가 나타나기까지의 윈도우기는 감염경로와 감염량에 따라 다양하나 보통 3~12주 정도이다.

1982년 농축제VIII인자 투여후 발생한 HIV 수혈감염 사례가 최초 보고되었으며, 혈액성분제제에 의한 HIV 수혈감염은 1983년에 처음 보고되었다. 1990년말 미국에 보고된 157,525명의 후천면역결핍증 환자 중 3.4%인 5,371명이 혈액성분제제나 혈장분획제제 수혈에 의한 것으로 나타났다. 또한 미국에 등록되어 있는 20,000여 명의 혈우병 환자들 중 반 이상이 HIV에 감염되어 있다(Suomela H, 1993). 다행히 우리나라의 혈우병 환자들에서는 HIV 양성률이 매우 낮은데 그나마 감염이 된 환자들은 거의 대부분 외국에서 수입된 혈액응고인자 제제를 투여받은 경험이 있는 사람들이다.

HIV 양성혈액을 수혈받은 환자의 90%는 감염이 되며, 수혈에 의해 HIV에 감염된 경우는 성교에 의한 경우보다 잠복기도 짧고 후천면역결핍증으로 진행되는 기간도 짧다. 어떤 환자가 수혈로 인하여 HIV에 감염된 것으로 나타나면 감염원이 된 헌혈자의 혈액을 수혈받은 다른 환자들도 추적하여야 한다. 그

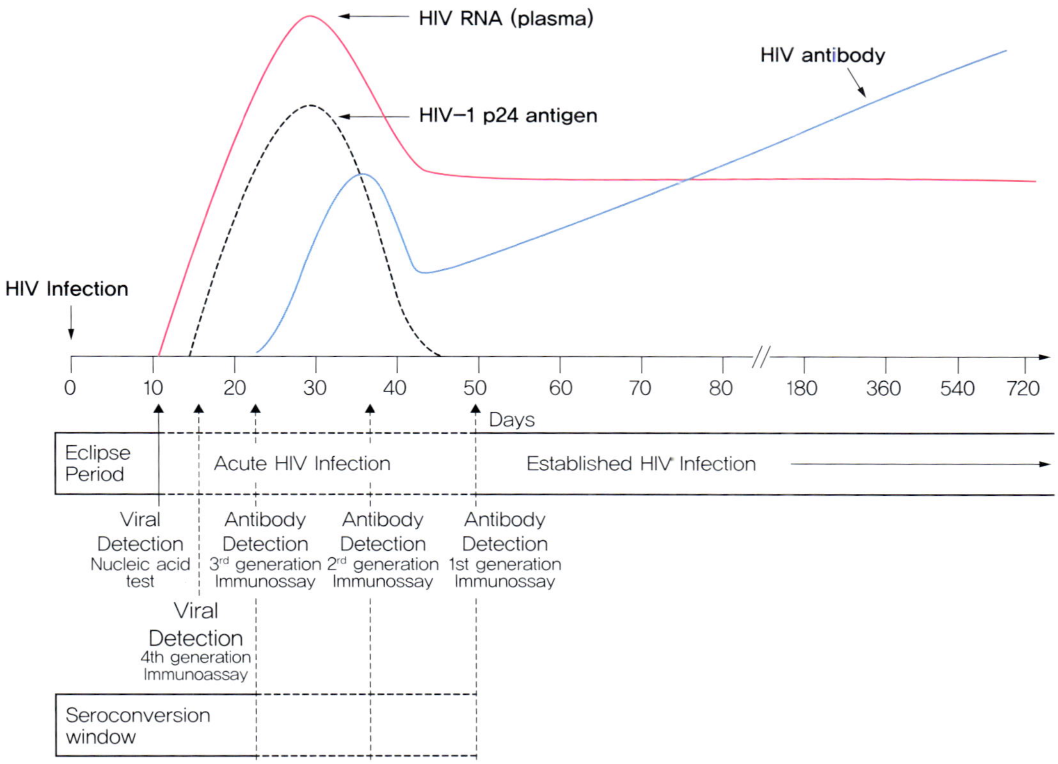

그림 2-6. 시간 경과에 따른 HIV 감염 표지자의 발현

헌혈자가 또 다른 시기에 헌혈한 적이 있으면 그 혈액을 수혈받은 환자들도 추적해야 한다.

HIV는 바이러스의 감염 후 시기별로 나타나는 항원 및 항체 양상을 고려하여 HIV 핵산이나 단백질을 검출하는 항원 검사와 HIV 감염으로 인하여 인체에서 생성된 HIV에 대한 항체를 검출하는 방법이 있다. 일단 HIV에 대한 항체가 형성되면, 항체의 완전한 소실은 거의 일어나지 않는다. HIV 웨스턴블롯법은 HIV에 대한 항체 확인에 가장 널리 사용되는 확인검사법이다. HIV 웨스턴블롯법의 양성판정은 대부분의 기관들이 CDC 기준인 p24, gp41, gp120/160 항원 중 최소한 2개 이상의 항원에 대한 반응이 있을 때를 양성으로 판정하고, 반응이 없을 때를 음성으로 판정하고 있다. 비감염자의 혈청임에도 불구하고 하나 또는 그 이상의 항원에 대해 반응을 나타내는 경우가 있다. 이러한 양성, 음성에 속하지 않는 웨스턴블롯 반응을 미결정(indeterminate)으로 분류한다. 웨스턴블롯법에서 비결정 결과는 급성 감염기에 항체 생성이 불완전하거나, 발병 후기에 항체가 소실되는 경우에 나타날 수 있다. 또한 감염자의 면역반응이 적거나 없을 때(immuno-silent), 자가면역질환인 경우, 다른 레트로 바이러스 감염 시에도 비특이적인 반응으로 나타날 수 있다. 미결정으로 판정된 경우 2~4주 후부터 최소 6개월까지 추적 검사를 진행해야 하며, 저위험군에서 임상증상 등이 없이 최소 6개월동안 미결정 결과가 계속 나오면 이 사람은 HIV-1, HIV-2 음성으로 판단할 수 있다고 한다.

대한적십자사에서는 2004년 2월부터 HIV NAT 검사를 시작하였으며, 현재는 Grifols사의 Procleix

Ultrio Plus assay를 헌혈자 선별검사에 사용하고 있다. 헌혈자 선별검사 항체 양성이면 각 시도 보건환경연구원으로 확인검사를 의뢰하고 핵산증폭검사 양성이면 질병관리본부로 확인검사를 의뢰한다(질병관리본부 HIV/AIDS 관리지침 2013).

(3) 사람T세포림프친화바이러스(Human T-cell Lymphotropic Virus, HTLV)

HTLV는 *Retroviridae*에 속하는 RNA 바이러스로, T 림프구를 감염시키고 바이러스 복제는 매우 낮은 수준으로 일어나기 때문에 혈장에서는 바이러스가 거의 검출되지 않는다. 성접촉, 모유수유, 수혈을 통해 감염될 수 있으며 바이러스가 혈구에 존재하기 때문에 혈구가 포함되어 있지 않은 혈장성분만으로는 전파되지 않는다.

HTLV에 감염되면 2~5%에서 20~30년 후에 성인T세포백혈병이 발병할 수 있고, 이외에 HTLV연관척수병증, 포도막염, 피부염 등이 발생할 수 있다.

우리나라에서는 2009년부터 HTLV 항체검사를 헌혈혈액 선별검사로 도입하였으며, 항체검사 양성인 경우 확인검사로 웨스턴블롯검사 및 핵산증폭검사를 시행한다. 2009년 4월부터 2011년 4월까지 4,411,606명 중 177명이 HTLV 확인검사 양성으로 판정되어 0.008%의 양성률을 보였다(Kwon SY 등, 2008). 헌혈자 HTLV 양성률은 2010년 0.006%, 2011년 0.004%로 매년 감소하고 있고, 연령별 항체 양성률은 10대 및 20대 헌혈자에서 0.003%인데 비해 30대 0.009%, 40대 0.011%, 50대 0.012%로 연령에 따라 양성률도 증가하는 경향을 보인다.

(4) 웨스트나일바이러스(West Nile Virus, WNV)

WNV에 감염된 사람들의 약 80%는 무증상이지만 약 20%에서 가벼운 증상(몸살, 두통, 식욕부진, 오심/구토, 발진, 림프절 종대 등)이 3~6일 정도 지속되다가 완전 회복된다. 150명 중 1명의 비율로 중증 감염이 나타나 뇌염, 뇌수막염, 척수염, 급성이완성마비 등의 신경학적 증상이 동반되며, 기저질환이 있거나 나이가 많을 수록 위험성이 더 증가한다.

WNV IgM 또는 IgG 항체의 검출은 감염이 의심되는 환자의 진단을 위하여 사용되며, 헌혈혈액의 선별검사로는 WNV NAT가 사용된다. 현재 헌혈혈액에 대한 WNV 선별검사를 실시하고 있는 나라는 미국과 캐나다이며, 미국에서는 WNV NAT 도입 후 처음 3년간 감염성이 있는 것으로 추정되는 혈액제제가 2,000건 이상 확인되었다. 헌혈혈액에 대한 WNV 선별검사 실시 전인 2002년에는 수혈로 인한 감염자가 23명 보고되었으며 2003년에는 WNV NAT 검사 도입 후 처음으로 6명이 확인되었고, 2004년에는 1명이 확인되었으며 2005년에는 감염사례가 없었다.

WNV는 적혈구제제와 혈소판제제뿐만 아니라 냉동 보관되는 신선동결혈장을 통해서도 전파될 수 있으나 혈장분획제제에 대해서 시행하고 있는 바이러스 불활성화 방법들은 WNV와 같은 lipid-enveloped RNA virus를 제거하거나 불활성화시키기 때문에 혈장분획제제를 통해서 WNV에 감염될 가능성은 희박하다.

우리나라는 WNV가 분포하지 않는 지역에 속하므로 가장 효과적인 예방대책은 철저한 검역을 통한 국내로의 질병 유입을 방지하는 것이다. 비록 아직까지는 WNV가 국내에서 유행하지 않지만 WNV를 매개하는 매개 모기가 국내에 많이 서식하고 있고, 국제적 인적 · 물적 교류를 통해서 WNV 감염 모기의 유입과 국내에서의 유행 가능성을 배제할 수는 없다.

(5) 사람파보바이러스 B19 (Human Parvovirus B19, HP B19)

HP B19은 대부분 호흡기 비말을 통하여 감염되며, 증상으로는 발열, 두통, 오심, 식욕감퇴, 설사 등이 나타난다. 소아에서는 얼굴에 붉은 발진이 나타나는 전염성홍반이 주요 증상이며, 성인에서는 관절염이나 관절통과 관련이 있다. HP B19 감염 환자에서는 적혈구 생성이 감소되는데, 조혈기능 이상을 이미 가지고 있는 경우에는 심각한 빈혈을 유발할 수 있다.

HP B19는 혈액성분제제 또는 혈장분획제제에 의하여 전파될 수 있으며, 대부분의 병원체불활화법에 대하여 저항성을 지닌 것으로 나타나 있다. HP B19의 경우는 감염 시 혈액 내에서의 역가가 10^{10}~10^{11}/mL로 HIV 고농도 바이러스혈증에 비하여 10^{3}~10^{4}배 정도 높기 때문에 여러 사람의 혈장이 혼합되어 제조되는 혈장분획제제로의 오염 위험이 큰 것으로 여겨지고 있다. 그러나 일반적으로 항체 양성률이 높기 때문에 수혈에 의한 HP B19의 감염 위험은 극히 낮은 것으로 여겨지고 있으며, 설령 감염되었다 하더라도 일과성으로 경과하여 중증화되지 않는다고 한다. 다만 용혈빈혈 환자, 면역억제상태의 환자 및 임산부에 대하여는 위험성이 높다고 한다(Alan NL 등, 1995).

HP B19에 대한 헌혈자 선별검사는 일본과 네덜란드에서 시행하고 있으나, 대부분의 국가에서는 도입하고 있지 않다. 우리나라의 경우 2008년 약 10,000명의 헌혈자를 대상으로 핵산증폭검사에 의한 HP B19에 대한 검사를 실시한 사례가 있었으며, 이 중 10명이 양성 결과를 보였다(Oh DJ 등, 2010)

(6) 기타

① 거대세포바이러스(Cytomegalovirus, CMV)

CMV에 감염되는 경우 대부분은 증상이 나타나지 않거나, 경증으로 회복된다. 하지만, 태아나 신생아에서의 감염(congenital CMV infection), 고형장기이식이나 조혈모세포이식 환자에서의 감염은 중증으로 진행할 수 있다.

CMV에 감염된 사람들 대부분에서 CMV가 잠복하여 남게 되므로, anti-CMV가 있더라도 면역이 되었다고 볼 수 없으며 항체를 가진 사람들에서도 바이러스의 재활성화(reactivation) 및 다른 균주에 의한 재감염(reinfection)이 가능하다. Anti-CMV 양성률은 대체로 선진국에서는 30~80% 정도이며 후진국에서는 이보다 높다. 우리나라의 경우 anti-CMV 양성률이 95.2~98.6%로 보고된 바 있다(양동현 등, 1990; 오영철 등, 1989).

수혈로 인한 CMV의 감염은 1966년 처음 기술되었으며 대개는 수혈되는 혈구성분에 CMV가 존재하여 재활성화가 되는 것으로 알려져 있다. 다행히 대부분의 경우 심각한 임상증상은 나타나지 않으며

10% 이하에서 수혈 후 3~6주에 유사단핵구증(mononucleosis-like syndrome) 증상을 보인다. 발열, 피부발진, 간비종대, 림프절종대, 말초혈액 비정형림프구출현 등이 흔한 소견이며 대개는 완치된다.

그러나 면역능이 저하된 환자들이나 태아, 조산아 등에서는 CMV 감염이 심한 증상을 일으키며 사망을 초래하기도 하기 때문에 이들에게 수혈을 할 때에는 항시 CMV 감염 가능성을 염두에 두어야 한다. 적혈구제제나 혈소판제제를 수혈할 때에는 백혈구를 제거하여 5×10^6개 미만의 백혈구가 수혈되도록 한다. 농축백혈구를 수혈하여야 할 경우에는 anti-CMV 음성헌혈자를 찾아 백혈구성분채집을 해야 하나 anti-CMV 양성률이 높은 우리나라 같은 지역에서는 현실적으로 어려운 일이다. 일본에서 헌혈자 2,400명을 대상으로 anti-CMV와 백혈구 CMV DNA검사를 시행한 결과 anti-CMV IgG가 10대 헌혈자에서는 54%였으며 연령 증가에 따라 점차 증가하여 60대 헌혈자는 98%였다. 백혈구에서 CMV DNA가 검출된 사람은 41명이었는데 모두 anti-CMV IgG 항체를 가지고 있었고 항체가 없는 헌혈자에서는 CMV DNA가 검출되지 않았다(Furui Y, 2011).

② 뎅기바이러스(Dengue Virus)

뎅기열(Dengue fever)은 RNA 바이러스인 Dengue virus가 원인이 되며 *Aedes aegypti*, *Aedes albopictus* 등의 모기에 의해 감염된다. 주로 브라질을 중심으로 한 남미, 남아프리카, 동남아시아에 유행하는 질병이지만 미국 등 여러 나라로 확산되고 있으며 2008년에는 싱가포르에서 수혈로 인한 감염도 보고된 바 있다. 대만에서는 연간 2,000예 정도, 일본에서는 연간 100예의 감염이 보고되고 있고 우리나라에서도 2012년에 149건의 감염이 보고되었다. 감염자의 80% 정도는 미열 정도의 가벼운 증상으로 지나가지만 5% 정도에서는 심한 증상을 보이고 심하면 사망할 수 있다. 전형적으로 감염 후 3~14일에 발열이 나타나고 두통, 근육통, 관절통, 피부발진이 나타난다. 대부분은 회복되지만 일부에서는 뎅기출혈열(Dengue hemorrhagic fever)로 진행되는데 모세혈관 투과성이 증가되어 흉부와 복부에 체액이 고이고 혈소판 감소, 출혈이 동반되며 더 진행하면 혈압이 떨어지는 뎅기쇽증상(Dengue shock syndrome)에 빠지게 된다. 세계적으로 연간 1억 명 정도가 감염이 되며 이 중 50만 명 정도가 뎅기출혈열이나 뎅기쇽증상까지 진행되고 2만 명 정도가 사망하는데 대부분 15세 이하의 어린이이다.

③ 지카바이러스(Zika Virus)

지카바이러스는 *Flaviviridae*에 속하는 RNA 바이러스로 1947년 바이러스가 처음 발견되었으며, 아프리카, 동남아시아 일부 국가에서 산발적으로 발생하다가, 2007년 Yap island에서 크게 유행한 뒤 태평양의 여러 섬나라로 확산된 사례가 있었고 2015년부터 브라질을 중심으로 현재까지 중남미 여러 국가에서 유행이 지속되고 있다(Zanluca C 등, 2016). 지카바이러스 감염이 소두증(microcephaly), 길랭-바레증후군(Guillain-Barré syndrome) 등 신경계 질환을 유발할 수 있는 것으로 알려지고 점차 여러 국가로 확산되면서 2016년 2월 1일 WHO는 국제 공중보건 비상사태를 선언하였고, 국내에서는 2016년 제4군 법정 감염병으로 지정되었다(윤희정 등, 2016)

지카바이러스는 수혈에 의한 감염을 일으키는 것으로 나타나 있으며(Magnus MM 등, 2018), 베트남과 태국의 헌혈자를 대상으로 실시한 검사에서 0.017%의 비율로 양성이 나타났다는 보고도 존재한다(Stanley J 등, 2021)

3) 세균

(1) 매독균

매독(syphilis)은 *Treponema pallidum*이 일으키는 질환으로 증상에 따라 무통성 피부궤양이 나타나는 1기 매독, 피부발진과 점막의 병적인 변화가 나타나는 2기 매독, 눈과 심장, 대혈관, 뼈, 관절 등을 침범하는 3기 매독과 신경계를 침범하는 신경매독으로 구분할 수 있다. 매독은 선천적으로는 매독을 가진 어머니로부터의 태반을 통하여 수직감염이 되고 후천적으로는 성행위나 수혈 등에 의해서 감염이 되나 그 중 성행위에 의한 감염이 대부분이다.

*T. pallidum*에 대한 항체와 항원 존재 여부를 확인하기 위하여 비트레포네마 검사법과 트레포네마 검사법을 사용한다. 비트레포네마 검사법은 매독균에 의해 손상된 세포로부터 유리된 지질단백 성분과 매독균에 있는 지질 성분을 항원(cardiolipin, cholesterol, lecithin)으로 항체를 검출하는 것이며 그 종류는 VDRL (Veneral disease research laboratory), RPR (rapid plasma reagin)이 있고, 이 검사는 주로 매독의 선별과 치료 후 경과 추적에 사용된다. 트레포네마 검사법은 매독균 항원에 대한 특이 항체를 검출하는 방법으로 TPPA(*T. pallidum* particle agglutination), TPHA (*T. pallidum* hemagglutination), FTA-ABS (Fluorescent Treponemal Antibody Absorption), EIA, ChLIA 등이 있다. 이 검사는 잠복매독이나 후발매독(late syphilis)이 의심될 경우에는 비트레포네마검사가 음성이어도 실시하게 된다. 많은 혈액원에서는 자동화된 트레포네마 검사를 헌혈자 매독 선별검사로 사용하고 있다.

매독은 60년 이상 헌혈혈액선별검사에 포함되어 왔지만, 1966년 이후 수혈전파성 매독 감염증은 보고된 바 없다. 수혈로 인한 매독감염이 과거에는 심각한 문제였으나 현재는 매독의 유병률 자체가 급격하게 감소하였고, 감염되었다 하더라도 혈소판제제와 같이 실온에 보존되는 혈액제제가 아닌 경우, 냉장온도에서 72시간 이상 방치되면 사멸되기 때문에 수혈로 인한 매독감염의 위험은 높지 않다. 선별검사의 위양성 및 위음성 결과가 많음을 이유로, 헌혈혈액에 대한 매독항체 검사를 의무사항으로 하지 않는 국가들도 있으나 최근에 다시 매독환자가 서서히 증가되고 있는 점, 혈소판제제의 사용량이 여전히 증가되고 있는 점 등의 이유로 아직은 대부분의 국가에서 선별검사에 포함시키고 있다.

(2) 브루셀라(Brucella species)

브루셀라는 그람음성, 세포내 구간균(cocobacilli)으로 *Brucella melitensis*, *Brucella abortus*, *Brucella suis* 그리고 *Brucella canis* 등(숙주가 각각 염소, 소, 돼지, 개)의 4종이 사람 브루셀라증을 일으키는 것으로 알려져 있다. 사람으로의 감염은 주로 감염된 동물이나 그 산물(우유, 버터, 치즈, 소변, 혈액 등)과의 직접적인 접촉에 의하며, 오염되고 소독되지 않은 유제품의 섭취나 감염성 연무질의 흡입에 의해서도 가능하다. 국내에서는 브루셀라증이 2002년부터 발생하기 시작하여 2007년까지 540명의 환자가 보고되었다. 대부분의 환자들은 축산업관련 종사자였고 브루셀라증으로 확진된 소와의 직접 접촉으로 감염된 것으로 추측되고 있다(Park MY 등, 2005).

1944년 멕시코에서 보고된 2건의 감염사례가 수혈로 인한 최초의 브루셀라증으로 추정된다. 이후 수혈로 인한 브루셀라증에 대한 보고는 많지 않은 것으로 파악되고 있다. 현재 국내에서는 수혈을 통한 브루셀라증에 대한 보고가 없고 헌혈자들을 대상으로 시행할 수 있는 선별검사가 없는 실정이다. 따라서 현재까지의 자료를 근거로 판단할 때 국내에서 수혈을 통한 브루셀라증의 전파를 방지하기 위해서는 문진을 통하여 브루셀라증 전파 위험성이 있는 헌혈자를 배제하는 것이 현실적인 대책이다.

(3) 기타 세균 감염

멸균이 불충분하게 된 수혈기구나 용액, 채혈 시 불충분한 피부소독, 개방계(open system)하에서 시행되는 조작 중의 실수 등에 의해 여러 가지 세균이 수혈혈액 내에 오염될 수 있다. 수혈 후 90분 이내에 ① 체온이 39°C를 넘거나 수혈 전보다 2°C 이상 증가, ② 심한 오한, ③ 맥박수가 분당 120회를 넘거나 수혈 전보다 분당 40회 이상 증가, ④ 수축기혈압이 수혈 전보다 30 mmHg 이상 감소하거나 상승되는 경우에는 세균감염의 가능성을 생각해야 한다. 오심이나 구토, 호흡곤란, 요통도 동반될 수 있으므로 이러한 증상이 나타나면 모든 수혈이상반응을 염두에 두고 후속조치를 취해야 한다. 우리나라에서도 1974년 대형 혈액오염사고가 발생하는 등 혈액을 유리병에 보존하던 시기까지는 세균감염사고가 드물지 않았으나 플라스틱백을 사용하기 시작한 1976년 이후에는 산발적인 세균감염사고만이 보고되었다(김성자 등, 1977). 미국의 경우 적혈구를 수혈받은 환자 100만 명 중 한 명, 혈소판을 수혈받은 환자 만 명 중 한 명에서 세균오염에 의한 합병증이 발생한 것으로 보고되고 있으나 보고되지 않은 예들도 많아 실제 수혈로 인한 세균감염률은 이보다 훨씬 높을 것으로 추정된다. 영국 병원의 90%가 자발적으로 참여한 SHOT (serious hazards of transfusion) 보고서에 따르면 수혈로 인한 감염 40건 중에서 바이러스 감염은 1995년까지 보고된 14예로서 1996년 이후로는 한 건도 없었고 나머지 26예는 모두 세균 감염이었으며 이 중 6명이 사망하였다. 26예 중 22예는 혈소판제제 수혈에 의한 것이었으며 이 중 5명이 패혈증으로 사망하였다(Stainsby D 등, 2004).

혈액제제 세균 오염의 주요 원인은 채혈 과정에서 피부나 털에 존재하는 세균이 혼입되어 발생한다. 이를 예방하기 위하여 채혈 과정에서 처음 나오는 혈액 15 mL를 별도의 부속백 (diversion pouch)으로 흘려 보낸 후 혈액백으로 채혈하는 방법을 사용한다. 혈소판제제의 세균 오염 여부를 검사하는 장비로 부착된 작은 부속백으로 2~3 mL의 농축혈소판을 짜내어 35°C에서 24시간 배양을 한 후 산소 농도가 감소하는지를 검사하는 eBDS bacterial detection system (Pall, USA)이나 세균이 증식하면 CO_2가 증가되면서 함유된 지시약에 의해 배지가 노란색으로 변하는 정도를 검출기가 측정하는 BacT/ALERT (BioMerieux, USA) 등이 있다. 미국에서는 성분채혈혈소판에 대해 90% 정도의 혈액원이 BacT/ALERT를 사용하여 세균감염을 검사하고 있었고 9%가 BDS를, 나머지는 pH나 당분 측정법을 사용하였다. 국내에서도 향후 도입에 대비하여 BacT/ALERT법과 eBDS법을 비교 평가한 결과 두 시스템 모두 비슷한 검출률을 보였다(권소영 등, 2011). 세균 검사는 혈액원에서 의료기관으로 출고하기 전에 24시간동안 배양하는데 증식이 느린 세균은 검출되지 않을 수 있으며 감염이 있는 경우에도 아직 세균이 충분히 증식되기 전의 검체를 사용하는 셈이다. 따라서 막상 의료기관에서 환자에게 수혈이 이루어질 당시의 상태를 반영한다고 볼 수 없으며 위음성의 가능성을 내포하고 있다. 그람 양성균의 세포막에 있는 lipoteichoic acid와 그람 음성균의 세포막에 있는 lipopolysaccharide를 동시에 측정하여 세균감염 여부를 검사하는 Platelet PGD test (Verax Biomedical, USA)도 소개되었는데 배양 검사가 아니므로 30분 이내에 결과를 알 수 있어 출고 직전에 각 의료기관에서 직접 시행할 수 있다는 장점이 있다.

우리나라에서는 혈소판을 실온에서 5일 보존하면서도 아직 세균감염에 대한 검사를 시행하지 않고 있어 세균감염의 위험성은 존재하며 실제로 드물게 감염 사례가 보고되고 있다. 한국인들이 구미인에 비해 팔에 털의 양이 적어 채혈 시 피부상재균 감염의 가능성이 적으므로 구미의 보고에 비해 세균감염의 빈도는 낮을 것으로 추정된다. 또한 혈소판을 수혈받는 환자들이 이미 항생제를 복용하고 있는 경우도 많고 감염이 되더라도 수혈로 인한 감염으로 증명되지 않는 증례들도 많으며 세균감염이 증명되더라도 보고되지 않고 치료하는 경우도 있을 것으로 추정되어 정확한 통계를 알기 어렵다.

2009년 11월부터 헌혈 시 처음 채집되는 혈액은 작은 부속백(diversion pouch)에 모아 검사용 혈액 등으로 사용하고 그 다음에 흘러나오는 혈액부터 혈액백으로 채혈되도록 모든 혈액백이 교체되었는데 피부상재균에 감염될 가능성이 높은 첫 부분의 혈액을 제거한다는 면에서 세균 감염의 가능성을 줄일 수 있게 되었다. 일본에서 이러한 방법을 도입하기 전후의 혈소판 세균배양 양성률을 비교한 결과 0.17%에서 0.05%로 감소되었다(Satake M 등, 2009).

4) 원충

(1) 말라리아

말라리아는 Plasmodium속 원충이 적혈구와 간세포 내에 기생함으로써 발병되는 급성 열성 감염증으로, 매년 약 3~5억 명의 말라리아 환자가 발생하며 그 중 100만 명 이상이 사망하고 있는 중요한 감염증이다. 말라리아는 삼일열 원충(*Plasmodium vivax*), 열대열 원충(*Plasmodium faciparum*), 사일열 원충(*Plasmodium malariae*), 난형열 원충(*Plasmodium ovale*) 등이 원인 기생충인데, 세계적으로 발생하는 말라리아 중 삼일열 원충과 열대열 원충이 95% 이상을 차지하고 있으며, 우리나라에서 발생하는 말라리아는 대부분 삼일열 원충 감염에 의한 것으로 보고된다(조영희 등, 2001). 초기에는 파주, 연천, 철원 등 휴전선 인접지역의 군인들이 환자의 대부분이었으나 그간 군부대에서 적극적으로 예방적 투약과 방제를 한 덕에 군인 환자는 감소하고 오히려 민간인 환자는 증가하여 2012년에 민간인이 전체 환자의 85%를 차지하고 있다. 말라리아원충은 저장혈액 내에서 1주 이상 생존하며 19일까지도 생존한 보고가 있으나 대개의 감염은 5일 이내의 신선혈액에 의해 발생한다. 우리나라에서는 1997년 첫 수혈로 인한 말라리아 환자가 발생한 이래 10여 명의 수혈감염 환자가 보고되어 있으나 사망자는 없다.

우리나라 혈액관리법 시행규칙상 말라리아 병력자는 3년 전에 치유된 경우에만 헌혈을 할 수 있도록 규정하고 있다. 또한, 2000년 10월부터 서울, 경기, 인천, 강원 및 제주지역의 헌혈혈액에 대해서는 말라리아 항체검사를 도입하여 시행하고 있는데 서울, 경기 및 강원지역 헌혈혈액 422,461건에 대하여 효소면역검사를 이용한 말라리아 항체검사를 시행한 결과 2,730예(0.64%)가 양성으로 나타났고 이 중 558예는 다른 두 가지 시약으로도 양성을 보였으며 그 중 143예는 형광명역검사에서도 양성을 보였다는 보고가 있고, 또 다른 헌혈혈액 198,094건에 대해 효소면역 선별검사를 시행한 결과 703건(0.35%)이 양성을 보였고 이 중 26건이 형광면역검사상 양성을 보였음에도 불구하고 혈액도말검사와 acridine orange 형광염색검사상 원충을 확인할 수 있었던 예가 한 건도 없다는 보고가 있다(서동희 등, 2002).

(2) 바베시아증(Babesiosis)

바베시아증은 적혈구 내에 존재하는 *Babesia* spp.가 원인이고 미국, 멕시코, 아프리카, 동남아시아에서 발견되어 전 세계적으로 분포하지만 사람에서 발병하는 경우는 대부분 유럽과 미국에서 보고되었다. 1966년 미국에서 처음으로 보고된 후 수백 건의 *Babesia microti*에 의한 바베시아증이 미국에서 보고되었고 유럽에서는 주로 *Babesia divergens*에 의한 바베시아증이 보고되었다(Kjemtrup AM 등, 2000). 바베시아는 4°C에 보관된 혈액에서 최소 35일간 생존할 수 있고 적혈구제제와 혈소판제제에 의하여 전염이 가능하다. 최근 20년동안 수혈에 의한 *B. microti* 감염이 40건 이상 보고되었고 대부분의 경우는 적혈구제제가 원인이었으나 최소 4건의 경우는 바베시아에 감염된 적혈구가 혼입된 혈소판제제가 원인이었다(McQuiston JH 등, 2000).

국내에는 수혈로 인한 바베시아 감염에 대해 보고된 바가 없을 뿐 아니라 바베시아증 자체에 대한 빈도조사나 다른 역학 자료가 없는 상황이다. 국내에서 바베시아증은 법정전염병 제4군으로 분류되어 관리되고 있고 바베시아증 병력자를 헌혈에서 영구히 배제하여 수혈로 인한 바베시아증의 감염을 예방하고 있다.

(3) 샤가스병(Chagas disease)

샤가스병은 *Trypanosoma cruzi*에 의해 유발되는 인수공통감염증으로 멕시코와 중남미지역에서 주로 유행하며, 이들 지역 헌혈자에서의 항체 양성률은 1~6%으로 나타나 있다. 미국의 경우 헌혈자의 0.15%가 *T. cruzi* 항체 양성 이었으며 이 중 0.003%는 확인검사에서도 양성으로 검출되어 10만 명당 3명이 *T. cruzi* 항체 양성인 것으로 확인되었다(Reesink HW 등, 2005).

1980년대 후반부터 혈액제제를 통한 샤가스병의 감염이 인식되기 시작하였는데, 샤가스병에 감염된 헌혈자로부터 얻은 전혈제제, 적혈구제제, 혈소판제제, 백혈구제제, 동결혈장제제 그리고 동결침전제제를 통해서 전파될 수 있다.

2006년 미국 FDA는 샤가스병에 대한 헌혈혈액 선별검사로 혈청과 혈장에서 *T. cruzi*에 대한 항체를 검출하는 EIA 검사시약을 승인하였다. 2007년에 헌혈자 검체 10,192건을 대상으로 이 EIA 검사를 이용하여 선별검사를 실시한 결과 3건(0.03%)이 양성으로 확인되어 민감도가 97.7%인 것으로 보고되었다(Tobler LH 등, 2007). 우리나라는 샤가스병 유행국이 아니고 현재까지 샤가스병에 대한 임상사례와 연구보고 그리고 수혈로 인한 감염사례는 없었으며, 해외 여행자에 대한 문진으로 수혈에 의한 샤가스병 감염을 예방하고 있다.

5) 프리온(Prion) 질환

프리온은 전염성 해면상 뇌병증(transmissible spongiform encephalitis, TSE) 또는 프리온 질환의 원인 병원체로 외부 유입된 병원체 유전자 유래 이종 단백질이 아니라 내인성 단백질이다. 정상적인 세포의 기능에 필요한 것으로 알려져 있는 프리온 단백인 PrPC (cellular prion protein)의 경우 단백분해효소로 처리하면 모두 절단되어 소실되는 반면에 프리온 질환에 걸린 뇌조직에서 분리한 프리온 단백은 PrPC와 같은 크기의 단백질이지만 단백분해효소를 처리했을 때 아미노말단에서 4 kDa 정도만이 절단되어 단백분해효소에 부분적인 저항성을 나타낸다(Aguzzi A 등, 2006). 이와 같이 프리온 질환에 걸린 뇌조직에서 검출되어 단백분해효소에 저항성을 나타내는 27~30 kDa 크기의 프리온 단백을 PrPSC (scrapie prion protein)라고 하며, PrPC와 PrPSC 사이에는 DNA 염기서열, mRNA 발현 정도 그리고 아미노산 배열순서 등에서 차이점이 발견되지 않으며, 3차원적인 구조에서만 차이가 있는 것으로 알려져 있다. PrPC의 경우 α-helix의 함량이 42%이고 β-sheet의 함량은 3% 정도인데 반해, PrPSC에서는 α-helix 함량이 30% 그리고 β-sheet 함량은 43%로 현저하게 다른 것이 확인되었고, PK 처리에 의해 검출된 27~30 kDa 크기의 PrPSC에서는 β-sheet 함량이 54%로 α-helix 함량(21%)보다 현저하게 높은 것으로 나타났다. 이러한 β-sheet는 단백분해효소에 대한 저항성과 아밀로이드 플라크 형성을 더 용이하게 해주는 역할을 하는 것으로 알려져 있다(Pan KM 등, 1993).

이러한 프리온 질환 중에서 인간광우병으로 알려진 변종크로이츠펠트야콥병(variant Creutzfeldt-Jakob Disease, vCJD)의 경우 수혈에 의한 감염 사례가 보고되어 있다. 영국에서는 15명의 vCJD 환자로부터 수혈받은 48명의 수혈자 중 한 명이 수혈받은 후 6.5년 뒤 vCJD로 진단된 사례가 있으며, vCJD 환자의 혈액으로부터 제조된 혈액성분제제를 수혈받은 환자 중 백혈구를 제거하지 않은 적혈구제제를 수혈받은 두 사례에 대해 수혈로 인한 vCJD 프리온의 전파 가능성이 제기되었다. 첫 번째 경우는 1996년 24세의 남자가 헌혈한 경우로 3년 후에 vCJD로 사망했고 그의 혈액은 그 해 62세의 환자에게 수혈되었다. 혈액을 수혈받은 환자는 수혈 후 6년 6개월 후에 vCJD 관련 증상을 보여 입원하게 되었으나 결국 증상 발현 후 13개월 만에 사망하였고 부검결과 vCJD로 확인되었다. 두 번째 사례는 2004년에 보고되었는데, 헌혈 18개월 후 vCJD로 진단된 헌혈자의 적혈구제제 1단위를 1999년에 수혈받은 환자가 5년 뒤 사망했지만 사망 전에 vCJD의 임상적 특징을 보이지는 않았다. 그러나 환자의 부검결과 비장과 경부림프절에서 PrPSC가 검출되어 수혈을 통한 vCJD 감염의 가능성이 높은 것으로 보고되었다(Llewelyn CA 등, 2004).

vCJD 환자가 가장 많이 확인된 나라는 영국으로 1994년에 최초로 확인되었으며 1999년, 2000년 각각

29명과 24명으로 발생률이 정점에 도달했다가 그 이후로 점차 감소하는 추세를 보이고 있다. 그밖에 프랑스, 캐나다, 일본 등에서도 vCJD 환자가 확인되었으며 대부분 영국에서 거주하거나 방문하였던 사례로 나타났다. 우리나라의 경우 아직 vCJD에 대한 보고는 없지만 vCJD 발생 위험국가에 거주하였거나 여행한 경력이 있는 헌혈자들을 문진을 통하여 배제하고 있다.

14 혈액안전감시체계(Hemovigilance)

혈액안전감시란 혈액제제의 사용과 관련된 과정의 안전성과 질을 지속적으로 향상시키기 위해 헌혈자나 수혈자에서 발생하는 모든 바람직하지 못하거나 의도되지 않은 사건 또는 반응을 체계적으로 감시하는 절차를 의미한다(European Blood Directive 2002/98/EC). 혈액안전감시는 1996년 영국에서 시작한 SHOT (Serious hazards of transfusion) 시스템이 대표적인 예로서 작은 사건과 사고들 중 일부가 큰 사고로 연결될 수 있다는 점에서 헌혈과 수혈 과정 중 발생된 모든 부작용을 보고하는 체계이며 대개 사고로 이어지지 않아 환자에게 피해를 주지 않은 아차실수(near miss; 근접오류)도 포함한다. 국가마다 자발적인 보고인지 의무적인 보고인지, 보고를 해야 하는 사건의 종류, 보고를 받는 기관의 성격 등이 다양하여 그 나라에 적합한 제도를 선택하고 있지만 대개는 자발적인 참여를 원칙으로 하고 모든 사건과 부작용을 보고받으며 정부가 아닌 제3의 기관이 주관하고 있다. 보고된 내용은 객관적인 자료로서만 활용되고 통계처리가 끝난 후에는 폐기되는 것을 원칙으로 하므로 보고한 기관에게 불이익이 가는 일은 없도록 철저히 관리되고 있다.

우리나라는 헌혈자에 대한 안전감시체계가 2003년부터 대한적십자사 주도로 시행되고 있으며 의료기관 및 환자와 관련된 혈액안전감시체계는 2008년 시범사업을 시작으로 2010년부터 대한수혈학회가 정부의 지원을 받아 운영하고 있다. 자발적인 참여이다 보니 혹시라도 보고에 따른 불이익이 있지 않을까 해서 망설이는 의료기관들이 참여를 기피하여 상당한 기간이 경과해야 정상적인 보고체계를 갖추게 되는 것이 상례인데 일본의 경우에도 첫 시작인 1993년에는 228건만 보고되다가 2003년부터는 연간 1,500~2,000건이 보고되고 있다. 우리나라도 2010년 사업 첫 해에는 200여 건이 보고되었으나 2013년에는 1,200건을 넘었으며, 참여기관 수도 첫 해에는 27개 기관이었으나 2013년에는 44개 기관으로 증가하였다. 2014년 혈액관리료 수가 신설 및 산정 기준에 한국혈액감시체계 참여여부가 포함되면서 참여기관이 급격히 증가하였으며, 제 2주기 의료기관인증 조사기준 및 진단검사의학재단 우수검사실 인증 항목 문항에 수혈안전감시 가입 및 보고가 포함되면서 지속적으로 참여기관이 증가하여 2021년에는 319개 기관이 참여하여 이 중 295개 기관에서 3,020건의 수혈특이사항을 보고하였다. 국내 혈액안전감시체계에 참여하는 319기관에서 사용되는 혈액량이 우리나라 전체 혈액사용량의 86% 정도를 차지하므로 수혈과 관련된 특이사항의 많은 부분을 반영할 것으로 예상한다.

수혈 특이사항을 분류하면 그림 2-7와 같은데 노란색은 환자에게 수혈 관련 증상이 발생하였으나 오류와는 무관하게 발생되었으므로 피치 못하게 감수해야 하는 경우를 의미하며 파란색 부분은 환자에게 발생한 증상이 오류로 인한 경우이다. 보라색 부분은 실제로 오류가 발생하여 환자에게 위해가 가해질 수도 있었지만 다행히 환자에게 증상이 관찰되지 않은 경우이고 빨간색 부분은 오류가 미리 인지되어 환자에게는 아무런 증상 발생 위험이 없었던 경우이며 이를 근접오류 혹은 아차실수(near miss)라 한다. 한국혈액감시체계에 보고된 내용 중 가장 많은 것은 오류와 무관하게 발생한 발열반응과 알레르기성반응 등의 증상이 대부분이었고 대부분 경증이었다. 2008년 이래 보고된 오류 중 가장 흔한 것은 채혈오류로서 검사가 의뢰된 시험관에 기재된 이름이 다른 환자의 혈액인 경우였으며 그 다음은 혈액이 병실로 출고된 후 발생한 오류들이었다(현정원, 2022). 그림 2-8는 혈액안전감시체계의 필요성을 도식화한 그림으로서 많은 근접오류 중 일부가 잘못된 수혈로 연결되고 그 중 일부는 ABO 부적합 수혈로 연결되며 ABO 부적합 수혈이 이루어진 환자 20명 중 한 명은 사망하게 된다는 내용이다(Linden JV 등, 2000).

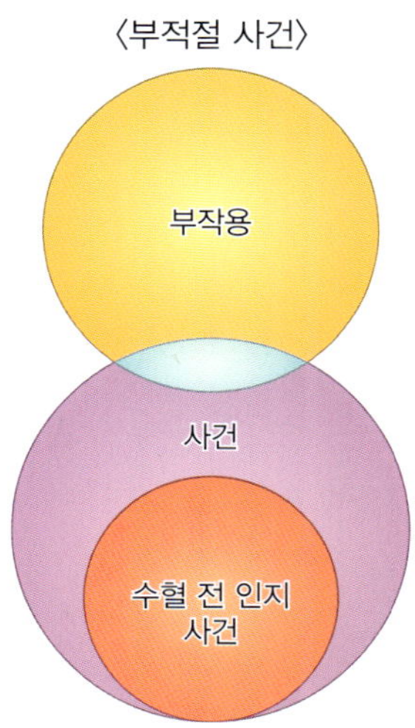

그림 2-7. **수혈 특이사항의 구분.** 노랑: 환자에게 수혈 관련 증상이 발생하였으나 오류와는 무관. 파랑: 환자에게 발생한 증상이 오류로 인한 경우. 보라: 실제로 오류가 발생하여 위해가 가해질 수도 있었지만 다행히 환자에게 증상이 관찰되지 않은 경우. 빨강: 오류가 미리 인지되어 환자에게는 아무런 증상 발생 위험이 없었던 경우(near miss).

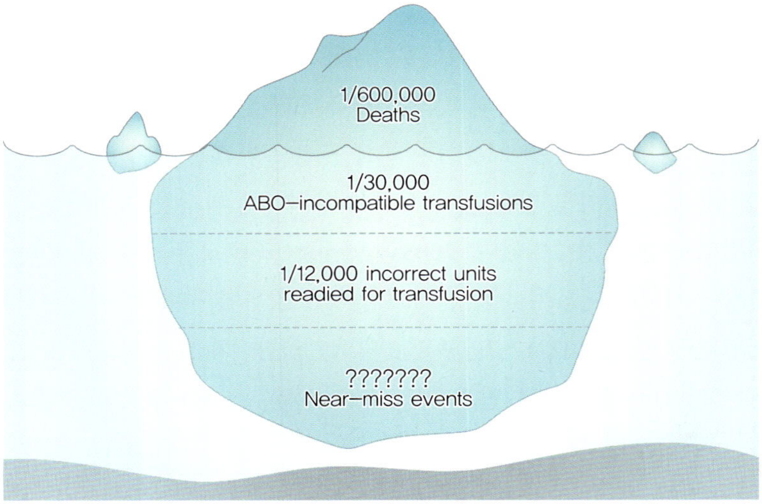

그림 2-8. **수혈사고의 빙산(iceberg) 모델(Linden JV 등, 2000)**

그림 2-9은 현재 국내에서 사용되고 있는 혈액안전감시체계 1차 보고서 양식이다.

자발적인 혈액안전감시체계 참여는 흔히 발생되는 오류나 실수의 규모를 인지하고 이에 대한 대책을 마련하고 혈액정책을 수립하는 데 도움을 준다는 의미에서 필요한 일이지만 이러한 자발적인 보고와는 달리 특정수혈부작용이 발생한 경우에는 혈액관리법 제10조에 따라 보건복지부장관에게 의무적으로 신고해야 하는 조항이 있음을 유념하여야 한다.

혈액관리법 시행규칙 제3에 정한 특정수혈부작용에는

1. 사망
2. 장애(「장애인복지법」 제2조의 규정에 의한 장애를 말한다)
3. 입원치료를 요하는 부작용
4. 바이러스 등에 의하여 감염되는 질병
5. 의료기관의 장이 제1호 내지 제4호의 규정에 의한 부작용과 유사하다고 판단하는 부작용이 포함된다.

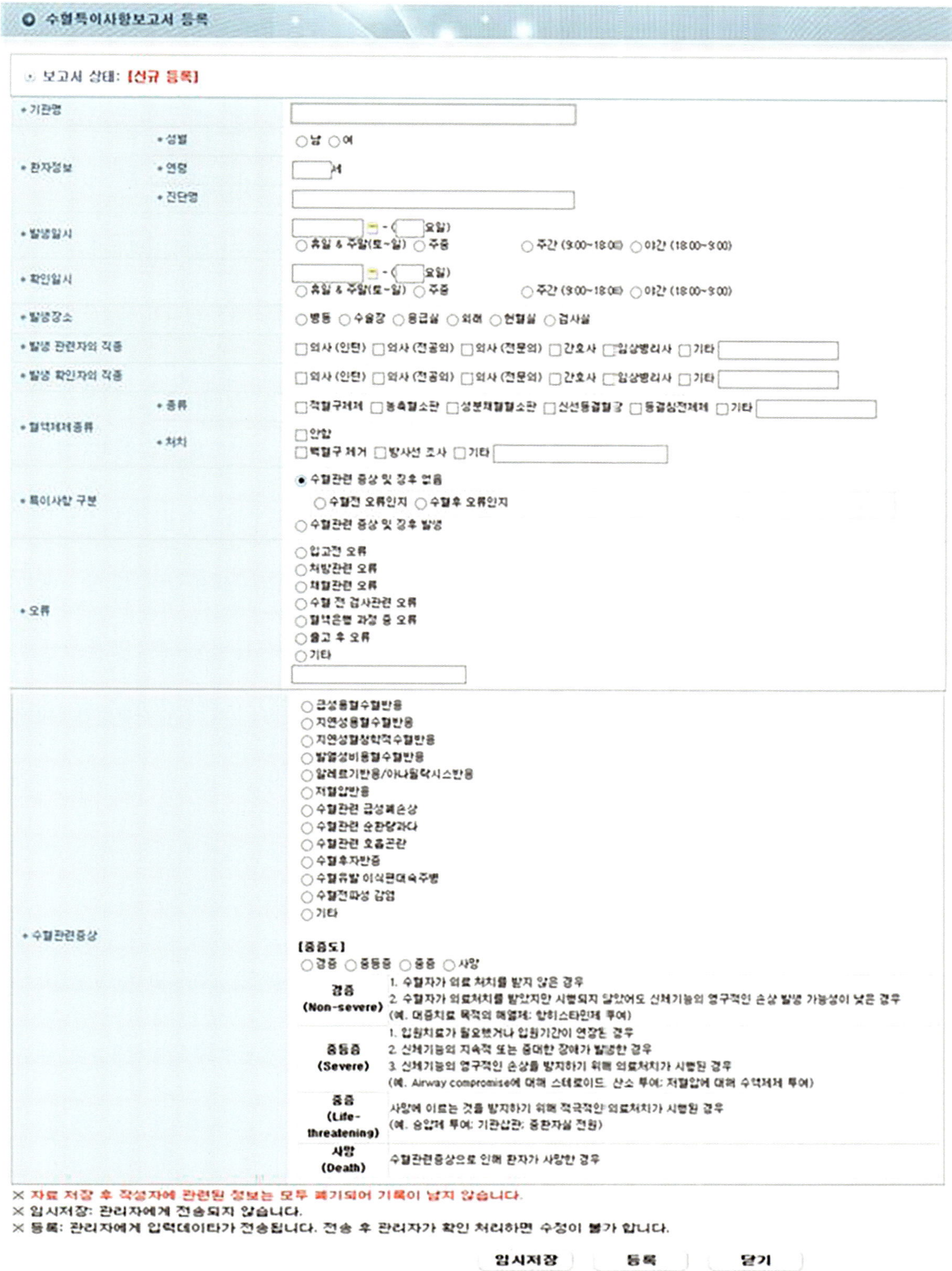

수혈특이사항보고서 등록

보고서 상태: [신규 등록]

기관명		
환자정보	성별	○남 ○여
	연령	세
	진단명	
발생일시		- (요일) ○휴일 & 주말(토~일) ○주중 ○주간 (9:00~18:00) ○야간 (18:00~9:00)
확인일시		- (요일) ○휴일 & 주말(토~일) ○주중 ○주간 (9:00~18:00) ○야간 (18:00~9:00)
발생장소		○병동 ○수술장 ○응급실 ○외래 ○헌혈실 ○검사실
발생 관련자의 직종		□의사 (인턴) □의사 (전공의) □의사 (전문의) □간호사 □임상병리사 □기타
발생 확인자의 직종		□의사 (인턴) □의사 (전공의) □의사 (전문의) □간호사 □임상병리사 □기타
혈액제제종류	종류	□적혈구제제 □농축혈소판 □성분채혈혈소판 □신선동결혈장 □동결침전제제 □기타
	처치	□안함 □백혈구 제거 □방사선 조사 □기타
특이사항 구분		◉수혈관련 증상 및 징후 없음 ○수혈전 오류인지 ○수혈후 오류인지 ○수혈관련 증상 및 징후 발생
오류		○입고전 오류 ○처방관련 오류 ○채혈관련 오류 ○수혈 전 검사관련 오류 ○혈액은행 과정 중 오류 ○출고 후 오류 ○기타
수혈관련증상		○급성용혈수혈반응 ○지연성용혈수혈반응 ○지연성혈청학적수혈반응 ○발열성비용혈수혈반응 ○알레르기반응/아나필락시스반응 ○저혈압반응 ○수혈관련 급성폐손상 ○수혈관련 순환량과다 ○수혈관련 호흡곤란 ○수혈후자반증 ○수혈유발 이식편대숙주병 ○수혈전파성 감염 ○기타 [중증도] ○경증 ○중등증 ○중증 ○사망

경증 (Non-severe)	1. 수혈자가 의료 처치를 받지 않은 경우 2. 수혈자가 의료처치를 받았지만 시행되지 않았어도 신체기능의 영구적인 손상 발생 가능성이 낮은 경우 (예. 대증치료 목적의 해열제: 항히스타민제 투여)
중등증 (Severe)	1. 입원치료가 필요했거나 입원기간이 연장된 경우 2. 신체기능의 지속적 또는 중대한 장애가 발생한 경우 3. 신체기능의 영구적인 손상을 방지하기 위해 의료처치가 시행된 경우 (예. Airway compromise에 대해 스테로이드, 산소 투여: 저혈압에 대해 수액제제 투여)
중증 (Life-threatening)	사망에 이르는 것을 방지하기 위해 적극적인 의료처치가 시행된 경우 (예. 승압제 투여: 기관삽관: 중환자실 전원)
사망 (Death)	수혈관련증상으로 인해 환자가 사망한 경우

※ 자료 저장 후 작성자에 관련된 정보는 모두 폐기되어 기록이 남지 않습니다.
※ 임시저장: 관리자에게 전송되지 않습니다.
※ 등록: 관리자에게 입력데이타가 전송됩니다. 전송 후 관리자가 확인 처리하면 수정이 불가 합니다.

임시저장 등록 닫기

그림 2-9. 수혈 특이사항 보고서(기본노고양식)

⊙ 참고문헌

강문수, 변재원, 윤창옥, 김인순(1999): 항-E 항체에 의한 급성 신부전을 동반한 지연성 용혈성 수혈 부작용 1례. 대한수혈학회지 10;2:221-227

강민구, 임영애, 이기명(2009): Knull 표현형에서 항 Ku 항체로 인한 용혈수혈부작용 1예: 국내 첫 보고. 대한진단검사의학회지 29:238-242

강재원, 신선미, 서동희, 강정원, 고대현, 송치은, 이미남, 김준년(2019): 수혈감염성 병원체의 국내 수혈감염 잔존 위험도 산출. 대한수혈학회지 30:156-162

강재원, 윤경원, 허광, 임채승, 천병철, 염준섭, 오덕자(2016): 헌혈자에서의 말라리아 항체 선별검사 일시 중지에 대한 타당성 검토. 대한수혈학회지 27:38-44

강정원, 이재숙, 고대호, 강재원, 정유석, 윤미애(2021): 말라리아 헌혈제한지역에 대한 일시적 전혈헌혈 허용에 따른 말라리아 핵산증폭검사 결과 분석. 대한수혈학회지 32:123-128

권소영, 최경영, 임아현, 박경운, 조남선(2011): 혈소판제제 세균오염 검출방법 비교 평가. 대한수혈학회지 22:99-109

김경숙, 한정훈, 추원석, 김현옥(2001): 항-Jk^b에 의한 혈관내 용혈을 보인 수혈부작용 1례. 대한수혈학회지 12:63-66

김경희, 한진영, 김정만, 박기형, 한규섭(2003): 항E와 항Fy^a에 의한 치명적 급성 용혈성 수혈부작용 1예. 대한진단검사의학회지 23:57-59

김근주, 이현지, 오승환, 김인숙(2021): Rh 부적합 수혈 후 수혈전검사에서 검출되지 않은 항-C 및 항-e 항체에 의한 급성 용혈. Lab Med Online 11;2: 139-144

김남수, 이재현, 김달식, 이혜수, 최삼임, 조용곤(2018): 급성용혈수혈반응 환자에서 혈장교환을 통한 원인 항체의 제거. 대한수혈학회지 29:79-85

김성자, 김성자, 강옥희, 박찬무(1977): 오염혈의 수혈에 의한 패혈성 shock의 1례. 대한산부인과학회잡지 20:649-651

김세림, 허미나, 이규만, 전 욱(2009): 항-c, 항-E, 항-Jk^b 복합 항체에 의한 지연성 용혈성수혈부작용 1예. 대한수혈학회지 20:144-150

김판규, 박석준, 이정득, 조철수, 서정민, 박동준, 심규식, 이혜경(1993): 항-C(rh′)항체에 의한 지연 용혈성 수혈반응 1예. 대한내과학회지 45:118-122

김필곤, 조강희(1973): 급성용혈작용에 의한 사망 1례. 대한마취과학회지 6:255-257

대법원 판례 1998. 2. 27., 선고, 97도2812, 판결

류성은, 이현지, 신지현, 신경화, 유동원, 김형회, 장철훈(2022): 단일 어린이병원에서 수혈이상반응의 분석 경험. 대한수혈학회지 33:171-177

박태성, 김형회, 손한철, 김병창(2002): 항-Jk^a에 의한 급성심부전증을 초래한 용혈성 수혈 부작용 1례. 대한수혈학회지 13:89-92

박태성, 장철훈, 정주섭, 조훈, 이은엽, 손한철, 김형회(2005): 한국인에 있어서 지연성 혈청학적 수혈반응의 빈도 및 임상적 의의 대한수혈학회지 16:20-31

박태성, 황상연, 김형회, 김윤성, 박순규, 이은엽, 손한철(2003): 항 Jk^a 에 의한 용혈성 수혈부작용 환자에서의 수혈요법. 대한수혈학회지 14:60-64

보건복지부 국립장기조직혈액관리원, 대한수혈학회(2022) 수혈가이드라인 제5판

서동희, 권소영, 황병갑, 조남선, 오영철(2002): 헌혈혈액에 대한 말라리아 항체 선별검사의 유용성 분석. 대한수

혈학회지 13(부록):172(초록)
서지원, 정미은, 이종원, 한규섭(2008): 항-N에 의한 지연성용혈성수혈부작용 1예. 대한수혈학회지 19:63-66
손지연, 황주형, 이향래, 이혜림, 강수진, 엄현석, 이은경, 김신영, 박경은, 공선영(2015): 수혈 후 아나필락시스를 보인 환자의 세척 혈소판 수혈 경험 1례. 대한수혈학회지 26:316-322
송상훈, 김동찬, 김양현, 진상만, 윤성수, 서동희, 박명희, 한규섭(2005): 항-HPA-3a 항체에 의한 수혈후자반증 1예-국내 첫 보고-. 대한수혈학회지 16:56-62
송새암, 오승환, 이자영, 성성경, 신정환, 김혜란, 전경란, 이정녀(2016): 효소반응단계에서 소실되는 항-Jk[b]에 의한 용혈수혈반응 1예. 대한수혈학회지 27:79-83
안광진, 김주원, 김윤정, 어 영, 현신영, 이지영(2015): 전자의무기록자료를 활용한 수혈이상반응 보고시스템. 대한수혈학회지 26:152-158
안규대, 김경희, 정인화, 임현호, 우광숙, 한진영, 김정만, 정진헌, 손영기(2017): 수혈전 검사의 재검토: 항-E, 항-c, 항-Jk[b] 복합 비예기항체에 의한 급성 용혈수혈반응 1예. 대한수혈학회지 28:170-176
양동현, 김영휴, 양동욱(1990): 신선동결혈장의 수혈위험성에 관한 검트-HBsAg, anti-HBc 및 anti-CMV 양성율과 transaminase치-. 대한수혈학회지 1:85-89
오덕자, 강재원, 허광, 조덕, 임채승(2015): 신종감염병과 혈액제제 안전. 대한수혈학회지 26:235-248
오덕자, 최계령, 민혁기, 강재원(2015): NAT 시행 이후 C형 간염바이러스 수혈감염의험도의 변화. 대한수혈학회지 26:193-203
오영철, 최범열, 김종암, 조명준(1989): 헌혈자에서의 cytomegalovirus의 IgG, IgM 항체검출율에 관한 연구. 대한혈액학회지 24:75-79
원예연, 민병현, 이원익, 송명렬(1998): 다발성골절 치료시 발생한 지연성 용혈성 수혈부작용-1례 보고- 대한골절학회지 11:617-622
유동원, 이현지, 이선민, 김인숙, 송두열, 장철훈, 신경화, 김형회(2017): Rh 표현형에 대한 동종면역반응으로 인한 지연성 용혈수혈반응의 2예. 대한수혈학회지 28:163-169
윤희정, 염준섭(2016): 지카바이러스 감염. 대한내과학회지 91:5-11
이광섭, 김신영, 노주혜, 최승준, 김현옥(2019): 단일 기관에서의 수혈관련 급성폐손상 증례보고 및 새로운 진단기준에 대한 고찰. 대한수혈학회지 30:219-229
이아진, 김상경(2018): 기관혈액안전감시체계를 통한 수혈이상반응빈도: 단일 기관 연구 대한수혈학회지 29:51-58
이유경, 김연선, 안지영, 김휘준, 황성규(1992): Bromelin처리로 확인된 anti-e에 의한 지연성 용혈성 수혈 부작용 1례. 대한수혈학회지 3:185-189
이정녀, 김명유(1999): 항-Jk[a] 항체에 의한 지연성 용혈성 수혈부작용 1례. 대한수혈학회지 10:233-237
이종한, 이상국, 배인철, 백은정, 김신영, 김현옥(2008): 항-E, 항-M, 항-Jk[b], 항-Le[a] 복합항체가 검출된 환자에서의 용혈성수혈부작용 경험 1예. 대한수혈학회지 19:67-73
이혁민, 박윤희, 임환섭(2009): 혈소판 제제에서 세균 오염 검출을 위한 방법의 민감도 비교. 대한수혈학회지 20:32-39
임채승(2018): 국내 ABO 불일치 수혈사고의 실제 현황과 대책. 대한수혈학회지 29:1-2.
임채승, 권정아, 조윤정, 이갑노, 박명희(1993): 수혈후 발생한 이식편대숙주병 1예. 대한임상병리학회지 13:159-164
임현호, 김경희, 안규대, 정인화, 손영기(2018): ABO 부적합 수혈에 의한 급성용혈수혈반응: 치명적 증례 보고 및 문헌 검토. 대한수혈학회지 29:73-78

장기설, 전대원, 김영일, 오현우, 강민구, 이정훈, 문인태(2015): HLA 항체가 있는 수혈자에게 신선동결혈장 수혈 후 발생한 수혈관련 급성폐손상 1례. 대한수혈학회지 26:309−315

장호은, 김미정, 권소영, 송상훈, 신수, 박경운, 송정한, 한규섭(2008): 혈소판제제의 세균오염 검출을 위한 실시간−중합효소연쇄반응의 확립. 대한수혈학회지 19:33−42

정경원, 김흥업, 강정훈, 김현진, 장정순, 이종석, 김윤정, 김선주, 맹국영(1999): 항−Fy[b] 항체에 의한 용혈성 수혈부작용 1례. 대한혈액학회지 34:125−130

정기욱, 신경섭, 손보라, 박희수(2022): 소아 환자에서 수혈 이상반응 빈도 분석 대한수혈학회지 33:24−31

정화령, 이정운, 김현옥, 이삼열, 김휘준(1989): 항−Diego[a]와 항−Lewis[a] 항체에 의한 지연성 용혈성 수혈 부작용 1례. 대한임상병리학회지 9:557−562

조덕, 현정원, 양동욱(2013): ABO 혈액형 불일치 수혈사고의 예방: '2−2−2 안전수혈 캠페인'. 대한수혈학회지 24:79−81

조영희, 권소영, 서동희, 김상인(2001): 수혈감염 말라리아 10예 보고. 대한수혈학회지 12:263−270

최승준, 나현진, 김윤덕, 김신영, 김현옥(2018): 자가면역용혈환자에서 항−Fy[a] 동종항체에 의한 급성용혈성수혈반응 1예. 대한수혈학회지 29:320−327

한국혈액감시체계 운영규정(2021): 제2장 제5조 수혈특이사항

한규섭 (2004): 증례 풀이. 대한진단검사의학회 월례집담회 초록집 p5

한규섭, 조한익, 김상인(1989): 용혈성 수혈부작용을 일으킨 불규칙항체에 대한 검색. 대한혈액학회지 24:27−33

한태희, 김원석, 한규섭 (2005): 항−HNA−1b 항체에 의한 발열성 수혈부작용 1예 −국내 첫 보고− 대한수혈학회지 16:240−245

허미나, 한복연, 한규섭, 유원희, 안혁, 이동엽, 오창완(1997): 항−Jk[b] 항체에 의한 심한 용혈성 수혈부작용 2예. 대한수혈학회지 8:139−145

허지영, 한태희, 서지원, 김동찬, 노동환, 한규섭(2005): 수혈 후 발생한 급성 폐손상 1례. 대한수혈학회지 16:250−254

현정원(2022): 국내 수혈안전감시체계 − 제41차 대한수혈학회 학술대회 구연.

혈액안전사업단(2022): 혈액안전 위탁사업 수혈안전감시 운영보고서

홍윤지, 김정아, 최규태, 이경훈, 박경운, 송정한, 한규섭(2011): 심부전 환자에서 수혈관련급성폐손상의 진단 1예. 대한수혈학회지 22:271−276

Aguzzi A, Heikenwalder M(2006): Pathogenesis of prion diseases: current status and future outlook. Nat Rev Microbiol 4:765−775

Akcakus M, Esel D, Cetin N, Kisaarslan AP, Kurtoglu S(2005): Brucella melitensis in blood cultures of two newborns due to exchange transfusion. Turk J Pediatr 47:272−274

Alan NL, Rodney SM, Mark SC, Stanley JN(1995): Parvovirus B19 as a possible causative agent of fulminant liver failure and associated aplastic anemia. Hepatology 22:1661−1665

Al-Kharfy TM.(2001): Neonatal brucellosis and blood transfusion: case report and review of the literature. Ann Trop Paediatr 21:349−352

Alving BM, Hojima Y, Pisano JJ, Mason BL, Buckingham Jr RE, Mozen MM, Finlayson JS(1978): Hypotension associated with prekallikrein activator (Hageman-factor fragments) in plasma protein fraction. N Engl J Med. 299:66−70

Azuma H(2005): Current status of platelet concentrate supply in Japan. 19th Transfusion Medicine Conference. (구연)

Boxall E, Herborn A, Kochethu G, Pratt G, Adams D, Ijaz S, Teo CG(2006): Transfusion-transmitted hepatitis E in a 'nonhyperendemic' country. Transfus Med. Apr;16:79–83

Brittingham TE, Chaplin H Jr(1957): Febrile transfusion reactions caused by sensitivity to donor leukocytes. JAMA 165:819–825

Burks AW, Sampson HA, Buckley RH(1986): Anaphylactic reactions after γ-globulin administration in patients with hypogammaglobulinemia: Detection of IgE antibodies to IgA. N Engl J Med 314:560–564

Cameron C, Reeves J, Antonishyn N, Tilley P, Alport T, Eurich B, Towns D, Lane D, Saldanha J(2005): West Nile virus in Canadian blood donors. Transfusion 45:487–491

CDC(2021): NHSN Biovigilance Component Hemovigilance Module Surveillance Protocol v2.6 Section 3: Adverse Reaction Classification

CDC(2021): National healthcare safety network biovigilance component hemovigilance module surveillance protocol v2.6

Chapman CE, Stainsby D, Jones H, Love E, Massey E, Win N, Navarrete C, Lucas G, Soni N, Morgan C, Choo L, Cohen H, Williamson LM; Serious Hazards of Transfusion Steering Group(2009): Ten years of hemovigilance reports of transfusion-related acute lung injury in the United Kingdom and the impact of preferential use of male donor plasma. Transfusion 49:440–452

Chiaretti S, Burton M, Hassel P, Radenkovic F, Devikashri N, Sultana AJ, Temple FT, Dean MM, Tung J-P (2022): Human neutrophil antigen 3 genotype impacts neutrophil-mediated endothelial cell cytotoxicity in a two-event model of TRALI. Blood Transfus 20:465–474

Choi S, Hyun J, Yu HB, and Cho D(2021): ABO-Incompatible Transfusion Events Reported in Written Judgments and in the Korean Hemovigilance System. Ann Lab Med 41:493–498

Seed CR, Allain JP, Lozano M, Laperche S, Gallian P, Gross S, Kwon SY, Oh EY, Kim JN, Chua SS, Lam S, Ang AL, Tsoi WC, Hewitt PE, Davison KL, Tettmar K, O'Flaherty N, Boland F, Williams P, Pomeroy L, Wendel S, Fachini R, Scuracchio P, Carminato P, Fearon M, O'Brien SF, Delage G, Kiely P, Hoad V, Matsubayashi K, Satake M, Taira R, Stramer SL, Sauleda S, Bes M, Piron M, El Ekiaby M, Vermeulen M, Levičnik Stezinar S, Nograšek P, Jarvis LM, Petrik J, Charlewood R, Flanagan P, Grabarczyk P, Kopacz A, Łętowska M, Seifried E, Schmidt M(2019): International Forum on Occult hepatitis B infection and transfusion safety. Vox Sang 114:e1–e35

Cohen BJ, Beard S, Knowles WA, Ellis JS, Joske D, Goldman JM, Hewitt P, Ward KN(1997): Chronic anemia due to parvovirus B19 infection in a bone marrow transplant patient after platelet transfusion. Transfusion 37:947–952

Cohen R, Lima A, Escorcia A, Tasmin F, Lin Y, Lieberman L, Pendergrast J, Callum J, Cserti-Gazdewich C(2019): Serologic assessments in acute transfusion reactions: practices and yields. Vox Sanguinis 114, 749–761

Colson P, Coze C, Gallian P, Henry M, De Micco P, Tamalet C(2007): Transfusion-associated hepatitis E, France. Emerg Infect Dis. Apr;13:648–649

Dane DS, Cameron CH, Briggs M(1970): Virus-like particles in serum of patients with Australia-antigen associated hepatitis. Lancet 1:695–698

Delaney M, Wendel S, Bercovitz RS, Cid J, Cohn C, Dunbar NM, Apelseth TO, Popovsky M, Stanworth SJ, Tinmouth A, Van De Watering L, Waters JH, Yazer M, Ziman A(2016): Biomedical Excellence for

Safer Transfusion (BEST) Collaborative. Transfusion reactions:prevention, diagnosis, and treatment. Lancet.388:2825–2836

Denis J(1667): A letter concerning a new way of curing sundry diseases by transfusion of blood. Philos Trans R Soc Lond 2:557–559

Dodd RY, Crowder LA, Haynes JM, Notari EP, Stramer SL, Steele WR(2020): Screening Blood Donors for HIV, HCV, and HBV at the American Red Cross: 10–Year Trends in Prevalence, Incidence, and Residual Risk, 2007 to 2016. Transfus Med Rev. 34:81–93

Dwyre DM, Holland PV: Hepatitis viruses; in Barbara JAJ, Regan FAM, Contreras MC (eds): Transfusion Microbiology. Cambridge, Cambridge University Press, 2008:9 – 23

FDA(2013): Fatalities Reported to FDA Following Blood Collection and Transfusion: Annual Summary for Fiscal Year 2012

Ferguson ND, Fan E, Camporota L, Antonelli M, Anzueto A, Beale R, Brochard L, Brower R, Esteban A, Gattinoni L, Rhodes A, Slutsky AS, Vincent J-L, Rubenfeld GD, Thompson BT, Ranieri VM(2012): The Berlin defi nition of ARDS: an expanded rationale, justifi cation, and supplementary material. Intensive Care Med 38:1573–82

Furui Y(2011): Prevalence rate of anti-cytomegalovirus antibody among blood donors in Japan. 22nd Regional Congress of the ISBT (oral presentation)

Goel R, Tobian AAR, and Shaz BH(2019): Noninfectious transfusion-associated adverse events and their mitigation strategies. Blood. 133:1831–1839

Goldfinger D(1977): Acute hemolytic transfusion reactions-A fresh look at pathogenesis and consideration regarding therapy. Transfusion 17:85–98

Harvey JA, Ausan LS and Dodd RY(2007): Emerging infectious diseases that threaten the blood supply. Semin Hematol 44:32–41

Jaeckel E, Cornberg M, Wedemeyer H, Santantonio T, Mayer J, Zankel M, Pastore G, Dietrich M, Trautwein C, Manns MP(2001): Treatment of acute hepatitis C with interferon alfa–2b. N Engl J Med. 345:1452–1457

Jin SM, Jang MJ, Huh JY, Park MH, Song EY, Oh D(2012): A case of transfusion-related acute lung injury induced by anti-human leukocyte antigen antibodies in acute leukemia. Korean J Hematol 47:302–306

Juji T, Shibata Y, Ide H, Sakakibara T, Ino T, Mori S(1989): Post-transfusion graft-versus-host disease in immunocompetent patients after cardiac surgery in Japan. N Engl J Med 321:56

Kalra A, Palaniswamy C, Patel R, Kalra A, and Selvaraj DR(2012): Acute Hypotensive Transfusion Reaction With Concomitant Use of Angiotensin-Converting Enzyme Inhibitors: A Case Report and Review of the Literature American Journal of Therapeutics 19, e90 – e94

Kamar N, Garrouste C, Haagsma EB, Garrigue V, Pischke S, Chauvet C, Dumortier J, Cannesson A, Cassuto-Viguier E, Thervet E, Conti F, Lebray P, Dalton HR, Santella R, Kanaan N, Essig M, Mousson C, Radenne S, Roque-Afonso AM, Izopet J, Rostaing L(2011): Factors associated with chronic hepatitis in patients with hepatitis E virus infection who have received solid organ transplants. Gastroenterology. 140:1481e9.

Kevy SV, Schmidt PJ, McGinniss MH, Workman WG(1962): Febrile, nonhemolytic transfusion reactions and the limited role of leukoagglutinins in their etiology. Transfusion 2:7–16

Kim H, Choi J, Park KU, Kim HS, Min YH, Kim MJ, and Kim HO(2012): Anaphylactic Transfusion Reaction in a Patient with Anhaptoglobinemia: The First Case in Korea Ann Lab Med 32:304–306

King KE, Shirey RS, Thoman SK, Bensen-Kennedy D, Tanz WS, Ness PM(2004): Universal leukoreduction decreases the incidence of febrile nonhemolytic transfusion reactions to RBCs. Transfusion 44:25–29.

Kjemtrup AM, Conrad PA(2000): Human babesiosis: an emerging tick-borne disease. Int J Parasitol 30:1323–1337

Kleinman S, Caulfield T, Chan P, Davenport R, McFarland J, McPhedran S, Meade M, Morrison D, Pinsent T, Robillard P, Slinger P(2004): Toward an understanding of transfusion-related acute lung injury: statement of a consensus panel. Transfusion 44:1774–1789

Kleinman SH, Glynn SA, Lee TH, Tobler L, Montalvo L, Todd B, Kiss JE, Shyamala V, Busch MP(2007): Prevalence and quantitation of parvovirus B19 DNA levels in blood donors with a sensitive polymerase chain reaction scrrening assay. Transfusion 47:1756–64

Koizumi K, Nakajima Y, Matsuzaki M, Koido N, Ohsone Y, Lim CK Takasaki T, Kurans I, Akizuki S (2006): First report of West Nile fever in Japan. Kansenshogaku Zasshi 80:56–57

Kopko PM, Marshall CS, MacKenzie MR, Holland PV, Popovsky MA(2002): Transfusion-related acute lung injury: report of a clinical look-back investigation. JAMA 287:1968–1971

Kwon SY, Lim AH, Park JY, Han SH, Cho NS(2008): 2008 Seroprevalence of human T-lymphotropic virus type 1 and 2 in Korean blood donors. J Med Virol. Oct;80:1864–1867

Laboratory Testing for the Diagnosis of HIV Infection: Updated Recommendations. June 27, 2014. | Centers for Disease Control and Prevention and Association of Public Health Laboratories.

Lim YA, Kim J, Park C(2020): Early recognition of possible transfusion reactions using an electronic automatic notification system for changes in vital signs in patients undergoing blood transfusions. Transfusion. 60:1950–1959

Linden JV, Wagner K, Voytovich AE, Sheehan J(2000): Transfusion errors in New York State: an analysis of 10 years' experience. Transfusion 40:1207–1213.

Llewelyn CA, Hewitt PE, Knight RSG, Amar K, Cousens S, Mackenzie J, Will RG(2004): Possible transmission of variant Creutzfeldt-Jakob disease by blood transfusion. Lancet 7:417–421

Longo DL(2019): Hemolytic Transfusion Reactions. N Engl J Med 381:150–162

Marlink R(1996): Lessons from the second AIDS virus, HIV–2. AIDS. Jun;10:689–699

Matheny, SC; Kingery, JE(2012): Hepatitis A. Am Fam Physician 86:1027–1034

Matsubayashi K, Kang JH, Sakata H, Takahashi K, Shindo M, Kato M, Sato S, Kato T, Nishimori H, Tsuji K, Maguchi H, Yoshida J, Maekubo H, Mishiro S, Ikeda H(2008): A case of transfusion-transmitted hepatitis E caused by blood from a donor infected with hepatitis E virus via zoonotic food-borne route. Transfusion. Jul;48:1

McQuiston JH, Childs JE, Chamberland ME, Tabor E(2000): Transmission of tick-borne agents of disease by blood transfusion: a review of known and potential risks in the United States. Transfusion. 40:274–843, 68–75

Menitove JE, McElligott MC, Aster RH(1982): Febrile transfusion reaction: What blood component should be given next. Vox Sang 42:318–321

MM Magnus, DLA Esposito, VAD Costa, PS Melo, C Costa-Lima, B Fonseca, C Addas(2018): Risk of Zika virus transmission by blood donations in Brazil. Hematol Transfus Cell Ther, 40, pp. 250-254

Mowla SJ, Sapiano MRP, Jefferson M. Jones JM, Berger JJ, Basavaraju SV.(2021): Supplemental findings of the 2019 National Blood Collection and Utilization Survey Transfusion 61:S11 - S35

Mun SH, Lee SH, and No MY(2012): A case of acute hemolytic transfusion reaction due to anti-Dia antibody-A case report- Korean J Anesthesiol 63:353-356

Myhre BA(1990): The first recorded blood transfusions: 1656 to 1668. Transfusion 30:358-362

Navarro E, Escribano J, Fernández J, Solera J(2002): Comparison of three different PCR methods for detection of Brucella spp in human blood samples. FEMS Immunol Med Microbiol 34:147-151

Ning B, Solh Z, Arnold DM, and Morin PA(2019): Premedication for the prevention of nonhemolytic transfusion reactions: a systematic review and meta-analysis TRANSFUSION 59:3609-3616

Oh DJ, Lee YL, Kang JW, Kwon SY, Cho NS(2010): Investigation of the prevalence of human parvovirus B19 DNA in Korean plasmapheresis donors. Korean J Lab Med 30:58-64

Ohto H(2005): Extending platelet shelf life: Problems on infection. 19th Transfusion Medicine Conference, (구연)

Pan KM, Baldwin M, Nguyen J, Gasset M, Serban A, Groth D, Mehlhorn I, Huang Z, Fletterick RJ, Cohen FE(1993): Conversion of alpha-helices into beta-sheets features in the formation of the scrapie prion proteins. Proc Natl Acad Sci 90:10962-6

Panch SR, Montemayor-Garcia C, Klein HG(2019): Hemolytic Transfusion Reactions. N Engl J Med 381:150-162

Park KU, Song J, Kim JQ(2004): Haptoglobin genotypic distribution (including Hp0 allele) and associated serum haptoglobin concentrations in Koreans. J Clin Pathol 57:1094-10955.

Park MY, Lee CS, Choi YS, Park SJ, Lee JS, Lee HB(2005): A sporadic outbreak of human brucellosis in Korea. J Korean Med Sci 20:941-946

Parsyan A, Addo-Yobo E, Owusu-Ofori S, Akpene H, Sarkodie F, Allain JP(2006): Effects of transfusion on human erythrovirus B19-susceptible or -infected pediatric recipients in a genotype 3 endemic area. Transfusion 46:1593-1600

Parsyan A, Candotti D(2007): Human erythrovirus B19 and blood transfusion-an update. Transfusion Medicine 17:263-278

Perkins HA, Payne R, Ferguson J, Wood M(1966): Nonhemolytic febrile transfusion reactions: Quantitative effects of blood components with emphasis on isoantigenic incompatibility of leukocytes. Vox Sang 11:578-600

Pineda A.A. , Vamvakas E.C. , Gorden L.D., Winters J.L., and Moore S.B(1999): Trends in the incidence of delayed hemolytic and delayed serologic transfusion reactions. TRANSFUSION 39:1097-1103

Pinkerton PH, Coovadia AS, Goldstein J(1992): Frequency of delayed hemolytic transfusion reactions following antibody screening and immediate-spin crossmatching. Transfusion 32:814-817

Popovsky MA, Moore SB(1985): Diagnostic and pathogenetic considerations in transfusion-related acute lung injury. Transfusion 25:573-577

Proietti FA, Carneiro-Proietti AB, Catalan-Soarez BC, Murphy EL(2005): Global epidemiology of HTLV-I infection and associated diseases. Oncogene 24:6058-6068

Purcell RH, Emerson SU(2008): Hepatitis E: an emerging awareness of an old disease. J Hepatol 48:494-503

Reesink HW(2005): European strategies against the parasites transfusion risk. Transfus Clin Bio 12:1–4

Reesink HW, Engelfriet CP, Henn G, Mayr WR, Delage G, Bernier F, Krusius T, Assal A, Gallian P, Corbi C, Morel P, David B, De Micco P, Murokawa H, Yugi H, Hino S, Tadokoro K, Flesland O, Brojer E, Letowska M, Olim G, Nascimento F, Gonçalves H, Castro L, Morais M, Stezinar SL, Alvarez M, Sauleda S, González R, Niederhauser C, Stolz M, Allain JP, Owusu-Ofori S, Eglin R, Stramer S, Busch M, Strong DM, Epstein J, Biswas R(2008): Occult hepatitis B infection in blood donors. Vox Sang 94:153–166

Satake M, Mitani T, Oikawa S, Nagumo H, Sugiura S, Tateyama H, Awakihara S, Mitsutomi Y, Muraoka M, Tadokoro K(2009): Frequency of bacterial contamination of platelet concentrates before and after introduction of diversion method in Japan. Transfusion 49:2152–2157

Schmunis GA(2007): The globalization of Chagas disease. ISBT Science Series 2:6–11

Seo DH, Whang DH, Song EY, Kim HS, Park Q(2011): Prevalence of antibodies to hepatitis B core antigen and occult hepatitis B virus infections in Korean blood donors. Transfusion. 51:1840–1846

Shiba M, Tadokoro K, Sawanobori M, Nakajima K, Suzuki K, Juji T(1997): Activation of the contact system by filtration of platelet concentrates with a negatively charged white cell-removal filter and measurement of venous blood bradykinin level in patients who received filtered platelets. Transfusion 37:457–462

SHOT definitions(2022): Definitions of current SHOT reporting categories & what to report

Siddona AJ, Kenney BC, Hendrickson JE, and Tormey CA(2018): Delayed haemolytic and serologic transfusion reactions: pathophysiology, treatment and prevention Curr Opin Hematol 25:459–467

Simons JN, Leary TP, Dawson GJ, Pilot-Matias TJ, Muerhoff AS, Schlauder GG, Desai SM, Mushahwar IK (1995): Isolation of novel virus-like sequences associated with human hapatitis. Nature Med 1:564–569

Stainsby D, Williamson L, Jones H, Cohen H(2004): 6 years of shot reporting-its influence on UK blood safety. Transfus Apheresis Sci 31:123–131

Stanley J, Chongkolwatana V, Duong PT, Kitpoka P, Stramer SL, Dung NTT, Grimm KE, Pojanasingchod A, Suksomboonvong P, Galel SA(2021): Detection of dengue, chikungunya, and Zika RNA in blood donors from Southeast Asia. Transfusion 61:134–143

Storch EK, Hillyer CD, Shaz BH(2014): Spotlight on pathogenesis of TRALI: HNA–3a (CTL2) antibodies. Blood 124:1868–1872

Stramer SL(2007): Reacting to an emerging safety threat: West Nile virus in North America. Dev Biol (Basel) 127:43–58

Styles CE, Hoad VC, Kiely P, Seed CR, Gosbell IB(2019): Blood safety assessment of hepatitis A outbreak linked to frozen pomegranate arils: are foodborne outbreaks an emerging blood safety risk? Transfusion. 59:3683–3688

Susan L. Stramer, F. Blaine Hollinger, Louis M. Katz, Steven Kleinman, Peyton S. Metzel, Kay R. Gregory, and Roger Y. Dodd(2009): Emerging infectious disease agents and their potential threat to transfusion safety. Transfusion 49:209S–211S

Takahashi TA, Abe H, Hosoda M, Nakai K, Sekiguchi S(1995): Bradykinin generation during filtration of platelet concentrates with a white cell-reduction filter. Transfusion 35:967

Takuissu GR, Kenmoe S, Amougou Atsama M, Atenguena Okobalemba E, Mbaga DS, Ebogo-Belobo JT, Bowo-Ngandji A, Oyono MG, Magoudjou-Pekam JN, Kame-Ngasse GI, Menkem EZ, Selly Ngaloumo AA, Banlock ATR, Feudjio AF, Zemnou-Tepap C, Meta-Djomsi D, Nyimbe Mviena GL, Nyebe Eloundou

I, Yéngué JF, Kenfack-Zanguim J, Ndzie Ondigui JL, Zekeng Mekontchou RM, Touangnou-Chamda SA, Kamtchueng Takeu Y, Taya-Fokou JB, Mbongue Mikangue CA, Kenfack-Momo R, Kengne-Nde C, Nkie Esemu S, Njouom R, Ndip L(2022): Global epidemiology of occult hepatitis B virus infections in blood donors, a systematic review and meta-analysis. PLoS One. 17:e0272920

Thom K, Gilhooly P, McGowan K, Malloy K, Jarvis LM, Crossan C, Scobie L, Blatchford O, Smith-Palmer A, Donnelly Mhairi C, Davidson Janice S, Johannessen I, Simpson KJ, Dalton Harry R, Petrik, J(2018): Hepatitis E virus (HEV) in Scotland: evidence of recent increase in viral circulation in humans. Euro Surveill. 23

Tobler LH, Contestable P, Pitina L, Groth H, Shaffer S, Blackburn GR, Warren H, Lee SR, Busch MP(2007): Evaluation of a new enzyme-linked immunosorbent assay for detection of Chagas antibody in US blood donors. Transfusion 47:90–96

Toy P, Hollis-Perry KM, Jun J, Nakagawa M(2004): Recipients of blood from a donor with multiple HLA antibodies: a lookback study of transfusion-related acute lung injury. Transfusion 44:1683–1688

Van Rosevelt RF, Bakker JC, Sinclair DM, Damen J, Van Mourik JA(1982): Bradykinin mediated hypotension after infusion of plasma-protein fractions. J Lab Clin Med. 100:288–295

Vlaar APJ, Toy P, Fung M, Looney MR, Juffermans NP, Bux J, Bolton-Maggs P, Peters AL, Silliman CC, Kor DJ, Kleinman S(2019): A consensus redefinition of transfusion-related acute lung injury. Transfusion 59:2465–2476

Vyas GN, Perkins HA, Fudenberg HH(1968): Anaphylactoid transfusion reactions associated with anti-IgA. Lancet 2:312–315

Wakamatsu C, Takakura F, Kojima E, Kiriyama N, Goto N, Matsumoto K, Oyama M, Sato H, Okochi K, Maeda Y(1999): Screening of Blood donors for human parvovirus B19 and Characterization of the results. Vox Sang 76:14–21

Warkentin TE, Morin PA, Heddle NM(2018): Neutropenia and monocytopenia in recurrent anaphylactoid reactions after red blood cell transfusions in a woman with immunoglobulin A (IgA) deficiency and anti-IgA. Transfusion 58:2320–2325.

Wiersum-Osselton JC, Whitaker B, Grey S, Land K, Perez G, Rajbhandary S, Andrzejewski Jr C, Bolton-Maggs P, Lucero H, Renaudier P, Robillard P, Santos M, Schipperus M(2019): Revised interna-tional surveillance case definition of transfusion-associatedcirculatory overload: a classification agreement validation study. Lancet Haematol 6:e350–e358

Win N, Needs M, Thornton N, Webster R, Chang C(2018): Transfusions of least-incompatible blood with intravenous immunoglobulin plus steroids cover in two patients with rare antibody. Transfusion 58:1626–1630.

Young NS and Brown KE(2004): Parvovirus B19. N Engl J Med 350:586–597

Zaaijer HL, Koppelman MH, Farrington CP(2004): Parvovirus B19 viremia in Duch blood donors. Epidemiology and Infection 132:1161–6

Zanluca C, Dos Santos CN(2016): Zika virus – an overview. Microbes Infect. May;18:295–301

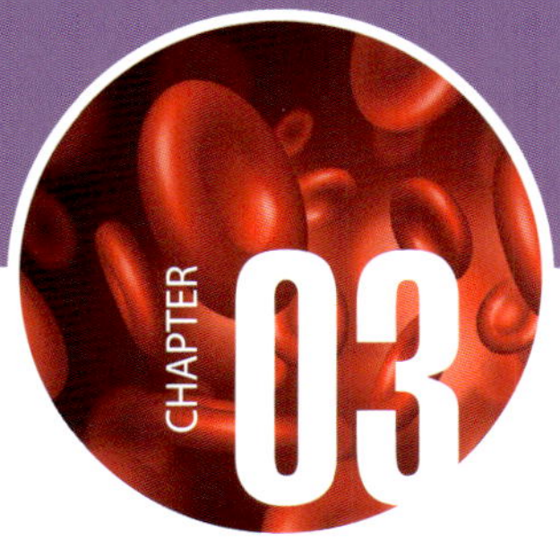

환자혈액관리

Patient Blood Management, PBM

1 환자혈액관리(Patient Blood Management)

1) 환자혈액관리(patient blood management, PBM)

(1) 환자혈액관리 개념(Concept of PBM)

환자혈액관리는 환자 자신의 혈액을 관리 유지함으로써 환자의 안전을 증진하고 치료 결과를 향상시키는 체계적인 증거 기반의 환자 치료 전략이다(Meybohm 등 2017). PBM개념은 초기 환자 평가로 시작하여 대안 치료와 수혈을 고려하는 모든 의사-결정 과정(decision-making process)과 임상관리를 포괄하며, 보다 안전하고 향상된 환자 치료 결과를 보장한다.

(2) 환자혈액관리 적용 및 목표(Implication and Aim of PBM)

PBM 적용 목표는 "제공될 혈액 제제"가 아니라, "환자 자신의 혈액"이며, 구성 요소의 "일률적인 적용"이 아닌 "환자 특성별 개별 적용" 원칙이 되는 "환자 중심의 의사 결정"이 필요하다. 수혈은 생명을 구하는 치료기법으로 활용되지만, 수혈 고려 전에 환자 관리 및 치료 전 과정에서 "혈액 보존"의 중요성에 대한 인식과 적절한 출혈 예방 혹은 출혈 방지 기법 적용이 우선 제공되어야 한다. 그러므로 PBM 전략은 빈혈의 사전 관리, 환자혈액 응고 및 지혈의 최적화 그리고 혈액손실 최소화를 추구하는 다양한 환자 혈액 보존 방식들을 필수 구성요소로 포함한다(National Blood Association Australia, 2017).

아울러 PBM 적용은 수혈 대안 치료와 한정된 혈액 자원의 적정 활용을 통해 "잠재적 위험이 큰 수혈"의 부적절한 시행(inappropriate transfusion)을 피하여 향상된 치료효과를 제공한다. 부수적인 결과로서 혈액 자원 낭비(waste)를 피하게 해줌으로써 적시에 투여 가능한 혈액 공급 체계 보장과 적정 자원 활용을 도모해주는, 현대 고부가 가치 의료 제공의 필수 요소이다.

2) PBM의 기본 구성요소(Fundamental Components of PBM)

필수 PBM 전략들은 다음과 같이 크게 3개의 주요 구성요소("PBM의 3 pillars")로 분류되는데(표 3-1) 환자 조혈 기능 적정화, 혈액 손실과 출혈의 최소화, 그리고 근거-중심의 혈액제제 적정 사용과 빈혈에 견디는 역량 강화를 포함한다.

표 3-1. 환자혈액관리의 3가지 주요 구성요소

	Pillar 1 환자 조혈 기능 적정화	Pillar 2 혈액 손실과 출혈 최소화	Pillar 3 근거-중심 혈액제제 사용과 빈혈에 견디는 역량 강화
수술 전	혈액 평가-필요시 추가 협진 빈혈진단/원인규명/수술전 치료 조혈장애: 조혈자극(제) 철결핍성 빈혈: 철분제 투여 (혈액 적정화 이후로 정규 수술 시기 조정)	출혈 위험 파악 진단검사 채혈로 인한 혈액 손실 최소화 시술 계획과 리허설 수술 전 자가 혈액 채취 기타	환자의 생리적 여력과 위험인자 파악 예상 출혈량/견딜 수 있는 출혈량 비교 맞춤형 혈액보존 계획 수립: 출혈 최소화/적혈구 용적 적정화/빈혈 관리 제한적 수혈 전략 채용
수술 중	혈액상태 적정화까지 정규수술 연기 철분 보충	치밀한 지혈과 수술 기법 혈액 보존 수술기법 혈액 보존 마취기법 자가혈액 보존과 출혈 혈액 회수 약제/지혈제	심박출량 적정화 산소화/환기 적정화 제한적 수혈 전략 채용
수술 후	조혈 자극 빈혈 조장하는 약물간 상호반응 인지	수술 후 출혈의 철저한 감시와 관리 이차 출혈 회피 정상 체온 유지 자가 혈액 보존 진단검사 채혈로 인한혈액손실 최소화 지혈/항응고 관리 감염 회피/치료 약물 부작용 인지	빈혈 여력 적정화 산소 공급 최대화 산소 소모 최소화 감염 회피/치료 제한적 수혈 전략 채용

(1) Pillar I: 환자 조혈 기능 적정화(Optimizing Patient's Hemopoiesis)

① 빈혈의 조기 진단 및 치료

상당수의 환자들은 수술이나 출혈이 동반될 시술 시행 이전에 이미 빈혈 및 저혈량증(hypovolemia)을 동반한다(Munoz 등, 2015). 수술 전 빈혈은 병원 내 사망률 증가 및 추가 합병증의 동반의 위험 요소이다. 특히, 수술 환경에서 빈혈은 기저 위험인자를 더욱 강화하고, 수술 경과를 악화시킬 뿐만 아니라 또 다른 위험 요소인 적혈구 수혈을 유발한다(Baron 등, 2014; Kein 등 2016; Musallam 등 2011; Leihtle 등 2011; von Heymann 등 2016).

수혈 또한 다른 의약품과 마찬가지로 수혈관련 위험들을 내포한다. 대표적인 수혈 위험은 수혈관련급성폐손상(transfusion-related acute lung injury, TRALI), 수혈관련순환량과다(transfusion-associated circulatory overload, TACO), 수혈유발 면역변형(transfusion-induced immunomodulation, TRIM), 저체온, 고칼륨혈증, 수혈성혈증, 알레르기 반응, 용혈수혈반응, 비용혈수혈반응 그리고 이식편대숙주병의 발생이다(Acheson 등 2012, Delaney 등 2016, Whitlock 등 2015). 항상 수혈의 위험-효용 비율(risk-benefit ratio)을 신중히 저울질하여, 위험을 충분히 상회하는 효용이 있다고 판단될 때에만 수혈이 비로소 고려되어야 한다. 수술 전 빈혈 환자에서 원인 진단 및 대안 치료를 전혀 고려하지 않은 채, 적혈구 수혈을 우선 시행하는 관행은 사라져야 한다.

수술 전 빈혈의 빈혈 진단 지침에 주요 검사들(예: folic acid, vitamin B12, transferrin 포화도, 혈청 ferritin, transferrin 수용체 검사 등)이 포함되어야 하며, 이는 기관별 "수술 전 PBM 적용 여부"를 평가하는 지표로도 활용된다. 빈혈을 전담하는 외래 클리닉 설치는, 기존 의료진의 추가 업무 부담없이도, 수술 전 빈혈 진단 및 치료의 적정화 혹은 집중화를 구현하는데 도움이 된다.

수술 중 대량 출혈에 의한 혈액 손실은 빈혈 위험성과 수혈 가능성을 더 증가시킨다. 따라서 예상 출혈량이 500 mL 이상이거나 수혈 확률 10% 이상인 수술이 계획된 환자에서, 수술 전 "환자 혈액 평가"는 수술 전 빈혈의 진단과 사전 교정을 위한 PBM 전략의 시작점으로서 의무화되어야 한다. "환자 혈액 보존"은 PBM 개념과 필수전략의 주요 요소로서, "환자 혈액 평가"를 필요로 한다.

② 철결핍빈혈 진단 및 치료

철결핍은 만성질환(예: 만성염증, 종양, 자가면역질환, 신장결핍)과 더불어 수술 전 빈혈의 주요 원인이다. 많은 빈혈 환자(약 1/3에 해당)가 저장 철결핍에 의한 적혈구 형성 장애인 철결핍빈혈(iron deficiency anemia)을 동반한다(Camaschella 등 2015). 수술 전 철결핍빈혈을 교정하는 것은 비교적 간단한 과정이다. 수술 전 철분 보충은 혈액 생성을 증폭시켜서 환자 스스로가 적혈구 생산을 늘릴 수 있게 한다. 일반적으로 진단과 수술 예정 일시 간격이 매우 짧기 때문에, 경구 철분제제(oral iron)는 효과적이지 않다. 부작용이 적은 고용량 정맥내 철분제제(Intravenous iron) 투여가 수술전 빈혈 교정에 바람직하며, 투여 후 비교적 짧은 시간 내에 효과를 기대할 수 있다(Meybohm 등 2017, Munoz 등 2017, National Blood Association Australia 2017, National Institute for Health and Care Excellence 2017).

특히, 흔하게 동반되는 철결핍빈혈의 진단 및 치료를 위한 임계값이 표시된 표준 운영 절차 또는 알고리즘을 사용하여 관리를 단순화할 수 있다(그림 3-1).

③ 빈혈 환자의 수술 시기 연기와 결정

비록, 만성 질환으로 인한 빈혈의 수술 전 교정이 거의 불가능하지만, 수술 전 빈혈 진단과 원인 치료가 최우선이다. 철결핍빈혈 환자에서 최대 적혈구 용적 증가를 위해 수술 전 2~4주 사이에 철 보충이 시행되어야 하지만(Froessler 등 2016) 수술 불과 며칠전 혹은 수술 중 철 투여가 수술 후 혈색소치 회복(postoperative Hb recovery)을 촉진하고 조기 일상 회복을 제공한다는 연구 결과도 늘고 있다(Meybohm 등 2017, Khalafallah 등 2016). 바람직한 접근법은 환자가 최선의 방법으로 준비될 때까지 시술 및 수술을 연기하는 것인데, 의료팀뿐만 아니라 환자와 논의가 선행되어야 한다. 특히 비암성 수술에서 충분한 수술 전 대기 시간이 있음에도 불구하고 수술 전에 철결핍빈혈 관리 기회를 포기하는 것은 의학적뿐만 아니라 윤리적 관점에서도 바람직하지 않다.

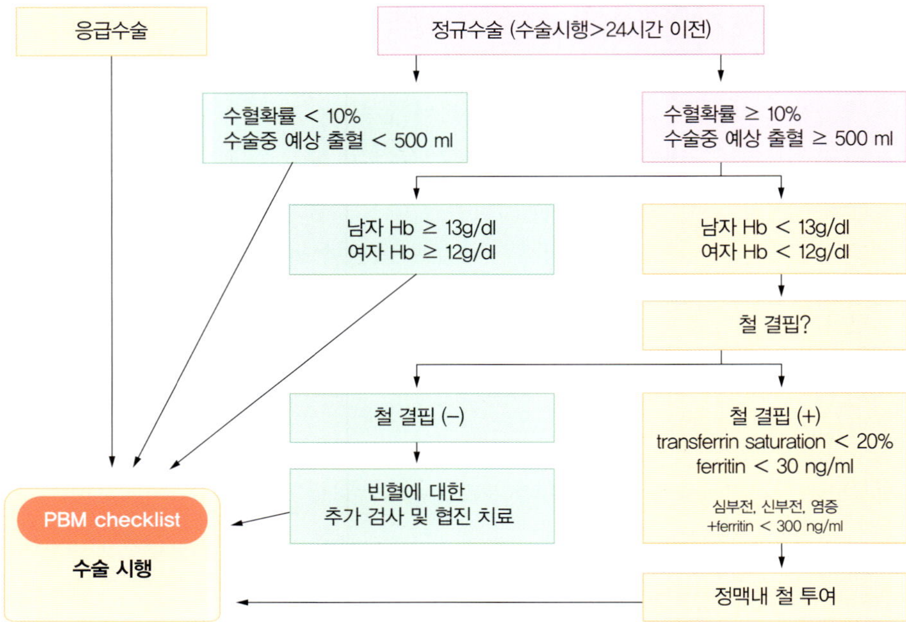

그림 3-1. 수술 전 철결핍빈혈 진단과 처치 알고리즘

(2) Pilar II: 혈액 손실 최소화와 혈액보존 조치 강화(Minimizing Patient's Blood Loss and Reinforcing Patient's Blood Preservation)

① 혈액보존을 위한 PBM 준비절차

표준화된 PBM수술 준비 절차적용은 잠재적 응고부전의 적시 진단과 치료를 가능하게 하여 수술 및 시술에 따른 혈액 손실을 방지할 수 있다. 이미 복용 중인 활성 항응고제(예: 경구 항응고제, 항혈소판 약물)의 적절한 시술 전 관리가 필요하다.

② 혈액보존과 손실 최소화를 위한 기법들

가. 급성 동량성 혈액희석(Acute Normovolemic Hemodilution, ANH)

수술 중 500 mL를 초과하는 출혈이 예상되는 경우, 출혈 발생 전에 급성 동량성 혈액희석을 적용한다. ANH는 출혈 발생 전에 일정량의 환자혈액을 채취하여 저장하고, 대신 수액을 투여하여 수술 중 정상 혈관내용적을 유지하게 되는데, 수술 중 혈액희석은 불가피한 출혈로 인한 혈액손실을 최소화하고, 수술 종료 전 저장된 혈액의 재주입은 수술 후 빈혈과 응고부전 발생을 감소시키고 혈액제제 수혈 위험과 수혈량을 현저히 감소시켜 준다.

나. 출혈 혈액회수(Cell Salvage)

출혈을 대비한 수술 중 출혈 혈액회수 장비 준비와 운영은 필수이며, 이를 이용한 자가 혈액의 회수 및 수집, 회수 혈액의 세척 그리고 재주입 시행은 적혈구 수혈 가능성을 최소화해 주는 가장 강력한 전략이다(Meybohm 등 2016). 수술 중 뿐만 아니라 수술 후에도 환자 혈액 보존 기술이 최대한 적용되어야 하며 출혈된 혈액의 적정한 회수와 재주입이 적용되어야 한다.

그간 양수색전증 유발이나 암 전이 가능성으로 금기시되어 왔던 산후출혈이나 암 수술 출혈 관리에도 수술 중 혈액회수의 적극적 활용이 요구되는데(Milne 등 2015, Perseghin 등 1997, Catling 등 2008), 회수 혈액의 투여 전 충분한 세척과 백혈구 제거필터 적용이나 방사선조사가 필요하다.

다. 최소 침습적 수술 방법(Minimal Invasive Surgical Methods)

수술 중 혈액 손실 최소화를 위해 최소 침습적 방법과 같은 진화된 수술 기법의 적용은 매우 중요하다.

③ 응고 기능 유지 및 감시 통한 출혈 감소

가. 점탄성 현장검사(Point-of-Care Viscoelastic Test) 적용

Rotational thromboelastometry (ROTEM) 혹은 thromboelastography (TEG)와 같은 점탄성 현장검사를 이용한 응고 기능의 수술 중 상시 감시는 적절한 치료 및 응고 기능 최적화로 출혈을 현저히 감소시킬 수 있다(Weber 등 2012). 대량수혈 프로토콜(massive transfusion protocol, MTP)이 적용되는 상황이 아니라면, 반드시 근거에 의해서, 적응증에 해당하는 환자에서만 목표-지향적(goal-direcred) 혈장제제 투여가 고려되어야 한다.

나. 정상체온, 산-염기 평형 그리고 칼슘이온 유지

수술 중에는 반드시 정상체온(normothermia)을 유지하고, 혈청 이온화 칼슘과 산-염기 균형을 안정적으로 유지해야만 응고기능 유지가 가능하다.

④ 진단 검사 채혈로 인한 혈액 손실과 병원성 빈혈 위험 최소화

진단 검사를 위한 빈번한 채혈은 환자의 혈액량을 현저히 감소시켜서 병원성 빈혈(hospital-acquired anemia, iatrogenic anemia)을 유발하거나 발생 위험을 증가시킬 뿐만 아니라, 수술이나 시술 출혈에 의한 저혈량증과 수혈 요구를 더 악화시킬 수 있다.

가. 폐쇄식 채혈법(Closed Blood-Sampling Method) 적용

폐쇄식 채혈법은 개방성 채혈법에 비해 채혈 중 혈액 손실 및 폐기 혈액량이 현저히 감소시킨다. 특히, 중환자실에서 폐쇄식 채혈 기구(closed in-line flush blood sampling device)의 적용은 진단 검사 채혈로 인한 혈액 손실 및 폐기를 최소화하고 병원성 빈혈을 예방하는데 매우 중요한 구성 요소이다.

나. 채혈 전략 개선

필수적이지 않은 채혈 검사 횟수를 줄이고, 작은 크기의 채혈 기구를 사용하는 지침 운영뿐만 아니라 채혈 용량이 작아진 진단 장비의 도입 등 기관의 노력은 혈액 손실, 병원성 빈혈 발생 및 수혈 가능성 모두를 감소시킨다. 이 모든 혈액 보존 노력들이 환자 회복 향상과 소중한 혈액 자원 절약에 크게 기여한다.

(3) Pillar III: 근거-중심의 혈액제제 적정 사용과 빈혈에 대한 환자 내성 증진(Evidence-Based/Appropriate Using of Blood Products and Improving Patient's Reserve to Anemia)

① 수혈의 위험성과 환자 중심의 의사 결정(Patient-Centered Decision-Making)

가. 빈혈은 유병률, 사망률 및 체류 기간 증가의 독립적 위험 요인이며, 적혈구 수혈을 증가시키는 주요 원인이다. 하지만 빈혈을 수혈로 치료하는 경우 환자에게는 빈혈과 수혈의 잠재적 위험이 중복되어 배가된다. 게다가, 수혈은 용량-의존적으로 기저 이환율과 위험도를 더욱 증가시킨다.

나. 적혈구 수혈이 허혈성 뇌졸중이나 심근 경색 발생을 증가시키고, 수혈이 면역 변형을 초래하여 암 환자의 종양 재발을 증가시킨다는 연구보고가 늘고 있다(Whitlock 등, 2015; Acheson 등, 2012; Horowitz 등, 2015). 강화되고 향상된 혈액제제 품질 기준에도 불구하고 수혈로 인해 아직 알려지지 않은 감염에 노출될 가능성을 배제할 수 없다는 점도 중요하다. 수혈에 잠재된 심각한 부작용들을 고려한다면, 반드시 수혈 위험과 수혈 효용을 철저히 저울질하고, 효용이 위험을 상회할 때만 수혈을 고려해야 한다.

다. 환자 중심의 의사 결정을 촉진하는데 도움이 되는 환자 개별 PBM 적용 계획 수립과 환자 검사 결과, 경보 기능, 혈액 처방 임상의 정보, 각 처방에 대한 적응증 등을 포함 지능형 전산화된 의사결정 지원 및 처방 시스템 사용을 권장한다.

② 제한적 수혈 전략(Restrictive Transfusion Strategy)의 적용과 적혈구 수혈 유발인자(Triggers)

가. 수세기 전 혈액의 순환의 발견과 첫 수혈 치료 시도 이후 현대 의학의 발전에 따른 수혈 안전성 향상에도 불구하고, 수혈의 잠재적 위험성에 대한 인식은 수혈의 임상 적용 형태를 크게 변화시켰다.

나. 제한적 수혈 전략은 정상적인 심혈관 기능을 가진 환자는 대부분의 의료 환경에서 낮은 Hb 수준(6~8 g/dL)에도 더 악화되지 않으므로 목표 Hb 수준을 7~9 g/dL로 유지한다는, 그리 새롭지 않은 개념이다. 많은 연구에도 불구하고, “자율적 수혈 전략(liberal transfusion strategy, 목표 Hb 수준 9~10 g/dL으로 유지)”이 “제한적 수혈 전략”보다 우월한 치료 결과를 제공하는 점을 증명하지 못했다. 심지어 심혈관질환 혹은 고령 등 고위험인자가 동반된 환자에서 조차도 제한적 수혈 전략 적용이 인정되어 널리 적용되고 있다(Holst 등, 2015; Brunskill 등, 2015; Carson 등, 2017; Carson 등, 2011; Simon 등, 2017).

다. 급성 빈혈에 의한 위험을 최소화하도록 조직 산소 공급을 보장하는 것이 적혈구 수혈의 주요 목표이다. 그러므로 Hb 검사치 만으로 빈혈이나 빈혈로 인한 위험과 수혈 필요성을 평가 및 결정하면 안된다.

라. 제한적 수혈 전략이 반영된 아날로그 방식 혹은 디지털 방식의 간단한 적혈구 수혈-유발인자 체크리스트는 의료진의 일상적인 수혈 여부 결정 과정에 상당한 도움을 준다(Goodnough 등, 2014)(그림 3-2).

③ 환자의 빈혈에 대한 내성, 급성 상태 및 생리학적 수혈 요구 기준(예: 중심 정맥 산소 포화도나 뇌 산소포화도 감소)과 같은 추가 매개 변수들도 함께 고려되어야 한다. 심박출량 증대, 산소화와 환기 개선 등의 치료가 환자의 빈혈에 대한 여력을 개선시키고 빈혈에 따른 증상과 위험요인 뿐만 아니라 수혈 필요성을 감소시킨다.

수혈 결정 전 체크리스트
매 적혈구 단위 수혈때마다 수혈 결정 이유 작성

- ☐ **대량수혈 프로토콜(MTP) 시작하여 수혈 시행**
  해당하면 이하 작성 불필요

Hb < 7 g/dl인 경우
- ☐ 빈혈허용능력과 무관하게 수혈 시행

Hb 7~8 g/dl인 경우
- ☐ 빈혈에 의한 저산소증 증상 동반
  (빈맥, 저혈압, 심전도상 허혈, lactate 증가)
- ☐ 빈혈 허용 능력 결여, 기존 위험 요인동반
  (만성심장질환, 심부전, 뇌-혈관질환)
- ☐ 기타지표:________________(직접기술)

Hb 8~10 g/dl인 경우
- ☐ 빈혈에 의한 저산소증 증상 동반
  (빈맥, 저혈압, 심전도상 허혈, lactate 증가)
  비록 Hb > 8g /dl이지만
  risk-benefit ratio가 불분명해서 수혈 결정

그림 3-2. 수혈 전 수혈 결정 유발인자 체크리스트(checklist)

2 환자혈액관리 전략 도입과 적용(Introduction and Implementation of PBM strategy)

1) PBM 도입 필요성

(1) 과도하고 부적정한 혈액 사용 관행

의료 자원의 적정한 활용과 효율적이고 향상된 치료성과 획득은 모든 환자 치료의 기초이다. 임상의사 혹은 의료기관별 환자 혈액 보존 및 수혈과 전략에서 상당한 편차를 유발하고 있다. 혈액 사용의 적정성을 평가하고 비교할 만한 관련자료의 부재에도 불구하고, 상당히 큰 편차를 보이는 국가별 인구당 수혈량(인구 1,000명당 수혈된 적혈구 단위수) 자료는 특정 국가의 "비합리적인" 혈액 자원 사용을 강하게 의심하게 한다. 수혈 전략 및 지식에 관한 편차는 현재 환자들이 불필요한 수혈 위험에 노출되거나 표준 이하의 치료를 제공받고 있을 수 있다는 반증이기도 하다.

(2) 공공제로서의 혈액자원의 효율적 사용

부적절한 혹은 과도한 수혈은 수혈 관련 부작용에 의한 환자 경과의 악화를 초래할 뿐만 아니라 소중한 혈액 자원 낭비를 초래한다. 가치-기반 의료를 시행하는 현재 의료 환경에서 적정 치료를 위한 가이드라인의 필요성과 중요성이 더욱 강조된다.

2) 근거-기반의 PBM 가이드라인(Evidence-based PBM guidelines)

(1) PBM 가이드라인(PBM Guideline)

많은 PBM 가이드라인들이, 수혈 위험이 높은 환자의 임상 치료 결과 최적화를 위한 PBM 구성 요소와 권장 사항(recommendations)을 소개하고 있다. 가이드라인 내 개별 원칙과 권장 사항은 단순히 혈액 손실과 수혈을 줄이기 위한 단독 요소가 아니라, 프로토콜을 기반으로 하면서도, 공유가 가능한 현명한 치료 의사-결정(decision-making)의 일부 구성요소로 고려되었다. 성공적 PBM 임상 적용을 위해서는, 이들을 잘 인지하고 활용하는 증거-기반의 다학제적 접근 전략의 기관 내 도입과 채용이 꼭 필요하다.

(2) PBM 권장 사항(PBM Recommendations)

2018년 PBM International Consensus Conference에서 발표된 주요 권장 사항은 다음과 같다(Mueller 등 2018).

① 주요 수술 전 빈혈의 진단은 충분한 시간을 두고 시행되어야 한다.
② 정규 수술에 철결핍빈혈 환자에서 적혈구 수혈을 줄이기 위해 철 보충이 수술 전에 시행되어야한다.
③ 상당한 출혈이 불가피한 정규수술이 예정된 Hb <13 g/dL 환자는 수혈 위험을 줄이기 위해 철 보충과 함께 조혈 촉진제를 투여해야 한다.
④ 임상적으로 안정된 중환자에게 제한적 수혈 전략(Hb <7 g/dL에서 수혈)이 적용되어야 한다.
⑤ 심장수술 시행환자에게 제한적 수혈 전략(Hb <7.5 g/dL에서 수혈)이 적용되어야 한다.
⑥ 고관절 골절환자에서 심혈관질환이나 다른 위험인자가 동반된 경우 제한적 수혈 전략(Hb <8 g/dL에서 수혈)이 적용되어야 한다.
⑦ 혈역학적으로 안정된 위장출혈환자에게 제한적 수혈 전략(Hb <8 g/dL에서 수혈)이 적용되어야 한다.
⑧ 적정한 혈액제제 사용을 증진하기 위해 기관 내 PBM 프로그램이 환자 치료 및 처방 시스템에 적용되어야 한다.
⑨ 적정한 적혈구 혈액제제 사용을 증진하기 위해 전산화된 의사-결정 지원 시스템(Computerized decision-support system)이 도입되어 환자 치료에 적용되어야 한다.

3) 주요 임상 분야별 PBM 권장사항(PBM Recommendations in Various Clinical Aspects)

(1) 중환자(Critically ill Patients)

① 제한적 수혈 전략 적용

중환자 영역에서 적혈구 수혈을 위해 제한적 수혈 전략이 채용되어야 한다. 철결핍빈혈 환자에서 철보충이 필요하다. 빈혈환자에서 조혈촉진제가 정례적으로 투여되어서는 안된다.

② 한 단위 수혈 전략(Single-Unit Policy) 적용

한 단위 수혈 직후 추가 수혈의 필요성을 결정하기 위한 임상 상태 재평가(저산소증 관련 증상 개선 여부나 Hb 검사 등)를 수행해야 한다.

③ 목표-지향적 응고부전 관리(Goal-Directed Coagulation Management)

응고부전이 동반된 중환자에게 정례적 FFP 수혈 시행은 권장되지 않는다. FFP의 투여는 TRALI나 TACO와 같은 부작용 발생의 독립적 위험인자이다. 개별 환자에게 상대적인 위험과 이점을 고려해서 수혈을 결정한다. 응고부전에 의한 출혈 위험은 검사치 뿐만 아니라 임상증상도 반드시 참고되어야 한다. INR ≤2라면 FFP 수혈이 환자에게 주는 이점이 거의 없으며, 침습적 술기를 시행해도 출혈 동반 가능성이 낮다. 특정 임상 상황에서는 이보다 더 높은 INR에서도 대부분 잘 견딘다.

응고부전이 동반된 중환자에게 정례적 동결침전제제 수혈이나 fibrinogen 농축제 투여는 권장되지 않으며, 개별 환자에게 수혈 혹은 투여를 결정할 때 상대적인 위험과 이점을 고려해야 한다.

혈소판 수혈은 개별 환자에서 상대적인 위험과 이점을 고려해야 한다. 중증 환자라도 급성 출혈이 없는 경우라면, 혈소판수 $<20 \times 10^3/\mu L$에서 혈소판 수혈이 적절하다고 간주될 수 있다. 혈소판 수치 뿐만 아니라 임상증상도 참고되어야 한다. 혈소판수가 $\geq 50 \times 10^3/\mu L$인 환자는 일반적으로 심각한 출혈 없이 침습적 시술이 가능하다.

④ 항혈전용해제 사용

급성 출혈성 중증 외상환자의 경우 부상 후 3시간 이내에 tranexamic acid (TXA)를 투여가 권장된다. 위장출혈이 있는 위독한 환자에서 TXA의 사용을 고려한다. 투여량은 1 g의 단회주입과 8시간 동안 1 g 정주가 권장된다.

(2) 내과 환자(Medical Patients)

① 적혈구 수혈

가. 적혈구 수혈 유발인자(Red Blood Cell Transfusion Trigger)

적혈구 수혈은 Hb 검사치로 결정하면 안되며, 임상 상태 평가에 근거해야 한다. 급성관상동맥증(acute coronary syndrome)이 동반된 경우라도 Hb 8~10 g/dL라면, 적혈구 수혈이 사망률을 감소시키는지 불확실하다.

수혈 결정은 빈혈의 임상 징후와 완화되어야 할 증상의 심각성에 근거해야 한다. 수혈 위험과 이점을 신중히 저울질한 후 수혈을 결정해야 한다. 심각하지 않은 급성 상부 위장 출혈이 있는 잘 보상된 환자의 경우, 좀 더 제한적 수혈 전략 채용이 좀 더 적절할 수 있다. 암환자에게서 적혈구 수혈이 암재발에 관여한다는 증거가 늘고 있다.

나. 한 단위 수혈 전략(Single-Unit Policy)

적혈수 수혈 적응증에 해당하면 한 단위 수혈 전략에 따라야 한다. 추가 수혈의 필요성을 결정하기 위한 임상 상태 재평가를 수행해야한다.

다. 철보충(Iron Supplementation)

철결핍빈혈 환자의 경우 수혈 시행 여부와 관계없이 철분 보충 치료가 필요하다. 빈혈로 조혈촉진제를 투여 중인 암환자는 철 저장 상태를 모니터해야 한다. 철결핍이 흔한 만성신부전 환자는 조혈촉진제 투여가 덜 효과적이다.

② 응고장애 관리(Coagulopathy Management)

가. 혈장 및 분획 제제 투여

응고장애 환자(간장애 환자 포함)에서 FFP, 냉동침전제제 그리고 fibrinogen 농축제 투여는 환자에 대한 위험과 이점을 충분히 고려하고 결정해야 한다. 점탄성 현장검사의 적용이 목표-지향적 응고 부전 치료에 효과적이다.

나. 혈소판 수혈

혈소판 감소증 또는 혈소판 기능 이상 환자의 출혈 예방 및 치료를 위해 혈소판 수혈이 적응될 수 있다. 하지만 특정 조건(예: TTP 및 HIT)에서는 혈소판 감소증이라도 혈소판 수혈을 시행해서는 안 된다. 장기간 예방적 혈소판 수혈은 합병증(예: 동종면역화 및 혈소판 불응증) 유발의 위험성이 있으므로 피해야 한다.

(3) 수술 환자(Surgical Patients)

① 기관 내 주술기 PBM 프로그램 수립과 적용

수혈은 이환율, 사망률, ICU 체류 기간 및 병원 입원 기간 증가를 초래한다. 수술 환자 관리에 기관 내 주술기 PBM 프로그램을 수립해서 적용해야 한다. 프로그램은 수술 전 적혈구 용적과 응고 상태의 최적화, 수술 중 지혈에 대한 세심한 주의, 주술기 혈액 손실 최소화, 수술 후 빈혈에 대한 내성 증진에 관한 내용을 포함해야 한다.

② 수술 전 빈혈(Preoperative Anemia) 관리

수술 전 빈혈은 수혈을 최소화하도록 사전에 식별, 평가 및 관리되어야 한다. 조기 Hb 및 철 저장 상태를 평가는 수술전에 환자 상태를 최적화 할 수 있도록 수술 일정을 조정하는데 여유를 준다. 수술 전 빈혈, 수혈 거부 혹은 수술 후 빈혈 위험이 높다고 판단되는 환자이는 수술 전 조혈촉진제 및 철분 보충제를 투여한다. 진단검사를 위한 혈액 채취의 양과 빈도를 최소화한다. 무증상 빈혈과 혈소판 감소증의 수술 전 수혈 치료는 효과가 불확실하다. 철결핍빈혈이 있거나 위험이 있는 수술 환자의 경우 수술 전 철 보충을 권장한다. 빈혈이 유발될 정도의 수술중 출혈이 불가피한 정규수술 예정 환자에서 철 저장이 부족하면(혈청 ferritin <100 μg/L) 수술 전 철분 투여를 시행한다. 조혈촉진제 적응증 환자는 철분 요법을 병행한다. 수술 전 자가혈액 예치(preoperative autologous donation)는 권장하지 않는다.

③ 주술기 혈액손실 최소화

가. 수술 중 급성 동량성 혈액희석(Acute Normovolemic Hemodilution, ANH)

상당한(치료가 필요한 빈혈을 유도할 만큼 많은) 혈액 손실이 예상되는 경우, 수술 중 ANH 시행을 고려해야 한다. ANH시행을 위해 환자 선택, 채혈 방법, 대체 수액 선택, 채혈 저장 및 취급, 채혈 재주입 시기 등을 포함한 기관 내 프로토콜을 만들어 적용한다.

나. 수술 중 혈액회수(Intraoperative Cell Salvage, ICS)

상당한 혈액 손실이 예상되는 경우 ICS를 반드시 적용한다. ICS 시행을 위해 환자 선택, 장비 사용 및 재삽입을 포함한 기관 내 지침을 준비하여 적용해야 하고, 장비 사용에 대한 지식과 숙련도를 보장해야 한다. 종양수술 중 ICS 적용하는 경우에 혈액 재주입시 백혈구 필터를 사용한다(Perseghin 등 1997).

다. 수술 중 유도 저혈압

상당한 혈액 손실이 예상될 경우, 혈액 손실의 위험과 중요한 장기 관류의 보존의 균형을 맞춘 의도적인 유도 저혈압(평균동맥압 50~60 mmHg) 적용이 고려될 수 있다. 하지만 수술 중 저혈압에 의한 주요장기 허혈 위험과 출혈 감소 이익에 대한 세심한 평가가 필요하다.

라. 주술기 정상체온(Normothermia) 유지

수술 중 저체온증은 감염을 증가시킬 뿐만 아니라 응고부전에 의한 출혈을 증가시키므로 적극적 예방 조치를 사용한다.

④ 심장수술 중 PBM 전략(PBM in Cardiac Surgery)

가. 제한적 수혈 전략

심장수술(cardiac surgery)에는 자율적 수혈 전략보다 제한적 수혈 전략적용이 더 권장된다.

나. 수술 중 혈액 손실 최소화

혈액 손실과 심폐바이패스(cardiopulmonary bypass, CPB) 중 혈액 희석을 둔화시키기 위해 ANH와 역행성 자가혈액 충진(retrograde autologous priming, RAP) 적용을 권장한다. 심장수술 중 ICS는 반드시 적용한다. 악성 종양 환자의 CPB 심장수술에서도 CPB 이후 수술 시야에서 회수된 혈액을 원심분리하여 재주입을 고려할 수 있다. 하지만 수술 후 흉관으로 유출된 종격동(mediastinal) 혈액을 직접 재주입은 권장되지 않는다.

다. 백혈구 제거 혈액제제(Leukocyte-Reduced Blood Products)

수혈 시 백혈구가 제거된 혈액제제 사용이 권장된다.

라. 목표-지향적 응고치료(Goal-Directed Coagulation Management)

(가) 항트롬빈 III(Antithrombin III, AT-III) 사용

CPB 가동 직전 AT-mediated heparin resistance 발생하면(적정량의 heparin 투여에도 ACT검사치가 충분히 연장되지 않는 경우) 신속히 AT-III 투여한다. AT-III 투여는 FFP 해동에 따른 시간지연을 피하여 더 신속한 ACT 연장을 제공할 뿐만 아니라 FFP 투여 합병증을 피하게 해준다.

(나) 응고인자 농축제(prothrombin complex concentrates, PCC) 신선동결혈장(FFP)

심장수술에서 치료에 불응하는 응고인자 감소증에 대한 최우선 치료법으로 FFP보다 PCC를 우선 고려하는 것이 합리적이다. 안전한 분획 제품(예: PCC) 사용이 불가능한 경우, 응고인자 부족이 원인인 심각한 출혈 환자에서 FFP 수혈은 타당하다.

(다) 점탄성 현장검사와 목표-지향적 응고치료

응고부전 진단과 목표-지향적 치료를 위해 점탄성 현장검사를 채용한 목표-지향적 응고부전 치료 알고리즘이 권장된다. ROTEM 검사의 CT-EXTEM 연장(>75~80초) 혹은 TEG 검사의 R-time 연장이 확인된 경우 표준 용량의 FFP (15~20 mL/kg)나 PCC (15~20 U/kg)를 투여한다. 응고부전 진단 전에 예방적으로 FFP나 혈소판을 투여하면 안된다.

마. 항혈전용해제 사용

수술 중 TXA와 같은 항혈전용해제 정맥 내 투여는 고려되어야 하며, CPB 후 수술 부위에 항 혈전용해제(anti-fibrinolytics) 국소 도포는 심장수술 후 흉관 배수 및 수혈 요구량을 줄여준다.

바. PBM 프로그램 적용

심장수술 중 혈액 자원의 낭비를 줄이고 출혈 위험을 최소화하기 위해, 다학제 의료진이 주도하는 특화된 혈액 보존 및 혈액제제 자원관리 프로그램이 준비되어 적용되어야 한다.

(4) 산후출혈(Postpartum Hemorrhage, PPH)

① 산후출혈의 정의

출산 형태와 무관하게 24시간내 500 mL 이상의 출혈을 "일차성 산후출혈", 24시간 내 1,000 mL 이상의 출혈과 저혈량증 증상이 동반되면 "심한 산후출혈", 그리고 2,500 mL 이상 지속되는 출혈 혹은 저혈량성 쇽을 보이면 "심하게 생명을 위협하는 산후출혈"로 정의한다.

② 산후출혈 고위험 산모

의료진은 PPH 고위험 인자를 미리 인식하고 사전에 적절한 조치와 준비를 취해야 한다. 위험인자들은 다태아, 산후출혈 기왕력, 임신성 고혈압, 융모양막염, 회음절개, 분만 전 제왕절개술 시행, 분만 중 제왕절개술 시행, 거구증, 수술적 질식 분만 시행 등이다.

③ 고위험 산모 대비

자궁 이상증이 동반된 경우는 제왕절개 수술 시행 여부와 무관하게 협진 관리를 적용한다. 유전적 혈액 질환을 갖는 환자는 산후출혈 위험이 있거나 산후출혈 동반 환자로 간주하며, 항응고제나 항혈소판제와 같은 항혈전제를 복용하는 산모 출혈은 산후출혈 관리에 해당하는 치료가 적용되어야 하며, 출혈 치료 중에도 증가된 혈전색전증 위험에 대한 대비와 대응이 필요하다. 산후출혈에 의한 동종혈액 수혈을 줄일 목적으로 분만 전 자가 혈액 예치(autologous blood donation)를 정례적으로 시행하지는 않는다.

④ 분만 전 빈혈 진단과 처치

분만 전 빈혈 진단과 교정 노력이 선행되야 하므로, 산모는 반드시 Hb 검사를 시행해야 하며, 빈혈 동반 시 가능한 병원급 의료시설에서 분만이 추천되어야 한다(Munoz 등, 2019). 중등도-중증 분만 후 빈혈(Hb 6~9 g/dL) 이 동반된 경우 정맥 내 철분제가 투여되어야 한다. 정맥 내 철 보충에 반응하지 않는 감염 혹은 염증에 의한 심한 빈혈 환자 혹은 수혈을 거부하는 심한 빈혈 환자는 협진 후 조혈촉진제 투여를 시행한다.

⑤ 제한적 수혈 전략

빈혈 증상이 있지만 심하지 않은 출혈 동반 시 제한적 수혈 전략(Hb < 7 g/dL에만 적혈구 수혈 고려)을 적용한다.

⑥ 산후출혈 방지 및 관리

가. 수술중혈액회수(Intraoperative Cell Salvage, ICS)

산후출혈 위험이 높은 환자, 산후출혈이 진행 중인 환자, 혹은 면역학적 원인으로 수혈 가능 적혈구 준비되지 못한 환자 혹은 수혈을 거부하는 환자에서 ICS를 적용한다(Milne 등, 2015). 이때 세척된 회수 혈액은 백혈구 제거 필터를 통과시켜 주입한다.

나. 항혈전용해제 사용

질식 분만이나 제왕절개술 후 산후출혈 위험이 증가된 경우 TXA(0.5~1.0 g) 정맥 내 추가 투여도 고려되어야 한다. 산후출혈 처음 발생 3시간 이내 가능한 신속히 TXA을 투여하고(1.0 g 정주) 출혈이 지속되면 반복한다.

다. 목표-지향적 응고부전 치료

(가) 심한 산후출혈로 지혈과 응고부전 위험이 높은 환자는 표준 중앙검사실 검사(혈소판수, PT, INR, aPTT, fibrinogen 농도 검사 등) 혹은 점탄성 현장검사 시행 소견에 따라 적정하면서도 목표-지향적인 혈액성분제제 투여와 지혈 약제 투여를 시행한다.

(나) 산후출혈로 가장 흔하고 조기에 발생하는 응고부전의 원인은 fibrinogen 감소증이다. 하지만 예방적 fibrinogen 보충이나 동결침전제재 수혈은 권장되지 않는다. 심한 PPH 진행 초기에 fibrinogen 검사, 응고기능검사, 혈소판검사를 신속히 시행해야 한다. fibrinogen <200 mg/dl,

TEG 검사(CFF) MA<14 mm 혹은 ROTEM 검사 A5−FIBTEM <8~12 mm 인 경우에 동결침전제제나 fibrinogen 농축제를 투여하고, PT, INR +/− aPTT 검사가 >1.5 배 연장, ROTEM EXTEM CT 연장(>75~80초) 혹은 TEG 검사의 R-time 연장이 확인된 경우 표준 용량의 FFP (15~20 mL/kg)를 투여한다.

(다) 만약 농축적혈구 4단위 투여 후 응고검사 결과를 획득하지 못한 상태에서 출혈이 지속되면, 검사결과가 획득될 때까지, FFP를 FFP:RBC=1:2 비율로 투여한다. 모든 분만실과 수술실에는 생명을 위협하는 산후출혈의 치료로서 농축적혈구와 FFP 사용에 관한 간단−명료한 MTP를 마련하고 운용해야 한다.

(라) 혈소판수 $<75\times10^9$/L, ROTEM 혹은 TEG 검사에서 혈전 강도 감소(A15−EXTEM <35 mm, MCF-EXTEM <50 mm 혹은 MA 감소), 혹은 혈소판기능검사 이상이 확인된 경우에는 표준 용량의 혈소판(5~10 mL/kg)을 투여한다.

(마) 특히 MTP를 시행할 경우, 칼슘 감소증을 잘 교정하여 혈액응고와 자궁 수축 기능을 유지한다.

(바) Recombinant factor VII 투여는 심각한 PPH 진행의 마지막 치료로만 고려될 수 있다.

⑦ 정례적 비상 훈련(Emergency Drill)

모든 의료진은 산후출혈 예방과 치료(약제, 기구 그리고 수술적 처치)를 숙지해야 한다. 분만실 혹은 수술실은 사용하기 쉽고 간단−명료한 산후출혈 치료 알고리즘을 준비 운용하고, 수술실, 검사실과 혈액은행 등 관련 부서의 정례적 비상 훈련을 시행해야 한다.

(5) 외상 환자(Trauma Patients)

① 적혈구 수혈의 최소화

대량 출혈에서 농축적혈구 수혈은 환자 생명을 구하는 치료가 될 수 있지만, 농축적혈구 수혈량이 증가할수록 감염, 급성폐손상, 전신 염증반응 그리고 사망률을 증가시키고, 응고인자 희석을 가중시키므로, 가능한 최소화해야 한다. 대량 출혈 환자에서 MTP 적용은 수혈 요구량을 최소화에 크게 이바지한다.

② 대량수혈 프로토콜(Massive Transfusion Protocol, MTP)

의료기관은 심각한 출혈(critical bleeding)이 동반된 외상 환자의 치료를 위해 투여 용량, 시행 시기, 그리고 혈액제제 각각의 구성비를 포함하는 MTP를 준비해야 한다. 심각한 출혈은 "대량수혈이 시행이 요구되는 생명을 위협하는 주요출혈(major bleeding)"을 말한다.

③ 혈액회수(Cell Salvage)

위독한 외상 환자 및 복부 대동맥류 파열로 응급 수술을 받고 있는 환자의 경우, 출혈 혈액회수 사용을 고려할 수 있다.

④ 점탄성 현장검사와 목표-지향적 응고치료(Goal-Directed Coagulation Management)

미세출혈과 응고기능의 임상적 파악을 통한 응고부전 치료의 정기적 효과 파악은 외상환자 관리에서 가장 중요한 요소이다. 점탄성 현장검사의 이용은 기존 중앙 검사실에서 시행하는 응고 기능 검사의 불가피한 검사결과보고 시간 지연을 피하게 해준다.

⑤ 응고인자 농축제제 권장

응고인자 농축제제[fibrinogen 농축제, PCC와 재조합 활성VII 인자(recombinant VIIa)]는 기존의 냉동 혈장제제 대비 많은 장점을 가지고 있다. 대량 출혈의 치료로서 점탄성 현장검사 결과를 바탕으로 하는 목표-지향적 응고인자 농축제 사용 전략이 권장되며, 동종혈액제제들의 고정비율 투여 전략에 비해, 치료효과가 더 뛰어나고 더 안전하다.

4) PBM의 도입과 실제 임상 적용

(1) PBM 적용 주요 구성 요소(Major Components for PBM Implementation)

PBM 적용과 적용 성취도를 평가할 수 있게 하는 5개의 주요 방안들과 세부지표들이 소개되었는데, 일반 PBM 프로젝트 관리 방안, 3개의 PBM 전략, 그리고 PBM-관련 수치자료/환자 치료 결과/벤치마크에 관한 내용을 포함한다(표 3-2).

이를 이용하면 용이하게 PBM도입을 단계적으로 구현할 수 있으며, 세부 지표들은 각 의료기관의 규모와 기능에 맞게 조정할 수 있다. 기관 내 수혈위원회 혹은 PBM 위원회의 업무 파악 및 각 부서별 역할 배정 계획에도 도움이 된다.

(2) PBM 도입과 적용의 어려움

PBM의 환자-중심의 접근법은 각 의료 기관 내에서 실용적이고 실현 가능하며 사회적으로 수용 가능한 방식으로 전달되어야 한다. 입증된 효용에 의해, PBM의 주요 전략을 일상적인 수술 관리에 통합해야 한다는 인식이 증가했지만 시도 대비 성과는 다양하다. West Australia에서는 PBM이 도입 후 국가 전체 임상 진료의 표준으로서 역할이 확대되었다. 그러나 유럽 여러 기관에서 가변적이고 일관성이 없이 PBM이 도입되었던 과거 사례들을 살펴보면, PBM 도입 과정과 실제 적용이 쉽지 않음을 보여준다. 사전 지식 부족, 다학제 간 이행 약속 결여, 자원 부족 및 이해관계 등 여러 장벽들이 PBM 가이드라인의 도입과 적용의 어려움을 가중시킨다.

(3) 성공적 PBM 도입의 전제조건

① 도입 관련 피드백 데이터와 registry설치

PBM 도입의 비용-효율성을 평가할 수 있게 해주는 체계적인 데이터 수집이 가능해야 하며, 이를 위한 registry설치가 고려되어야 한다.

② 인센티브 제공

새로운 전략 채택에 대한 인센티브와 오래된 관행 집착에 대한 처벌 혹은 손해 조치가 필요하다. 그렇지 않다면, 초기 비용 부담으로 인해 각각 의료기관은 PBM 프로그램 시작에 적극적이지 않을 가능성이 높다.

③ 병원 수혈관리위원회 설치 및 운용

병원 수혈관리위원회는 수혈관련 국가 정책과 혈액의 임상 사용에 관한 지침의 시행을 감독하며, 다학제 간 의사소통과 다양한 학문들의 동기부여의 틀과 원칙을 이해하는 것이 성공에 매우 중요하므로, 진단검사의학과, 마취과, 심장, 중환자, 소화기, 혈액학, 종양학 등 외과 의사들 간의 진단 및 치료 개입에 대한 합의가 필요하다. 보건당국, 행정, 금융, 정보기술 및 품질관리 인력, 혈액서비스, 수혈관리위원회, 실무자, 간호사, 환자(보호자) 등 주요 이해관계자들의 협력과 참여가 각기 다른 배경과 철학을 조화시키고 PBM의 효과적인 제도화 기반을 마련할 수 있다. 특히, 각 의료기관에 설치된 수혈관리실의 전담 직원이 PBM 코디네이터로서 매우 중요한 역할을 수행하는데, 각 병원의 PBM의 현 실무에 대한 상시 근무 보장과 특성화가 필요하다.

각 기관에서 진행되는 PBM 도입에 따른 실무 개선 영역을 파악하고 이를 효과적으로 수행하기 위한 타기관 벤치마킹이 실시되어야 하며, 기관별로도 수행 능력이 주기적으로 평가되어야 한다. 이를 위해서는 기관별 PBM 운용을 평가하고 감독할 수 있고, 기관 내 수혈관련 문제에도 충분히 대처해 줄 수 있고 외부 상위 기구의 설치도 필요하다. 예를 들어 영국의 수혈과 이식 서비스(Blood and Transplant Service)는 PBM 적용과 관련된 국가적 수혈관련 비교 감사(audit)를 지속적으로 수행할 뿐만 아니라, 기관 내 병원 수혈위원회의 개발과 지원을 담당하고 있다.

④ 지능형 전산화된 PBM 보조 시스템과 체크리스트 활용

증거 기반 개별화된 PBM 치료 구성 요소들은 함께 구현될 때 훨씬 더 향상되고 지속 가능한 임상 결과를 제공할 수 있다. 환자 검사 결과, 경보 기능, 혈액 처방 임상의 정보, 각 처방에 대한 적응증 등을 포함 지능형 전산화된 의사결정 지원 및 처방 시스템 사용을 권장한다. 이는 환자 중심의 의사 결정을 촉진하고, 환자 개개인별 PBM 적용 계획 수립을 용이하게 한다.

모든 권장 사항과 표준 작동 절차는 쉽게 접근 가능해야 하며, 체크리스트와 시각적 보조 장치는 쉽게 기억하여 사용하게 하는데 중요하다. 일례로 전자 실시간 임상 의사 결정 지원 시스템은 RBC 수혈의 적절성을 증가시킬 수 있다.

⑤ 지속적 도입 경과 평가와 벤치마크와 피드백 반영

병원내 모든 병동, 외래, 그리고 전담 부서 뿐만 아니라 전체 병원 수준에서 PBM 수행 능력은 지속적으로 파악되어야 하고, 진행 상황이 수시로 평가되어야 한다.

표 3-2. PBM 적용과 적용 성취도를 평가할 수 있게 하는 5개의 주요 방안들과 세부지표. 일반 PBM 프로젝트 관리 방안, 3개의 PBM 전략, 그리고 PBM-관련 수치자료/환자 치료 결과/벤치마크

PBM 프로젝트 관리방안	
주요 PBM 이해관계자의 참여[역할]	
상근 PBM 코디네이터[의사소통, 네트워킹, 교육, 문서화 및 벤치마킹을 위한 중심 역할]	□0 □1 □2
외과 의사(예: 정형외과, 흉부외과, 혈관외과, 비뇨기과, 신경외과)[수술전 빈혈 진단 및 관리, 학제간 협진]	□0 □1 □2
마취통증의학과 전문의/중환자 전문의[수술 전후 PBM 기반의 치료에 중심 역할]	□0 □1 □2
수혈의학 전문의/수혈 위원회[혈액 적정사용, 헌혈자 혈액관리, 혈액낭비 방지]	□0 □1 □2
내과/소화기내과/혈액내과/심장내과/신장내과[빈혈관리, 수술전 빈혈관리, 혈액 적정사용]	□0 □1 □2
일반의/가정의[선택 수술의 필요성 결정, 환자를 병원에 배정, 수술 전 빈혈 관리]	□0 □1 □2
환자 대표[빈혈 치료를 위한 다양한 대안에 대해 알리고 인지시킴]	□0 □1 □2
소아과[주로 혈액 보존 전략을 소개]	□0 □1 □2
중앙 실험/실험실 과학자[소형 혈액 검체 수집 용기 사용 및 제안]	□0 □1 □2
약사/구매 부서[빈혈 및 응고 장애 관리를 위한 수혈대체제 등 약제도입]	□0 □1 □2
정부 기술 부서[일상 데이터 및 주요 성과 지표 샘플링]	□0 □1 □2
재무 부서[프로그램 예산 계획에 대한 재무 경험, 초기 프로젝트 비용; 병원 전체 비용 절감에 관한 분석과 공유]	□0 □1 □2
품질 관리[프로젝트 관리 경험; 품질 개선 이니셔티브의 고정된 부분으로서의 PBM 관리와 분석]	□0 □1 □2
홍보[PBM 프로젝트의 보급 배너/마케팅(예: 저널/인트라넷/이메일/포스터/롤업/기자 간담회 등을 통해 효과 홍보 및 마케팅 이용)]	□0 □1 □2
학부 및 대학원 교육 시행	
학부 교육(간호학교/의과대학)	□0 □1 □2
의사 및 임상의의 대학원 교육(강의, 워크숍, 초회 및 연 1회)	□0 □1 □2
간호사 대학원 교육(중환자실, 일반 병동, 초회 및 연 1회)	□0 □1 □2
인증(예: 온라인 E-learning 과정) - PBM 교육 및 지식 이전을 강화 도모	□0 □1 □2
현지 표준 운영 절차/프로토콜 운영	
PBM을 위한 표준 운영 절차	
빈혈 관리	□0 □1 □2
응고 기능 및 장애 관리	□0 □1 □2
혈액 보존	□0 □1 □2
혈액 적정 사용/혈액 제품 수혈("유형 및 선별" 또는 "유형에 대한 색인 절차 목록 및 교차 일치(및 공급)")	□0 □1 □2
대규모 출혈 및 대량수혈 프로토콜(예: 손상 제어 수술, 동맥 색전술, 혈액 요법 알고리즘)	
대량 출혈	□0 □1 □2
산후 출혈	□0 □1 □2
외상-관련 출혈	□0 □1 □2
심장 수술 관련 출혈	□0 □1 □2

첫 번째 전략: 환자 빈혈 관리 방안	
수술 전 빈혈 관리(수술 환자 세부항목)	
빈혈 진단	
빈혈 환자 식별(검진)	□0 □1 □2
철결핍빈혈 진단 시행(예: 혈구 수, ferritin, transferrin 포화도, 철분 결핍)	□0 □1 □2
비타민 B12 또는 엽산 결핍 진단 빈혈의 확장 진단(예: 위장병학 컨설턴트, 내시경, 혈액학, 골수 생검)	□0 □1 □2
수술 시행 3~4주 전 빈혈 진단(가장 바람직)	□0 □1 □2
수술 시행 3~4주 이내 빈혈 진단	□0 □1 □2
빈혈 클리닉 운영; 빈혈/PBM 간호사	□0 □1 □2
빈혈 치료 정맥 내 철분 투여	
정맥 내 철분 투여	□0 □1 □2
비타민 B12 및/또는 엽산 투여	□0 □1 □2
erythropoietin 투여	□0 □1 □2
심혈관 및 폐 기능을 최적화하여 빈혈 내성 개선	
산소 전달 증가(흡기 산소 농도 증가); 산소 소모량 감소	□0 □1 □2
고위험 시술/환자의 혈역학적 모니터링(정상혈량증, 심박출량 최적화)	□0 □1 □2
입원 환자 및/또는 수술 후 빈혈 관리	
빈혈 진단	□0 □1 □2
철결핍증 진단	□0 □1 □2
빈혈 치료	□0 □1 □2
철분 정맥 투여	□0 □1 □2
비타민 투여 B12, 엽산 및/또는 erythropoietin 투여	□0 □1 □2
두 번째 전략: 여러 학제 간 혈액 보존 방안	
진단 검사 관련 혈액 손실 감소 노력	
혈액 수집의 빈도 제한	□0 □1 □2
적정한 수술 후 혈액 검사 시기 설정과 매일 혹은 주간 고정 검사 지양	□0 □1 □2
혈액 수집 용기 크기 축소	
EDTA(예: 1.8 mL), 구연산염(예: 1.8 mL), 리튬 헤파린/혈청(예: 2.5 mL)	□0 □1 □2
BGA(예: 1 mL)	□0 □1 □2
유형 및 선별 튜브	□0 □1 □2
혈액 배양을 위한 매일 정례적 형태 채혈 지양(적응증 제한)	□0 □1 □2
폐쇄식 채혈법과 폐쇄식 in-line-flush 장치 적용(침습적 동맥압 감시 장치, 중심 정맥 채혈)	□0 □1 □2
수술 관련 혈액 손실 감소 노력(수술 중 세부항목)	
혈액 손실 최소화를 위한 극도의 주의(예: 조직 절개를 위한 diathermy), 지혈 보조제 사용	□0 □1 □2
수술 중 후 복강경 수술/최소 침습 수술/최신 수술 기구 사용	□0 □1 □2
조절 저혈압 적용(금기가 없는 경우)	□0 □1 □2
비종양 수술: ≥ 500 mL 출혈이 예상되는 경우 혈액 회수(cell salvage) 적용	□0 □1 □2

종양 수술: 500 mL 출혈이 예상되는 경우(혈액 회수 적용 세척된 혈액의 방사선조사; 세척 혈액 재주입시 백혈구 제거 필터적용)	□0 □1 □2
혈액 흡수 위한 swab 개수 제한/swab 세척("단일 면봉")	□0 □1 □2
심장 수술	
심폐바이패스(CPB)에 작은 체외순환 회로(circuit) 이용(priming volume < 1.2 _; 3/8" 라인, 최소화된 체외 회로)	□0 □1 □2
체외 순환 회로: retrograde autologous priming, 혈액 심정지, 초미세여과(ultrafi tration)/hemofiltration 채용	□0 □1 □2
무혈복재정맥 이식편 채취/즉각적인 상처 봉합/내시경 정맥 제거 적용	□0 □1 □2
응고부전의 수술 전 관리	
증상 설문지/지혈 검사 시행	□0 □1 □2
경구/비경구 항응고 그리고/또는 항혈소판 요법 환자 관리 알고리즘 사용	□0 □1 □2
입원 환자 지혈 관리	
혈액 제제, 응고 인자 농축제, tranexamic acid 투여를 위한 응고 알고리즘 사용	□0 □1 □2
지혈의 생리학적 조건 dbwl	
체온 > 36℃(정상 체온), pH> 7.2/Ca^{2+}>1.1 mmol/l	□0 □1 □2
응고병증의 현장검사 시행	
응고 기능 현장검사 시행(예: viscoelastic test)	□0 □1 □2
혈소판 기능 현장검사 시행(예: aggregometric test)	□0 □1 □2
특정 수술(특히 심장, 정형외과, 이식 수술, 대량 출혈)에서 tranexamic acid의 선제적 투여	□0 □1 □2
혈소판 기능 장애의 경험적 치료(예: desmopressin)	□0 □1 □2
세 번째 전략: 환자-중심의 의사 결정을 통한 최적의 혈액 사용 방안	
환자-중심 의사 결정 시행	
환자의 위험 인자/견딜 수 있는 정도의 적혈구 결핍에 기반한 수혈 유발인자를 이용하여 환자 개별 PBM 계획 적용	□0 □1 □2
서면 환자 정보 양식/혈액 제제에 혈을 위한 동의서 획득(긴급시 수혈 시행 후 획득)	□0 □1 □2
혈액 제품에 대한 지능형 전자 처방 시스템 사용(환자의 검사 결과, 경보 기능 포함)	□0 □1 □2
혈액 처방 임상의를 식별 가능함(피드백 및 감사에 중요)	□0 □1 □2
각 혈액 제제에 대한 적응증 목록 사용(예: 포켓 카드, 공급정보, 포스터 등)	
적혈구	□0 □1 □2
혈소판	□0 □1 □2
FFP	□0 □1 □2
cryoprecipitate	□0 □1 □2
응고인자 농축제제(prothrombin complex concentrate, fibrinogen, recombir ant VIIa, recombinant XIII)	□0 □1 □2
Single-unit policy 적용(적혈구, 농축 혈소판 수혈시)	□0 □1 □2
다음 각 혈액치료제에 대한 적응증 문서 이용(예: 종이/전자 기반 주분)	
적혈구	□0 □1 □2
혈소판	□0 □1 □2
FFP	□0 □1 □2
cryoprecipitate	□0 □1 □2

응고인자 농축제(prothrombin complex concentrate, fibrinogen, recombinant VIIa, recombinant XIII)	□0 □1 □2
단위(unit) 대신 혈액 성분 투여량(dosage) 사용	□0 □1 □2
PBM-관련 수치자료들/환자 치료 결과/벤치마크	
PBM-관련 수치자료들	
빈혈-각 부서별 환자 비율로 항목화	
수술 전 빈혈 환자 비율	□0 □1 □2
병원-획득 빈혈 환자 비율	□0 □1 □2
치료받은 빈혈 환자 비율(예: 비경구 철, 비타민 B12, 엽산, erythropoietin)	□0 □1 □2
혈액보존기법 적용-부서별 보존 혈액 단위수 및 환자(적용) 비율로 항목화	
지혈제 사용(tranexamic acid, desmpopressin)	□0 □1 □2
수술중 혈액회수(cell salvage) 적용	□0 □1 □2
혈액치료제 사용-부서별 단위수/용량 및 환자(사용)비율로 항목화	
혈액 제제 사용량(적혈구, 혈소판, FFP, cryoprecipitate)	□0 □1 □2
응고 인자 투여량(prothrombin complex concentrate, fibrinogen, recombinant VIIa, recombinant XIII)	□0 □1 □2
Single-unit policy (RBC, 농축 혈소판)가 적용된 수혈 건수	□0 □1 □2
혈액 제품 사용에 대한 적응증 기록(Hb, 혈소판수, INR, 점탄성 검사 결과 치료 전후 변화 혹은 개선된 임상 증상 등)	□0 □1 □2
가이드라인과 다른 혈액 제품 사용비율	□0 □1 □2
낭비(wasted) 혈액 수량	
교차검사(공급)/수혈 비율(목표: 가능한 한 낮은게 바람직; 비율 < 1.7:1)	□0 □1 □2
폐기된 혈액 제품(적혈구, 농축 혈소판 농축액, FFP)	□0 □1 □2
PBM 관련 지표에 대해 임상의/행정 부서 보고와 회람(연 1회)	□0 □1 □2
환자 치료 결과	
혈액감시(hemovigilance)(수혈 반응, 수혈-유발 순환과부하, 수혈관련 급성폐손상)	□0 □1 □2
사망률(원내)	□0 □1 □2
이환율(예: ICD-10 코드)	
감염(패혈증, 폐렴), 급성 신부전, 급성 심근경색, 급성 허혈성 뇌졸중	□0 □1 □2
병원/중환자실 입원 기간	□0 □1 □2
벤치마킹	
원내/원외 벤치마킹(예: 선택한 수술 절차에 대한)	□0 □1 □2
PBM 네트워크 구성원 관리	□0 □1 □2
PBM 프로그램 예산	
초기/진행 중인 프로젝트 비용(인력 자원, 보급); PBM 관련 비용 절감(혈액제제 사용량, 진단 검사비용)	□0 □1 □2
PBM에 대한 병원 감사	
PBM 실행에 대한 병원 감사 참여 및 수혈 결정 사례 분석	□0 □1 □2
PBM 병원 인증	
병원 인증(인증) 프로그램 참여	□0 □1 □2

⦿ 참고문헌

Acheson AG, Brookes MJ, Spahn DR(2012): Effects of Allogeneic Red Blood Cell Transfusions on Clinical Outcomes in Patients Undergoing Colorectal Cancer Surgery: A Systematic Review and Meta-Analysis. Annals of Surgery 256:235–244

Baron DM, Hochrieser H, Posch M, Metnitz B, Rhodes A, Moreno RP, Pearse RM, Metnitz P(2014): Preoperative anaemia is associated with poor clinical outcome in non-cardiac surgery patients. British Journal of Anaesthesia 113:416–423

Brunskill SJ, Millette SL, Shokoohi A, Pulford EC, Doree C, Murphy MF, Stanworth S(2015): Red blood cell transfusion for people undergoing hip fracture surgery. Cochrane Database of Systematic Reviews (4):CD009699.

Camaschella C(2015): Iron-deficiency anemia. The New England Journal of Medicine 372:1832–1843

Carson JL, Duff A, Poses RM, Berlin JA, Spence RK, Trout R, Noveck H, Strom BL(1996): Effect of anaemia and cardiovascular disease on surgical mortality and morbidity. The Lancet 348(9034):1055–1060

Carson JL, Sieber F, Cook DR, Hoover DR, Noveck H, Chaitman BR, Fleisher L, Beaupre L, Macaulay W, Rhoads GG, Paris B, Zagorin A, Sanders DW, Zakriya KJ, Magaziner J(2015): Liberal versus restrictive blood transfusion strategy: 3–year survival and cause of death results from the FOCUS randomised controlled trial. Lancet 385(9974):1183–1189

Carson JL, Terrin ML, Noveck H, Sanders DW, Chaitman BR, Rhoads GG, Nemo G, Dragert K, Beaupre L, Hildebrand K, Macaulay W, Lewis C, Cook DR, Dobbin G, Zakriya KJ, Apple FS, Horney RA, Magaziner J(2011): Liberal or restrictive transfusion in high-risk patients after hip surgery. The New England Journal of Medicine. 365:2453–2462

Carson JL, Triulzi DJ, Ness PM(2017): Indications for and Adverse Effects of Red-Cell Transfusion. The New England journal of medicine. 377:1261–1272

Catling S, Williams S, Freites O, Rees M, Davies C, Hopkins L(2008): Use of a leucocyte filter to remove tumour cells from intra-operative cell salvage blood. Anaesthesia. Dec;63:1332–1338

Delaney M, Wendel S, Bercovitz RS, Cid J, Cohn C, Dunbar NM, Apelseth TO, Popovsky M, Stanworth SJ, Tinmouth A, Watering LVD, Waters JH, Yazer M, Ziman A(2016): Transfusion reactions: prevention, diagnosis, and treatment. The Lancet 388(10061):2825–2836

Froessler B, Palm P, Weber I, Hodyl NA, Singh R, Murphy EM(2016): The Important Role for Intravenous Iron in Perioperative Patient Blood Management in Major Abdominal Surgery: A Randomized Controlled Trial. Annals of Surgery 264:41–46

Gombotz H, Rehak PH, Shander A, Hofmann A(2007): Blood use in elective surgery: the Austrian benchmark study. Transfusion 47:1468–1480

Goodnough LT, Shieh L, Hadhazy E, Cheng N, Khari P, Maggio P(2014): Improved blood utilization using real-time clinical decision support. Transfusion 54:1358–1365

Holst LB, Petersen MW, Haase N, Perner A, Wetterslev J(2015): Restrictive versus liberal transfusion strategy for red blood cell transfusion: systematic review of randomised trials with meta-analysis and trial sequential analysis. BMJ 350:h1354

Horowitz M, Neeman E, Sharon E, Ben-Eliyahu S(2015): Exploiting the critical perioperative period to improve long-term cancer outcomes. Nature Reviews Clinical Oncology 12:213–226

Khalafallah AA, Yan C, Al-Badri R, Robinson E, Kirkby BE, Ingram E, Gray Z, Khelgi V, Robertson IK, Kirkby BP(2016): Intravenous ferric carboxymaltose versus standard care in the management of postoperative anaemia: a prospective, open-label, randomised controlled trial. The Lancet Haematology 3:e415–425

Klein AA, Collier TJ, Brar MS, Evans C, Hallward G, Fletcher SN, Richards T(2016): The incidence and importance of anaemia in patients undergoing cardiac surgery in the UK – the first Association of Cardiothoracic Anaesthetists national audit. Anaesthesia 71:627–635

Leichtle SW, Mouawad NJ, Lampman R, Singal B, Cleary RK(2011): Does preoperative anemia adversely affect colon and rectal surgery outcomes? Journal of the American College of Surgeons 212:187–194

Meybohm P, Choorapoikayil S, Wessels A, Herrmann E, Zacharowski K, Spahn DR(2016): Washed cell salvage in surgical patients: A review and meta-analysis of prospective randomized trials under PRISMA. Medicine 95(31):e4490

Meybohm P, Goehring MH, Choorapoikayil S, Fischer D, Rey J, Herrmann E, Mueller MM, Geisen C, Schmitz-Rixen T, Zacharowski K(2017): Feasibility and efficiency of a preoperative anaemia walk-in clinic: secondary data from a prospective observational trial. British Journal of Anaesthesia 118:625–626

Meybohm P, Muller MM, Zacharowski K(2017): [Preoperative Preparation: Patient Blood Management–What is Optimal?]. Anästhesiologie, Intensivmedizin, Notfallmedizin und Schmerztherapie 52:326–340

Meybohm P, Richards T, Isbister J, Hofmann A, Shander A, Goodnough LT, Munoz M, Gombotz H, Weber CH, Choorapoikayil S, Spahn DR, Zacharowski K(2017): Patient Blood Management Bundles to Facilitate Implementation. Transfus Med Rev 31:62–71

Milne ME, Yazer MH, Waters JH(2015): Red blood cell salvage during obstetric hemorrhage. Obstet Gynecol Apr;125:919–923

Mueller MM, Van Remoortel H, Meybohm P, Aranko K, Aubron C, Burger R, Carson JL, Cichutek K, De Buck E, Devine D, Fergusson D, Folléa G, French C, Frey KP, Gammon R, Levy JH, Murphy MF, Ozier Y, Pavenski K, So-Osman C, Tiberghien P, Volmink J, Waters JH, Wood EM, Seifried E(2019): ICC PBM Frankfurt 2018 Group. Patient Blood Management: Recommendations From the 2018 Frankfurt Consensus Conference. JAMA. Mar 12;321:983–997

Munoz M, Acheson AG, Auerbach M, Besser M, Habler O, Kehlet H, Liumbruno GM, Lasocki S, Meybohm P, Baikady RR, Richards T, Shander A, So-Osman C, Spahn DR, Klein AA(2017): International consensus statement on the peri-operative management of anaemia and iron deficiency. Anaesthesia 72:233–247

Munoz M, Gomez-Ramirez S, Campos A, Ruiz J, Liumbruno GM(2015): Pre-operative anaemia: prevalence, consequences and approaches to management. Blood Transfusion 13:370–379

Muñoz M, Stensballe J, Ducloy-Bouthors AS, Bonnet MP, De Robertis E, Fornet I, Goffinet F, Hofer S, Holzgreve W, Manrique S, Nizard J, Christory F, Samama CM, Hardy JF(2019): Patient blood management in obstetrics: prevention and treatment of postpartum haemorrhage. A NATA consensus statement. Blood Transfusion Mar;17:112–136

Musallam KM, Tamim HM, Richards T, Spahn DR, Rosendaal FR, Habbal A, Khreiss M, Dahdaleh FS, Khavandi K, Sfeir PM, Soweid A, Hoballah JJ, Taher AT, Jamali FR(2011): Preoperative anaemia and postoperative outcomes in non-cardiac surgery: a retrospective cohort study. The Lancet 378(9800):1396–1407

National Blood Association Australia. Patient Blood Management Guidelines. [Accessed: 17.08.2017]. Available from: https://www.blood.gov.au/pbm-guidelines

National Institute for Health and Care Excellence. Blood transfusion – Quality standard 138. 2016 [Accessed: 17.08.2017]. Available from: https://www.nice.org.uk/guidance/qs138

Pakulski. C., B. Wudarska, and D(2019): Surowicz. Letter: The European Guideline on Management of Major Bleeding and Coagulopathy Following Trauma: Fourth Edition. Neurosurgery 85:E1123–1124

Simon GI, Craswell A, Thom O, Fung YL(2017): Outcomes of restrictive versus liberal transfusion strategies in older adults from nine randomised controlled trials: a systematic review and meta-analysis. The Lancet Haematology 4:e465–474

von Heymann C, Kaufner L, Sander M, Spies C, Schmidt K, Gombotz H, Wernecke KD, Balzer F(2016): Does the severity of preoperative anemia or blood transfusion have a stronger impact on long-term survival after cardiac surgery? The Journal of Thoracic and Cardiovascular Surgery 152:1412–1420

Weber CF, Gorlinger K, Meininger D, Herrmann E, Bingold T, Moritz A, Cohn LH, Zacharowski K(2012): Point-of-care testing: a prospective, randomized clinical trial of eficacy in coagulopathic cardiac surgery patients. Anesthesiology 117:531–547

Whitlock EL, Kim H, Auerbach AD(2015): Harms associated with single unit perioperative transfusion: retrospective population based analysis. BMJ 350:h3037.

CHAPTER 04

수혈적정성관리

Management of Transfusion Appropriateness

1 수혈가이드라인과 수혈적정성 평가(Transfusion Guideline and Audit)

수혈은 현대의학의 중요한 한 부분으로서, 많은 환자의 생명을 구하는데 효과적이고 귀중한 의학적 치료이다. 하지만, 수혈이 불필요하게 시행될 경우 오히려 환자에게 해를 끼친다는 것이 잘 알려져 있다. 불필요한 수혈은 귀중한 자원의 낭비라는 차원을 넘어 환자의 재원일수, 이환률 및 사망률 등을 높인다. 따라서 수혈은 다른 의학적 치료와 마찬가지로 효과와 위험을 종합적으로 고려하여 신중하게 결정하여야 한다. 의료진은 당연히 적정한 수혈의 기준을 잘 알고 준수하여 수혈을 결정하여야 한다. 수혈가이드라인은 과학적 근거에 기반한 적정한 수혈의 기준이다. 우리나라에는 대한수혈학회와 질병관리본부에서 2009년 국가수혈가이드라인을 처음 발간한 이후 지속적으로 개정을 해오고 있다. 2011년, 2013년, 2016년에 이어 2022년에 제5판이 발간되었다.

1) 수혈가이드라인(Transfusion Guideline)

수혈가이드라인 제5판은 '수혈전반에 관한 일반지침'과 '혈액제제별 수혈지침'으로 구성되어 있다. '수혈전반에 관한 일반지침'에는 수혈용 혈액의 신청, 수혈용 혈액제제의 출고 및 반납, 폐기, 수혈 시의 수칙, 수혈 시의 기타 고려사항, 특수 상황에서의 수혈, 자가수혈에 대한 내용이 수록되어 있으며,'혈액제제별 수혈지침'에는 혈액제제별로 수혈의 목적, 수혈의 원칙, 수혈 시 주의사항, 검사실 수치기준과 별도로 수혈을 고려할 필요가 있는 임상상황, 수혈의 대안들, 부적절한 사용의 예, 적정 투여량 및 투여방법, 구체적 수혈지침, 국내 품질관리 기준 및 현황자료가 수록되어 있다. 지침이 제시된 혈액제제는 적혈구제제, 혈소판제제, 신선동결혈장제제, 동결침전제제, 백혈구제거 혈액제제, 방사선조사 혈액제제, 세척 혈액제제이다. 아래에 주요 혈액제제에 대한 지침을 간단히 요약하였다.

(1) 적혈구제제

혈색소 수치를 기준으로 할 경우, 10 g/dL 이상은 적혈구제제 수혈이 대부분 불필요하며, 7 g/dL 미만은 대부분 필요하다. 급성실혈의 경우 실혈량과 환자의 개별 상태를 고려하여 수혈여부를 결정하는데, 15% 이하 소실(성인의 경우 750 mL)은 수혈이 대부분 불필요하며, 30% 이상 소실(성인의 경우 1,500

mL)은 대부분 필요하다. 그러나 수혈여부를 혈색소 수치 또는 실혈량에만 의존해서는 안된다. 임상 증상과 문진 소견, 그 외 객관적 지표(혈압, 심박수, 산소포화도, 심전도소견, 심초음파, 소변량, 국소 뇌 산소포화도, 동맥혈가스분석, 혼합산소포화도 등의 객관적 전신/주요장기의 산소 공급 적정성지표)를 확인한 후 결정하여야 한다. 환자 개개인의 임상적 상태를 평가하고 예측되는 출혈량 및 혈관 내 용적의 보충 등도 고려하여야 한다. 아래와 같은 상황에서는 혈관 내 용적의 결핍 시 위험을 초래할 수 있으므로 임상적 판단에 따라 적혈구제제 수혈을 시행할 수 있다.

① 심혈관계 질환: 심근허혈의 위험이 있는 경우, 관상동맥질환, 심장판막질환, 울혈성심부전 등
② 뇌혈관계 질환: 뇌허혈의 위험이 있는 경우, 일과성허혈발작(transient ischemic attack, TIA), 혈전성뇌졸중의 과거력이 있는 경우
③ 말초혈관질환
④ 중증폐질환
⑤ 65세 이상 고령자
⑥ 6개월 이하의 영유아
⑦ 과다출혈이 계속되는 부상자, 수술환자, 임산부 등과 같이 의사가 필요하다고 판단하는 경우 등

(2) 혈소판제제

혈소판제제 수혈의 목적은 혈소판성분을 보충하여 지혈을 하거나 출혈을 예방하는 것이다.

① 출혈이 없는 안정상태: 혈소판수를 10,000~20,000/μL 이상으로 유지한다.
② 출혈은 없으나 불안정상태: 혈소판수를 20,000~50,000/μL으로 유지한다.
③ 활동성 출혈이 있거나 침습적인 처리를 시행하는 경우: 혈소판수를 5,000~100,000/μL으로 유지 한다.
④ 혈소판기능에 이상이 있는 경우

(3) 신선동결혈장제제

신선동결혈장제제 수혈의 목적은 응고인자의 보충을 통한 치료적 투여를 주된 목적으로 한다. 혈액응고인자의 부족에 의한 출혈이나 와파린 치료에 의한 심한 출혈시 사용한다. 신선동결혈장제제의 수혈을 결정하기 전에 수혈의 대안들을 먼저 검토하여야 한다. 침습적 처치시를 제외하고는 예방적 투여는 의미가 없다. 출혈 예방 목적시의 수혈지침은 아래와 같다.

① 다수의 응고인자결핍: 프로트롬빈시간(prothrombin time, PT)이 참고범위 중간값의 1.5배 (또는 INR 1.7 이상), 또는 활성화부분트롬보플라스틴시간(activated partial thromboplastin time, aPTT)이 참고범위 상한의 1.5배, 응고인자가 30% 미만인 경우
② 와파린 효과의 긴급 보정: 급성출혈이나 응급시술 등의 긴급한 경우에는 신선동결혈장 투여가 필요할 수 있지만, 즉시 사용 가능한 경우에는 농축프로트롬빈복합제제를 사용하는 것이 권장된다. 통

상적으로 비타민 K의 투여에 의해 1시간 이내에 개선 효과가 나타난다.

③ 단일 응고인자 농축제제가 없는 응고인자 결핍(예, 선천성 응고인자 결핍증 환자)

④ 섬유소원(fibrinogen) 결핍: 섬유소원 수치가 100 mg/dL 미만인 경우, 파종혈관내응고나 L-asparaginase 투여 후

2) 수혈적정성 평가(Audit)

수혈가이드라인이 발간되어 있다고 하더라도 이를 준수하지 않으면 아무런 소용이 없다. 적절한 수혈을 보장하고 부적절한 수혈을 줄이기 위해서는 평가를 통해 수혈 적정성을 계량하는 것이 필요하다. 우리나라에서는 2019년 12월 혈액관리법에 조항이 신설됨으로써 의료기관 수혈관리실 설치가 의무화되었는데, 향후 우리나라의 수혈적정성을 높이는데 큰 역할을 할 것으로 기대된다. 수혈적정성 평가는 실시 시기에 따라 세 가지로 분류할 수 있다(표 4-1).

(1) 전향적 검토(Prospective Review)

전향적 검토는 혈액은행에서 수혈 요청에 대해 검토한 후 혈액제제를 불출하는 것이다. 검토는 주로 수혈의학 전공의가 수혈의학 전문의의 지도하에 수행한다. 불필요한 수혈을 미연에 방지할 수 있다는 장점이 있으나, 많은 노력이 필요하고 응급상황에서 수혈을 지체시킬 가능성이 있다는 단점이 있다. 수혈 요청 의사와 수혈의학 전공의 사이에 의견이 다를 경우에는 수혈 요청 의사의 의견에 우선 따르고, 향후 수혈관리위원회에서 검토하도록 한다.

(2) 동시적 검토(Concurrent Review)

동시적 검토는 수혈의 적정성을 수혈 후 12~24시간 이내에 검토하는 것이다. 따라서 수혈을 지체시킬 위험이 없다. 평가는 주로 수혈의학 전공의가 맡게 되는데, 관련된 모든 임상 및 검사 자료를 검토하여 수혈의 적정성에 의문이 있을 경우 수혈을 요청한 의사와 이에 대해 논의한다. 수혈 요청 의사가 환자에 대해 잘 기억하고 있는 시기이므로 해당 수혈에 대한 자문으로 받아들여질 수 있으며, 수혈의학 전공의에게는 교육의 기회가 될 수 있다. 국내의 한 대학병원에서 동시적 검토를 통해 환자당 수혈단위 및 부적절한 수혈비 감소와 경제적인 이익도 얻을 수 있었다는 보고가 있다(임영애 등, 1996). 그러나 이런 여건이 갖춰지지 않는 작은 규모의 혈액은행에서는 실제 수행하기가 쉽지 않은 방법이다.

(3) 후향적 검토(Retrospective Review)

후향적 검토는 기관내부와 기관외부로 구분할 수 있다. 기관내부 검토는 질향상담당자가 일차적으로 평가기준을 벗어난다고 판단한 사례에 대해 수혈의학 전문의 또는 동료 임상의사가 검토하는 것이다. 국내의 한 대학병원에서 혈색소 수치 기준을 8 g/dL(65세 이상 노인이나 6개월 이하의 영아는 10 g/dL 미만을 기준, 신생아, 심장질환이나 뇌혈관 질환자, 산소포화도 90% 이하인 경우는 혈색소 수치 불문하고

적정수혈로 평가)으로 적혈구제제의 적정성을 평가하였을 때 부적절한 경우가 19.9%라고 보고하였다(박정란 등, 2009). 다른 대학병원에서는 전산프로그램을 개발하여 혈액제제의 적정성을 평가하였는데, 부적절한 경우가 적혈구제제 0.4%, 농축혈소판 11.7%, 성분채집혈소판 5.7%, 신선동결혈장 20.2%, 동결침전제제 22.1%이었다(김형석 등, 2010). 한 대학병원 외과계열 진료과에 대해 적혈구제제 수혈의 적정성을 자체 평가한 연구에 의하면, 수혈 전 혈색소 수치 기준을 10 g/dL 로 하였을 때 적정한 경우가 85.4%이었다(양미나 등, 2018). 기관내부의 자체 적정성 검토는 기관의 수혈관행에 대한 자료를 얻을 수 있는 가장 손쉬운 방법이지만, 자료가 표준화되어 있지 않다는 한계점이 있다.

기관외부 검토는 전문적인 외부기관이 표준화된 평가기준에 따라 수행하는 것이다. 기관과 이해관계가 없는 전문가가 평가하게 되므로 자료의 객관성이 보증될 수 있고 상호 비교가 가능하다는 장점이 있다. 국내에서는 건강보험심사평가원에서 의료기관을 대상으로 수혈적정성평가를 실시하고 있다. 2020년에는 총 8개의 지표를 대상으로 수혈적정성평가를 실시하였는데, 수혈관리수행률, 수혈 체크리스트 보유 유무, 비예기항체 선별검사 실시율, 수술 전 빈혈교정률, 한단위수혈률, 수혈전 혈액검사에 따른 수혈률, 수술환자수혈률, 수혈량지표이었다.

표 4-1. 평가실시시기에 따른 수혈적정성 평가의 분류

	평가실시시기	평가자	장점	단점
전향적	실시간	수혈의학 전공의, 수혈의학 전문의, 혈액은행담당자, 전산프로그램(CPOE)*	적극적	많은 노력 필요, 수혈 지체될 가능성
동시적	수혈 후 12~24시간	수혈의학 전공의, 수혈관리실 담당자	자문가능, 수혈의학 전공의 교육	많은 노력 필요, 의사가 아닌 경우 효과 작음
후향적(내부)	수혈 후 수일~수주	질향상부서, 수혈의학 전문의, 동료 임상의사	손쉬운 접근법, 데이터산출가능	표준화되지 않은 평가, 의료진에 대한 직접적 비교 어려움
후향적(외부)	수혈 후 수일~수주	외부평가자	객관적이고 표준화된 평가	초기비용 소요

*CPOE, computerized provider (physician) order entry

2 수혈관리위원회 및 수혈관리실의 운영(Transfusion Management Committee and Operation of Transfusion Management Department)

1) 수혈관리위원회(Transfusion Management Committe)

(1) 수혈관리위원회의 법적 근거

의료기관 수혈관리위원회 설치는 2019년 12월 3일 혈액관리법 제9조의2(의료기관의 준수사항)이 신설됨에 따라 의무화되었다.

혈액관리법 제9조의2(의료기관의 준수사항) [본조신설 2019. 12. 3.]
① 병상 수와 혈액 사용량을 고려하여 보건복지부령으로 정하는 의료기관의 장은 안전하고 적정한 혈액 사용을 위하여 수혈관리위원회와 수혈관리실을 설치,운영하고 혈액 관련 업무를 전담하는 인력을 두는 등 필요한 조치를 하여야 한다.
② 제1항에 따른 수혈관리위원회의 구성과 운영, 수혈관리실의 설치와 운영 및 혈액 관련 업무를 전담하는 인력의 자격요건, 인원 수, 업무내용 등에 관하여 필요한 사항은 보건복지부령으로 정한다.

(2) 수혈관리위원회의 역할

의료기관 수혈관리위원회는 수혈과 관련된 정책수립, 교육, 혈액 사용 모니터링 등을 통해 수혈에 관여하는 여러 부서와의 공조를 이루어 환자의 안전을 향상시키는 것을 목표로 한다. 수혈관리위원회는 각 의료기관에 맞는 수혈에 관한 정책 수립 및 시행에 관한 사항, 적정수혈 평가를 위한 수혈기준, 평가방법 및 평가도구 등의 자체 규정 제정 및 개정, 수혈안전사고의 예방 및 관리에 관한 사항 등 단기 목표 설정 및 수행전략을 수립하는 역할을 하는 심의 의결 기구이다(혈액관리법 시행규칙).

혈액관리법 시행규칙 제12조의3(수혈관리위원회 및 수혈관리실의 설치 등) [본조신설 2020. 12. 31.]
② 수혈관리위원회는 다음 각 호의 사항을 심의한다.
1. 수혈관리계획의 수립 및 시행
2. 안전하고 적정한 수혈관리를 위한 자체 규정
3. 수혈용 혈액의 보관량 · 사용량 · 폐기량의 적정성
4. 수혈용 혈액의 안정적인 수급 방안
5. 수혈 관련 부작용의 예방 · 대응방법
6. 수혈 관련 교육 및 홍보 방법
7. 그 밖에 안전하고 적정한 혈액 사용을 위하여 보건복지부장관이 정하는 사항
④ 제1항부터 제3항까지에서 규정한 사항 외에 수혈관리위원회 및 수혈관리실의 설치 등에 필요한 사항은 보건복지부장관이 정한다.

한편, 일정 규모 이상의 의료기관에서는 수혈관리실이 별도 설치되어야 하므로, 수혈관리실이 설치된 경우에는 수혈관리실의 업무가 잘 수행될 수 있도록 지원하고 전문적 지식에 기반하여 자문역할을 수행한다. 물론 수혈관리실의 업무는 수혈관리위원회에 보고되고 검토되어야 한다. 이와 같이 수혈관리위원회의 업무들은 해당 기관의 여건에 따라 선택적으로 진행될 수 있다.

(3) 수혈관리위원회의 구성 및 운영

수혈관리위원회의 구성과 운영에 대해서는 혈액관리법 시행규칙에 규정되어 있다.

혈액관리법 시행규칙 제12조의4(수혈관리위원회의 구성 및 운영) [본조신설 2020. 12. 31.]
① 수혈관리위원회는 위원장 1명과 부위원장 1명을 포함한 7명 이상 15명 이하의 위원으로 구성한다.
② 수혈관리위원회의 위원장은 해당 의료기관의 장으로 하고, 부위원장은 위원 중에서 위원장이 지명한다.
③ 수혈관리위원회의 위원은 다음 각 호의 사람이 된다.
1. 진료부서의 장
2. 간호부서의 장
3. 수혈관리실의 장(수혈관리실을 설치한 경우만 해당한다)
4. 수혈관리 분야에 관한 학식과 경험이 풍부한 사람 중에서 위원장이 위촉하는 사람
④ 수혈관리위원회의 회의는 반기별로 1회 이상 개최한다. 다만, 재적위원 과반수가 요구하거나 위원장이 필요하다고 인정하는 경우에는 임시회의를 소집할 수 있다.
⑤ 수혈관리위원회의 회의는 재적위원 과반수의 출석으로 개의(開議)하고, 출석위원 과반수의 찬성으로 의결한다.
⑥ 제1항부터 제5항까지에서 규정한 사항 외에 수혈관리위원회의 구성 및 운영에 필요한 사항은 보건복지부장관이 정한다.

(4) 국내 수혈관리위원회의 운영현황 및 전망

국내 의료기관 수혈관리위원회는 2019년 12월 혈액관리법에 의무화 규정이 신설되기 전까지는 자율적으로 운영되어 왔다. 2009년 발간된 수혈가이드라인 초판에는 수혈관리위원회 설치운영 권고안과 운영내규 예시 2가지가 수록되어 있다. 권고안과 운영내규 예시 사이에 약간의 차이를 확인할 수 있는데, 위원회의 위원장으로서 권고안에는 당해 기관의 장을, 예시에는 각각 진료부원장과 혈액원장을 명시하고 있는 점을 들 수 있다.

수혈의료의 중요성을 생각할 때는 의료기관장이 위원장을 맡는 것이 바람직하지만 현실적으로는 그렇지 못함을 반영한 것이다. 그러나 수혈관리위원회가 혈액제제의 안전하고 안정적인 공급을 넘어 수혈의 적정성 영역까지 적극적으로 관여하여야 한다는 방향성을 반영하여 혈액관리법에는 해당 의료기관의 장이 위원장이 되는 것으로 명시되었다.

현행 혈액관리법 시행규칙에 따라 의무적으로 수혈관리위원회를 설치하여야 하는 의료기관의 최소 규모는 100개 이상의 병상을 갖추고 전년도 혈액제제 사용량이 1천단위 이상인 의료기관이다. 하지만 의무 설치 규모와 상관없이 수혈이 이루어지는 모든 의료기관에 수혈관리위원회가 설치되는 것이 안전하고 적절한 수혈서비스 제공에 도움이 될 것으로 생각된다.

2) 수혈관리실(Transfusion Management Department)

(1) 수혈관리실의 법적 근거

의료기관 수혈관리실 설치는 2019년 12월 3일 혈액관리법 제9조의2(의료기관의 준수사항)이 신설됨에 따라 의무화되었다.

> 혈액관리법 제9조의2(의료기관의 준수사항) [본조신설 2019. 12. 3.]
> ① 병상 수와 혈액 사용량을 고려하여 보건복지부령으로 정하는 의료기관의 장은 안전하고 적정한 혈액 사용을 위하여 수혈관리위원회와 수혈관리실을 설치,운영하고 혈액 관련 업무를 전담하는 인력을 두는 등 필요한 조치를 하여야 한다.
> ② 제1항에 따른 수혈관리위원회의 구성과 운영, 수혈관리실의 설치와 운영 및 혈액 관련 업무를 전담하는 인력의 자격요건, 인원 수, 업무내용 등에 관하여 필요한 사항은 보건복지부령으로 정한다.

(2) 수혈관리실의 역할

수혈관리실은 수혈관리위원회 또는 진단검사의학과 혈액은행에서 다루었던 수혈관리 업무를 전담인력을 통해 상시적으로 관리하는 것을 목적으로 하는 조직이다. 수혈관리위원회가 정책을 결정하는 역할을 한다면 수혈관리실은 정책을 실행하는 부서라고 할 수 있다. 수혈관리실은 여러 부서가 관여되는 수혈 업무를 전문적이고 체계적으로 관리하여 수혈의 적정성을 제고하고 환자에게 안전하고 효과적인 수혈이 이루어지도록 하는 중요한 역할을 담당하고 있다(수혈가이드라인 제5판, 2022).

> 혈액관리법 시행규칙 제12조의3(수혈관리위원회 및 수혈관리실의 설치 등) [본조신설 2020. 12. 31.]
> ③ 수혈관리실은 다음 각 호의 업무를 수행한다.
> 1. 수혈용 혈액의 보관 · 사용 · 폐기 현황의 관리
> 2. 수혈 관련 자료의 수집 · 분석 및 평가
> 3. 수혈의 적정성에 대한 평가
> 4. 수혈 관련 부작용의 발생 감시 및 대응
> 5. 수혈 관련 교육 및 홍보
> 6. 그 밖에 수혈관리에 필요한 업무
>
> ④ 제1항부터 제3항까지에서 규정한 사항 외에 수혈관리위원회 및 수혈관리실의 설치 등에 필요한 사항은 보건복지부장관이 정한다.

(3) 수혈관리실의 구성 및 운영

수혈관리실의 설치와 운영 및 혈액관련 업무를 전담하는 인력의 자격요건, 인원 수, 업무내용 등에 대해서는 혈액관리법 시행규칙으로 정하고 있다.

혈액관리법 시행규칙 제12조의5(수혈관리실의 근무인력) [본조신설 2020. 12. 31.]
① 법 제9조의2 제1항에 따라 의료기관의 장은 수혈관리실에 다음 각 호의 인력을 두어야 한다. 이 경우 다음 각 호의 인력 중 1명 이상은 수혈관리실에서 전담 근무해야 한다.
1. 수혈관리에 관한 경험과 지식이 있는 의사 1명 이상
2. 수혈관리에 관한 경험과 지식이 있는 간호사 1명 이상
3. 수혈관리에 관한 경험과 지식이 있는 임상병리사 1명 이상 또는 의료기관의 장이 수혈관리를 위하여 필요하다고 인정하는 사람 1명 이상
② 수혈관리실에서 근무하는 사람은 별표 5의2에서 정한 교육기준에 따라 교육을 받아야 한다.

(4) 국내 수혈관리실의 운영현황 및 전망

국내에서 수혈관리실 설치는 1천개 이상의 병상을 갖추고 전년도 혈액제제 사용량이 2만 단위 이상인 의료기관에 대해 2021년 6월 30일 이전까지 설치하도록 가장 먼저 의무화되었다. 500개 이상의 병상을 갖추고 전년도 혈액제제 사용량이 1만 단위 이상인 의료기관은 2022년 6월 30일까지, 100개 이상의 병상을 갖추고 전년도 혈액사용량이 5천단위 이상인 의료기관은 2022년 7월 1일 이후에 순차적으로 설치하도록 규정하고 있다. 따라서 국내 수혈관리실은 아주 초창기로서 필요한 역할을 정립해 가는 과정이라고 볼 수 있다.

2021년도 국내 10개 의료기관들의 수혈관리실 운영현황을 조사한 연구를 살펴보면 다음과 같다. 담당 인력은 모두 의사, 간호사, 임상병리사를 배치하였으며 기타 직종을 배치한 기관은 없었다. 수혈관리실장은 2개 기관을 제외하고는 모두 진단검사의학과 수혈의학 담당 전문의였으며, 진단검사의학과 과장이 당연직으로 수혈관리실장을 맡는 기관이 2개있었다. 수혈관리실 근무 전담 인력은 간호사인 기관이 6기관, 임상병리사인 기관이 4기관이었다. 수혈관리실의 조직도상 위치는 진단검사의학과 산하로 설치된 곳이 5개 기관이었고, 그 외 기관은 진단검사의학과와는 별도로 진료부 또는 진료처 산하조직으로 신설되었다. 공간은 검사실 외 공간을 이용하는 기관이 4개, 그 외 기관은 진단검사의학과 검사실 또는 헌혈실 내 공간을 같이 이용하고 있었다. 수혈관리실에서 수행하는 업무에 대하여 조사한 결과 수혈적정성평가, 수혈관련 교육, 수혈관련부작용 관리의 업무는 모든 기관에서 시행하고 있었고, 그 외 혈액수급현황 관리, 혈액 부족 시 혈액사용 우선순위 결정 등의 업무를 수행하는 것으로 나타났다. 특이하게는 환자혈액관리(Patient Blood Management, PBM), 수혈 질관리 등 수혈 연구를 수행한다고 답한 기관과 병동 혈액 냉장고 관리를 시행한다는 기관이 각 1개씩 있었다(육희정 등, 2021).

수혈관리실은 국내에 처음 도입되는 제도로서, 비록 수혈관리실의 구성이나 운영에 대해서는 혈액관리법에 명시되어 있으나 구체적인 경험이 아직 축적되어 있지 않은 상태이다(구개량 등, 2021). 하지만 수혈관리실의 근무인력들을 중심으로 경험이 공유되고 축적되어 간다면, 적정수혈이라는 목표에 빠르게 다가갈 수 있을 것이다. 이를 위해 수혈관리실의 운영 비용을 보상할 수 있는 적절한 수가 마련과 같은 제도적 지원책도 반드시 필요할 것으로 생각된다(육희정 등, 2021).

⦿ **참고문헌**

구개량, 민현기, 이현지(2021): 수혈관리실 신설경험. 대한수혈학회지 32:209-216

김형석, 박경운, 한규섭(2010): 전산 프로그램을 이용한 혈액제제 수혈의 적정성 평가. 대한수혈학회지 21:93-104

박정란, 김신영, 김진주, 한양선, 김효식, 이진화, 배인철, 김현옥(2009): 검사정보시스템을 이용한 수혈 적정성 감시 전산 프로그램 개발. 대한수혈학회지 20:201-211

보건복지부(2009): 질병관리본부, 대한수혈학회. 제1판 수혈가이드라인

보건복지부 국립장기조직혈액관리원(2022): 대한수혈학회. 제5판 수혈가이드라인

양미나, 김훈석, 이종미, 정진, 최승준, 임지향(2018): 외과계 진료과별 수혈 결정 혈색소 비교 및 수혈 적정성 분석. 대한수혈학회지 29:151-158

육희정, 정유선, 김형석, 황상현, 오홍범, 고대현(2021): 국내 10개 의료기관들의 수혈관리실 운영 현황. 대한수혈학회지 32:174-180

임영애, 전희선, 곽연식(1996): 혈액신청시 병원수혈기준에 따른 동시성검토(concurrent review) 경험. 대한수혈학회지 7:163-172

Shulman I, Hudgins J, Maramica I(2020): Approaches to blood utilization auditing. In: Cohn CS, ed. Technical manual. 20th ed. Bethesda: AABB Press, 613-626

CHAPTER 05

치료적 성분채집술

Therapeutic Apheresis

1 기본원리(General Principles)

치료적 성분채집술이란 환자의 순환 혈액 내에 들어있는 특정 혈액 성분을 분리하여 제거하거나 체외에서 조작을 가한 뒤 다시 환자에게 돌려주는 술식을 말한다. 치료적 성분채집술에는 혈장교환술(plasma exchange), 이중여과혈장성분채집술(double filtration plasmapheresis), 적혈구교환술(red cell exchange), 백혈구성분채집술(leukocytapheresis), 혈소판성분채집술(thrombocytapheresis), 체외광선요법(extracorporeal photopheresis) 등이 있다.

1) 혈액성분채집기(Apheresis Devices)

1970년대에 소위 cell separator로 불리던 혈액성분채집기가 개발되었고, 국내에는 1980년에 처음 소개되어 지금까지 많은 수의 치료적 성분채집술이 시행되어 왔다(송경순 등, 1983; 윤갑준 등, 1984; 현정애 등, 1988; 김현옥 등, 1988; 전동석 등, 1988; 최종원 등, 1990; 김영인 등, 1990; 이재숙 등, 1990; 전동석 등, 1991; 엄태현 등, 1993; 한규섭 등, 1993; Song EY 등, 2004; Song EY 등, 2008). 치료적 성분채집술은 혈액성분채집기의 작동원리에 따라 원심분리법(centrifugation), 여과법(filtration), 선택적 흡착법(selective adsorption)으로 구분할 수 있다.

(1) 원심분리법(Centrifugation)

원심분리법의 혈액성분채집기는 원심분리에 의해 혈액 성분의 비중에 따라 혈장, 혈소판, 백혈구, 적혈구 순서로 층이 나누어지는 것을 이용하여 특정 성분을 채집한다. 이는 혈액을 반출하는 방식에 따라 간헐적 성분채집기(intermittent-flow system)와 연속적 성분채집기(continuous-flow system)으로 분류할 수 있다.

간헐적 성분채집기는 한 개의 정맥로(vascular access)만을 사용하여 혈액 반출, 원심분리 및 특정 혈액성분 채집, 혈액 반환의 단계를 하나의 주기로 반복하는 방식으로 작동한다. 이 방식은 대체로 기계가 가볍고 다루기 쉬운 장점이 있지만, 체외순환혈액량(extracorporeal volume)이 상대적으로 많고 시술 시간이 다소 더 걸리는 단점이 있다. 연속적 성분채집기는 두 개의 정맥로(inlet, return)가 필요하며, inlet line을 통한 혈액 반출 및 return line을 통한 혈액 반환이 연속적으로 진행되면서 기기 내의 원심분리 채널에서 특정 혈액성분을 분리한다. 말초정맥에서 두 개의 정맥로를 확보하기 어려운 환자의 경우, 중심정맥에 이중내강카테터(double lumen catheter)를 삽입하여 연속적 성분채집기를 적용할 수 있다. 국내에서는 치료적 성분채집술에 Terumo사의 Spectra Optia, Fresenius Kabi사의 Amicus 및 COM.TEC 장비가 사용되고 있으며, 이 기기들은 모두 연속적 성분채집기에 해당한다. 2022년 현재 전국적으로 150여 대의 원심분리법 혈액성분채집기가 70여 의료기관에 도입되어 사용되고 있다.

(2) 여과법(Filtration)

여과법의 혈액성분채집기는 반출된 혈액을 미세다공성 필터(microporous filter)가 장착된 원주(column)을 통과시켜 혈장과 세포 성분을 분리한다. 분리된 혈장은 그대로 제거하거나, 추가적인 2차 필터를 적용하거나, 혹은 선택적 흡착법을 적용할 수 있다. 이 방식의 혈액성분채집기는 원심분리법의 혈액성분채집기와 같이 특정 세포성분을 채집하거나 제거하는 것은 불가능하다. 혈장 분리용 필터보다 구멍(pore)의 크기가 더 작은 필터를 사용하면 구멍의 크기에 따라 제거되는 물질이 달라지므로 혈장 중의 일부 성분만을 선택적으로 제거할 수도 있다는 점과 혈소판이나 적혈구의 손실이 적고 치환용액 주입과 관련된 부작용이 감소된다는 장점을 가진다(함영백 등, 1989; 민유선 등, 2011; Lim E 등, 2017). 혈장을 원심분리법으로 먼저 분리한 후 필터를 통과시키면서 특정 분자량 이하의 물질만을 제거하는 원심분리 후 혈장여과법(post-centrifugal plasma filtration, PCPF)이나 혈장분리에도 필터를 사용하는 이중여과 혈장성분채집술(double-filtration plasmapheresis, DFPP) 형태로도 사용될 수 있다(정재우 등, 2007; 김한준 등, 2013; Kim JY 등, 2013; Han S 등, 2014; Lee HJ 등, 2020). Asahi사의 Plasauto, Baxter사의 PrismaFlex/PrisMax 장비가 여과법의 원리를 사용하는 대표적인 장비이나, 필터 공급 및 비용 등의 문제로 활발하게 사용되고 있지 못하다.

(3) 선택적 흡착법(Selective Adsorption)

선택적 흡착법은 혈액 또는 혈장을 특정 혈액성분에 대한 높은 친화력을 가진 흡수제(absorbent)가 충전된 원주에 통과시켜 제거하고자 하는 특정 혈액성분만 선택적으로 흡착하여 제거하는 방법이다. 이 방법은 특정 혈액성분을 특이적으로 제거할 수 있는 장점을 가지고 있지만, 흡수제가 개발된 특정 질환에서만 사용할 수 있는 제한점이 있다. 선택적 흡착법에 의하여 면역글로불린을 제거하는 술식을 면역흡착법(immunoadsorption)이라고 하며, 비특이적으로 모든 종류의 면역글로불린을 제거하는 방식(nonspecific immunoadsorption)과 선택적으로 특정 면역글로불린(예: ABO 항체 등)을 제거하는 방식(selective immunoadsorption) 등이 개발되었다.

국내에서도 자가면역성 혈소판감소증 등 일부 혈액질환에 대해 Staphylococcal protein A가 들어있는 PROSORBA 원주에 혈장을 통과시켜 IgG만을 선택적으로 흡착한 후 다른 혈장성분은 되돌려주는 선택적 혈장교환요법이 실시되어 비교적 좋은 성과를 보인 것으로 보고된 바 있다(김희열 등, 1993; 한규섭 등, 1993). 선택적 흡착법에 의하여 지단백을 제거하는 술식(lipoprotein apheresis)도 개발되어 있으나,

이들 대부분의 필터들은 고가이며 국내 건강보험에 등재되어 있지 않아 국내에서의 이용은 매우 저조한 실정이다.

2) 적응증(Indications)

American Society for Apheresis (ASFA)는 체계적 문헌고찰을 통하여 다양한 질환에 대한 치료적 성분채집술의 임상적 유효성을 분석하여 이를 주기적으로 개정하여 발표하고 있다(Padmanabhan A 등, 2019). ASFA 지침은 치료적 성분채집술의 적응증을 4개의 category로 구분하고 있다.

- Category I: 단독 또는 병용요법으로 일차치료(first-line therapy)로서 효과가 인정된 경우
- Category II: 단독 또는 병용요법으로 이차치료(second-line therapy)로서 효과가 인정된 경우
- Category III: 치료적 성분채집술의 효과가 명확하게 입증되지 않았으나, 주치의의 임상적 판단에 따라 시행해 볼 수 있는 경우
- Category IV: 현재까지의 근거로 치료적 성분채집술의 효과가 없거나 오히려 환자에게 위해를 줄 수 있는 경우

또한, ASFA 지침에서는 각 적응증에 대한 category를 부여한 근거의 수준을 토대로 권고등급(recommendation grade)을 병기하는 바, 치료적 성분채집술이 강하게 권장되는 경우 Grade 1(근거 수준에 따라 1A, 1B, 1C), 약하게 권장되는 경우 Grade 2(근거 수준에 따라 2A, 2B, 2C)로 구분하였다. 다만, 치료적 성분채집술과 관련한 제반 환경이나 유행하는 질환의 차이가 있어 일본에서는 자체적인 지침을 발표한 바가 있고, 국내에서도 국내 상황에 맞게 변형될 필요가 있다고 제안되었다(Abe T 등, 2021; Chung Y 등, 2022).

2 치료적 성분채집술 시 환자관리(Management of the Therapeutic Apheresis Patients)

1) 시술 전 환자 평가(Patient Evaluation)

환자의 주치의로부터 치료적 성분채집술 시행에 대한 의뢰가 있는 경우, 환자의 과거력, 현병력, 관련 증상 및 검사결과 등을 취합하고, 환자의 임상적 진단 및 치료적 성분채집술 의뢰 사유를 면밀히 검토하여야 한다. 또한, 과거 수혈력 및 성분채집술 시행력을 조사하여 이상반응 발생 여부를 확인하고, 환자의 정신상태, 동반된 심혈관계 질환 여부, 체액 평형상태, 전해질 이상여부를 확인하여야 한다. 특히, 빈혈, 혈소판감소증, 응고질환의 유무를 확인하여 치료적 성분채집술 시행의 부작용을 최소화하여야 한다. 최종적으로 치료적 성분채집술 시행의 위급성, 적응증, 술식의 종류, 혈관의 확보, 필요한 경우 교환용액의 선택, 술식의 주기 및 횟수, 치료의 일차적인 목표 등에 대해서 평가하고 기록하여야 한다.

치료적 성분채집술의 적응증은 ASFA 지침에 따라서 평가할 수 있으나, ASFA 지침에 나열되지 않은

경우 치료의 기대효과를 객관적으로 평가하고, 주치의와 협의에 따라 결정할 수 있다. 다만, 국내 국민건강보험에서는 혈장교환술에 대하여 ASFA 지침의 category I, II에 해당하는 경우에는 대개 요양급여를 인정하여 주고 있으나, 세부인정사항이 별도로 고시되어 있으므로 이를 확인하여야 한다. 치료적 성분채집술 시행이 결정된 이후, 시행하고자 하는 치료적 성분채집술의 원리 및 목표, 기대할 수 있는 장점, 치료적 성분채집술 시행 중 또는 시행 후 나타날 수 있는 부작용, 다른 치료대안에 대하여 환자 및 보호자에게 설명하고 동의서를 확보하여야 한다. 이와 같은 치료적 성분채집술 동의서를 매번 받을 수도 있지만, 기관에서 설정한 주기(예, 매 입원시마다)에 따라 받을 수도 있다.

(1) 혈액량(Blood Volume)

치료적 성분채집술 시행 결정이 이루어진 후 가장 먼저 환자의 혈액량 계산이 필요하다. 총혈액량(total blood volume)은 표 5-1에서 제시한 방법과 같이 Nadler's equation 또는 Gilcher's rule of 5 방법에 따라 계산할 수 있다. 다만, 체외막산소공급(extracorporeal membrane oxygenation, ECMO)을 시행하고 있는 환자의 경우에는 체외막산소공급장치의 체외순환혈액량(extracorporeal volume)을 추가하여야 정확한 총혈액량을 반영할 수 있다. 혈장교환술에서는 총혈장량(total plasma volume) 값이 필요한데 이는 총혈액량에 1−적혈구용적률(hematocrit) 값을 곱하여 계산할 수 있다.

표 5-1. 총혈액량(total blood volume) 계산방법

방법	계산방법
Nadler's equation	Male: $(0.3669 \times Ht^3) + (0.03219 \times Wt) + 0.6041$ Female: $(0.3561 \times Ht^3) + (0.03308 \times Wt) + 0.6041$
Gilcher's rule of 5	Male: Obese: 60 mL/kg Thin: 65 mL/kg Normal: 70 mL/kg Muscular: 75 mL/kg Female: Obese: 55 mL/kg Thin: 60 mL/kg Normal: 65 mL/kg Muscular: 70 mL/kg Pediatrics: Infant: 80 mL/kg Child: 70 mL/kg

Ht : Height, Wt : Weight

혈액성분채집기의 체외순환혈액량은 장착되는 1회용 키트에 따라 다른데, 국내에서 많이 사용되는 Spectra Optia 장비의 혈장교환술용 exchange 세트의 경우 141 mL, 말초혈액 조혈모세포채집용 IDL 세트의 경우 253 mL이다. 또한, Amicus 장비는 혈장교환술용 exchange 세트의 경우 160 mL, 말초혈액 조혈모세포채집용 mononuclear cell 세트의 경우 163 mL이다.

치료적 성분채집술에서 일반적으로 허용되는 체외순환혈액량은 환자 총혈액량의 10~15%로 성인 환자의 경우 대개 문제가 되지 않는다. 하지만, 30 kg 이하의 소아 또는 체중이 충분하지만 적혈구용적률이 낮아 일시적인 실혈에 따른 혈역학적 부담이 우려되는 환자의 경우, 시술 초반 혈액성분채집기의 체외회로를 수혈용 적혈구제제로 채우는 과정을 통하여 안전하게 시술을 진행할 수 있다. 이러한 적혈구 prime 과정을 시행하는 경우에는 시술 후에 rinse-back 과정을 생략하여 환자에게 발생할 수 있는 체액량 과부하(volume overload)를 예방하여야 한다.

(2) 혈관확보(Vascular Access)

성공적인 치료적 성분채집술의 시행을 위해서 충분한 혈류속도(flow rate)가 유지되어야 한다. 말초혈관 카테터로 시행하는 경우 혈액 반출을 위한 inlet line은 최소 17 게이지, 혈액 반환을 위한 return line은 최소 18 게이지를 사용하는 것이 권장된다. 충분한 크기의 말초혈관 카테터를 삽입하기 어렵거나, 반복적으로 술식을 시행하여야 하는 경우에는 이중내강(double lumen) 중심정맥관 삽입이 필요하다. 특히, 치료적 성분채집술에 적합한 중심정맥관 카테터는 혈액 반출 시에 발생하는 음압을 충분히 견딜 수 있을 만큼 단단하여야 하는데, 통상 혈액투석 시에 사용되는 중심정맥관 카테터는 모두 치료적 성분채집술에도 사용될 수 있다. 체외광혈액치료술(extracorporeal photopheresis), 적혈구교환술과 같이 장기간 주기적으로 치료적 성분채집술이 요구되는 경우에는 항암제투입로(chemoport)나 동정맥루(arteriovenous fistula)가 사용될 수 있다.

(3) 항응고제(Anticoagulant)

치료적 성분채집술 중에는 체외회로에서의 혈액 응고를 예방하기 위해서 항응고제가 사용되어야 한다. 치료적 성분채집술에 사용될 수 있는 항응고제는 구연산염(citrate) 단독, 헤파린(heparin) 단독, 또는 구연산염과 헤파린의 병용법이 있다. 구연산염은 자연계에 존재하는 물질로 혈액응고에 있어서 필수적인 이온화칼슘(ionized calcium)에 결합하여 항응고효과를 나타낸다. 이러한 구연산염의 항응고효과는 체외순환중인 혈액에 대해서만 효과를 나타내고, 체내에서의 전신적인 항응고효과는 나타나지 않는다. 반면, 헤파린은 항트롬빈(antithrombin)과의 상호작용으로 제 II, IX, X, XI 및 XII 혈액응고인자를 불활성화하여 항응고효과를 나타낸다. Lipoprotein apheresis 또는 체외광혈액치료술에서는 헤파린만을 단독으로 사용하기도 하지만, 말초혈액 조혈모세포채집술과 같이 많은 양의 혈액을 처리해야 하는 경우 구연산염의 과다 주입에 따른 저칼슘혈증의 예방을 위하여 구연산염과 혼합하여 사용한다. 통상 말초혈액 조혈모세포채집술에서는 구연산염으로서 ACD-A (acid-citrate-dextrose A) 500 mL에 헤파린 3,000 IU를 혼합하여 사용한다.

(4) 출혈위험(Bleeding Risk)

출혈위험은 치료적 성분채집술을 시행하기에 앞서 PT, aPTT, 섬유소원 등의 응고검사 및 혈소판 수 검사를 포함하여 매번 평가하여야 한다. 특히, 혈액응고기능에 영향을 주는 약물을 투여 받는 환자나 파종혈관내응고(disseminated intravascular coagulation)에 의한 응고장애, 혈전혈소판감소자색반병(thrombotic thrombocytopenic purpura) 또는 혈전미세혈관병(thrombotic microangiopathy)에 의한 혈소판감소증을 가진 환자에서는 면밀히 평가되어야 한다.

2) 시술 중 환자 관리(Intraprocedure Patient Care)

치료적 성분채집술을 시작하기에 앞서 활력징후(vital sign)를 포함하여 환자 상태를 다시 한번 평가하여야 한다. 시술 전 빈혈이나 혈소판감소증의 교정이 필요한 경우에는 시술이 종료된 이후에 진행되는 것이 바람직하며, 시술 중에도 약물이나 수액이 지속적으로 정맥투여될 필요가 있는 경우에는 가급적 별도의 정맥로 확보가 필요하다. 술식에 적합한 1회용 키트를 혈액성분채집기에 올바르게 장착하고, 관련 검사결과를 비롯한 환자 정보를 입력한 후 시술을 시작한다.

최근의 혈액성분채집기는 자동화가 많이 되어 있지만, 시술자는 튜빙(tubing)의 꼬임, 튜빙 내 공기의 존재여부, 혈액이나 용액의 흐름, 항응고제가 실제로 혈액과 혼합되는지 여부, 펌프의 움직임 등을 육안으로 확인하여야 한다. 특히, 치환용액을 사용하는 경우, 치환용액이 환자에게 적합한 것인지 다시 확인하여야 한다. 시술자는 환자에게 치료적 성분채집술과 관련되어 나타날 수 있는 증상에 대하여 설명하고, 활력징후 및 부작용 관련 증상 발생 여부를 시술이 종료될 때까지 주기적으로 확인하여야 한다. 환자의 위중도에 따라서 활력징후 모니터링 장비의 사용여부를 결정하고, 위중한 상태로 판단되는 경우에는 신속한 대처가 가능한 중환자실 등의 장소에서 시술을 시행하는 것이 바람직하다.

3) 이상반응 및 대처방법(Management of the Adverse Reactions)

치료적 성분채집술은 매우 안전한 술식이지만, 시술과 관련되어 이상반응이 나타날 수 있다. World Apheresis Association이 7,142명의 환자를 대상으로 집계한 총 50,846회의 치료적 성분채집술에서 발생한 이상반응의 빈도는 5.8%이었다. 치료를 요하지 않는 경증 이상반응은 2.4%, 치료를 요하는 중등도 이상반응은 3.0%이며, 시술을 중단해야 할 정도의 중증 이상반응은 0.4%에서 발생한 것으로 보고하였다(Mörtzell Henriksson M 등, 2016). 국내에서도 581명의 환자에 대해 시행한 3,962건의 혈장교환술에서 24.4%의 환자와 술식의 8.8%에서 부작용이 있었다는 보고가 있다(민유선 등, 2011).

(1) 오한(Chills) 및 추운 느낌(Subjective Hypothermia)

치료적 성분채집술 시행 중 체온보다 낮은 용액의 주입과 서늘한 방에 장시간 누워 있게 되어 추운 느낌이나 오한을 보일 수 있다. 이 증상은 환자를 따뜻하게 해주는 것만으로도 예방 또는 경감시킬 수 있다. 담요를 덮어주거나, 전기장판을 사용하거나, 핫팩을 환자의 발과 복부에 사용하면 더욱 효과적이다.

경우에 따라서는 혈액 가온기(blood warmer)를 사용할 수도 있다 다만, 이 증상은 구연산염 항응고제 사용에 따른 저칼슘혈증에 의한 초기 이상반응의 가능성도 있으니 확인하여야 한다.

(2) 혈관미주신경반응(Vasovagal Reaction)

전혈 헌혈 시 나타나는 부작용인 혈관미주신경반응은 치료적 성분채집술 시행 중 또는 종료 후에도 나타난다. 혈관미주신경반응은 조기에 인지하면 쉽게 치료할 수 있다. 혈관미주신경반응의 전형적인 증상은 피부가 차고 창백해지며 발한을 보이다가 맥박이 매우 느려지며 혈압이 떨어진다. 심한 경우에는 오심, 구토, 실신(syncope), 본의 아닌 배변(involuntary defecation), 발작이 나타날 수도 있다. 서맥(bradycardia)의 유무가 혈액량 감소로 인한 저혈압과의 감별점이 된다. 혈관미주신경반응이 나타나면 시술을 잠시 멈추거나 혈류 속도를 낮추고, 호흡이 잘 유지될 수 있도록 하고 넥타이나 벨트, 옷 등을 느슨하게 풀어준다. 또한, 머리를 낮추고 발을 높이는 트렌델렌부르크자세(Trendelenburg position)를 취하도록 한다. 이와 같은 조치에 반응하지 않는 경우에는 생리식염수를 투여할 수 있다.

(3) 저칼슘혈증(Hypocalcemia)

치료적 성분채집술에서 항응고제로서 많이 사용되는 ACD-A는 구연산염으로서 혈중 칼슘과 결합하여 혈액이 응고되지 않도록 하는데, 구연산염에 의한 저칼슘혈증은 흔하게 관찰되는 이상반응이다. 치료적 성분채집술 중 체내로 유입되는 구연산염은 세포외액으로 확산되어 희석되며, 간, 신장 근육 등에서 신속히 대사되어 결합되어 있던 칼슘이 다시 방출된다. 하지만, 구연산염의 주입 속도나 양이 보상기전에 의하여 조절되지 못할 경우 저칼슘혈증의 증상이 나타날 수 있다. 따라서, 시술 전 혈중 이온화칼슘 농도가 낮거나, 간기능이나 신장기능의 저하로 인하여 구연산염의 대사 속도가 느린 환자에서는 저칼슘혈증의 발생 가능성이 증가한다. 특히, 신선동결혈장으로 혈장교환술을 시행하는 경우 혈액제제 내에 포함된 CPDA−1 (citrate-phosphate-dextrose-adenine-1) 항응고제에 의해 구연산염이 추가적으로 주입되므로 주의할 필요가 있다. 저칼슘혈증의 증상은 얼굴이나 입주위의 감각이상(circumoral paresthesia)으로 시작하여 전신으로 확산된다. 이외에 진동감, 이명이 있을 수 있고, 심하면 오심, 구토, 설사, 불안감, 가슴답답함, 복부경련, 저혈압, 심전도상 QT 간격 증가와 같은 부정맥, 강직, 발작 등도 나타날 수 있다(엄태현 등, 1993).

구연산염에 의한 저칼슘혈증의 증상을 조기에 인지하는 것이 중요한데, 치료적 성분채집술을 시행 받는 환자들에게는 저칼슘혈증에 관한 설명을 미리 주어 약간의 증상이라도 나타나면 얘기하도록 한다. 시술자는 15~30분 간격으로 관련 증상 발생여부에 대한 질문을 던지는 것이 바람직하다. 의사소통이 불가능한 환자의 경우에는 혈중 이온화칼슘의 농도를 측정하거나, 심전도 상 부정맥 발생여부를 관찰하는 것이 도움이 된다.

환자에게 저칼슘혈증 관련 증상이 발생하는 경우에는 시술의 속도나 항응고제의 주입 비율을 낮추어 구연산염의 주입 속도를 줄인다. 증상이 지속되거나 심해질 때에는 칼슘제제를 정맥투여하여 직접적인 보충을 시행할 수 있다. 예를 들어, 2 g의 calcium gluconate를 100 mL의 생리식염수에 혼합하여 천천히 수시간 동안 정맥투여할 수 있다.

(4) 혈량저하(Hypovolemia)

혈량저하의 증상은 어지럼, 오심, 발한, 빈맥, 저혈압 등이며, 아무 증상 없이 혈압의 저하만이 나타나기도 한다. 혈량저하는 치료적 성분채집술 초기에 다량의 혈액이 체외순환되면서 발생한다. 일반적으로 총혈액량의 15% 이상이 체외로 빠져나오지 않도록 해야 하며 소아에서는 12%의 혈액 유출로도 저혈압이 발생될 수 있다. 체외순환혈액량이 환자 총혈액량의 15%를 상회할 것으로 판단되면 적혈구 prime 과정을 실시한 후 치료적 성분채집술을 시행하는 것이 보편적인 방법이며, 시술 초반에 미리 생리식염수(혹은 혈장교환술의 경우 치환용액)를 환자에게 적당량 주입하고 시술을 진행하는 것도 도움이 될 수 있다. 치료적 성분채집술에서 발생하는 저혈압은 혈량저하 외에도 혈관미주신경반응, 저칼슘혈증, 중증알레르기반응 등에서도 나타날 수 있어 감별이 필요하다. 또한, Angiotensin-converting enzyme (ACE) 억제제 계통의 혈압약을 복용하고 있는 환자들은 혈장교환 시 대량의 알부민이 주입되면 저혈압과 안면홍조를 보일 가능성이 높다. 이는 알부민에 함유된 prekallikrein activator가 급속히 주입되면 prekallikrein이 bradykinin으로 전환되는데 ACE 억제제가 bradykinin이 대사되는 것을 방해하여 혈관이 확장되기 때문이다. 따라서 알부민을 치환용액으로 사용하는 혈장교환 전에는 24시간 이상 ACE 억제제를 투여하지 않는 것이 좋다. 혈량저하에 의한 저혈압으로 확인되면 시술을 잠시 멈추고, 환자에게 트렌델렌부르크자세를 취하게 하고, 필요한 경우 생리식염수나 알부민용액을 정주한다. 대부분에서 이와 같은 조치에 잘 반응하며, 시술을 재개할 수 있다.

(5) 알레르기반응(Allergic Reactions)

알레르기반응의 증상은 두드러기, 발진, 가려움증, 안면부종 및 홍조 등의 경증부터 천명(wheezing), 호흡곤란, 기관지 경련이나 저혈압을 동반하는 아나필락시스까지 다양하다. 알레르기반응은 적혈구교환술에서 사용되는 적혈구제제 또는 혈장교환술에서 사용되는 혈장제제와 같이 혈액성분제제에 의하여 발생하므로, 시술자는 치료적 성분채집술 시 혈액성분제제가 사용될 경우 알레르기반응의 발생 가능성을 염두에 두어야 한다. 이외에도 매우 드물게 치환용액으로 사용하는 알부민 용액이나, 항응고제인 ACD-A 용액, 혈액성분채집기의 1회용 세트를 가스 소독할 때 사용하는 에틸렌옥시드(ethylene oxide)에 의한 알레르기반응도 보고된 바 있다(강혜인 등, 2020; Kim TY 등, 2019). 경증 알레르기반응은 항히스타민제제인 25~50 mg의 diphenhydramine을 정주하면 대개 호전되나, 호전되지 않는 경우에는 methylprednisolone과 같은 스테로이드제제를 투여할 수 있다. 알레르기성 반응의 경험이 있는 환자에게는 시술 전에 예방적으로 항히스타민제 또는 스테로이드제제를 투여하는 방법도 도움이 된다(Lee T 등, 2020).

(6) 호흡곤란(Respiratory Difficulty)

치료적 성분채집술 시술 중 또는 시술 직후 발생하는 호흡곤란은 폐부종, 폐색전증, 공기색전증, 또는 백혈구울혈(leukostasis) 등의 다양한 원인에 의하여 발생한다. 만약, 혈장교환술의 치환용액으로 혈장제제를 사용하는 경우에는 수혈관련급성폐손상이나 수혈관련순환량과다 등의 수혈이상반응도 원인이 될 수 있다. 환자에게 삽입된 중심정맥관에 의하여 주요 혈관이 손상되어 발생하는 혈흉(hemothorax) 또는 혈심낭(hemopericardium)도 호흡곤란 증상을 호소하며, 이는 매우 치명적이다.

(7) 체외순환로에서의 혈액응고(Clotting in the Extracorporeal Circuit)

혈액과 항응고제의 비율은 대개 혈액응고를 방지하기에 충분한 정도로 조정되어 있지만 드물게 채집세트의 어느 부위에서도 혈액이 응고될 수 있다. 실수로 항응고제 용액을 전혀 연결하지 않아도 처음에는 채집과정이 정상적으로 이루어지는 듯이 보이므로 항응고제 용액이 적정량 혼합되는지를 꼭 확인해야 한다. 일단 어떤 이유로든 혈액이 응고되기 시작하면 짧은 시간 내에 더욱 진행되는 경향이 있으므로 즉시 원인을 찾아 교정하여야 한다. 이미 상당량의 혈액응고가 일어난 경우에는 채집세트를 교환하여 술식을 계속한다.

(8) 용혈(Hemolysis)

적혈구가 혼합되지 않은 혈장의 색깔이 분홍색으로 나타나면 용혈의 가능성을 생각한다. 용혈이 의심되면 채집을 중단하고 용혈의 원인을 찾아야 한다. 펌프의 작동에 이상이 있거나, 1회용 세트의 tubing이 꼬여 있거나 좁아져 있는 등의 혈액성분채집기와 관련된 용혈이 발생할 수 있다. 또한, 저장성 용액(hypotonic solution)이나 ABO 부적합 혈장을 사용하는 경우에도 발생한다. 용혈량이 많을 경우는 체외에 나와 있는 혈액성분을 환자에게 재주입해서는 안된다.

(9) 공기색전증(Air Embolism)

매우 드물지만 채집 세트의 연결이 느슨하거나 세트의 어느 부위에 구멍이 있는 경우 체외순환 혈액내로 공기가 유입될 수 있다. 혈액성분채집기에는 공기검출기(air detector)가 부착되어 있으므로 실제로 공기가 환자에게 주입되는 일은 드무나 공기검출기 이후 부위에서 공기가 유입되면 공기색전증이 생길 수 있다.

공기색전증의 증상으로는 흉통, 호흡곤란, 창백, 발한, 정신 착란, 실신, 쇽 등이 있다. 공기색전증이 의심되면 환자를 왼쪽으로 돌아 눕히고 침대를 트렌델렌부르크 위치로 바꾸며 시술을 중단한다. 가능한 빨리 산소를 흡입시키고 정주 혈관을 확보한 후 활력징후들을 면밀히 확인한다. 드물기는 하지만 일단 발생되면 심각한 결과를 초래할 수 있다는 점에서 성분채집술 준비 시 항상 세트의 부위별 연결이 잘 되어 있는지 확인하는 것이 중요하다.

(10) 심정지, 호흡정지(Cardiac Arrest, Respiratory Arrest)

치료적 성분채집술을 시행할 경우에는 매우 드물지만 심정지 혹은 호흡정지가 나타날 수 있으며 사망 사례들도 보고되어 있다. 치료적 성분채집술과 연관된 치명률은 0.006~0.09%로 보고되고 있으며, 대부분의 사망은 환자의 기저질환에 의한 것이다(McLeod BC 등, 1999; Kiprov DD 등, 2001). 치료적 성분채집술을 시행하는 구역에는 응급소생술에 필요한 약품과 장비가 비치되어 있어야 하며 응급소생팀과의 연락망이 구축되어 있어야 한다. 일단 심정지 혹은 호흡정지가 발생되면 응급소생팀 및 주치의에게 즉시 연락하고 체외순환 혈액을 재주입하며 혈관을 확보하도록 한다.

3 혈장교환술(Plasma Exchange)

1) 혈액질환에서의 혈장교환술(Plasma Exchange in Hematologic Disorders)

2019년 ASFA 지침에 따른 주요 혈액질환에서 혈장교환술의 적응증은 표 5-2에 기술하였다.

표 5-2. 주요 혈액질환에서 치료적 혈장교환술의 ASFA 지침

질환명	환자상태	카테고리	등급
Autoimmune hemolytic anemia, severe	Cold agglutinin disease	II	2C
	Warm autoimmune	III	2C
Coagulation factor inhibitors		III	2C
Cryoglobulinemia	Severe/symptomatic	II	2A
Hemophagocytic lymphohistiocytosis; Macrophage activating syndrome		III	2C
Hyperviscosity in hypergammaglobulinemia	Symptomatic	I	1B
	Prophylaxis for rituximab	I	1C
Immune thrombocytopenia (ITP)	Refractory	III	2C
Post-transfusion purpura (PTP)		III	2C
Thrombotic microangiopathy, coagulation mediated	*THBD, DGKE, PLG* mutations	III	2C
Thrombotic microangiopathy, complement mediated	Factor H autoantibody	I	2C
	Complement factor gene mutation	III	2C
Thrombotic microangiopathy, drug mediated	Ticlopidine	I	2B
	Clopidogrel	III	2B
	Gemcitabine/Quinine	IV	2C
Thrombotic microangiopathy, infection mediated	STEC-HUS, severe	III	2C
	pHUS	III	2C
Thrombotic microangiopathy, thrombotic thrombocytopenic purpura (TTP)		I	1A
Thrombotic microangiopathy, transplant associated		III	2C

(1) 자가면역용혈빈혈(Autoimmune hemolytic anemia)

자가면역용혈빈혈은 적혈구에 결합하는 자가항체에 의하여 적혈구가 파괴되어 발생하는 질환으로 자가항체의 온도 반응 특성에 따라서 온난자가항체에 의한 온난자가면역용혈빈혈(warm autoimmune hemolytic anemia)과 한랭자가항체에 의한 저온응집소병(cold agglutinin disease)으로 구분할 수 있다. 온난자가면역용혈빈혈에서 혈장교환술 시행의 효과는 연구마다 일정하지 않아 일반적으로는 시행되지 않으며, 면역억제 치료와 적혈구 수혈에 반응하지 않는 중증 환자에 있어 제한적으로 고려될 수 있다.

저온응집소병에서 문제가 되는 한랭자가항체는 IgM 항체이며, 주로 혈관 내에 존재하므로 혈장교환술에 의해 효율적으로 제거될 수 있어서 좀 더 효과적일 수 있다. 다만, 중증 저온응집소병은 흔하지 않고 혈장교환술을 시행한 증례가 드물어 추가적인 연구가 필요하며, 치료에 반응하지 않는 환자나 매우 심한 용혈이 관찰되는 환자에서 용혈빈혈의 일시적인 호전을 위한 보조 치료방법으로 고려할 수 있다(von Baeyer H 등, 2003; 양내리 등, 2015). 저온응집소병 환자에서 혈장교환술을 시행할 때에는 체온 저하 및 체외순환회로에서 혈액응집을 예방하여야 하므로, 온혈기(blood warmer) 등을 사용하여야 하고, 시술이 시행되는 구역의 실내 온도를 높여야 한다.

(2) 과다점도(Hyperviscosity)

전혈의 점도(viscosity)는 적혈구용적율, 적혈구응집, 혈장단백, 혈액과 혈관벽의 상호작용에 의해 결정된다. 이중 혈장단백이 혈장의 점도를 높이는 것은 단백의 크기, 모양, 농도 및 응괴형성 가능성에 좌우된다. 면역글로불린 중에서는 IgM이 그 크기나 모양 때문에 가장 점도상승을 잘 유발하며 다음이 IgA, IgG의 순이다. 발덴스트롬마크로글로불린혈증(Waldenstrom macrogrobulinemia)이나 다발골수종(multiple myeloma)과 같이 면역글로불린을 과다하게 생성하고, 이로 인해 혈장의 점도가 증가하여 유발되는 다양한 임상적 상황을 과다점도증후군(hyperviscosity syndrome)이라고 한다. 두통, 어지럼, 현기증, 말초신경병(peripheral neuropathy), 안진(nystagmus), 망막 출혈이나 박리로 인한 시각 상실 등의 신경학적 증상이 나타나며 더 악화되는 경우, 응고장애, 정신상태의 변화, 심부전, 호흡부전 등이 나타난다. 통상 발덴스트롬마크로글로불린혈증에서 IgM 단백 농도가 4 g/dL 이상일때, 혈장점도는 4 cp(centipoise)를 초과하고 과다점도증후군의 증상이 발생한다. 하지만, 혈장점도 검사결과는 임상증상과 맞지 않는 경우가 많으므로 임상소견을 중심으로 치료방침을 결정하게 되며, 치료 경과의 판단도 이들 증상의 변화와 혈장 단백치의 측정을 중심으로 이루어진다(이선주 등, 1990). 단백의 제거는 그 단백이 혈관의 안과 밖에 어떤 비율로 분포되어 있는가에 따라 달라지는데 IgM과 같은 단백은 주로 혈관 내에 존재하므로 환자 혈장량의 1~1.5배로 혈장교환술을 1회 실시하면 혈액 점도가 20~30% 감소하여, 1~2회의 혈장교환술로도 거의 정상 수준으로 혈액 점도가 감소한다. IgG의 경우는 약 1/2이 혈관 밖에 존재하므로 90%를 제거하기 위해서는 더 많은 횟수의 혈장교환을 실시해야 한다.

발덴스트롬마크로글로불린혈증의 치료를 위하여 리툭시맙(rituximab) 단독 투여 요법을 시행하는 경우, 치료 시작 4주 내에 30~70%의 환자에서 일시적으로 IgM 단백 농도가 증가하는 현상이 발생하는데,

이를 예방하기 위해서 IgM 농도가 4 g/dL 이상이거나, 혈장점도가 3.5 cp 이상일때 리툭시맙 투여 전 예방적 혈장교환술을 시행하는 것이 효과적인 것으로 알려져 있다.

(3) 수혈후자반증(Post-Transfusion Purpura)

수혈후자반증은 HPA-1a, HPA-1b, HPA-3a, HPA-4a 등의 혈소판특이항원에 대한 동종항체가 원인이 되는 면역성 자색반이다. 임신이나 수혈 등을 통해 이미 혈소판 항원에 감작된 경우에 많이 나타나므로 중년 여성 환자가 많으며 수혈 후 1주일경에 출혈과 심한 혈소판감소증을 보인다. 이 질환의 특징은 동종항체가 항원을 가지지 않은 환자 자신의 혈소판도 파괴시킨다는 점이다. 수혈된 가용성 항원이 환자의 혈소판에 흡착되기 때문이라는 설명도 있고 면역복합체에 의한 순수성 국외자(innocent bystander) 기전으로도 설명하고 있으나 실제 그 기전은 아직도 불분명하다. 혈장교환술을 실시함으로써 혈소판감소의 기간을 수일 이내로 단축시켰다는 보고들이 있다. 국내에도 anti-HPA-3a 항체에 의한 전형적인 수혈후자반증이 보고된 바 있는데 혈장교환술로 혈소판수가 급속히 회복되었다(송상훈 등, 2005).

(4) 혈전미세혈관병증(Thrombotic Microangiopathies, TMAs)

TMAs는 혈소판 파괴에 의한 혈소판감소증, 미세순환에서 적혈구 파괴에 의한 미세혈관병증용혈빈혈(microangiopathic hemolytic anemia, MAHA) 및 미세혈전에 의한 조직의 허혈성 손상을 특징으로 하는 질환을 의미한다. 혈전혈소판감소자색반병(thrombotic thrombocytopenic purpura, TTP)와 용혈요독증후군(hemolytic uremic syndrome, HUS)이 대표적인 질환이며, 현재는 TMAs의 다양한 병리학적 기전에 따라 보다 세부적으로 구분하고 있다.

TTP는 ① 혈소판감소증, ② MAHA, ③ 급성콩팥기능장애, ④ 신경학적 증상, ⑤ 발열의 5징후를 전형적인 특징으로 한다. TTP 환자의 혈액에는 비정상적인 거대 본빌레브란드인자(von Willebrand factor, vWF) 다량체(multimer)가 관찰되는데, 이는 vWF를 분해하는 효소인 ADAMTS13이 선천적으로 부족하거나 후천적으로 ADAMTS13에 대한 자가항체가 생기기 때문이다.

거대 vWF 다량체는 정상 vWF 다량체보다 GPIb/IX/V 복합체의 Iba수용체와 강한 친화력을 갖고 GPIIb/IIIa복합체 결합하여 혈소판의 과다응집을 유발하며, 이는 미세혈관에서의 미세혈전(microthrombi)을 생성하여 장기 손상을 초래한다. 성인 TTP 환자에서는 대개 ADAMTS13에 대한 IgG 자가항체에 의하여 ADAMTS13 기능이 억제되거나, ADAMTS13-자가항체 복합체를 형성하여 제거되어 후천적인 ADAMTS13의 결핍이 초래된다. 따라서, ADAMTS13의 활성도를 분석하여 정상에 비해 10% 미만인 경우 ADAMTS13 결핍 TTP로 진단할 수 있다. TTP로 진단되면 가능한 신속하게 혈장교환술을 시작하여야 하는데, 이는 거대 vWF 다량체와 ADAMTS13에 대한 항체를 제거해주는 동시에 신선동결혈장 투여를 통해 ADAMTS13을 공급하는 효과가 있다.

혈장교환술은 1회에 환자 혈장량의 1~1.5배씩 교환하며, 의식상태의 회복, 혈소판수의 회복(150×

10^9/L 이상), 젖산탈수소효소(lactate dehydrogenase, LDH)의 정상화 시까지 매일 실시하는 것이 좋다. 치환용액은 신선동결혈장을 사용하며, vWF가 제거된 동결침전물결핍혈장(cryoprecipitate-poor plasma)을 사용할 수도 있다.

전형적인 용혈요독증후군 (hemolytic uremic syndrome, HUS)는 주로 소아에서 설사 증상을 동반한 장관염 후에 발생하여 과거에는 설사연관형 HUS (D+ HUS)로 불렀으나, Shiga 독소 생성 대장균 (Shiga toxin-producing *Escherichia coli*)의 기전에 따라 STEC-HUS로 명명된다. Shiga 독소는 혈관내피세포의 손상을 유발하여 거대 vWF 다량체가 생성되고, 또한 콩팥의 사구체내피세포를 손상하여 광범위한 콩팥 질환을 유발한다. 소아에서 전형적인 STEC-HUS는 투석 등의 보존적 치료를 우선하며, 혈장교환술의 치료효과에 대한 자료는 부족하다. 하지만, HUS와 비슷한 증상을 보인 환자의 10%에서 혈변이 선행되지 않은 군을 비정형 용혈요독증후군(atypical hemolytic uremic syndrome, aHUS) 또는 보체매개 혈전미세혈관병증(complement-medicated thrombotic microangiopathy)로 분류한다.

aHUS 환자에서는 factor H, factor H 관련 단백질1, 막보조인자단백(membrane cofactor protein), factor I, 트롬보모듈린(thrombomodulin), 클러스터린(clusterin) 등의 보체 조절과 관련된 유전자 돌연변이, factor H와 C3b의 결합을 방해하는 factor H 자가항체가 발견되었다. factor H, 막보조인자단백, factor I의 결핍은 과도한 보체 축적을 일으키며, 이는 신장 및 다른 조직에서의 미세혈전을 유발한다. 특히, 국내 다기관에서 인자 H의 자가항체가 많이 발견되는 특이점이 있다(Lee JM 등, 2015). 혈장교환술을 통해서 자가항체 또는 비정상적인 보체조절물질을 제거하고 정상적인 보체조절물질을 보충함으로써 치료효과를 기대할 수 있다.

2) 신경계 질환에서의 혈장교환술(Plasma Exchange in Neurologic Disorders)

2019년 ASFA 지침에 따른 주요 신경계 질환에서 혈장교환술의 적응증은 표 5-3에 기술하였다.

(1) 급성파종뇌척수염(Acute Disseminated Encephalomyelitis, ADEM)

중추신경계의 급성 염증성 탈수초병(demyelinating disease)으로 주로 뇌의 백색질(white matter)과 척수를 침범하는 질환으로 바이러스나 세균 감염 또는 백신 접종 이후에 발생한다. 이 질환은 바이러스의 단백질과 신경세포에 존재하는 단백질 사이의 구조적 유사성에 의해, 바이러스에 대한 항체가 자신의 신경세포에 존재하는 단백질을 파괴하여 발생하는 것으로 추정된다. 고용량의 스테로이드 치료가 가장 효과적인 치료방법으로 알려져 있으며, 스테로이드 치료에 반응이 없는 경우 혈장교환술을 통하여 원인 항체를 제거하여 치료효과를 기대할 수 있다.

(2) 길랭-바레증후군(Guillain-Barré Syndrome)

이 질환은 말초신경의 염증에 의하여 신경세포의 수초가 파괴되어 나타나는 자가면역질환으로 급성 염증성 탈수초성 다발성 신경병증(acute inflammatory demyelinating polyneuropathy)이라고도 한다.

표 5-3. 주요 신경계 질환에서 치료적 혈장교환술의 ASFA 지침

질환명	환자상태	카테고리	등급
Acute disseminated encephalomyelelitis (ADEM)	Steroid refractory	II	2C
Acute inflammatory demyelinating polyradiculoneuropathy (Guillain-Barré syndrome)	Primary treatment	I	1A
Chronic focal encephalitis (Rasmussen encephalitis)		III	2C
Chronic inflammatory demyelinating polyradiculoneuropathy (CIDP)		I	1B
Lambert-Eaton myasthenic syndrome		II	2C
Multiple sclerosis	Acute attack/relapse	II	1A
	Chronic	III	2B
Myasthenia gravis	Acute, short-term treatment	I	1B
	Long-term treatment	II	2B
Neuromyelitis optica spectrum disorders (NMOSD)	Acute attack/relapse	II	1B
	Maintenance	III	2C
N-methyl-*D*-aspartate receptor antibody (NMDAR) encephalitis		I	1C
Paraneoplastic neurologic syndromes		III	2C
Paraproteinemic demyelinating neuropathy; Chronic acquired demyelinating polyneuropathies	IgG/IgA/IgM	I	1B
	Anti-MAG neuropathy	III	1C
	Multiple myeloma	III	2C
	Multifocal motor neuropathy	IV	1C
Pediatric autoimmune neuropsychiatric disorders associated with streptococcal infections (PANDAS); Sydenham's chorea	PANDAS, exacerbation	II	1B
	Sydenham's chorea, severe	III	1B
Phytanic acid storage disease (Refsum's disease)		II	2C
Progressive multifocal leukoencephalopathy (PML) associated with natalizumab		III	1C
Steroid-responsive encephalopathy associated with autoimmune thyroiditis (Hashimoto's encephalopathy)		II	2C
Stiff-person syndrome		III	2C
Voltage-gated potassium channel (VGKC) antibody related diseases		II	1B

급성 길랭-바레증후군은 상기도 감염과 같은 비특이적 바이러스 감염을 앓고 평균 10일 전후에 갑자기 발생하며, 대칭성 운동마비가 다리에서부터 시작하여 위로 올라가는 상행성으로 나타난다.

중증으로 진행하면 호흡근 마비가 발생하여 상당수 환자에서 기계적 호흡이 필요하고, 교감신경이 마비되면 부정맥, 고혈압, 체위성 저혈압 등이 나타날 수 있다. 치료로는 면역글로불린제제 투여 또는 혈장교환술이 시도될 수 있으며, 혈장교환술을 실시한 환자들에서 기계적 호흡이 필요한 기간과 입원기간이 짧고 회복속도도 빠름이 보고되어 있다(김영인 등, 1990; 윤갑준 등, 1984; 전동석 등, 1988; Guillain-Barré Syndrome Study Group, 1985; Chevret S 등, 2017).

(3) 중증근무력증(Myasthenia Gravis)

신경이 근육에 연결되는 부위인 신경근육이음부(neuromuscular junction)에서 근육의 표면에 존재하는 아세틸콜린 수용체(acetylcholine receptor)에 대한 자가항체가 생성되어, 이 항체가 수용체에 대신 결합하여 신경전달물질인 아세틸콜린이 결합하는 것을 방해하여 증상이 유발된다. 발병 초기에는 눈꺼풀이나 바깥눈근육의 근력 약화에 의하여 눈꺼풀처짐(blepharoptosis) 또는 복시(diplopia)가 나타나며, 점차 전신의 골격근에서 근무력 증상이 비대칭적으로 발생하고, 더 나빠지면 호흡마비가 나타나 기계적 호흡이 필요하다. 자가항체의 역가와 질환의 경중이 비례하므로 혈장교환술을 통하여 항체를 제거하면 임상 증상의 호전을 가져온다. 효과가 단기간 동안 지속되는 단점이 있으나, 호흡마비가 매우 위중하거나 흉선절제술을 시행하기에 환자 상태가 불량한 경우에 적용할 수 있다. 근무력증에 대한 혈장교환술은 우리나라에서 비교적 활발히 시행되고 있다(이재숙 등, 1990; 현정애 등, 1988).

(4) 시신경척수염(Neuromyelitis Optica)

시신경척수염은 시신경염과 척수염을 유발하는 중추신경계 염증성탈수초화 질환으로 약 90%의 환자에서 척수, 대뇌 회백질, 시신경, 뇌하수체 등에 분포하는 aquaporin-4 수분통로 단백질에 결합하는 자가항체가 검출된다. 시신경염으로 인하여 시력저하 및 시야장애가 발생하고, 척수염으로 인하여 팔다리에 다양한 정도의 마비와 위약뿐만 아니라, 방광 및 위장관계 이상 등이 발생한다. 시신경척수염의 치료는 고용량 스테로이드제제 투여이며, 고용량 스테로이드에 반응하지 않는 경우 혈장교환술을 고려할 수 있다. 발병 초기에 혈장교환술을 시행하면 시신경 손상을 예방할 수 있고, 만성기에도 시력회복 및 시야호전에 효과가 있는 것으로 보고되었다(서재득 등, 2011; 조성호 등, 2014)

3) 장기이식에서의 혈장교환술(Plasma Exchange in Transplantation)

2019년 ASFA 지침에 따른 장기이식과 관련된 임상적 상황에서 혈장교환술의 적응증은 표 5-4에 기술하였다.

표 5-4. 장기이식 관련 임상적 상황에서 치료적 혈장교환술의 ASFA 지침

질환명	방법	카테고리	등급
Transplantation, cardiac			
Cellular/recurrent rejection	ECP	II	1B
Rejection prophylaxis	ECP	II	2A
Desensitization	TPE	II	1C
Antibody-mediated rejection	TPE	III	2C
Transplantation, hematopoietic stem cell, ABO incompatible			
Major ABOi HPC(M)	TPE	II	1B
Major ABOi HPC(A)	TPE	II	2B
Minor ABOi HPC	RCE	III	2C
Major/minor ABOi w/ pure red cell aplasia	TPE	III	2C
Transplantation, hematopoietic stem cell, HLA desensitization	TPE	III	2C
Transplantation, liver			
Desensitization, ABOi living donor	TPE	I	1C
Desensitization, ABOi deceased donor/ Antibody mediated rejection	TPE	III	2C
Wilson disease, fulminant	TPE	I	1C
Desensitization, ABOi	ECP	III	2C
Acute rejection/Immune suppression withdrawal	ECP	III	2B
Transplantation, lung			
Bronchiolitis obliterans syndrome	ECP	II	1C
Antibody mediated rejection/desensitization	TPE	III	2C
Transplantation, renal, ABO compatible			
Antibody mediated rejection	TPE	I	1B
Desensitization, living donor	TPE	I	1B
Desensitization, deceased donor	TPE	III	2C
Transplantation, renal, ABO incompatible			
Desensitization, living donor	TPE	I	1B
Antibody mediated rejection	TPE	II	1B

Abbreviation: ECP, extracorporeal photopheresis; RCE, red cell exchange; TPE, therapeutic plasma exchange

(1) 심장이식(Cardiac Transplantation)

심장이식 수혜자가 임신, 수혈, 과거의 장기이식 등에 의하여 HLA 항원에 감작되어 HLA 항체를 가진 경우, 이식 거부반응의 위험이 높고, 혈관병증 등의 합병증 발생 위험이 높다. 따라서, 고농도의 HLA 항체가 존재하는 경우, 혈장교환술, 면역글로불린(intravenous immunoglobulin, IVIG), 리툭시맙(rituximab)을 사용한 탈감작(desensitization) 치료를 통해 항체를 감소시켜야 한다(이현지 등, 2021; Kobashigawa J 등, 2018). 탈감작 프로토콜은 기관마다 상이하나, 혈장교환술에서 시행 시 대개 알부민 용액을 치환용액으로 사용하며, 환자의 상황에 따라서 알부민과 혈장제제를 병용하기도 한다.

국내에서는 패널반응항체(panel reactive antibody, PRA)가 50% 이상인 경우 5회까지 혈장교환술의 급여가 인정된다. 심장이식 후 발생한 항체매개거부반응(antibody mediated rejection, AMR)에서 혈장교환술은 IVIG 투여와 함께 시도될 수 있다.

(2) ABO 부적합 조혈모세포이식(ABO Incompatible Hematopoietic Stem Cell Transplantation)

ABO 부적합 조혈모세포이식에서 공여자와 환자의 ABO 혈액형에 따라 ABO 주부적합(major incompatible), ABO 부부적합(minor incompatible) 및 양방향(bidirectional)으로 구분된다. ABO 주부적합 조혈모세포이식의 경우, 공여자의 ABO 항원에 대한 환자의 ABO 항체에 의하여 조혈모세포 채집산물 내에 포함된 적혈구가 파괴되면서 급성용혈반응을 유발할 수 있다. 특히, 약 2~5%의 적혈구가 혼합된 말초혈액유래 조혈모세포 채집산물보다 25~35%의 적혈구가 혼합된 골수유래 조혈모세포 채집산물에서 임상적으로 더 유의미한 용혈반응이 나타난다. 따라서, 골수유래 조혈모세포 채집산물에서 적혈구제거(RBC depletion)와 함께 환자 체내의 ABO 항체역가를 낮추기 위한 혈장교환술이 시행된다. ABO 항체역가가 높은 ABO 주부적합 말초혈액 조혈모세포이식 환자를 대상으로 이식전 3회의 연속적인 혈장교환술을 시행하여 ABO 항체역가를 낮추고, 적혈구 수혈 요구량을 낮추었다는 보고가 있다(Choi SJ 등, 2018).

(3) 간이식(Liver Transplantation)

ABO 부적합 간이식은 항체매개거부반응, 간동맥혈전증(hepartic artery thrombosis), 담도협착(biliary stricture) 등과 같은 합병증 발생 위험이 높아 시행되지 않았으나, 이식 장기 확보의 어려움과 면역억제 치료의 발전으로 다시 시술 빈도가 증가하고 있다. ABO 부적합 생체간이식에서 혈장교환술은 이식전 ABO 항체역가를 역치(threshold) 이하로 낮추기 위한 탈감작의 일환으로 사용된다. 또한, ABO 부적합 생체간이식 이후 ABO 항체역가의 증가나 항체매개거부반응이 의심되는 경우에도 사용될 수 있다(Choe W 등, 2017).

(4) 신장이식(Kidney Transplantation)

① ABO 부적합 신장이식(ABO Incompatible Kidney Transplantation)

신장의 혈관내피세포, 원위곱슬세관(distal convoluted tubules), 집합세관(collecting tubule) 등에는 ABO 항원이 표현되어 ABO 부적합 신장이식을 시행하면 초급성 거부반응이 나타난다. 공여 신장의 심각한 수요와 공급의 불균형으로 인하여 ABO 부적합 신장이식에 대한 연구가 진행되어 1985년 Alexandre 등이 혈장교환술 및 비장적출 등의 전처치 후 ABO 부적합 신장이식을 처음 보고하였다(Alexandre GP 등, 1987). 이후 tacrolimus와 mycophenolate mofetil과 같은 강력한 면역억제제가 도입되고, 비장적출술 대신 CD20 양성 단클론항체인 rituximab을 전처치에 사용하면서 ABO 적합 신장이식에 준하는 생존율 향상을 보고하였다.

국내에서는 2007년 최초로 시행된 이후 2022년 전체 생존시 신장이식의 27%를 차지할 정도로 비중이 증가하였다. ABO 부적합 신장이식에서 혈장교환술은 탈감작 치료의 하나로서 ABO 항체의 역가를 낮추기 위한 목적으로 사용된다. ABO 부적합 간이식에서와 마찬가지로 수술전 ABO 항체역가의 역치는 기관에 따라 다르며, 환자마다 기저 ABO 항체역가가 다르므로 수술 전 탈감작 목적으로 시행하는 혈장교환술의 횟수는 달라지게 된다. 혈장교환술에 사용되는 치환용액은 알부민 또는 혈장제제를 사용하는데, 수술 전후의 기간에는 출혈의 위험을 예방하기 위하여 혈장제제가 더 선호된다. 또한, 혈장제제를 사용하는 경우에는 기증자와 환자의 ABO 혈액형에 적합한 혈액형을 선택하도록 주의하여야 한다. 국내에서는 혈장교환술이 주로 사용되지만, 일본에서는 이중여과 혈장성분채집술(DFPP)을 주로 사용하고, 유럽에서는 ABO 항체만을 특이적으로 흡착하는 면역흡착법(immunoadsorption)을 사용하기도 한다.

② HLA 불일치 신장이식(HLA Mismatched Kidney Transplantation)

조직적합성항원(human leukocyte antigen, HLA)에 대한 항체는 과거의 수혈, 임신, 장기이식 등에 의하여 타인의 HLA 항원에 노출되어 발생하며, HLA 항체가 존재하면 초급성 거부반응이나 항체매개거부반응(antibody mediated rejection, AMR)에 의한 이식 실패 가능성이 증가한다. 따라서, 뇌사 기증자와의 HLA가 모두 일치할 경우에 대기자 중에서 우선 신장이식을 받을 수 있다. 반면 생존 기증은 대개 가족 관계에서 이루어지고 있고, HLA 일치 정도에 따른 장기 배분 원칙이 적용되지 않아 HLA 부적합 신장이식이 가능하다.

국내에서는 2002년 HLA 교차시험 양성을 보인 환자에서 혈장교환술로 HLA 항체를 제거한 후 성공적으로 신장이식을 시행한 증례가 보고되었으며, 이후 HLA 부적합 신장이식은 꾸준히 시도되고 있다(권기환 등, 2002; 박금보래, 2019). 혈장교환술을 포함한 탈감작 치료의 목표는 HLA 교차시험 결과를 음성으로 전환시키는 것이 1차 목표로 사용되었으나, rituximab을 사용하면 B세포 교차시험은 지속적으로 양성 결과를 나타내어 지표로서 어려움이 있다. 이에 PRA 검사로 HLA 항체를 측정하고, 기증자 HLA 항원에 대한 공여자특이항체(donor specific antibody, DSA)를 평가하여 탈감작 치료효과를 판단하여 혈장교환술의 시술 횟수를 조절한다.

③ 항체매개거부반응(Antibody Mediated Rejection, AMR)

신장이식 후의 거부반응은 세포성(cellular)과 항체매개성(antibody-mediated)의 두 가지 기전이 모두 작용한다. AMR은 신장이식 환자의 10% 미만에서 관찰되나, 스테로이드나 항흉선세포글로불린(anti-thymocyte globulin, ATG) 등의 치료에 잘 반응하지 않아 세포성 거부반응에 비하여 예후가 좋지 않다.

AMR은 이식편 생검에서 조직손상의 형태학적 증가, 세뇨관 주위 모세혈관의 C4d 침착, DSA의 검출 등으로 진단한다. AMR로 진단된 경우, 혈장교환술과 함께 면역조절치료를 시행하게 되는데 국내에서는 급성인 경우 매일 또는 격일로 최대 12회까지의 혈장교환술의 급여가 인정된다.

4) 기타 질환에서의 혈장교환술(Plasma Exchange in Other Disorders)

2019년 ASFA 지침에 따른 기타 질환에서 혈장교환술의 적응증은 표 5-5에 기술하였다.

표 5-5. 기타 질환에서 치료적 혈장교환술의 ASFA 지침

질환명	환자상태	카테고리	등급
Anti-glomerular basement membrane disease (Goodpasture syndrome)	Diffuse alveolar hemorrhage (DAH)	I	1C
	Dialysis-independence	I	1B
	Dialysis-dependence, no DAH	III	2B
Catastrophic antiphospholipid syndrome (CAPS)		I	2C
Focal segmental glomerulosclerosis (FSGS)	Recurrent in kidney transplant	I	1B
	Steroid-resistant in native kidney	III	2C
IgA nephropathy (Berger's disease)	Crescentic	III	2B
	Chronic progressive	III	2C
Myeloma cast nephropathy		II	2B
Systemic lupus erythematosus (SLE)	Severe complication	II	2C
Thyroid storm		II	2C
Vasculitis, ANCA-associated (AAV)	MPA/GPA/RLV: RPGN, Cr≥5.7	II	1A
	MPA/GPA/RLV: RPGN, Cr<5.7	III	2C
	MPA/GPA/RLV: DAH	I	1C
	EGPA	III	2C
Vasculitis, IgA (Henoch-Schönlein purpura)	Crescentic RPGN	III	2C
	Severe extrarenal manifestations	III	2C
Vasculitis, other	Hepatitis B polyarteritis nodosa	II	2C
	Idiopathic polyarteritis nodosa	IV	1B

(1) 굿패스처증후군(Goodpasture Syndrome)

이는 폐와 신사구체의 모세혈관에 대한 자가항체(anti-glomerular basement membrane antibody)가 생성되어 폐출혈과 신부전을 일으키는 질환이다. 사망율이 높은 질환이며, 생존하는 환자들도 투석을 필요로 하는 경우가 대부분이다.

면역억제제와 혈장교환술을 실시하면 이환율과 사망률을 감소시킬 수 있으며, 신기능을 유지해야 할 필요가 있거나 심한 각혈을 동반하는 경우 혈장교환술은 환자 상태가 안정될 때까지 매일 또는 격일 간격으로 10~20일간 계속 실시되어야 한다.

(2) 국소분절사구체경화증(Focal Segmental Glomerulosclerosis, FSGS)

신증후군의 원인이 되는 사구체 질환의 하나이며, 치료에도 불구하고 30~60%의 환자에서 3~7년 이내에 말기신장병(end stage renal disease)으로 진행한다. 아직까지 명확하게 밝혀지지 않은 혈장인자에 의하여 여과벽(filtration barrier) 손상에 의한 사구체투과율 증가가 FSGS의 원인으로 추정되고 있다. 이는 첫 번째 신장이식 후 20~50%, 재이식 후 80~100%에서 재발하는 것으로 더욱 설명된다. FSGS가 진단되면 스테로이드 치료에 calcineurin inhibitor, rituximab 등을 사용하고, 치료에 반응하지 않는 경우에는 혈장교환술을 시도할 수 있다. (ASFA 지침 카테고리 III). 신장이식 후 FSGS가 재발하는 경우에는 혈장교환술이 초회 치료로 사용되며, 50% 이상에서 관해를 유도할 수 있다(ASFA 지침 카테고리 I).

(3) 중증열성혈소판감소증후군(Severe Fever with Thrombocytopenia Syndrome, SFTS)

SFTS는 SFTS 바이러스에 발생하는 인수공통감염병으로 작은소피참진드기(*Haemaphysalis longicornis*)에 의해 매개되며, 중국과 일본 및 우리나라가 주요 유행지역이다. 감염되면 고열과 함께 설사, 구토 등의 소화기 증상을 보이며, 혈액검사에서 혈소판 및 백혈구 수 감소가 동반되며 회복되지 않는 경우 빠르게 다발성 장기기능부전으로 사망에 이르게 된다.

현재까지 SFTS에 대해 효과가 증명된 치료법이 없어, 보존적 치료가 일반적이다. 다만, SFTS 환자에서 초기 바이러스와 IL−6, IFN-γ와 같은 시토카인 혈중 농도가 높을수록 치명률이 높아, 혈장교환술을 시도하여 시토카인의 감소효과를 기대할 수 있다. 특히, 환자 상태가 중증 소견으로 보이며 급속도로 악화되는 양상을 보일 때, 증상 발생 7일 이내에 혈장교환술을 시행하면 사망률을 유의미하게 줄일 수 있는 것으로 보고되었으나, 향후 이와 관련된 연구가 지속적으로 필요하다(유정래 등, 2018; 유은형 등, 2021). SFTS는 아직 전파경로의 정확한 파악이 어렵고 여러 경로로 전파될 가능성이 있기 때문에, 혈장교환술 시에는 이차 감염을 예방하기 위하여 환자와 접촉할 때 손위생, 장갑착용, 가운착용, 고글 및 마스크를 착용하고 혈액이나 체액 접촉에 주의하여야 한다.

4 세포성분채집술(Apheresis of Cell Components)

세포성분채집술은 과도하게 존재하는 적혈구, 백혈구, 혈소판 성분을 제거하여, 혈구 성분에 의해서 야기되는 증상을 호전시킬 목적으로 시행하며 대개는 일시적인 효과를 목표로 실시한다. 이외에 세포성분채집술은 조혈모세포, 백혈구, 또는 림프구를 채집하는데 사용한다.

1) 말초혈액 조혈모세포채집술(Peripheral Blood Stem Cell Collection, PBSC)

(1) 정의(Definition)

말초혈액 조혈모세포채집술은 말초혈액에서 혈액성분채집기를 사용하여 조혈모세포를 채집하는 것으로 전신마취 없이 조혈모세포를 채집할 수 있고, 이식 시 빠른 회복과 생착이 가능하여 현재는 대부분이 방식을 선택한다. 이에 반해, 골수에서 조혈모세포를 획득하여 이식하는 방법은 이식편대숙주병이 적은 장점이 있지만, 전신마취를 필요로 하고, 이식 시 생착이 다소 늦어 말초혈액 조혈모세포를 이용한 이식에 비하여 상대적으로 시행 빈도가 낮다.

조혈모세포이식은 공여자에 따라서 자가이식 또는 동종이식으로 구분할 수 있다. 자가이식 조혈모세포이식은 골수조직이 크게 손상되지 않은 경우 효과가 있으며, 악성림프종이나, 다발성골수종, 급성골수성백혈병 환자에서 시행할 수 있다. 특히 소아의 경우 신경모세포종(neuroblastoma), 빌름스종양(Wilm's tumor), 뇌종양, 망막세포종 등에서 사용한다. 고강도 항암 치료 후, 미리 채취하여 동결보관 중인 자가 조혈모세포를 이식한다. 자가이식이므로 바이러스 등의 감염증이 있어도 이식의 금기증은 아니다. 동종이식은 가족이나 비혈연간 이식을 의미하며, 이식 후 이식편대숙주병을 막기 위하여 강력한 면역억제가 필요하며, 이식편대백혈병효과(graft-versus-leukemia effect)를 기대할 수 있다. 최근, 반일치(haploidentical) 조혈모세포이식의 빈도도 증가하고 있다.

(2) 가동화(Mobilization)

자가이식을 위한 말초혈액 조혈모세포채집은 과립구집락자극인자(granulocyte-colony stimulating factor, G-CSF) 및 항암제를 병용투여하여 조혈모세포를 말초혈액으로 가동화(mobilization)시킨 이후 시행하게 된다. 가동화가 잘 될 수 있는 예측인자로는 낮은 연령, 이전 가동화 경험이 없는 경우, 과립구집락자극인자 투여 후 뼈통증이 있는 경우, 남성, 비흡연자, 높은 혈소판, 림프구, 단핵구 수치 등이다(장민중 등, 2014; 서지원 등, 2015; Teipel R 등, 2015). 가동화에 나쁜 영향을 주는 인자로는 60세 이상, 고형종양이 침범한 경우, 5회 이상 화학치료를 받은 경우, 방사선치료 받은 경우, 가동화 약제를 한 개만 사용한 경우이다(Wu C 등, 2016). 가동화가 되지 않아 조혈모세포가 충분히 채집되지 않을 것으로 예상되는 경우 CXCR4 receptor antagonist인 plerixafor(제품명 Mozobil)를 사용하면 많은 환자에서 효과가 있다(Yuan S 등, 2013). 가동화를 위한 항암제의 종류에 따라서 달라질 수 있지만, 통상 항암제 투여 9~11일 후 말초혈액 내 CD34 양성 조혈모세포의 농도가 가장 증가하여 이 시기에 말초혈액 조혈모세포채집술을 시행한다. 또는 채집술의 시작 시점을 CD34 양성세포가 10/μL 이상으로 증가하는 경우로 설정하기도 한다.

동종이식을 위한 말초혈액 조혈모세포채집 시에는 채집 전 기증자에게 1일 10 ug/kg의 G-CSF를 4~5일 연속적으로 투여하면 CD34 양성 조혈모세포가 가동화되어, G-CSF 최초 투여 96~120시간 이후에 채집술을 시행한다.

(3) 시술 방법(Procedure)

말초혈액 조혈모세포채집에 사용되는 혈액성분채집기의 채집방식에 따라 연속적 채집(continuous collection) 방식과 주기적 채집(cyclic collection) 방식이 있으며, 동일 제품의 혈액성분채집기에서도 사용하는 키트에 따라서도 다를 수 있다. 현재 사용 중인 혈액성분채집기는 채집과정의 많은 부분이 자동화되어 있고 채집술이 표준화되어 있어, 혈액성분채집기의 종류에 따른 차이는 대체적으로 크지 않은 것으로 보고되고 있다(Lee S 등, 2017). 말초혈액 조혈모세포채집은 통상 총 혈액량(TBV)의 2~3배를 처리하는데, 성인의 경우 10~12 L에 해당하는 양이다. 따라서, 시술 시 항응고제로 ACD-A를 단독으로 사용하는 것보다는 G-CSF 500 mL과 헤파린 3,000 IU를 혼합하여 전혈과 항응고제의 비율을 24:1로 사용하는 방법을 사용한다. 더 많은 조혈모세포를 채집하기 위하여 총 혈액량의 3~4배를 처리하는 대용량백혈구채집술(large-volume leukapheresis)을 시행하기도 한다(김문정 등, 1998).

조혈모세포이식을 위한 최소 CD34 양성 세포 수는 환자 몸무게 1 kg당 2×10^6개가 필요하고, 5×10^6/kg가 적정한 양이다. 따라서 1회의 말초혈액 조혈모세포채집술로 목표량에 도달하지 못하였을 경우에는 반복적으로 채집하여 목표량을 채집하기 위하여 시도할 수 있다.

(4) 이상반응(Adverse Reactions)

혈액성분채집기 키트 내부를 혈액으로 채워야 하므로, 시술 초기 약 150~250 mL의 혈액이 체외로 순환하게 되어 일시적으로 체내 혈액량이 감소하게 된다. 추가로 조혈모세포를 수집하는 단계에서 200~500 mL까지 추가적인 체내 혈액량 감소가 발생한다. 따라서, 30 kg 이하의 소아나 적혈구용적률이 낮아 체내 혈액량 감소에 따른 혈역학적 부담이 우려되는 경우에는 시술 초반 혈액성분채집기의 키트 내부를 수혈용 적혈구제제로 채우는 prime 과정을 하는 것이 바람직하다.

약 20%에서 구연산염 독성에 의한 저칼슘혈증, 오심, 피로감, 오한, 고혈압, 저혈압, 알레르기 반응, 미주신경 반응에 의한 실신 등과 같은 약한 정도의 시술 관련증상이 발생한다. 조혈모세포채집 그 자체로 혈소판수는 약 30~50% 정도 감소할 수 있는데, 건강한 기증자에서 조혈모세포채집을 하는 경우, 혈소판수가 감소하기는 하나 대개 특별한 조치를 취할 필요는 없다. 다만, 자가이식을 위한 조혈모세포 채집에서는 시술 전 혈소판수가 감소한 상태일 가능성이 높으므로 시술 전, 후 혈소판수에 대한 면밀한 추적관찰을 해야 한다.

2) 백혈구성분채집술(Granulocyte Collection)

(1) 정의(Definition)

과립구 수혈(donor granulocyte infusion)을 위한 백혈구성분채집술은 백혈구감소증과 이로 인한 감염이 있는 환자에게 과립구를 수혈하기 위하여 건강한 헌혈자에서 과립구를 중점적으로 채집하고 그 외 혈액성분은 헌혈자에게 되돌려주는 술식이다. 적혈구 또는 혈소판 수혈은 그 효과가 분명하여 수혈의학의 기본적인 행위이지만, 백혈구 수혈의 효과가 아직 뚜렷하지 않다. 그람음성세균 감염이 확인된 과립백혈구감소증(granulocytopenia) 환자에게 과립구를 수혈하여 생존율이 향상되었음을 보고한 이후 백혈구 수혈이 본격화되었다(Herzig RH 등, 1977). 백혈구성분채집술은 혈액관리법 시행규칙 [별표 2] 혈액관련의약품 중 성분채혈백혈구에 해당하여 국내법 상 헌혈의 일부이나, 공급혈액원에서는 제조하지 않으며 소수의 의료기관혈액원에서 시행하고 있다.

(2) 적응증(Indications)

백혈병 환자에서 항암요법 후 발생한 과립백혈구감소증, 동종 혹은 자가 조혈모세포이식 직후 발생한 과립백혈구감소증 등에서 주로 사용한다(이세나 등, 2016; Lee JJ 등, 2001; Lee JM 등, 2019). 일반적으로 인정되고 있는 과립구수혈의 적응증은 백혈구 중 과립구가 0.5×10^9/L 미만이면서 세균, 진균 등의 감염이 의심되고, 기존 항생제나 항진균제에 반응이 없으며, 치료를 시작하면 회복이 기대되나 시작하지 않으면 사망할 확률이 높다고 생각될 경우 과립구 수혈을 고려하게 된다.

(3) 헌혈자 모집 및 과립구 채집(Donor Recruitment and Granulocyte Collection)

헌혈자는 통상 환자의 친족이 아닌 비혈연관계에 있는 남성 중에서 모집하며, 과립구 채집 전 내원하여 말초혈관 확보가 가능한지 확인하고, 헌혈 관련 문진 및 선별검사를 사전 시행한다. 헌혈이 가능하다고 판정되면, 채집 12~18시간 전 내원하여 G-CSF 그리고/또는 스테로이드제제를 투여받는다(투여 약물, 투여 용량은 기관별 차이가 있다).

혈액성분채집기를 이용한 백혈구성분채집술의 기술적 방법은 기관별로 차이가 있다. 과거 적혈구침강제로 히드록시에틸전분(hydroxyethyl starch)과 항응고제로서 46.7% 시트르산삼나트륨(trisodium citrate)를 혼합하여 사용하였으나, 국내에서는 상품화된 46.7% 시트르산삼나트륨의 확보가 불가능하다. 따라서, 국내에서는 적혈구침강제인 hydroxyethyl starch와 ACD-A를 혼합하여 시행하는 기관이 많다. 채집산물의 기준은 제제당 1×10^{10}개 이상의 과립구가 포함되어야 하는데, 적혈구침강제를 사용하지 않을 경우 적혈구층과 인접하여 채집하여 과립구 채집 양을 늘일 수 있도록 주의해야 한다.

국외에서는 전혈유래 백혈구연층(whole blood-derived buffy coat)를 10단위 이상 혼주하여 제제당 1×10^{10}개 이상의 과립구를 포함한 제제를 제조하여 수혈하려는 움직임이 있다. 이 제제는 헌혈자에게 가해지는 위험이 없고 복잡한 성분헌혈 과정이 필요하지 않으나, 다수 헌혈자의 조직적합성항원, 과립구항원 등에 노출되는 위험이 증가한다(Estcourt LJ 등, 2015).

(4) 수혈방법(Infusion Procedure)

과립구제제는 채집 후 실온(20~24℃)에서 보관하며, 24시간 이내에 사용해야 한다. 수혈 전 방사선조사를 하여야 하며, 미세응괴(microaggregate) 제거 필터 또는 백혈구제거 필터를 사용해서는 안 된다. 적혈구가 다수 포함되어 있기 때문에 교차시험을 시행하여 적합임을 확인하여야 한다.

투여 용량은 성인의 경우 하루에 1~2 단위, 소아의 경우 체중 1 kg 당 0.3×10^9 개(또는 10~20 mL)를 투여하는 것을 추천하고 있다.

(5) 효과(Effect)

과립구 수혈의 효과를 분석하고자 하는 연구는 선택오차(selection bias) 및 연구 조건에 따른 오차가 있어 일관성 있는 결과를 보이고 있지 않다. 몇몇 메타분석에서는 과립구 수혈 치료군과 대조군에서 생존율의 차이가 없다고 보고하였으나, 일부 연구자는 과립구 수혈이 골수의 회복기간까지 사용할 수 있는 가교치료(bridge therapy)로서 효과가 있다고 하였다(Busca A, et al, 2018). 치료 효과에 영향을 미치는 요소로는 과립구 수혈 전 과립백혈구감소증의 기간, 절대과립구수치, 과립구수혈치료를 받은 횟수, 1회 투여된 과립구의 숫자가 충분한 경우, 장기 부전이 적거나 없는 경우가 있다(Lee J 등, 2019; Yoo J 등 2022).

3) 치료적 백혈구성분채집술(Therapeutic Leukapheresis)

(1) 정의(Definition)

골수증식질환 또는 백혈병에서 발생하는 백혈구증가증(hyperleukocytosis)은 통상 백혈구 수가 50,000~100,000/μL 이상인 경우로 정의한다. 백혈구가 과도하게 증가한 경우 파종혈관내응고(disseminated intravascular coagulopathy), 종양용해증후군(tumor lysis syndrome), 백혈구울혈(leukostasis)을 유발하기 때문에 응급치료가 필요한 상태로 간주된다. 특히, 백혈구울혈은 미세순환(microcirculation)에서 백혈구가 병적으로 축적되면서 내피세포의 손상, 혈전증(thrombosis), 또는 출혈을 유발한다. 백혈구울혈의 증상은 매우 다양한데, 주로 뇌와 폐에서 나타난다. 중추신경계 증상으로는 두통, 시각장애, 혼동(confusion), 기면(somnolence), 섬망(delirium), 의식저하 등이며, 호흡기계 증상으로는 호흡곤란, 저산소증, 간질(interstitial) 또는 폐포(alveolar) 내 침윤의 영상의학적 증거, 또는 폐포 내 출혈 등이 있다.

(2) 적응증(Indications)

백혈구증가증에서 치료적 백혈구성분채집술은 혈관내 암세포의 수를 신속하게 물리적으로 제거함으로서 조직관류(tissue perfusion)를 개선할 수 있다. ASFA 지침에서는 백혈구증가와 백혈구울혈의 증상이 있을 경우 카테고리 II, 백혈구울혈의 증상이 없고 백혈구증가만 있을 경우 카테고리 III로 구분한다. 다만, 백혈구증가의 기준을 질병에 따라 급성전골수세포백혈병(acute promyelocytic leukemia)의 경우

50×10^9/L, 급성골수세포백혈병(acute myelogenous leukemia)의 경우 100×10^9/L 이상, 급성림프구백혈병(acute lymphocytic leukemia)의 경우 200×10^9/L 이상으로 정의한다(Padmanabhan A 등, 2019). 이는 림프구성 암세포에 비하여 골수성 암세포의 크기가 크고, 유연성 등이 감소되어 백혈구울혈의 증상이 더 낮은 세포수에서도 나타나기 때문이다. 따라서, 치료적 백혈구성분채집술은 백혈구 수가 많거나, 백혈구 증가에 따른 증상이 있는 경우 시행하며, 백혈구를 원심분리 기반의 혈액성분채집기를 사용하여 분리 및 제거한다(이영경 등, 1996; 이용화 등, 1998). 첫 술식 후 백혈구의 30% 정도가 제거되는 효과가 있으나, 적혈구, 혈소판도 동시에 제거되는 부작용도 있다(김반석 등, 2016). 백혈병 세포는 비장과 같은 골수외 위치로부터 혈관 내로 이동하기 때문에 치료적 백혈구성분채집술로 목표하는 백혈구 수를 유지하기 위해서는 추가적인 시술이 필요할 수 있다.

(3) 효과(Effect)

백혈구증가증에 대한 치료적 백혈구성분채집술 치료에 대한 효과는 아직까지 명확하게 일치된 견해를 보이고 있지는 않다. 급성백혈병에서 치료적 백혈구성분채집술 시행 여부에 따른 단기생존율 분석에서 큰 차이는 없었다(Choi MH 등, 2018). 치료적 백혈구성분채집술 시행 후 백혈병 세포의 감소 정도가 백혈병의 완전관해와 연관이 있어 간접적인 영향이 있는 것으로 생각된다(Lee H 등, 2021).

4) 치료적 적혈구성분채집술(Therapeutic Red Cell Aphersis)

(1) 정의(Definition)

적혈구를 체내에서 제거하거나 신선한 적혈구로 교환하는 시술로 선천성혈색소침착증(hereditary hemochromatosis), 적혈구증다증 등에서는 적혈구를 제거하고(박금보래 등, 2009), 낫적혈구병(sickle cell disease), 말라리아에서는 적혈구를 교환하게 된다. 낫적혈구병의 경우 낫적혈구를 제거하고, 적혈구의 산소운반능력을 확장하는데 적혈구교환술이 도움이 된다(Choi SJ 등, 2018; Choi R 등, 2012).

(2) 적응증(Indications)

ASFA에서 권고하는 치료적 적혈구성분채집술의 적응증은 다음 표 5-6과 같다.

(3) 효과(Effect)

진성적혈구증가증의 경우, 적혈구분반술이 사혈(phlebotomy)보다 효과가 좋아 적은 횟수로도 목표한 적혈구용적율에 도달할 수 있다. 혈역학적으로 불안정하고, 대량의 혈액을 제거해야 할 경우에 효과적이다. 적혈구용적율을 45% 미만으로 유지할 경우 혈전증과 심혈관질환으로 인한 사망을 낮춘다. 낫적혈구병(sickle cell disease)의 경우 혈색소S(HbS)를 30% 이하로 낮추는데 도움을 주며, 혈역학적으로 안정된 상태에서 대량의 혈액을 교환할 수 있다.

(4) 고려사항(Consideration)

반복적인 수혈로 적혈구에 대한 감작이 15.4% 이상에서 발생할 수 있기 때문에 Rh 아형(subgroup)의 표현형(C, c, E, e) 및 K 항원 표현형을 적합한 것으로 사용하여야 하며, 가급적이면 많은 항원(Fy, Jk, MNS)이 일치하는 적혈구를 수혈하거나 이용할 것을 추천한다(Balbuena-Merle et al, 2020).

표 5-6. 적혈구 제거 및 교환 적응증

적혈구 제거 또는 교환	미국분반술학회 분류 (ASFA category)
Erythrocytapheresis	
Hereditary hemochromatosis	I
Polycythemia vera / Erythrocytosis	I / III
RBC exchange	
Babesiosis	II
Erythropoietic protoporphyria, liver disease	III
ABO 불일치 조혈모세포이식	III
Malaria	III
Red cell alloimmunization	III
Sickle cell disease, acute (stroke /chest syndrome, severe / etc)	I / II / III
Sickle cell disease, non-acute (stroke prophylaxis/pregnancy /recurrent vaso-occlusive pain crisis/pre-operation)	I / II / II / III

⊙ 참고문헌

강혜인, 김도훈, 전동석, 이원목, 류남희, 하정숙(2020): ACD-A에 아나필락시스를 보인 환자에서 UFH을 단독으로 사용한 혈장교환술 2례. 대한수혈학회지 31:55−60

권기환, 문장일, 장한정, 김봉수, 최규헌, 강신욱, 한대석, 홍성준, 양승철, 이웅희, 김현옥, 김순일, 김유선, 박기일(2002): LCM positive 환자에서 plasmapheresis, IV γ-globulin 및 면역억제제를 병용하여 LCM 음성전환 후 시행한 신장이식의 결과. 대한이식학회지 16:172−177

김문정, 박규은, 임현숙, 김현옥, 민유홍, 유철주, 남정현(1998): 말초혈액조혈모세포 채집시기 예측인자로서 채집전 말초혈액의 백혈구수, 단핵구수 및 CD34+ 세포수의 유용성 평가. 대한수혈학회지 9:101−110

김반석, 이경애, 김신영, 김현옥(2016): 백혈구증가증 치료에서 백혈구성분채집술−단일 상급종합병원의 10년간 경험. Lab Med Online 6:159−164

김영인, 이광수, 강민수, 안재훈, 김범생, 한치화, 박종원, 김춘추, 김동집(1990): Guillain-Barre 증후군 환자들에 있어서 선택적 혈장반출 치료의 효과. 대한의학협회지 33:1365−1370

김한준, 김주원, 어영, 윤갑준, 공지현(2013): 발덴스트롬마크로글로불린혈증에 의해 유발된 과다점성증후군에서 원심분리 후 혈장여과술을 이용한 치료 1예. 대한수혈학회지 24:175−180

김현옥, 손은섭, 송경순, 이삼열(1988): 혈장교환 요법의 임상적 적용 28예에 관한 고찰. 대한임상병리학회지 8:459−467

김희열, 문성대, 김동욱, 진종률, 이종욱, 한치화, 민우성, 박종원, 김춘추, 김원일, 김동집, 김병국, 한규섭(1993): 각종 불응성 혈액질환에서 Staphylococcal protein A column을 이용한 면역조절요법. 대한혈액학회지 28:39−46

박금보래, 민유선, 권석운 (2009): 두 단위 적혈구 성분채집술로 효과적으로 치료된 혈색소침착증 1예. 대한수혈학회지 20:129−133

박금보래(2019): HLA 불일치 장기이식의 탈감작 치료. 대한수혈학회지 30:1−14

민유선, 권석운, 최원호, 김복자, 조광자, 김성수(2011): 치료적 혈장성분채집술과 관련된 부작용 분석. 대한수혈학회지 22:161−170

서재득, 김선혜, 박경필, 정재호, 장철훈(2011): 혈장분리교환술로 완전 시력회복을 보인 시신경척수염 1예. 대한임상신경생리학회지 13:114−116

서지원, 최지선, 김양현, 윤성수, 박선양, 한규섭(2015): 말초혈액조혈모세포 가동화시 골격통과 CD34 양성세포 채집량의 관계. 대한수혈학회지 26:123−131

송경순, 윤홍섭, 이경원, 김현숙, 이삼열(1983): 혈장교환요법(Therapeutic plasma exchange) 9예. 대한임상병리학회지 3:11−16

양내리, 박설희, 정혜선, 문영철, 유신애, 권민정, 우희연, 오석중, 이미애(2015): 중증 한랭응집소병 환자에서의 혈장교환 치료 1예. 대한수혈학회지 26:75−80

엄태현, 이남용, 박효순, 한규섭, 김상인(1993): 치료적 혈장교환술의 임상적용 경험. 대한수혈학회지 4:199−205

유은형, 이아진, 김상경, 전창호(2021): 중증열성혈소판감소증후군 환자에서의 치료적 혈장교환술: 단일 기관 경험. 대한수혈학회지 32:83−90

유정래, 허상택(2018): 중증열성혈소판감소증후군(SFTS) 환자에 대한 고찰: 현재까지 연구된 치료법을 중점으로. 대한수혈학회지 29:117−129

윤갑준, 송경순, 권오헌, 이삼열(1984): Guillain-Barré증후군 환자에서의 혈장교환요법. 대한임상병리학회지

4:219–225

이세나, 허유미, 엄현석, 이혜원, 이은영, 공선영(2016): 호중구감소증 환자의 감염에서 과립구수혈치료 분석: 단일기관 경험. 대한수혈학회지 27:247–256

이영경, 한규섭(1996): 치료적 백혈구성분채집술의 임상적 유용성. 대한수혈학회지 25:132–140

이용화, 정규영, 구홍회, 이홍기, 김대원(1998): 백혈병에서의 치료적 백혈구 성분 채집술의 효율성 평가. 대한수혈학회지 9:219–226

이재숙, 김준석, 김대원, 이갑노(1990): 두개의 다른 Hemapheresis System의 비교 –Plateletapheresis와 혈장교환수혈요법에 의한 중증근무력증 환자의 acetylcholine receptor antibody titer 변화–. 대한임상병리학회지 10:483–488

이현지, 신경화, 조수연, 김형회(2021): 국내 심장 및 폐이식에서의 수혈 및 혈장교환술. 대한수혈학회지 32:129–131

장민중, 조덕, 신명근, 양동욱(2014): 말초혈액 조혈모세포 채집 예측인자: 단일기관분석. 대한수혈학회지 25:260–273

전동석, 노락균(1988): 혈장교환요법에 의한 Guillain-Barré 증후군의 치료효과. 최신의학 31:80–84

전동석, 황복철, 전효진, 김재룡, 송달효(1991): 혈장교환요법의 임상적 적용. 대한수혈학회지 2:175–181

정재우, 권석운, 민유선, 김영아, 임호준, 이선호(2007): 원심분리 후 혈장여과법을 이용한 L-asparaginase에 의해 유발된 고도의 고지혈증 치료 1예. 대한수혈학회지 18:269–274

조성호, 최재환, 최희영, 정재호(2014): 스테로이드 무반응 시신경척수염 환자에서 혈장분리교환술의 효과. 대한안과학회지 55:465–472

최종원, 김선희, 서진태, 조경삼, 이정국(1990): 혈장교환요법 56예에 대한 임상적 고찰. 대한임상병리학회지 10:471–481

한규섭, 박선양, 김병국(1993): 면역흡착 혈장교환술을 이용한 성인 특발성 혈소판감소성 자반증의 치료. 대한수혈학회지 4:173–180

함영백, 신항덕, 김학기, 이경수(1989): Selective Plasmapheresis(선택적 혈장반출) 치료 경험 2예. 대한혈액학회지 24:179–185

현정애, 하경임, 전동석, 김재룡(1988): 중증근무력 환자의 혈장교환요법. 대한임상병리학회지 8:453–458

Abe T, Matsuo H, Abe R, Abe S, Asada H, Ashida A, Baba A, Eguchi K, Eguchi Y, Endo Y, Fujimori Y, Furuichi K, Furukawa Y, Furuya M, Furuya T, Hanafusa N, Hara W, Harada-Shiba M, Hasegawa M, Hattori N, Hattori M, Hidaka S, Hidaka T, Hirayama C, Ikeda S, Imamura H, Inoue K, Ishizuka K, Ishizuka K, Ito T, Iwamoto H, Izaki S, Kagitani M, Kaneko S, Kaneko N, Kanekura T, Kitagawa K, Kusaoi M, Lin Y, Maeda T, Makino H, Makino S, Matsuda K, Matsugane T, Minematsu Y, Mineshima M, Miura K, Miyamoto K, Moriguchi T, Murata M, Naganuma M, Nakae H, Narukawa S, Nohara A, Nomura K, Ochi H, Ohkubo A, Ohtake T, Okada K, Okado T, Okuyama Y, Omokawa S, Oji S, Sakai N, Sakamoto Y, Sasaki S, Sato M, Seishima M, Shiga H, Shimohata H, Sugawara N, Sugimoto K, Suzuki Y, Suzuki M, Tajima T, Takikawa Y, Tanaka S, Taniguchi K, Tsuchida S, Tsukamoto T, Tsushima K, Ueda Y, Wada T, Yamada H, Yamada H, Yamaka T, Yamamoto K, Yokoyama Y, Yoshida N, Yoshioka T, Yamaji K (2021): The Japanese Society for Apheresis clinical practice guideline for therapeutic apheresis. Ther Apher Dial 25:728–876

Alexandre GP, Squifflet JP, De Bruyère M, Latinne D, Reding R, Gianello P, Carlier M, Pirson Y(1987):

Present experiences in a series of 26 ABO-incompatible living donor renal allografts. Transplant Proc 19:4538–4542

Balbuena-Merle RI, Nazario-Delgado CM, Rosario-Rosado RV, Millan-Tapia D, Climent-Peris C(2020): Red blood cell alloimmunization in pediatric sickle cell disease population of Puerto Rico: an observational study. Ann Lab Med 40:187–189.

Busca A, Cesaro S, Teofili L, Delia M, Cattaneo C, Criscuolo M, Marchesi F, Fracchiolla NS, Valentini CG, Farina F, Di Blasi R, Prezioso L, Spolzino A, Candoni A, Del Principe MI, Verga L, Nosari A, Aversa F, Pagano L; SEIFEM group (Sorveglianza Epidemiologica Infezioni Fungine in Ematologia)(2018): SEIFEM 2017: from real life to an agreement on the use of granulocyte transfusions and colony-stimulating factors for prophylaxis and treatment of infectious complications in patients with hematologic malignant disorders. Expert Rev Hematol. 11:155–168

Chevret S, Hughes RA, Annane D(2017): Plasma exchange for Guillain-Barré syndrome. Cochrane Database Syst Rev 2:CD001798

Choe W, Kwon SW, Kim SS, Hwang S, Song GW, Lee SG(2017): Effects of therapeutic plasma exchange on early allograft dysfunction after liver transplantation. J Clin Apher 32:147–153

Choi MH, Choe YH, Park Y, Nah H, Kim S, Jeong SH, Kim HO(2018): The effect of therapeutic leukapheresis on early complications and outcomes in patients with acute leukemia and hyperleukocytosis: a propensity score-matched study. Transfusion 58:208–216

Choi R, Song J, Jung H, Kim S, Jung CW, Park H, Ki C, Kang E, Kim D(2012): A case of red blood cell exchange transfusion in a patient with hemoglobin S/β-thalassemia. Korean J Blood Transfus 2012;23:256–261

Choi SJ, Cho H, Eom K, Lee JW, Kim Y, Lim J(2018): Effective sickle hemoglobin reduction by automated red cell exchange using Spectra Optia in three Emirati patients with sickle cell disease before allogeneic hematopoietic stem cell transplantation. Blood Res 53:325–329

Choi SJ, Kim HS, Kim Y, Lee JW, Lim J(2019): Efficacy of three consecutive therapeutic plasma exchanges in major ABO-incompatible hematopoietic stem cell transplantation. J Clin Apher 34:367–372

Chung Y, Kim H, Ko DH(2022): Proposal of the need for new Korean guidelines on the use of therapeutic apheresis in clinical practice. Ann Lab Med 42:703–707

Estcourt LJ, Stanworth SJ, Doree C, Blance P, Hopewell S, Trivella M, Massey E(2015): Granulocyte transfusions for preventing infections in people with neutropenia or neutrophil dysfunction (Review). Cochrane Database of Syst Rev 6:CD005341

Guillain-Barré Syndrome Study Group(1985): Plasmapheresis and acute Guillain-Barré syndrome. Neurology 35:1096–1104

Han S, Hwang E, Park S, Park U, Kim H, Cho W(2014): Clinical outcomes of ABO-incompatible kidney transplant with rituximab and double-filtration plasmapheresis. Exp Clin Transplant 12:401–404

Herzig RH, Herzig GP, Graw RG, Bull MI, Ray KK(1977): Successful granulocyte transfusion therapy for gram-negative septicemia. A prospectively randomized controlled study. N Engl J Med 296:701–705.

Kim JY, Park JS, Park JC, Kim ME, Nahm DH(2013): Double-filtration plasmapheresis for the treatment of patients with recalcitrant atopic dermatitis. Ther Apher Dial 17:631–637

Kim TY, Shin DW, Hong YJ, Kim H, Park KU, Han K(2019): Two cases of hypersensitivity reactions caused by human serum albumin during therapeutic plasma exchange. Lab Med Online 9:107–112

Kiprov DD, Golden P, Rohe R, Smith S, Hofmann J, Hunnicutt J(2001): Adverse reactions associated with mobile therapeutic apheresis: analysis of 17,940 procedures. J Clin Apher 16:130–133

Kobashigawa J, Colvin M, Potena L, Dragun D, Crespo-Leiro MG, Delgado JF, Olymbios M, Parameshwar J, Patel J, Reed E, Reinsmoen N, Rodriguez ER, Ross H, Starling RC, Tyan D, Urschel S, Zuckermann A (2018): The management of antibodies in heart transplantation: An ISHLT consensus document. J Heart Lung Transplant 37:537–547

Lee H, Park S, Yoon JH, Cho BS, Kim HJ, Lee S, Kim DW, Chung NG, Cho B, Kim KB, Yoo J, Jekarl DW, Chae H, Lim J, Kim M, Oh EJ, Kim Y(2021): The factors influencing clinical outcomes after leukapheresis in acute leukaemia. Sci Rep 11:6426

Lee HJ, Shin KH, Kim HH, Je HG, Kim D, Cho WH, Kim JS, Lee SY, Yeo HJ(2020): Successful desensitization by post-centrifugal plasma filtration in two highly sensitized heart and lung transplant recipients. Ann Lab Med 40:431–434

Lee J, Choi SJ, Kim HS, Yang M, Kim Y, Lee JW, Lim J(2019): Analysis of hematologic parameters of donors, patients, and granulocyte concentrates to predict successful granulocyte transfusion. Blood Res 54:52–56

Lee JJ, Chung IJ, Park MR, Kook H, Hwang TJ, Ryang DW, Kim HJ(2001): Clinical efficacy of granulocyte transfusion therapy in patients with neutropenia-related infections. Leukemia 15:203–207

Lee JM, Choi SJ, Kim HS, Yang M, Kim Y, Lee JW, Lim J(2019): Analysis of hematologic parameters of donors, patients, and granulocyte concentrates to predict successful granulocyte transfusion. Blood Res 54:52–56

Lee S, Sohn JY, Kong JH, Eom HS, Lee H, Kong S(2017): Comparison of two apheresis system of COBE and Optia for autologous peripheral blood stem cell collection. Ann Lab med 37:327–330

Lim E, Kim Y, Jeong JC, Park I, Kim H, Lee SH, Oh CK, Shin GT(2017): Clinical analysis of single filtration plasmapheresis using continuous renal replacement therapy machines in kidney transplantation. Kidney Res Clin Pract 36:192–199

Lee JM, Park YS, Lee JH, Park SJ, Shin JI, Park YH, Yoo KH, Cho MH, Kim SY, Kim SH, Namgoong MK, Lee SJ, Lee JH, Cho HY, Han KH, Kang HG, Ha IS, Bae JS, Kim NK, Park WY, Cheong HI(2015): Atypical hemolytic uremic syndrome: Korean pediatric series. Pediatr Int 57:431–438

Lee T, Yang JJ, Kim S, Lee HJ, Ko DH, Hwang SH, Kwon HS, Oh HB(2020): Risk management strategy for reducing therapeutic plasma exchange-related allergic reactions. Allergy 75:962–965

McLeod BC, Sniecinski I, Ciavarella D, Owen H, Price TH, Randels MJ, Smith JW(1999): Frequency of immediate adverse effects associated with therapeutic apheresis. Transfusion 39:282–288

Mörtzell Henriksson M, Newman E, Witt V, Derfler K, Leitner G, Eloot S, Dhondt A, Deeren D, Rock G, Ptak J, Blaha M, Lanska M, Gasova Z, Hrdlickova R, Ramlow W, Prophet H, Liumbruno G, Mori E, Griskevicius A, Audzijoniene J, Vrielink H, Rombout S, Aandahl A, Sikole A, Tomaz J, Lalic K, Mazic S, Strineholm V, Brink B, Berlin G, Dykes J, Toss F, Axelsson CG, Stegmayr B, Nilsson T, Norda R, Knutson F, Ramsauer B, Wahlström A(2016): Adverse events in apheresis: An update of the WAA registry data. Transfus Apher Sci 54:2–15

Padmanabhan A, Connelly-Smith L, Aqui N, Balogun RA, Klingel R, Meyer E, Pham HP, Schneiderman J, Witt V, Wu Y, Zantek ND, Dunbar NM, Schwartz GEJ(2019): Guidelines on the use of therapeutic apheresis in clinical practice – evidence-based approach from the writing committee of the American Society for Apheresis: the eighth special issue. J Clin Apher 34:171–354

Song EY, Kwon SW, Kim DS, Kim DW, Kim DW, Kim HO, Park CW, Suh JS, Ryang DW, Lee JN, Lee JW, Lim YA, Lim CS, Jeon DS, Han CW, Han TH, Han KS(2004): Current status of therapeutic plasma exchange in Korea. Ther Apher Dial 8:97–101

Song EY, Yoon JH, Lee JW, Park CW, Kwon SW, Kim DW, Lim YA, Kim HO, Han KS(2008): Establishment of a national on-line registry for apheresis in Korea. Transfus Apher Sci 38:93–100

Teipel R, Schetelig J, Kramer M, Schmidt H, Schmidt AH, Thiede C, Oelschlägel U, Kroschinsky F, Bornhäuser M, Ehninger G, Hölig K(2015):Prediction of hematopoietic stem cell yield after mobilization with granulocyte-colony-stimulating factor in healthy unrelated donors. Transfusion 55:2855–2863

Tydén G, Kumlien G, Fehrman I(2003): Successful ABO-incompatible kidney transplantations without splenectomy using antigen-specific immunoadsorption and rituximab. Transplantation 76:730–731

von Baeyer H(2003): Plasmapheresis in immune hematology: review of clinical outcome data with respect to evidence-based medicine and clinical experience. Ther Apher Dial 7:127–140

Wu C, Chiou T, Liu C, Lin F, Lin J, Hung M, Hsiao L, Yen C, Gau J, Yen H, Hung G, Hsu H, Tzeng C, Liu J, Yu Y(2016): Decision-tree algorithm for optimized hematopoietic progenitor cell-based predictions in peripheral blood stem cell mobilization. Transfusion 56:2042–2051

Yoo J, Cho HS, Yoon J, Cho BS, Kim H, Lee D, Jekarl DW, Kim M, Oh E, Park Y, Kim Y(2022): Risk stratification by 30–day prognostic factors of clinical outcomes after granulocyte transfusion in acute myeloid leukemia: A single-center retrospective study. PLoS ONE 17:e0273827.

Yuan S, Nademanee A, Krishnan A, Kogut N, Shayani S, Wang S(2013): Second time a charm? Remobilization of peripheral blood stem cells with plerixafor in patients who previously mobilized poorly despite using plerixafor as a salvage agent. Transfusion 53;3244–3250

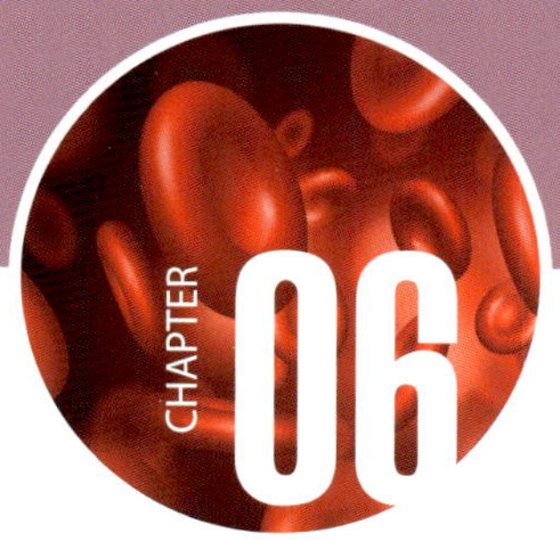

세포치료

Cellular Therapy

1 세포치료제 생산을 위한 GMP (Good Manufacturing Practice) 시설 (GMP Facility for Production of Cellular Therapy Products)

1) GMP 정의 및 핵심사항(GMP Definition and Key Points)

GMP는 1963년 FDA에 의해 최초 규정된 완제품 형태의 의약품의 제조, 가공, 포장, 보관에 대한 우수 품질 관리 기준을 말한다. GMP의 핵심은 의약품의 안전성과 유효성이 보증되도록 하는 것이다. FDA에서는 주기적으로 혈액제제나 인체세포, 조직, 세포치료제 등에 대한 권고안을 발표하고 있다. 현재는 전 세계적으로 생산되는 의약품들은 GMP 규정에 따라 제조되어야 하며, 2019년부터 국내 공급혈액원의 혈액제제도 GMP 규정에 맞추어 생산하도록 하였다. 국내에서는 첨단바이오의약품으로 규정된 세포치료제 등의 생산도 GMP 규정에 맞아야 한다. 식품의약품안전처는 2016년 5월 '세포치료제 제조 및 품질관리기준 가이드라인(제3개정판)'을 발표하였고, 2020년 2월 '첨단바이오의약품 제조 및 품질관리기준 가이드라인'을 발표하였다. GMP를 준수하는 것은 의약품 품질시스템의 핵심적인 한 부분으로 다음 사항들에 대해서 준수하도록 하고 있다.

1. 작업인력이 적절히 훈련되고, 업무에 대한 책임소재가 명확하여야 한다.
2. 시설 및 장비가 사용목적에 적합해야 하며 적절한 유지보수가 되어야 한다.
3. 원자재, 반제품, 원액 및 완제품에 대한 적절한 규격이 정해져 있어야 하며, 제조공정이 명확히 이해되고, 적절한 기록이 유지되고 있음을 보증할 수 있는 적합한 문서시스템이 있어야 한다.
4. 일관된 제품생산, 제품의 품질, 관련된 규격 준수를 보증하기 위해 제조공정이 적절하여야 한다.
5. 제조관리 시스템과 분리되어 독립적으로 운영되는 품질관리 시스템이 있어야 한다.
6. 계획된 변경에 대한 사전 평가와 규제 요구사항(즉, 품목허가 변경 절차)을 고려한 사전 승인, 시행된 변경의 평가를 위한 절차가 준비되어야 한다.
7. 품질의 결함이나 공정의 일탈은 가능한 빨리 확인될 수 있어야 하며, 원인조사가 이루어지고 적절한 시정 및 예방조치가 수행되어야 한다.
8. 첨단바이오의약품과 출발물질(starting materials) 및 주요 원자재의 추적성이 보장되도록 적절한 시스템이 시행되어야 한다.

2) 첨단바이오의약품 제조를 위한 GMP 시설(GMP Facility for Production of Advanced Therapy Medicinal Products)

첨단바이오의약품에 관련된 품질상의 위험은 생물학적 특성, 세포/조직의 기원, 벡터의 생물학적 특성(예, 복제 능력 또는 역전사) 및 이식 유전자, 발현된 단백질의 수준 및 특성(유전자치료제의 경우), 다른 비세포 성분의 특성(원자재, 매트릭스(matrix)) 그리고 제조공정과 관련이 있다. 자가 사용 제품의 분산제조와 같은 새로운 제조형태가 적용될 수도 있으며 전통적인 의약품 제조에서 통상적으로 요구되는 사항과 달리 대학과 병원 등의 체계에서도 개발이 이루어진다.

GMP 시설은 수행될 작업에 적합하여야 하며, 일반적으로 승인되지 않은 사람의 출입을 제한하기 위한 절차가 마련되어야 하고, 살충제, 제초제 같은 독성제품은 첨단바이오의약품을 제조하는 시설에서 제조해서는 안 된다. 전염성 바이러스 벡터(예: 항암 바이러스(oncolytic viruses))를 포함한 제조 작업은 격리된 구역에서 수행되어야 한다. 제조시설은 제조구역, 보관구역, 품질관리구역, 휴게실과 같은 기타 구역으로 나눌 수 있다. 높은 수준의 개인 위생 및 청결은 필수적이며 위생 관리 체계가 수립되어야 하는데 제조구역에 출입하는 모든 작업원은 적합한 작업복장을 착용하여야 한다. 청정구역에서 요구되는 작업복장의 착용형태는 A/B등급, C등급, D등급별로 차이가 나며, A/B등급 청정구역에서는 멸균모자, 멸균마스크, 멸균 장갑, 소독된 신발(덧신)을 착용해야 하며, 작업복장은 섬유질이나 미립자를 방출하지 않아야 한다. A/B등급 구역에서 사용되는 소독제 및 세척제는 멸균되어야 한다.

다품목 제조시설에서 첨단바이오의약품 제조가 가능하나 혼합 및 교차 오염과 같은 위험을 최소화할 수 있는 조치가 마련되어야 한다. 다른 출발 물질 또는 다른 완제품에 관련된 제조 활동은 공간 또는 시간상으로 분리되어야 한다. 동일 작업실 내에서 각기 다른 바이러스 벡터를 취급하기 위해 두 대의 아이솔레이터(isolator)를 사용할 경우 해당 작업실 및 설비의 공기는 재순환이 되지 않도록 100% 배기되어야 한다. 전체 제조시설 또는 독립적인 제조 구역을 특정 제품의 연속 전용 제조구역으로 사용하기 전에는 유효성이 입증된 세척 방법으로 세척하도록 하고 있다.

완제품을 최종단계에서 멸균하지 않는 경우에는 특별한 주의가 필요한데 제품이 환경에 노출되는 구역은 청정구역으로 유지해야 하며 무균적 조건이 보장되도록 설계하여야 한다. 청정구역 등급에 따른 부유입자 최대 허용 미립자 농도와 미생물 오염에 대한 권장 한계 기준은 표 6-1, 표 6-2와 같다.

표 6-1. 청정도 등급에 따른 부유입자 최대 허용 미립자 농도

청정도 등급	m^3당 최대 허용 미립자 수 (0.5 μm 크기와 같거나 큰 최대 허용 미립자 농도, 개/m^3)		
	비작업 시 (m^3당)	작업 시 (m^3당)	ISO 분류 등급(비 작업 시/작업 시)
A	3,520	3,520	5/5
B	3,520	352,000	5/7
C	352,000	3,520,000	7/8
D	3,520,000	정의되지 않음	8

표 6-2. 청정도 등급에 따른 미생물 오염에 대한 권장 한계기준

청정도 등급	부유균 cfu/m^3	낙하균 (지름 90 mm) cfu/4hours	표면균 (지름 55 mm) cfu/plate
A	<1	<1	<1
B	10	5	5
C	100	50	25
D	200	100	50

오염방지를 위해 작업 구역의 적절한 분리가 필요하고 청정도가 높은 지역에서 낮은 지역으로 기류가 유지되도록 차압 시설을 유지하여야 한다. 첨단바이오의약품에 포함된 세포와 조직에 대하여 양방향 추적이 가능하여야 하며 제조자는 기증자 식별코드나 출발물질로 사용된 세포의 확인 정보 등을 30년간 보관하여야 한다.

2 재생의학(Regenerative Medicine), 줄기세포(Stem Cell), 세포면역치료(Cellular Immunotherapy)

재생의학은 환자의 손상된 조직이나 장기를 회복, 대체, 재생시키기 위한 치료법을 개발하고 적용하는 다학제적 의료를 일컫는다. 재생의학은 과학적 혁신의 최첨단에 있으며, 제조공정과 관련된 기술들의 변화가 빠른 분야로, 배양된 연골세포나 신경세포, 면역치료에 이용되는 림프구 등이 대표적인 예이다. 생물학적 원료의 사용 또는 세포 배양, 세포의 기능을 바꾸는 조작 등의 복잡한 단계로 인해 어느 정도의 변동 가능성이 있는 복잡한 제품이 이용된다. 또한 임상적 효과를 판정할 때 환자 케어나 수술적 기술 등에 따른 효과들과 재생의학 제품의 효능을 구별하는 것이 어려울 수도 있다. 그렇기에 임상에 적용되기까지 긴 시간이 소요되며, 일반적인 과정은 그림 6-1과 같다.

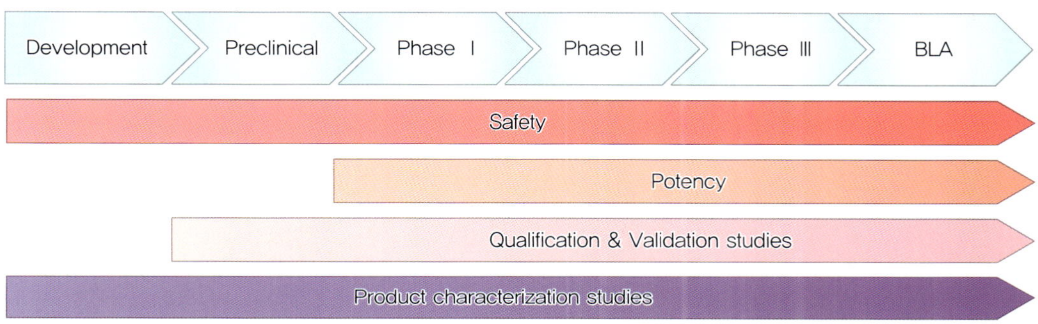

그림 6-1. 재생의료 제품의 주요 생산 과정 흐름도 BLA; biologics License Applications

국내에서는 2020년 9월 첨단재생의료 및 첨단바이오의약품 안전 및 지원에 관한 법률을 시행하여 재생의학이 원활하도록 하였다. 첨단재생의료란 사람의 신체 구조 또는 기능을 재생, 회복 또는 형성하거나 질병을 치료 또는 예방하기 위하여 인체세포등을 이용하여 실시하는 세포치료, 유전자치료, 조직공학치료 등을 말한다. 세포 · 조직을 생물학적 특성이 유지되는 범위에서 단순분리, 세척, 냉동, 해동 등의 최소한의 조작을 통하여 시술하는 것은 첨단재생의료에서 제외된다. 첨단재생의료에서는 인체에서 유래한 줄기세포, 조혈모세포, 체세포, 면역세포, 이종세포와 조직 및 장기를 다루게 된다. 첨단바이오의약품이란 세포치료제, 유전자치료제, 조직공학제제를 포함하며, 표 6-3과 같은 특성을 가진다.

표 6-3. 첨단바이오의약품 분류

종류	특성
세포치료제	사람 또는 동물의 살아 있는 세포를 체외에서 배양, 증식하거나 선별하는 등 물리적, 화학적 또는 생물학적 방법으로 조작한 것으로 단순분리, 세척, 냉동, 해동 등의 최소한의 조작을 통하여 제조된 것은 제외
유전자 치료제	유전물질의 발현에 영향을 주기 위하여 투여하는 것으로 유전물질을 함유하거나 또는 유전물질이 변형, 도입된 세포를 함유한 의약품
조직공학제제	조직의 재생, 복원 또는 대체 등을 목적으로 사람 또는 동물의 살아 있는 세포나 조직에 공학기술을 적용하여 제조한 의약품

첨단바이오의약품의 임상적 사용은 식품의약품안전처의 승인을 받은 후에 임상연구를 하거나, 제조허가를 받아야 하며, 세포치료제의 이용이 가장 많이 이루어지고 있다. 적용되는 질환은 신경퇴행성질환, 퇴행성근골격계질환, 망막질환, 당뇨병, 염증성장질환 등 다양하다.

3 CAR T세포 및 NK세포(CAR T Cells and NK Cells)

고전적인 세포치료랩(cell processing lab, CPL)에서는 적혈구 제거, 냉동보존, 세포선별 등과 관련된 최소한의 세포처리를 수행한다. 보다 발전적인 형태의 세포치료랩에서는 유전자치료, 세포증폭, 면역치료 등과 관련된 광범위한 세포처리를 수행할 수 있으며, cGMP (current good manufacturing practice) 준수를 필요로 한다. 세포치료를 전반적으로 이해하기 위해서는 다양한 요소들을 파악하여야 한다. 세포치료와 연관된 세포의 유형으로는 T세포, NK세포(natural killer cell), DC 백신(dendritic cell vaccine) 등이 있으며, 세포의 출처와 관련하여 환자유래, 공여자유래, 줄기세포유래 등으로 분류할 수 있으며, 항원표적과 관련하여 세포 표면 표적, MHC (major histocompatibility complex) 제시 표적 등이 있다.

세포처리랩을 의료기관에서 운용하기 위해서는 새로운 형태의 세포치료제를 수용하고 지지할 수 있는 역량이 필요하다. 내외부에서 생산되는 다양한 세포치료제를 효율적으로 다루기 위해서는 성분채혈,

냉동보존, 해동 등의 전반적인 세포치료 과정에서 표준운영절차(standard operating procedure, SOP)를 명확히 규정하고 준수하여야 하는데, 의료기관 자체의 표준운영절차와 다양한 외부생산기관의 표준운영절차를 조율하고 종합적으로 적용하기 위해서 많은 전문적인 지식과 노력이 필요할 것이다.

키메라항원수용체(chimeric antigen receptor, CAR)와 관련하여 T세포 및 NK세포를 이용한 다양한 면역치료가 시도되고 있다. CAR T세포 및 CAR NK세포를 이용한 다수의 임상시험이 진행 중이며, 킴리아(Kymriah) 및 예스카타(Yescarta) 등의 CAR T세포 치료제가 임상현장에서 사용되고 있다(Abramson JS 등, 2019).

대표적인 세포치료제인 노바티스(Novatis Pharmaceuticals)의 킴리아(Kymriah; tisagenlecleucel, CTL019)를 예로 들어 세포치료제의 생산과 관련된 일반적인 사항들을 살펴보면 다음과 같다(Hollyman D 등, 2009; Roddie C 등, 2019; Song HW 등, 2022). 각 성분채혈시설에서 얻어진 성분채혈의 산물은 24시간 내에 냉동보존되며, 이 산물은 세포치료제의 생산과정에 들어가기 전에 30개월까지 유지될 수 있다. 성분채혈과 관련된 다양한 조건들은 각 성분채혈시설의 역량에 영향을 받는다. 성분채혈의 산물이 생산기관에 도착하여 세포치료제의 생산이 시작된 시점부터 모든 과정이 마무리되어 의료기관으로 보내지기 전까지의 과정에 소요되는 시간은 보고에 따라 다양하지만 21~37일 또는 47~196일 정도이다. B세포 급성림프모구백혈병의 치료를 위하여 50 kg 이하의 환자의 경우 kg당 CAR T세포 0.2~5 × 10^6를 포함한 1~3개의 백이 필요하며, 50 kg 초과 환자의 경우 CAR T세포 0.1~2.5 × 10^8를 포함하는 1~3개의 백이 필요하다. 생산된 세포치료제는 50 mL 또는 250 mL 백에 담겨 제공되며, 냉동보존 시 9개월 정도 유지될 수 있고, 상온에서 해동된 이후에는 30분 내에 환자에게 주입되어야 한다.

첨단재생의료 및 첨단바이오의약품 안전 및 지원에 관한 법률(약칭, 첨단재생바이오법)은 제2조에서 다음과 같이 용어들을 정의하고 있다. 첨단재생의료란 사람의 신체 구조 또는 기능을 재생, 회복 또는 형성하거나 질병을 치료 또는 예방하기 위하여 인체세포 등을 이용하여 실시하는 세포치료, 유전자치료, 조직공학치료 등 대통령령으로 정하는 것을 말하는데, 세포·조직을 생물학적 특성이 유지되는 범위에서 단순분리, 세척, 냉동, 해동 등의 최소한의 조작을 통하여 시술하는 것으로서 대통령령으로 정하는 것은 제외한다. 첨단바이오의약품이란 약사법에 따른 의약품으로서 세포치료제, 유전자치료제, 조직공학제제, 첨단바이오융복합제제, 그밖에 세포나 조직 또는 유전물질 등을 함유하는 의약품으로서 총리령으로 정하는 의약품을 포함한다. 첨단바이오의약품 중 세포치료제란 사람 또는 동물의 살아 있는 세포를 체외에서 배양·증식하거나 선별하는 등 물리적, 화학적 또는 생물학적 방법으로 조작하여 제조한 의약품을 말하며, 최소조작을 통하여 제조된 것으로서 총리령으로 정하는 것은 제외한다.

첨단바이오의약품 중 유전자치료제란 유전물질의 발현에 영향을 주기 위하여 투여하는 것으로서 유전물질을 함유한 의약품 또는 유전물질이 변형·도입된 세포를 함유한 의약품이며, 첨단바이오의약품 중 조직공학제제는 조직의 재생, 복원 또는 대체 등을 목적으로 사람 또는 동물의 살아 있는 세포나 조직에 공학기술을 적용하여 제조한 의약품이다. 첨단바이오의약품 중 첨단바이오융복합제제는 세포치료제, 유전자치료제, 조직공학제제와 의료기기법에 따른 의료기기가 물리적·화학적으로 결합(융합, 복합, 조합 등을 포함)하여 이루어진 의약품으로 주된 기능이 의료기기에 해당하는 경우는 제외한다.

한편, 첨단재생바이오법은 제2조에서 첨단재생의료 임상연구에 대해서도 용어들을 정의하고 있는데, 첨단재생의료 임상연구란 환자의 삶의 질 향상 및 질병 치료 기회 확대를 목적으로 사람을 대상으로 첨단재생의료에 관하여 실시하는 연구로서 다음의 구분에 따라 대통령령으로 정하는 연구를 말한다: 사람의 생명 및 건강에 미치는 영향이 불확실하거나 그 위험도가 큰 임상연구(소위 고위험), 사람의 생명 및 건강에 부정적인 영향을 미칠 우려가 있어 상당한 주의를 요하는 임상연구(소위 중위험), 사람의 생명 및 건강에 미치는 영향이 잘 알려져 있고 그 위험도가 미미한 임상연구(소위 저위험). 첨단재생의료 임상연구 중 고위험연구는 배아줄기세포 및 역분화줄기세포를 이용하는 연구, 동물로부터 유래한 세포를 이용하는 연구, 다른 사람으로부터 유래한 세포를 이용하는 연구(배아줄기세포 및 역분화줄기세포를 이용하는 경우와 최소조작하여 이용하는 경우는 제외), 유전자를 이용하는 연구, 신체 기능의 완전 대체를 목적으로 인공 조직 또는 장기를 이용하는 연구를 포함한다. 중위험연구는 연구대상자 본인으로부터 유래한 세포를 이용하는 연구(배아줄기세포 및 역분화줄기세포를 이용하는 경우와 최소조작하여 이용하는 경우는 제외), 다른 사람으로부터 유래한 세포를 최소조작하여 이용하는 연구(배아줄기세포 및 역분화줄기세포를 이용하는 경우는 제외), 신체 기능의 구조적 복원을 목적으로 인공 조직 또는 장기를 이용하는 연구를 포함한다. 저위험연구는 연구대상자 본인으로부터 유래한 세포를 최소조작하여 이용하는 연구(배아줄기세포 및 역분화줄기세포를 이용하는 경우는 제외), 중위험에 해당하는 연구 중 충분한 연구자료의 축적 등으로 안전성이 증명된 연구로서 심의위원회의 심의를 거쳐 보건복지부장관이 고시하는 연구를 포함한다.

1) CAR T세포(CAR T Cells)

T세포를 유전적으로 조작하여 키메라항원수용체(chimeric antigen receptor, CAR)를 발현시킨 CAR T세포가 CD19+혈액암 환자에게 현재 치료제로 국내외에서 사용되고 있으며, 다발골수종에 BCMA (B-cell maturation antigen) CAR-T 치료제가 그 역할을 확대하고 있다. 일반적으로 CAR T세포는 세포내신호전달도메인(intracellular signaling domain), 공동자극도메인(costimulatory domain), 세포외종양항원결합도메인(extracellular tumor antigen-binding domain)으로 구성된다. CAR T세포는 일반적으로 그림 6-2에 제시된 과정을 통해 제조된다(Hollyman D 등, 2009; Roddie C 등, 2019; Song HW 등, 2022).

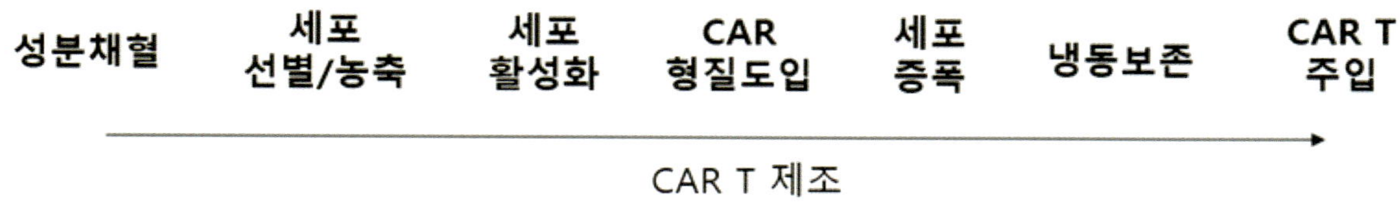

그림 6-2. 키메라항원수용체 T세포 치료제 생산과정의 개요

(1) 성분채혈(Apheresis Cell Collection)

타인의 CAR T세포를 환자에게 주입하는 경우 공여자와 환자 사이에 HLA 불일치가 있으면 CAR T세포가 이식편대숙주병 또는 거부반응을 야기할 수 있어서, 현실적으로 대부분의 CAR T세포는 자가 T세포로부터 생산된다. 하지만 건강한 공여자에서 범용 CAR T세포(universal CAR T cell)를 생산하여 모든 환자에게 쉽게 사용할 수 있는 방안을 찾는 시도가 계속되고 있다. 범용 CAR T세포의 경우 대규모 생산이 가능하여 생산, 검사, 품질관리 등의 비용을 감소시킬 수 있고, 신속하게 CAR T세포를 제공할 수 있을 것이다.

건강인 말초혈액 수백 밀리리터에 포함된 수백만개 정도의 상대적으로 소량의 T세포로도 CAR T세포를 제조하는데 충분하지만, 환자의 말초혈액 T세포 수는 매우 다양할 수 있으며 종종 기저질환 및 이전의 치료 등으로 인해 그 수가 불충분한 경우도 있다. 따라서 환자로부터 충분한 양의 T세포를 얻기 위해서 성분채혈술을 이용하여 말초혈액단핵세포(peripheral blood mononuclear cell, PBMC)를 얻는데, 여기에는 T세포 뿐만 아니라 B세포와 단핵구도 풍부하게 포함되어 있다. 충분한 T세포를 채혈하기 위해서는 성분채혈 이전에 환자의 말초혈액 T세포 수를 측정하는 것이 도움이 된다. 이에 기반하여 성분채혈 과정 및 시간 등을 조절하여 충분한 세포를 채혈할 수 있다. CAR T세포의 개발단계에서 건강인의 말초혈액단핵세포만으로 제조과정을 확립하면, 환자를 대상으로 실제로 적용하기 어려운 상황에 놓일 수 있으므로, 개발 초기부터 다양한 농도의 말초혈액단핵세포 및 환자의 말초혈액단핵세포를 이용하는 것이 바람직하다.

(2) 세포의 선별 및 농축(Cell Selection and Cell Enrichment)

성분채혈술을 통해 얻어진 말초혈액단핵세포에는 다양한 세포들이 포함되어 있으므로 T세포를 선별 및 농축하는 과정이 필수적이다. 밀도에 따른 분리, 역류정화(counter-flow elutriation), 항체를 이용한 분리 등이 널리 사용된다. 밀도에 따른 분리의 경우 말초혈액단핵세포로부터 과립구와 적혈구를 분리해 낼 수 있으나 단핵구, B세포, NK세포 등은 T세포와 분리할 수 없다. 역류정화의 경우 단핵구 및 과립구를 분리해 낼 수 있으나 B세포 및 적혈구를 배제할 수 없다. anti-CD3/CD28 비드를 이용하는 경우, 세척과정에 따르는 세포 소실 등으로 인해 얻어지는 CD3+ 세포가 상대적으로 소량일 수 있으며, 특히 말초혈액단핵세포가 많은 수의 단핵구를 포함하는 경우에 단핵구가 비드를 포식하는 문제도 발생할 수 있다. anti-CD4/CD8 마이크로비드의 경우 성분채혈된 말초혈액단핵세포에 포함된 T세포가 상대적으로 소량일지라도 효과적으로 T세포를 분리할 수 있으나, 그 비용이 상당하다. anti-CD4/CD8을 이용한 T세포 선별은 환자의 말초혈액에 모세포나 NK세포 등이 다수 포함된 경우에도 효과적이다.

(3) 세포의 활성화(Cell Activation)

분리된 T세포 활성화를 위해 항체와 항원제시세포를 이용하는 방법이 흔히 사용된다. 가용성 anti-CD3 항체(OKT3 클론)를 이용한 T세포 수용체 주자극은 말초혈액단핵세포에 포함된 항원제시세포에 의한 보조자극의 도움을 받는다. 정제된 T세포를 이용하는 경우에는 보조자극으로 anti-CD3/anti-CD28 비드(bead) 및 인터루킨-2를 동시에 이용하는 방법 등이 있는데, 비드의 제거 과정을 생략하기 위해서는 anti-CD3/anti-CD28 항체와 함께 비드 대신 가용성 콜로이드를 이용할 수 있다.

(4) CAR 형질도입(CAR Gene Transfer)

세포 표면에 CAR를 발현하도록 하기 위해서 형질도입 과정이 필요하며 바이러스 벡터를 이용하는 방법으로 γ-레트로바이러스나 렌티바이러스가 흔히 사용된다. γ-레트로바이러스의 경우 세포분열 과정 중에만 세포와의 통합이 가능하나, 렌티바이러스의 경우 세포분열과 무관하게 세포와 통합할 수 있다. 한편 렌티바이러스 벡터가 γ-레트로바이러스 벡터에 비해 유전독성이 낮다. 표 6-4에 키메라항원수용체의 세대별 변천을 정리하였다.

표 6-4. 키메라항원수용체의 세대별 변천

	키메라항원수용체의 구조
1세대	CD3zeta 신호전달도메인
2세대	CD3zeta 신호전달도메인 + 공동자극도메인 CD28/CD137 (4-1BB)
3세대	CD3zeta 신호전달도메인 + 두 공동자극도메인 CD28 및 CD137 (4-1BB)
4세대	CD3zeta 신호전달도메인 + 공동자극도메인 + 약물/시토카인

(5) 세포의 증폭(Cell Expansion)

일반적으로 대부분의 비상업적 목적의 CAR T세포 제조에는 세포배양백이 사용된다. 이들 세포배양백은 폴리에틸렌, 폴리비닐클로라이드, 플루오르화 에틸렌프로필렌, 폴리올레핀 등으로 만들어지며 다양한 크기 및 형태로 제공된다. 다만 세포배양백을 이용한 세포배양은 노동집약적이며 숙련된 술기가 필요하다. 보다 사용하기 용이한 대안으로는 플라스틱 용기 내에 실리콘 바닥막을 가지는 G-Rex 세포배양장치(Wilson Wolf) 등을 들 수 있다.

CAR T세포 제조를 위한 바이오리액터로는 Xuri 세포증폭시스템(GE Healthcare) 및 프로디지(Prodigy, Miltenyi)가 흔히 사용된다. Xuri 세포증폭시스템은 한 번에 25리터까지 수용할 수 있으며, 고밀도로 세포를 생산할 수 있다. 임상등급(clinical grade)의 CD19 CAR T세포의 제조에 있어서, 600배 이상의 증폭을 통해 13일에서 18일의 기간에 2×10^{10} 정도의 T세포를 생산할 수 있다. 프로디지는 세포의 증폭, 세포의 선별, 형질도입, 배지의 교환, 세포의 수확 등 다방면에 유용하게 이용할 수 있다(Mock U 등, 2016). CD19 CAR T세포의 제조에 있어서, 66%의 형질도입 효율을 통해 2×10^{9} 정도의 림프구를 생산할 수 있다.

(6) 품질관리(Product Characterization)

좋은 품질의 CAR T세포를 일관되게 생산하는 과정을 확립하고, 품질을 지속적으로 유지하기 위해 노력하는 것이 무엇보다 중요하다(Papathanasiou MM 등, 2020). CAR T세포를 실제 환자 치료를 위해 출고하기 위해서는 보다 엄격하고 검증된 품질관리 기준이 필요할 것이다. 다음 표 6-5에 CAR T세포의 일반적인 품질관리 기준을 정리하였다.

표 6-5. 키메라항원수용체의 T세포 치료제의 품질관리 기준

품질관리 기준	표적	검사
생존력(냉동보존 전)	>70%	트리판 블루/유세포분석
정체성	CAR 발현	유세포분석(CAR 단백질, 표지유전자/표지단백질) 핵산증폭에 의한 바이러스 복제수 평가
	CD3 발현	유세포분석(CD45+/CD3+) 표현형분석(B세포/단핵구/NK세포/CD34+ 세포)
순도	내독소	내독소 검사
	비드	형태학적 분석(<100 비드/3×10^6 세포)
	시토카인 등	정량 분석
무균성	세균 및 진균	배양
	미코플라스마	배양, 핵산증폭
안정성(보존기간 및 해동 후)	유전자 발현 생존력 및 기능성	트리판 블루/유세포분석 세포독성(표적 + 세포주) 시토카인 분비(표적 + 세포주)
역가	면역 기능성	세포독성(표적 + 세포주) 시토카인 분비(표적 + 세포주)

2) NK세포(NK Cells)

NK세포의 출처로는 말초혈액단핵세포, 제대혈, 만능줄기세포(pluripotent stem cell), NK세포주(예, NK-92) 등을 들 수 있다. 분리되고 농축되고 분화된 NK세포는 유전공학적으로 변형되고 증폭되는데, NK세포주의 경우에는 주입 전에 방사선조사 과정을 거친다.

NK세포를 세포치료에 적용하기 위해 시도되는 다양한 기술들은 다음과 같다: non-viral delivery (electroporation, cell squeezing, nanoparticles), viral delivery (viral vectors), gene editing (transposons, designer nucleases, CRISPR/Cas9), surface engineering (liposomes, antibody-cell-conjugation glycoengineering, aptamers) (Rossi F 등, 2022).

NK세포는 시토카인 조합, 피더세포(feeder cells), 지질막, 생화학적 신호를 제공하도록 표면표지자를 운반하는 생체재료 등을 포함한 다양한 방식을 통해 생체 외에서 증폭된다. NK세포의 생체 내 유지에는 인터루킨-15 등이 역할을 한다. NK세포는 고형종양에서의 침윤을 증가시킬 수 있도록 키메라항원수용

체 및 특정 케모카인수용체를 발현하도록 변형된다. 종양미세환경에서 NK세포는 면역억제기능에 의해 손상될 수 있는데, NK세포에 대한 억제수용체(TIM−3, NKG2A, KIR)를 차단함으로써 종양에 대한 세포독성을 증가시킬 수 있다. 또한, 면역조절분자(TGF-beta)를 억제함으로써 NK세포의 고갈을 예방하고 세포독성을 유지할 수 있다(Tarannum M 등, 2022).

CAR NK 세포의 CAR의 구성은 CAR T 세포와 유사한데, 투입 후 체내 유지를 위해 IL−15 유전자가 삽입된 경우가 흔하다. TCR (T cell receptor) NK세포를 생산하는 경우에 NK세포는 MHC 클래스 I에 결합하는 종양항원을 인식할 수 있도록 기능적인 CD3/TCR 신호전달복합체를 발현하게 변형된다(Laskowski TJ 등, 2022).

CAR NK세포치료제의 임상 적용을 위해서 해결해야 할 점이 다수 존재하는 것으로 판단된다. 또한 NK세포는 일반적으로 T 세포에 비해 상대적으로 동결 및 해동 과정에 취약하며, 생체 내에서 시토카인 없이 유지되기 어렵고, 고형종양에 대한 침윤 측면에서 효율적이지 못하다. 한편, 종양미세환경은 면역억제성을 보이며, 종양세포는 NK세포를 매개로 한 용해에 저항성을 보인다(Moscarelli J 등, 2022). 표 6-6에 키메라항원수용체 T세포와 키메라항원수용체 NK세포를 비교하여 정리하였다.

표 6-6. 키메라항원수용체 T세포 및 키메라항원수용체 NK세포

	CAR T세포	CAR NK세포
내인성 면역세포	T세포	NK세포 NK세포주
면역세포의 출처	환자의 말초혈액	공여자 말초혈액 제대혈 만능줄기세포
면역세포 표면발현	TCR, CD3	CD56, CD16
보존기간	장기 보존	단기 보존
항원인식	사전의 항원인식 필요	사전의 항원인식 불필요
면역기전	신호전달경로 활성화로 apoptosis 자극 시토카인을 통해 종양제거 촉진	CD16 발현에 따른 ADCC TNF 분비로 apoptosis 유발 인터페론-감마 생성
공동자극도메인	CD28, CD137 (4-1BB), CD27, CD40, CD134	DAP10, DAP12, 2B4

* ADCC, antibody-dependent cellular cytotoxicity; TNF, tumor necrosis factor

⊙ 참고문헌

세포치료제 제조 및 품질관리기준 가이드라인 식품의약품안전처 2016년 5월

첨단바이오의약품 제조 및 품질관리기준 가이드라인 식품의약품안전처 2020년 2월

첨단재생의료 및 첨단바이오의약품 안전 및 지원에 관한 법률

Abramson JS, Lunning M, Palomba ML(2019): Chimeric antigen receptor T-cell therapies for aggressive B-cell lymphomas: current and future state of the art. *Am Soc Clin Oncol Educ Book* 39:446-453

Fang WH, Vangsness CT Jr(2020): Governmental Regulations and Increasing Food and Drug Administration Oversight of Regenerative Medicine Products: What's New in 2020? Arthroscopy. Oct;36:2765–2770

Hollyman D, Stefanski J, Przybylowski M, Bartido S, Borquez-Ojeda O, Taylor C, Yeh R, Capacio V, Olszewska M, Hosey J, Sadelain M, Brentjens RJ, Rivière I(2009): Manufacturing validation of biologically functional T cells targeted to CD19 antigen for autologous adoptive cell therapy. *J Immunother* 32:169–180

Laskowski TJ, Biederstädt A, Rezvani K(2022): Natural killer cells in antitumour adoptive cell immunotherapy. *Nat Rev Cancer* 22:557–575

Mock U, Nickolay L, Philip B, Cheung GW, Zhan H, Johnston IC, Kaiser AD, Peggs K, Pule M, Thrasher AJ, Qasim W(2016): Automated manufacturing of chimeric antigen receptor T cells for adoptive immunotherapy using CliniMACS prodigy. *Cytotherapy* 18:1002–1011

Moscarelli J, Zahavi D, Maynard R, Weiner LM(2022): The next generation of cellular immunotherapy: chimeric antigen receptor-natural killer cells. Transplant Cell Ther 28:650–656

Papathanasiou MM, Stamatis C, Lakelin M, Farid S, Titchener-Hooker N, Shah N(2020): Autologous CAR T-cell therapies supply chain: challenges and opportunities? *Cancer Gene Ther* 27:799–809

Roddie C, O'Reilly M, Dias Alves Pinto J, Vispute K, Lowdell M(2019): Manufacturing chimeric antigen receptor T cells: issues and challenges. *Cytotherapy* 21:327–340

Rossi F, Fredericks N, Snowden A, Allegrezza MJ, Moreno-Nieves UY(2022): Next generation natural killer cells for cancer immunotherapy. *Front Immunol* 13:886429

Song HW, Somerville RP, Stroncek DF, Highfill SL(2022): Scaling up and scaling out: Advances and challenges in manufacturing engineered T cell therapies. Int Rev Immunol 41:638–648

Tarannum M, Romee R, Shapiro RM(2022): Innovative strategies to improve the clinical application of NK Cell-based immunotherapy. *Front Immunol* 13:859177

Witten CM, McFarland RD, Simek SL(2015): Concise Review: The U.S. Food and Drug Administration and Regenerative Medicine. Stem Cells Transl Med. Dec;4:1495–1499

CHAPTER 07

헌혈 및 혈액의 보존

Blood Donation and Preservation of Blood

1 헌혈(Blood Donation)

1) 일반 현황(General Status)

우리나라에서 현대적 의미의 수혈이 본격적으로 시행된 것은 6.25사변 이후이다. 전쟁 중 미군들이 ACD (acid citrate dextrose)병에 채혈한 혈액을 전방으로 이송하여 수혈하는 혈액보존법을 전수하여 1952년 국내 처음으로 해군혈액고가 창설되었고 1954년에는 백병원에 최초의 민간 혈액원이 설립되었으나 헌혈에 대한 개념이 희박했던 당시에는 혈액이 항상 부족하였고 거의 모든 혈액이 매혈을 통해 공급되었다. 혈액사업의 필요성을 느낀 정부, 대한적십자사, 전문가들의 노력으로 1954년 국립혈액원이 개원되었고 헌혈에 관한 홍보와 계몽, 교육이 이루어졌으며 1958년에는 혈액사업이 대한적십자사로 이관되어 적십자혈액원이 탄생되었다(김기홍 등, 1990). 1975년에 매혈금지법이 제정되었으나 실제적인 완전 무상 헌혈은 1983년부터 정착되었고 혈장만은 상당 기간 매혈을 허용하다가 1999년부터 헌혈로 전환되었다. 그 이후 많은 제도적 보완과 기술적 발전을 거치면서 혈액사업이 추진되었고 적십자혈액원이 우리나라 혈액공급의 대부분을 담당하고 있으며 2002년에는 한마음혈액원이 개설되어 일부 기능을 분담하고 있으며, 2012년에 공급혈액원으로 개설된 중앙대학교혈액원은 2020년 1월 운영을 중단하였다.

2007년 제정 고시된 「혈액관리업무 심사평가규정(보건복지부고시)」에 따라 국립장기조직혈액관리원 심사평가를 통해 적합 평가를 받은 혈액원만이 혈액관리업무를 수행하고 있다. 특히, 2019년부터는 「의약품 등의 안전에 관한 규칙(총리령)」이 시행됨에 따라 국립장기조직혈액관리원과 식품의약품안전처가 합동으로 혈액관리업무 심사평가를 실시하고 있는데 2022년 현재 전국적으로 공급혈액원으로는 15개 적십자혈액원과 한마음혈액원이 있으며 의료기관 혈액원 52개소가 등록되어 운영되고 있다. 우리나라의 헌혈 및 수혈에 관한 중요한 사안을 심의하기 위하여 보건복지부 내에 혈액관리위원회가 운영되고 있는데 이전에는 보건복지부 차관이 위원장이 되어 관련 공무원과 전문가들로만 구성되어 운영되어 오다가 2005년부터는 민간 전문가가 위원장을 맡고 수혈전문가 이외에 공무원, 임상 의사, 언론인, 법조인, 시민단체 및 환자단체 대표 등이 위원으로 참여하는 형태로 운영되고 있다.

헌혈은 고귀한 사랑의 행위이다. 우리나라의 헌혈혈액 수는 무상 헌혈이 정착된 1983년도에 58만 단위였으며 1989년에는 100만 단위, 1995년에는 200만 단위, 2014년도에는 300만 단위를 넘어서게 되었다(표 7-1). 그러나 저출산·고령화 사회로 진행하면서 2016년부터 헌혈혈액 수는 감소 추세에 있으며, 코로나19판데믹으로 2020년 초부터 적용된 사회적 거리두기 등 엄격한 방역수칙으로 인해 더욱 악화되어 2021년에는 260만 단위까지 감소하였다. 헌혈혈액수를 총 인구수로 나누어 보면 2021년에 5.0% 정도로서 선진형 헌혈률에 속하고 있다. 2021년에 혈소판성분헌혈은 262,684건, 혈장성분헌혈은 364,080건이 시행되었다(자료제공: 대한적십자사 혈액관리본부).

표 7-1. 우리나라 헌혈자 특성 및 단체헌혈 비율

연도	헌혈혈액 수	남자	30세 미만	단체헌혈
1983	581,709	79.0%	95.3%	-
1989	1,046,152	88.0%	86.8%	72.2%
1995	2,046,623	84.8%	86.0%	70.6%
2001	2,526,297	79.7%	85.5%	57.0%
2014	3,053,425	70.0%	78.0%	32.6%
2019	2,791,092	73.0%	65.1%	31.6%
2021	2,604,437	72.8%	56.1%	25.3%

(자료제공: 대한적십자사 혈액관리본부)

우리나라 헌혈의 특징은 30세 이하의 남자가 헌혈자의 대부분을 차지한다는 점이다. 일본의 경우 헌혈자의 남녀 비는 우리나라와 비슷한 7:3이지만 30세 미만이 18%밖에 안 되고 중년층의 헌혈이 많은데 우리나라도 저출산 고령화 사회로 접어들게 됨에 따라 고령화에 따른 혈액수요를 젊은 층을 중심으로 한 헌혈만으로는 충당할 수 없게 될 것이므로 여성과 중년층의 적극적인 헌혈 참여가 요구되고 있다(2021 일본적십자사 혈액사업보고).

헌혈은 헌혈자가 헌혈의 집을 직접 방문해서 이루어지는 개인헌혈과 학교, 군부대, 기업체 등 단체를 대상으로 하는 단체헌혈로 구분된다. 과거에는 단체헌혈이 군중심리에 의존해서 임시로 마련한 장소에서 단시간 내에 헌혈이 이루어진다는 면에서 부정적인 평가를 받았다. 그러나 대한적십자사에서는 2003년 12월부터 단체헌혈 현장에서도 헌혈유보군 등록 여부를 확인하기 시작하였고, 2004년 1월부터는 혈액관리법에서 헌혈적격여부 판정을 위한 문진 사항의 기록과 면담은 헌혈자의 개인정보가 보호될 수 있는 환경에서 실시토록 하는 등 사회적 분위기도 바뀌고 헌혈환경도 많이 개선되었다. 전자문진은 헌혈의 집에서는 2009년 7월부터 그리고 단체헌혈장소에서는 2016년 1월부터 적용되었다.

우리나라는 과거에 단체헌혈 비율이 매우 높았으나 2005년부터 국고지원으로 부속채혈시설(헌혈의집 및 헌혈카페)이 많이 개설되면서 2021년에는 단체헌혈 비율이 25%까지 감소하여 일본의 단체헌혈 비율 40%보다 낮은 수준이다. 성분헌혈을 위한 설비를 갖춘 헌혈의 집 확충으로 헌혈 접근성이 개선되어 정규 헌혈자를 확보하는 데 크게 기여하고 있다(그림 7-1). 2022년 6월 현재 전국적으로 146개의 헌혈의 집과 20개의 헌혈카페가 운영되고 있으며, 전체 헌혈의 75% 정도가 헌혈의 집에서 이루어지고 있다. 다른

나라와 같이 우리나라도 여름이나 겨울 방학 등 특정 시기에 혈액이 부족한 현상이 발생하는데 혈액의 수급상황을 실시간으로 파악하기 위해 2008년 12월부터 질병관리본부(현 질병관리청)가 개발한 혈액수급 표본감시체계(Blood Management System, BMS)가 운영되고 있으며 2022년 5월 기준 359개의 의료기관이 참여하여 혈액형별 혈액 사용량 및 재고량 등을 실시간으로 보고함으로써 혈액수급의 예측 및 조정에 도움을 주고 있다.

1981년 Sullivan이 폐경 전 여성에 비해서 남성과 폐경 후 여성에서의 심장질환 발생빈도가 더 높은 것은 이들 군에서 저장철이 더 높기 때문이라는 가설을 세웠는데, 1992년 Salonen 등이 ferritin치가 200 ug/L 이상인 사람은 정상적인 사람에 비해 심근경색증이 약 두 배 더 많이 발생하였다고 하여 이 가설이 많은 관심을 끌었고 헌혈이 심장질환 예방에 도움을 준다는 근거로 활용되기도 하였다. 그러나 2001년 Ascherio는 헌혈자 38,244명을 대상으로 한 전향적 연구에서 헌혈과 심장질환 사이에 연관성을 찾을 수 없다고 하였고, 2004년 Wood가 시행한 메타분석(meta-analysis)에서도 저장철과 심장질환 사이에 연관성이 확인되지 않았다. 오히려 최근에는 다회헌혈자에서 발생할 수 있는 저장철 결핍을 예방하는 방안에 대해서 활발한 연구가 시행되고 있다.

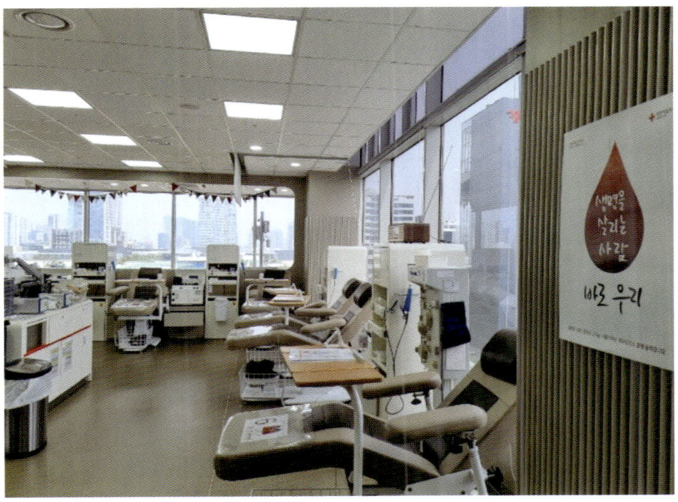

그림 7-1. **헌혈의 집.** 헌혈의 집은 전혈헌혈과 성분헌혈을 위한 설비를 갖추고 있다.

2) 헌혈자 선별 기준(Donor Selection Criteria)

누구나 헌혈을 할 수 있는 것은 아니며 헌혈자와 그 혈액을 수혈받을 환자 모두의 안전을 위하여 혈액관리법이 제정되어 있다. 혈액관리법 시행규칙에 의한 채혈금지의 범위는 공통기준과 개별기준으로 나뉘어 있다(표 7-2). 채혈자는 시진, 촉진과 더불어 채혈금지의 범위에 관련된 사항을 헌혈자에게 질문하여 헌혈이 가능한지를 확인하여야 하며 헌혈기록카드를 작성하여 10년간 보존하여야 한다.

표 7-2. 채혈금지대상자(혈액관리법시행규칙 [별표 1의2] 2020.6.25 개정)

I. 공통기준

1. 건강진단관련 요인
   가. 체중이 남자는 50킬로그램 미만, 여자는 45킬로그램 미만인 자
   나. 체온이 섭씨 37.5도를 초과하는 자
   다. 수축기혈압이 90밀리미터(수은주압) 미만 또는 180밀리미터(수은주압) 이상인 자
   라. 이완기혈압이 100밀리미터(수은주압) 이상인 자
   마. 맥박이 1분에 50회 미만 또는 100회를 초과하는 자
2. 질병관련 요인
   가. 전염병
      1) 만성 B형간염, C형간염, 후천면역결핍증, 바베스열원충증, 샤가스병 또는 크로이츠펠트-야콥병 등 「감염병의 예방 및 관리에 관한 법률」 제2조에 따른 감염병 중 보건복지부장관이 지정하는 혈액 매개 감염병의 환자, 의사환자, 병원체보유자
      2) 일정기간 채혈금지 대상자
         가) 말라리아 병력자로 치료종료 후 3년이 경과하지 아니한 자
         나) 브루셀라증 병력자로 치료종료 후 2년이 경과하지 아니한 자
         다) 매독 병력자로 치료종료 후 1년이 경과하지 아니한 자
         라) 급성 B형간염 병력자로 완치 후 6개월이 경과하지 아니한 자
         마) 그 밖에 보건복지부장관이 정하는 혈액매개 감염병환자 또는 병력자
   나. 그 밖의 질병
      1) 발열, 인후통, 설사 등 급성 감염성 질환이 의심되는 증상이 없어진지 3일이 경과하지 아니한 자
      2) 암환자, 만성폐쇄성폐질환 등 호흡기질환자, 간경변 등 간질환자, 심장병환자, 당뇨병환자, 류마티즘 등 자가면역질환자, 신부전 등 신장질환자, 혈우병, 적혈구증다증 등 혈액질환자, 한센병환자, 성병환자(매독환자는 제외한다), 알콜중독자, 마약중독자 또는 경련환자. 다만, 의사가 헌혈가능하다고 판정한 경우에는 그러하지 아니하다.
3. 약물 또는 예방접종 관련 요인
   가. 약물
      1) 혈소판 기능에 영향을 주는 약물인 아스피린을 투여받은 후 3일, 티클로피딘 등을 투여받은 후 2주가 경과하지 아니한 자(혈소판 헌혈의 경우에 한한다)
      2) 이소트레티노인, 피나스테라이드 성분의 약물을 투여받고 4주가 경과하지 아니한 자
      3) 두타스테라이드 성분의 약물을 투여받고 6개월이 경과하지 아니한 자
      4) B형간염 면역글로불린, 태반주사제를 투여받고 1년이 경과하지 아니한 자
      5) 아시트레틴 성분의 약물을 투여받고 3년이 경과하지 아니한 자
      6) 제9조제2호마목에 따라 보건복지부장관이 인정하여 고시하는 약물의 투여자로서 해당 약물의 성격, 효과 및 유해성 등을 고려하여 보건복지부장관이 정하는 기간을 경과하지 아니한 자
      7) 과거에 에트레티네이트 성분의 약물을 투여받은 적이 있는 자, 소에서 유래한 인슐린을 투여받은 적이 있는 자, 뇌하수체 유래 성장호르몬을 투여받은 적이 있는 자, 변종크로이츠펠트-야콥병의 위험지역에서 채혈된 혈액의 혈청으로 제조된 진단시약 등 투여자, 제9조제1호마목에 따라 보건복지부장관이 인정하여 고시하는 약물의 투여자는 영구 금지
   나. 예방접종
      1) 콜레라, 디프테리아, 인플루엔자, A형간염, B형간염, 주사용 장티푸스, 주사용 소아마비, 파상풍, 백일해, 일본뇌염, 신증후군출혈열(유행성출혈열), 탄저, 공수병 예방접종 후 24시간이 경과하지 않은 사람
      2) 홍역, 유행성이하선염, 황열, 경구용 소아마비, 경구용 장티푸스 예방접종을 받은 날부터 2주가 경과하지 않은 사람
      3) 풍진, 수두 예방접종 또는 BCG 접종을 받은 날부터 4주가 경과하지 않은 사람
4. 진료 및 처치 관련 요인
   가. 임신 중인 자, 분만 또는 유산 후 6개월 이내인 자. 다만, 본인이 출산한 신생아에게 수혈하고자 하는 경우에는 그러하지 아니하다.
   나. 수혈 후 1년이 경과하지 아니한 자

다. 전혈채혈일로부터 8주, 혈장성분채혈, 혈소판혈장성분채혈 및 두단위혈소판성분채혈일로부터 14일, 백혈구성분채혈 및 한단위혈소판성분채혈일로부터 72시간, 두단위적혈구성분채혈일로부터 16주가 경과하지 아니한 자

라. 과거 경막 또는 각막을 이식받은 경험이 있는 자

5. 선별검사결과 부적격 요인

과거 헌혈검사에서 B형간염검사, C형간염검사, 후천면역결핍증검사, 인체(T)림프영양성바이러스검사(혈장성분헌혈의 경우는 제외한다) 및 그밖에 보건복지부장관이 별도로 정하는 혈액검사 결과 부적격 기준에 해당되는 자

6. 그밖의 요인

가. 제6조제2항제2호의 문진 결과 헌혈불가로 판정된 자

나. 그밖에 의사의 진단에 의하여 건강상태가 불량하거나 채혈이 부적당하다고 인정되는 자

II. 개별기준

채혈의 종류	기준
320밀리리터 전혈채혈	1. 16세 미만인 자 또는 70세 이상인 자 2. 혈액의 비중이 1.053 미만인 자, 혈액 100밀리리터당 혈색소량이 12.5그램 미만인 자 또는 적혈구용적률이 38퍼센트 미만인 자 3. 과거 1년 이내에 전혈채혈횟수가 5회 이상인 자
400밀리리터 전혈채혈	1. 17세 미만인 자 또는 70세 이상인 자 2. 체중이 50킬로그램 미만인 자 3. 혈액의 비중이 1.053 미만인 자, 혈액 100밀리리터당 혈색소량이 12.5그램 미만인 자 또는 적혈구용적률이 38퍼센트 미만인 자 4. 과거 1년 이내에 전혈채혈횟수가 5회 이상인 자
혈장 성분채혈	1. 17세 미만인 자 또는 70세 이상인 자 2. 혈액의 비중이 1.052 미만 또는 혈액 100밀리리터당 혈색소량이 12.0그램 미만인 자 3. 직전 헌혈혈액검사 결과 혈액 100밀리리터당 혈청단백량이 6.0그램 미만인 자
한단위 혈소판 성분채혈	1. 17세 미만인 자 또는 60세 이상인 자 2. 혈액의 비중이 1.052 미만 또는 혈액 100밀리리터당 혈색소량이 12.0그램 미만인 자 3. 혈액 1마이크로리터당 혈소판수가 15만 개 미만인 자 4. 한단위혈소판성분채혈 72시간이 경과하지 아니한 자 5. 과거 1년 이내에 성분채혈횟수가 24회 이상인 자
두단위 혈소판 성분채혈	1. 17세 미만인 자 또는 60세 이상인 자 2. 혈액의 비중이 1.052 미만 또는 혈액 100밀리리터당 혈색소량이 12.0그램 미만인 자 3. 혈액 1마이크로리터당 혈소판수가 25만 개 미만인 자 4. 과거 1년 이내에 성분채혈횟수가 24회 이상인 자
혈소판 혈장 성분채혈	1. 17세 미만인 자 또는 60세 이상인 자 2. 혈액의 비중이 1.052 미만 또는 혈액 100밀리리터당 혈색소량이 12.0그램 미만인 자 3. 직전 헌혈혈액검사 결과 혈액 100밀리리터당 혈청단백량이 6.0그램 미만인 자 4. 혈액 1마이크로리터당 혈소판수가 15만 개 미만인 자 5. 과거 1년 이내에 성분채혈횟수가 24회 이상인 자
두단위 적혈구 성분채혈	1. 17세 미만인 자 또는 60세 이상인 자 2. 체중이 70킬로그램 미만인자 3. 혈액 100밀리리터당 혈색소량이 14.0그램 미만인 자 4. 과거 1년 이내에 전혈채혈횟수가 4회 이상 또는 성분채혈횟수가 24회 이상 또는 두단위적혈구성분채혈횟수가 2회 이상인 자

비고: 65세 이상인 자의 헌혈은 60세부터 64세까지 헌혈한 경험이 있는 자에만 가능함

헌혈자는 자신의 사진이 포함된 신분증을 제시하여야만 헌혈이 가능하다. 과거에 헌혈을 하려다가 헌혈부적격자로 판정된 적이 있는지도 확인하여야 하며, 있다면 그 이유를 묻고 현재 그 원인이 소실되었는지도 확인해야 한다. 약물 복용에 관한 질문도 중요한데 약물을 복용하고 있으면 복용하는 이유를 물어보고 헌혈에 장애가 되지 않는지 확인하여야 한다. 아스피린 계통의 약제들은 혈소판기능을 억제하므로 감기약을 복용하고 있는 사람들로부터 채혈한 혈액은 혈소판제제의 제조에 사용할 수 없다. 헌혈과 관련되지 않은 과거의 병력, 수혈력, 수술력도 문의하여 기록한다.

우리나라는 대한적십자사가 2002년에 개발한 혈액정보관리시스템(Blood Information Management System, BIMS)에 헌혈자의 과거 헌혈 및 혈액제제에 대한 정보가 저장되어 헌혈 전 헌혈 적격여부를 확인하는 데 사용하고 있다. 실제로 헌혈을 희망하여 방문한 사람들 중 약 14%는 문진 및 사전 검사, 헌혈금지약물 처방력, 과거 병력, 헌혈 및 검사 기록 조회를 통해 헌혈부적격으로 판명되고 있는데, 이처럼 헌혈부적격률이 높은 것은 헌혈자와 수혈자 모두를 보호하기 위해 엄격한 기준을 정하고 있기 때문이다. 그간 헌혈기록카드는 배제하고자 하는 질병 순서로 문진항목이 작성되어 왔는데 2011년에 헌혈자가 기억하여 답변하기 쉽도록 최근에 있었던 상황 순서로 문진항목과 순서를 대폭 변경하였다. 예를 들면 오늘, 최근 3일 이내, 최근 1주일 이내, 최근 1개월 이내, 최근 6개월 이내, 최근 1년 이내, 그리고 기간에 관계없이 과거에 어떠한 사항이 있었는지를 질문함으로써 헌혈자에게 편의를 제공하면서도 문진에서 누락되는 사항을 최소화하도록 개선되었다(김명한 등, 2009).

2009년 질병관리본부(현 질병관리청)는 수혈감염에 의한 부작용 발생여부를 조기에 확인하고 이에 대해 신속하게 조치하기 위해서 혈액으로 매개될 위험이 높은 감염병이 확인된 사람의 정보를 혈액매개감염병관리시스템을 통해 BIMS와 연동하고 있다(표 7-3). 혈액매개감염병관리시스템을 통해서 공유된 15종의 감염병 외 후천면역결핍증과 매독에 대해서는 헌혈 전에 BIMS에서 감염정보를 확인함으로써 헌혈을 유보할 수 있고 헌혈 후 확인된 헌혈자의 혈액제제에 대해서는 수혈자 역추적조사를 시행하고 있다.

표 7-3. 수혈자 역추적조사 대상 혈액매개감염병(2022년 6월 현재)

채혈금지기간 (치료종류 후)	혈액매개감염병 (총 17종)
영구배제	C형간염, 후천면역결핍증, 바베스열원충, 크로이츠펠트-야콥병 및 변종크로이츠펠트-야콥병, 큐열, 샤가스병, 리슈만편모충증, 톡소포자충증
3년	말라리아
2년	브루셀라증
1년	매독, A형간염
6개월	급성B형간염, 뎅기열, 웨스트나일열, 지카바이러스감염증, 치쿤구니야열

헌혈자의 건강을 보호하고 혈액제제의 품질을 보증하기 위해서 혈색소량을 헌혈자의 적격기준으로 규정하고 있으며 그 기준은 나라마다 약간의 차이를 보이고 있다(표 7-4).

표 7-4. 국가별 헌혈자의 전혈헌혈 혈색소 적격기준(g/dL)

국가	남	여
네덜란드	≥13.5	≥12.5
뉴질랜드	≥13.0	≥12.0
독일	≥13.5	≥12.5
미국	≥13.0	≥12.5
싱가폴	13.0~18.5	12.5~16.5
영국	≥13.5	≥12.5
인도네시아	≥12.5	≥12.5
일본	≥13.0	≥12.5
캐나다	≥13.0	≥12.5
프랑스	≥12.0	≥13.0
호주	≥13.0	≥12.0
홍콩	13.0~18.0	11.5~16.0

헌혈자에서의 혈색소량은 1) 황산동($CuSO_4$) 용액을 이용하는 중량측정법(gravimetric method), 2) 분광광도법(spectrophotometric method), 3) 비침습적 분광검사법(spectroscopic method) 그리고 4) 자동혈구분석기로 측정될 수 있다.

황산동 용액을 이용해서 혈색소량을 측정하는 방법이 가장 전통적인 방법이었으나 결과판정이 주관적이고, 검증된 품질관리 방법이 없으며 일부 국가에서는 황산동 용액이 생물재해물질(biohazard)로 분류되고 있어 대부분의 선진국에서는 분광광도계 혈색소량을 측정하고 있다. 프랑스와 덴마크 등 일부 국가에서는 헌혈 후에 얻은 정맥혈을 이용해서 자동혈구분석기로 혈색소량을 측정하고 있다. 우리나라도 과거에 비중이 1.052와 1.053인 두 가지 황산동 용액을 이용해서 혈액의 비중을 측정하였으나 2018년부터 분광광도계를 이용해서 혈색소를 확인하고 있다.

혈색소량을 측정할 때 정맥혈보다 모세혈이 더 높은 값을 보인다는 보고가 있었으나(Avoy DR 등, 1979) 두 검체간에 차이가 없다는 보고(Coburn TJ 등, 1977; Ross DG 등, 1983)와 모세혈보다 정맥혈이 더 높은 값을 보인다는 보고도 있다(Schifman RB 등, 1985; Cable R 등, 1993). 운용상의 이유로 대부분 모세혈을 이용하는데 세모날(lancet)로 손끝을 찌른 후 처음 나온 혈액은 닦아 버리고 그 다음에 저절로 흘러나오는 혈액을 이용한다. 이때, 손끝에 압력을 가하면 혈액이 조직액으로 희석될 수 있으므로 주의하여야 한다.

헌혈 전 혈색소량 측정 시 손끝을 찌르는 불편감을 해소하기 위해 혈액 검체가 필요없는 분광검사법도 개발되었는데 손가락 정맥혈의 광학적 신호를 측정해서 혈색소량으로 환산하는 방법이다. 헌혈자들이 가장 불편해하는 손찌름이 필요없다는 큰 장점에도 불구하고 정확도가 만족스럽지 않아 광범위하게 사용되지는 않고 있다(Kim MJ 등, 2013; 김재현 등, 2015).

전혈 헌혈은 2개월이 지나면 다시 헌혈이 가능한데 기준을 보면 1년에 5회까지만 가능하게 정해져 있다. 이는 철분 보충 없이 지속적으로 2개월마다 헌혈할 경우 철결핍이 초래될 수 있기 때문에 헌혈자를 보호하기 위해서 정한 규정이다. 실제로 혈색소치가 헌혈 규정에 맞아 헌혈을 한 사람들의 저장 철을 측정해본 결과 남성의 9.9%, 여성의 38.6%가 ferritin치 30 ng/mL 미만이었다는 보고가 있다(한민제 등, 2011). 또한 헌혈 횟수별로 혈청 ferritin 치를 측정한 국내 보고에 의하면 2년 동안 6회 이상을 헌혈한 사람 중 40% 이상이 철결핍성빈혈에 해당하는 12.5 ng/mL 미만이었다(오덕자 등, 2013). 성분헌혈의 경우에도 검사용 혈액 채혈, 채집 시 장비 내에서의 혈액 손실 등을 고려하면 자주 할 경우 저장 철이 감소되므로 철분 보충이 필요하다.

헌혈적격자로 판명이 되면 양팔의 전주정맥(antecubital vein) 중 좋은 쪽을 택하여 잘 소독하고 주사침을 꽂는다. 채혈 중 팔에 지혈대를 감아 40~60 mmHg의 압력이 유지되도록 하고 헌혈자에게 손을 서서히 쥐었다 폈다 하도록 한다. 2009년 11월부터 헌혈 시 처음 채집되는 혈액은 작은 부속 백(diversion pouch)에 모아 검사용 혈액 등으로 사용하고 그 다음에 흘러나오는 혈액부터 혈액백으로 채혈되도록 모든 혈액백이 교체되었는데 피부상재균에 감염될 가능성이 높은 첫 부분의 혈액을 제거한다는 면에서 세균 감염의 가능성을 줄일 수 있게 되었다(blood sampling device)(그림 7-2).

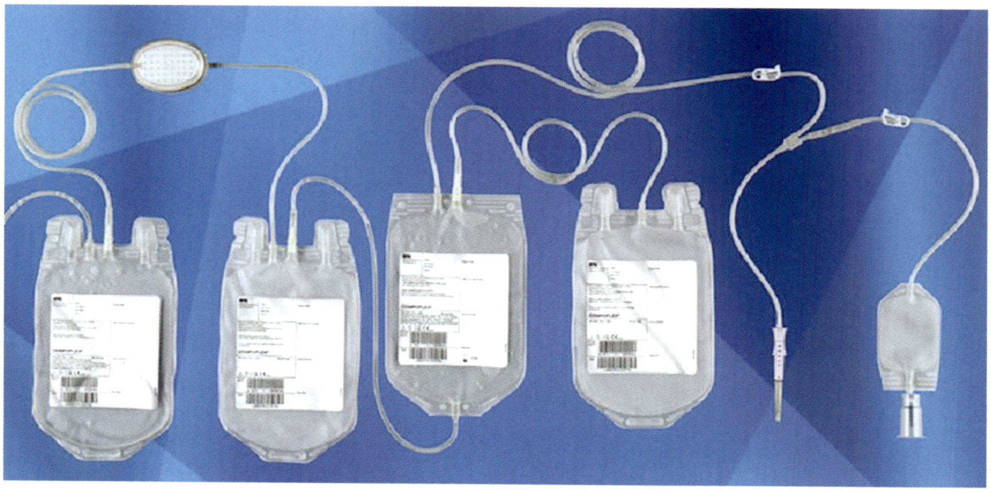

그림 7-2. 검체분리(blood sampling device) 혈액백

채혈시 혈액이 항응고제와 잘 섞이도록 전혈혼합장치를 사용하여야 하는데 전혈혼합장치를 사용할 수 없는 부득이한 경우에는 혈액백을 30초마다 흔들어 주어야 한다(WHO, 2010)(그림 7-3). 채혈에 소요되는 시간은 15분 이내가 좋으며 15분 이상 소요된 혈액으로는 혈소판제제와 수혈용 혈장제제를 제조하지

않는 것이 좋다(AABB, 2020, De Korte 등, 2021). 그림 7-4는 채혈시간이 15분 이상 걸린 혈액으로 제조한 신선동결혈장을 녹인 후 발견된 섬유소 응괴(fibrin clot)이다. 채혈 도중 문제가 있어 목적한 채혈량을 채우지 못하고 중단하는 경우가 있는데 대개 목표량의 반 이상의 혈액만 채혈되면 혈액의 보존에는 문제가 없다(Joseph J 등, 1994). 그러나 이런 혈액을 환자에게 수혈할 경우 수혈부작용의 가능성은 동일하면서 예상되는 수혈효과를 얻지 못한다는 점과 항응고제가 상대적으로 과다하게 포함되어 있으므로 공급 혈액으로서는 사용할 수 없으며 자가수혈의 경우에는 이용이 가능하다. 채혈이 끝나면 주사침을 빼고 봉합기를 사용하여 약 5 cm 간격으로 관(segment)의 몇 군데를 봉합한다(그림 7-5).

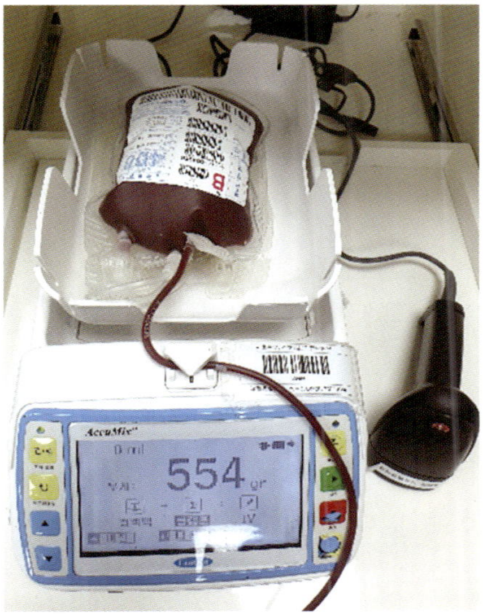

그림 7-3. **전혈혼합장치.** 회전운동을 계속 함으로써 채혈 중 혈액과 항응고제가 잘 섞이도록 해주는 장치이다.

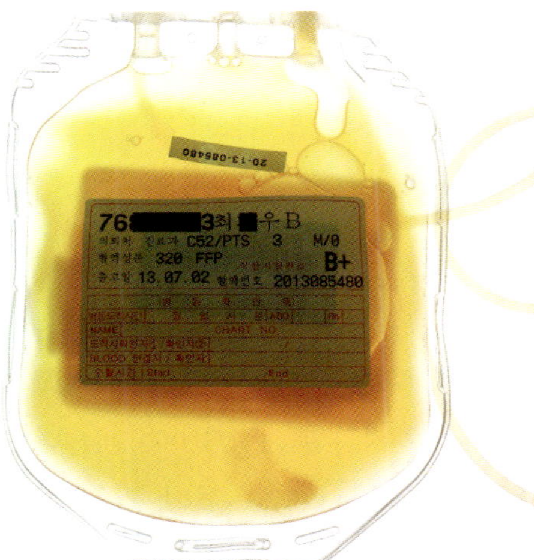

그림 7-4. **채혈 시간이 15분 이상이 경과한 혈액으로부터 제조한 신선동결혈장.** 아래쪽에 섬유소 응괴(fibrin clot)가 보인다.

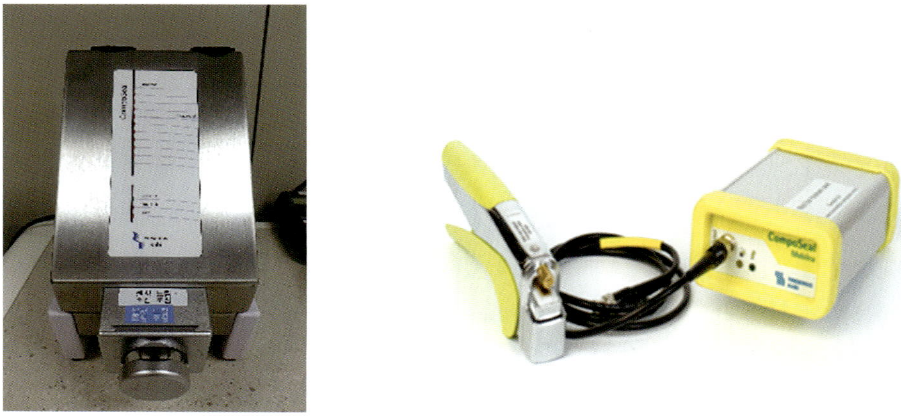

(A) (B)

그림 7-5. **관 봉합기(tube sealer)**. (A) 자동형, (B) 수동형. 헌혈 혈액백의 관을 여러 개의 분절로 나누거나 성분분리가 끝난 혈액백 사이를 무균적으로 봉합하여 절단하는 목적 등으로 사용되는 장비이다.

최근 헌혈자의 수가 감소하고 수혈을 필요로 하는 고연령층이 증가되는 것이 세계적인 추세이므로 안전한 헌혈자로부터 가능한 한 많은 양의 혈액 성분을 얻는다는 의미에서 다성분헌혈(multicomponent donation)이 시행되고 있다. 한 명의 헌혈자로부터 혈액성분채집기를 이용하여 적혈구+혈장, 적혈구+혈소판, 혈소판+혈장 등 두 가지 이상의 성분을 채혈하는 방식이며, 우리나라에서도 다성분헌혈의 경우 총 채혈량이 600 mL 이내로 할 수 있다고 혈액관리법에 명시되어 있다. 2012년 12월부터 국내에서도 혈장+혈소판 다종성분헌혈이 시행되고 있다. 비슷한 의미에서 혈색소가 충분한 건장한 사람들로부터 적혈구성분채집술로 한 번에 2단위 적혈구를 채혈하는 2단위 적혈구헌혈(2-unit red cell donation)도 구미에서는 활성화되고 있는데 국내에서는 아직 일반적인 헌혈에서는 거의 이용되지 못하고 희귀혈액 확보나 자가수혈 시 헌혈실 내원 횟수를 줄이기 위한 방법으로서, 그리고 다혈증(polycythemia), 혈색소침착증(hemochromatosis) 환자의 사혈요법에 이용되고 있다(박금보래 등, 2009; Han KS 등, 2011; Kim M 등, 2013). 2단위 적혈구헌혈 후에는 생리식염수로 용량을 보충해야 하고 헌혈 후 혈색소치가 10 g/dL 이상으로 유지하도록 권장하며 2단위의 적혈구를 헌혈한 사람은 16주가 지나야 다시 헌혈할 수 있다(AABB, 2020).

3) 헌혈자 반응(Donor Reactions)

헌혈은 대부분의 경우 안전하지만 헌혈과정 중이나 헌혈을 마치고 헌혈현장을 떠난 후에 헌혈자 반응이 발생할 수 있다. 헌혈을 한 지 3주가 경과된 사람 1,000명을 대상으로 조사한 보고에 의하면 64%는 아무런 증상이 없었다고 했으나, 멍(bruise) (23%), 팔의 통증(10%), 피곤감(7%), 혈관미주신경반응(5%), 혈종(hematoma) (2%), 오심이나 구토(1%) 등 여러 증상을 호소하는 헌혈자가 있어 헌혈자가 헌혈실을 떠난 후에도 다양한 헌혈자 반응이 나타남을 알 수 있었다(Newman BH 등, 2003). 헌혈자 반응이 심각한 문제를 초래하는 일은 거의 없으나 일단 불쾌한 경험을 한 사람들은 재헌혈을 기피하는 경향이 있어 헌혈자 반응에 대한 관리가 중요하다. 대부분의 헌혈자 반응들은 신체적인 것보다는 심리적인 이유에서 비롯되며, 첫번째 헌혈을 할 때 헌혈과정에 대한 막연한 두려움으로 인해 과도하게 긴장해서 혈관미주신경반응이 나타나는 경우가 그 예이다. 따라서 헌혈자에게 미리 헌혈과정에 대한 설명을 해주고 헌혈기록카드를 작성하는 과정에서 헌혈자들을 안심시킬 필요가 있다. 헌혈자를 대하는 사람은 헌혈자들에게 밝고 명랑한 기분을 주도록 노력해야 하며 헌혈실도 깨끗하고 상쾌한 느낌을 주도록 꾸며야 한다. 헌혈 후에는 음료수를 주고 헌혈자가 15분 정도 헌혈실에 체류하도록 유도하면서 헌혈자의 상태를 확인하는 것이 필요하다.

(1) 혈관미주신경반응(Vasovagal Reaction)

국제혈액안전감시네트워크(International Haemovigilance Network)에 따르면 가장 많이 보고되는 헌혈자 반응은 혈관미주신경반응으로 발생 빈도가 4.6/1000 건으로 조사되었다. 이중 95.5%는 헌혈자가 헌혈현장을 떠나기 전에 발생하였고 혈관미주신경반응으로 인한 2차적 부상은 0.7%에서 발생하였다(Wiersum-Osselton 등, 2021).

혈관미주신경반응은 창백(pallor), 발한(perspiration), 탈력감(weakness), 현기증(dizziness), 오심(nausea), 저혈압, 구토 등의 증상이 나타나는 것을 말하며, 대부분의 경우 증상이 경미하지만 일부는 졸도(fainting), 발작(seizure), 요실금과 같은 상태로 발전할 수 있다. 혈관미주신경반응은 처음 헌혈하는 사람, 체중이 낮은 사람, 젊은 연령의 사람 그리고 여성에서 발생 빈도가 높다. 혈관미주신경반응은 특징적으로 느린 도약맥(slow, bounding pulse)이 나타난다. 미주신경은 뇌에서 시작하여 안면과 가슴 부위를 거쳐 복부에 이르는 길고 복잡한 신경으로서 부교감신경섬유를 포함하는 혼합신경이다. 정상적으로는 채혈이 이루어져 혈액량이 감소되기 시작하면 교감신경계가 활성화되어 혈관이 수축되고 맥박이 증가하여 혈압을 유지해 주고 몸이 긴장상태를 유지해야 하는데 이 경우에는 오히려 부교감신경계가 활성화되어 맥박이 감소하고 혈압이 떨어져 뇌혈관에 혈액 공급이 감소되므로 창백, 현기증, 졸도 등의 증상이 나타나게 된다. 미주신경이 이렇게 적절치 못한 상황에서 활성화되는 원인은 정확히 알 수 없지만 긴장, 급격한 체위 변화, 주사침으로 인한 통증, 채혈장면 목격, 수면부족, 탈수, 배고픔 등이 유발 요인이 된다. 혈관미주신경반응이 나타나면 호흡이 잘 유지될 수 있도록 하고 넥타이나 혁대, 옷 등을 느슨하게 풀어주면서 헌혈을 계속한다. 증상이 계속되면 헌혈을 중지하고 머리를 낮추고 발을 높이는 자세를 취하게 한다. 오심이나 구토의 경우에는 헌혈자를 안심시키고 천천히 깊은 숨을 쉬도록 한다. 발작을 보이면 주위에 위험한 물건들을 치우며 관찰하는 정도가 좋으며 헌혈자를 꼼짝 못하게 묶는다든지 설압자를 삽입하는 등의 과잉반응을 보이는 것은 좋지 않다. 헌혈자들이 헌혈실을 나간 후 체위성저혈압(postural hypotension)을 보일 수 있으므로 헌혈자들이 헌혈실을 나가기 전 서고 걷는 모습을 관찰하여 혈관운동성(vasomotor) 문제들이 없는지 확인해야 한다. 드물지만 헌혈자가 졸도하는 경우 머리를 바닥이나 모서리에 부딪쳐 큰 문제가 될 수 있으므로 바닥재나 가구, 집기의 선택에도 관심을 가져야 한다.

헌혈 후 바로 화장실에 가서 이러한 증상이 나타나면 주위에 도움 줄 사람이 없어 곤란을 겪을 수 있으므로 헌혈 전 미리 화장실을 다녀오도록 하는 것도 현명한 방법이다.

우리나라는 2003년부터 대한적십자사를 중심으로 헌혈자 반응 보고체계가 갖추어졌는데 2012년에 254만명의 국내 헌혈자 중 0.11%가 헌혈자 반응을 보인 것으로 보고되었으며, 이 중 혈관미주신경반응이 46%, 피하출혈이 42%, 팔 통증이 6%, 구연산반응이 2%였다. 헌혈의 집에서보다 단체 헌혈장소에서 혈관미주신경반응의 빈도가 5배 정도로 높았다는 보고도 있다(위재호 등, 2007). 고등학교 단체 헌혈의 경우 처음 헌혈하는 학생이 많으므로 문진 단계에서 졸도하는 수도 있고 옆사람이 졸도하는 것을 보고 따라서 졸도(epidemic fainting)하는 일도 발생할 수 있다.

헌혈하기 30분 전에 물 500 mL를 섭취하게 하면 헌혈자 반응이 반으로 감소된다는 보고가 있고 헌혈 후 앉아 있다가 일어날 때 나타나는 실신(syncope) 예방에 특히 좋다는 보고도 있어 문진 후 헌혈 직전에 물을 마시게 하는 방법도 고려할 만한 일이다(Hanson SA 등, 2004). 특히 처음 헌혈하는 사람이나 체중이 낮은 사람, 헌혈에 대한 불안감이 큰 사람들에 대해서는 심리적 안정감과 더불어 헌혈자 반응을 줄이는 데 도움이 될 것이다.

(2) 국소적인 손상(Local Injuries)

헌혈을 위한 주사침이 16 게이지로 비교적 굵으므로 헌혈자들은 헌혈 시의 동통 등 헌혈에 대한 불안감 및 두려움을 가지는 경우가 많다. 전주와 신경(antecubital nerve)은 대개 전주와 정맥(antecubital vein)보다 깊이 위치하지만 사람마다 차이가 있고 정맥천자의 기술도 다양하므로 주사침이 신경을 찔러 일시적인 신경장애를 일으키거나 혈종(hematoma)이 신경을 압박할 수 있는데 1만명당 한두 명에서 신경장애가 나타났다는 보고가 있고 남성보다는 여성에서 더 자주 관찰된다. 다행히 이러한 손상의 40%는 수일 내로 회복되고 30% 정도는 1달 내에, 나머지는 9개월 이내에 회복된다. 극히 드물지만 신경장애가 영구적으로 지속될 수도 있다(Newman B, 2001).

(3) 성분채집관련 반응(Apheresis Related Reactions)

혈소판성분채집(plateletpheresis), 혈장성분채집(plasmapheresis) 등 성분채집술을 실시하는 헌혈자들에서도 상기한 증상들이 나타날 수 있다. 다만 오한이 나타나는 경우가 전혈 헌혈의 경우보다 많은데 이는 체외에서 식은 혈액이나 보충수액이 주입되기 때문이며 실내의 온도를 적절히 유지하고 담요를 덮어주면 된다. 성분채집 중 사용하는 항응고제인 구연산(citrate) 때문에 이온화 칼슘(ionized calcium)이 감소되면 감각이상(paresthesia), 입 주위의 얼얼한 느낌(circumoral tingling), 비충혈(nasal congestion), 재채기(sneezing), 홍조(flushing), 근육긴장도 증가 등이 나타날 수 있다. 이러한 증상들은 혈액주입 속도를 늦추거나 잠시 중단하면서 생리식염수를 주입하면 소실된다. 항응고제로서 헤파린을 쓸 경우에는 오한, 비출혈(epistaxis), 출혈, 피부충혈 및 소양증, 두드러기, 아나필락시성 쇽, 회음부 동통(perineal pain), 천식 증상이 나타날 수 있다.

백혈구성분채집술 전에는 백혈구회수율을 높이기 위해 과립구자극인자(G-CSF)나 부신피질호르몬을 사용하는데 이 경우 골통(bone pain)이나 회음부불편감(perineal discomfort) 등이 나타나기도 한다. 성분채집용 기구 소독에 사용하는 ethylene oxide 때문에 두드러기, 소양증, 콧물, 설사, 복부경련 등의 알레르기성 반응이 나타날 수 있다.

(4) 헌혈 관련 사망(Donation Related Fatalities)

헌혈 관련 사망 사례는 극히 드물다. 미국에서는 2015년부터 2019년까지 87건의 헌혈 관련 사망 사례가 보고되었고, 이중 헌혈과의 연관성이 확실한(definite), 개연성이 있는(probable) 또는 가능성이 있는(possible) 정도의 사례는 15건이었다(FDA, 2019). 우리나라에서는 2011년에 헌혈 후 혈관미주신경반응이 발생한 헌혈자가 실신으로 인한 2차 손상으로 사망한 1례 이후 사망사건은 발생하지 않았다.

4) 지정 헌혈(Directed Donation)

지정헌혈은 특정 수혈자를 정해 놓고 그 수혈자를 위해 헌혈하는 것으로 주로 가족이나 친지 또는 지인 중 헌혈자를 구해서 이루어졌다. 지정헌혈에 대한 관심은 지정헌혈이 일반헌혈보다 더 안전할 것이라는 인식과 관련이 있으며, 후천면역결핍증바이러스(human immunodeficiency virus, HIV)가 수혈로 전파될 수 있다는 것이 확인된 1980년대에 최고조에 달하였다(Dorsey KE 등, 2013). 그러나 예상과는 달리 구미의 경우 지정헌혈자 혈액의 감염성질환 표지자(infectious disease marker) 양성률이 일반 헌혈혈액에서의 양성률보다 더 높은 것으로 보고되고 있고, 또 지정헌혈자들이 때로는 문진과정 중 질문에 솔직하게 답변하지 않는 것으로 보고되고 있다. 이러한 이유로 지정헌혈을 더 이상 권장하지 않고 HLA-적합 혈소판 또는 희귀혈액 등이 필요한 수혈자를 위해서 제한적으로 시행하고 있다. 현재까지의 국내 보고 중 지정헌혈에서의 감염성질환 표지자 양성률이 유의하게 낮다는 보고도 있으나 그렇지 못하다는 보고들도 있어 전체적으로는 지정헌혈이 수혈전파성감염의 예방에 기여한다고 볼 수는 없다(김현옥 등, 1992; 이선호 등, 1992; Han KS 등, 1993).

국내에서는 저출산 인구고령화로 헌혈인구는 감소하는 반면 혈액사용량은 증가하여 혈액수급 상황이 어려워지면서 이를 해결하기 위해 지정헌혈을 활용하는 의료기관이 증가하고 있고, 특히 COVID-19 판데믹동안 혈액수급상황이 악화되면서 지정헌혈이 급증하였다. 지정헌혈은 평소 헌혈에 관심이 없었던 사람들을 헌혈에 참여시킬 수 있다는 순기능도 있겠으나 자발적 의사에 의해서 헌혈하기보다는 지정헌혈에 대한 요청을 거절할 수 없어 헌혈하게 되는 문제가 있고 환자 및 보호자 입장에서는 질병치료 외에 헌혈자까지 직접 구해야 하는 이중의 부담을 안게 된다. 또한 지정헌혈을 통해 신규 헌혈자가 모집되기보다는 기존의 일반헌혈자가 지정헌혈자로 전환되어 일반헌혈자군이 감소하고, 이들이 헌혈한 혈액이 특정 환자 또는 특정 의료기관에 몰리게 되어 국가 전체의 혈액공급체계가 왜곡될 수 있는 문제점이 있다.

5) 항응고제(Anticoagulant)

수혈용 혈액을 위한 항응고제로 구연산나트륨(sodium citrate)과 헤파린이 대표적이다. 구연산나트륨을 이용한 채혈은 1914년에 처음 소개되었으며 이때부터 수혈 혈액의 보존이 가능하게 되었다. 헤파린은 심폐수술을 위한 체외순환용 혈액 등에 사용되기도 하였으나 적혈구보존능이 떨어져 8시간 이상 보존할 수 없으므로 현재는 거의 사용되지 않는다.

단순한 구연산나트륨에 포도당을 첨가함으로써 전혈을 수일간 보존할 수 있음이 알려졌으나 멸균조작시 구연산나트륨과 포도당의 상호작용으로 노랗게 변색이 되어(caramelization) 실제적으로 이용되지 못하던 중 여기에 구연산을 첨가하여 pH를 낮추면 변색이 방지됨이 밝혀지게 되었다. 이렇게 해서 만들어진 혈액보존용 항응고제가 ACD (acid dextrose citrate)로서 냉장온도에서 21일간 보존한 후에도 적혈구의 70% 이상이 생존하게 된다(Loutit JF 등, 1943). 구연산의 첨가는 변색을 예방함과 동시에 적혈구의 대사속도를 늦추어 장기보존을 가능하게 한다. 우리나라에서는 1990년까지 ACD를 혈액보존제로 사용하여 왔다.

1956년 Gibson 등은 ACD 혈액백에 채혈할 때 처음에 주입되는 혈액이 용혈됨을 발견하였고 CPD (citrate phosphate dextrose) 용액을 사용하면 이에 함유된 구연산완충액(citrate buffer) 때문에 용혈을 예방할 수 있으며 보존 28일 후에도 70%의 적혈구가 생존함을 확인하였다. 그러나 미국 FDA에서는 포도당의 함량이 25일 이후의 보존을 보장하지 못한다는 결론하에 CPD 보존 혈액도 21일까지만 저장하여 사용할 수 있도록 규정하였다.

그 후 항응고제에 adenine (0.5 mmol/L)을 첨가하면 적혈구를 35일간 보존할 수 있다는 보고가 나오면서 ACD에 adenine을 첨가한 ACD-A 보존액이 구미에서 사용된 바 있는데, 수혈 후 adenine이 인체에 유해한 dioxyadenine으로 대사된다는 사실이 밝혀진 후 그 사용이 다시 중단된 바 있다. 1976년 Zuck 등은 첨가 adenine의 농도를 0.25 mmol/L로 낮추고 포도당 농도를 25% 증가시켜 CPDA-1 항응고제를 제조하였으며 이는 혈액을 35일간 안전하게 보존할 수 있는 것으로 판명되었다. 우리나라에서도 1991년 3월부터 CPDA-1을 혈액보존용 항응고제로 사용하고 있으며 혈액보존 기간도 21일에서 35일로 연장하게 되었다(한규섭 등, 1990). 이후에도 adenine과 dextrose 함량을 조금씩 변형시킨 CPDA-2, CPDA-3 등의 항응고보존제가 소개되었고 일부 사용되고 있기도 하나 장기보존에 따른 세균증식의 위험 때문에 35일 이상의 혈액보존은 허가되어 있지 않다. 우리나라 채혈용 혈액백에 들어있는 CPDA-1의 양 및 성분은 표 7-5와 같다. ACD-B의 경우 혈액 100 mL에 대해 항응고제가 25 mL 사용되지만 CPDA-1은 혈액 100 mL당 14 mL만이 사용되므로 상대적으로 항응고제의 양이 적어서 채혈시에는 혈액과 항응고제를 잘 섞어 주어야 한다.

표 7-5. 우리나라 채혈백 내의 항응고보존액 성상

성분	ACD-B액	CPDA-1액
구연산나트륨	13.2 g	26.3 g
구연산	4.8 g	3.27 g
포도당	14.7 g	31.9 g
인산2수소나트륨수화물		2. 51 g
아데닌		0.275 g

* 상기 성분을 주사용 증류수 1,000 mL에 녹여 사용하며 혈액 100 mL에 대하여 ACD-B 액의 경우 25 mL, CPDA-1액의 경우는 14 mL이다(생물학적 제제기준 및 시험방법, 식품의약품안전처 고시 제2022-58호).

6) 채혈백(Plastic Container)

과거에는 헌혈 혈액을 유리병에 담아 사용하였는데 1950년 외과의사인 Walter가 플라스틱 채혈백을 처음 고안하고 그 후 몇 단계의 실용화 단계를 거쳐 1960년대부터는 그 사용이 보편화되었으며 비로소 헌혈혈액의 장기보존이 가능하게 되었다. 우리나라에서는 1976년부터 플라스틱 채혈백이 사용되기 시작하였다. 플라스틱 채혈백은 polyvinyl chloride (PVC) 재질로 만들어져 있으며 Di(2−ethylhexyl) phthalate (DEHP)가 가소제(plasticizer)로서 첨가되어 있다.

혈소판은 보존 중 산소를 필요로 하지 않는 해당작용(glycolysis)과 산소를 필요로 하는 tricarboxylic acid (TCA) 회로를 통한 대사로 ATP를 생성한다. 정상적으로 혈소판이 필요로 하는 ATP의 85%는 TCA 회로를 통해서, 15%는 해당작용을 통해서 얻어지는데 산소가 부족하게 되면 해당작용을 통한 대사가 증가되고 그 결과 유산(lactic acid)의 생성이 많아지며 pH가 감소하게 된다. pH가 감소될수록 혈소판의 기능은 현저히 저하된다.

DEHP첨가 PVC 백의 산소 및 이산화탄소 투과율이 낮아 보존 중 pH가 떨어지므로 혈소판의 장기보존에 문제가 있음이 알려짐에 따라 혈소판보존용 채혈백이 따로 개발되었다. Polyolefin으로만 제조한 것도 있으며(예: PL−732), DEHP가 아닌 tri (2−ethylhexyl) trimellitate (TOTM)를 가소제로 사용한 PVC백도 있다(PL−1240, CLX 등). 이들은 모두 산소 및 이산화탄소 투과율이 높아 혈소판이 산소를 이용하는 TCA 회로 대사를 충분히 지속하게 해 주며 그 산물인 이산화탄소도 쉽게 배출될 수 있으므로 혈소판의 보존기간을 5일까지 연장할 수 있다(김상인 등, 1991; 한규섭 등, 1998).

❷ 헌혈혈액 선별검사(Screening tests for donated blood)

1) B형간염 검사(Hepatitis B Virus Test)

HBsAg 검사는 과거에 역면역전기영동법(counter immunoelectrophoresis, CIEP)으로 시행해 오다가 1981년 역수동혈구응집법(reverse passive hemagglutination, RPHA)으로 전환되었으며 1990년 9월부터는 효소면역검사법(enzyme-linked immunosorbent assay, ELISA), 2007년부터는 화학발광면역측정법(chemiluminescence immunoassay, CLIA)으로 시행되고 있다.

표 7-6. 부적격혈액의 범위 및 혈액·혈액제제의 적격여부 판정 기준(2019.9.27. 개정)

1. 채혈과정에서 응고 또는 오염된 혈액 및 혈액제제
2. 다음의 혈액선별검사에서 부적격기준에 해당되는 혈액 및 혈액제제

검사항목 및 검사방법		부적격기준
비(B)형간염검사	B형간염표면항원(HBsAg) 검사	양성
	B형간염바이러스(HBV) 핵산증폭검사	양성
씨(C)형간염검사	C형간염바이러스(HCV) 항체 검사	양성
	C형간염바이러스(HCV) 핵산증폭검사	양성
후천면역결핍증검사	사람면역결핍바이러스(HIV) 항체 검사	양성
	사람면역결핍바이러스(HIV) 핵산증폭검사	양성
사람T세포림프친화바이러스(HTLV) 검사 (혈장성분은 제외한다)	사람T세포림프친화바이러스(HTLV) I형/II형 항체 검사(혈장성분은 제외한다)	양성
매독검사		양성
간기능검사(ALT 검사, 수혈용으로 사용되는 혈액만 해당한다)		101 IU/L 이상

※ B형간염표면항원(HBsAg) 검사, C형간염바이러스(HCV) 항체 검사, 사람면역결핍바이러스(HIV) 항체 검사, 사람T세포림프친화바이러스(HTLV) I형/II형 항체 검사의 검사방법은 효소면역측정법(EIA) 또는 이와 동등 이상의 감도를 가진 시험방법에 따라야 함

비고: 위 검사항목 외에 국민보건을 위하여 긴급하게 필요하다고 판단되는 혈액검사의 부적격기준은 보건복지부장관이 별도로 정한다.

3. 제7조에 따른 채혈금지대상자 기준 중 감염병 요인, 약물 요인 및 선별검사 결과 부적격 요인에 해당하는 자로부터 채혈된 혈액 및 혈액제제
4. 심한 혼탁을 보이거나 변색 또는 용혈된 혈액 및 혈액제제
5. 혈액용기의 밀봉 또는 표지가 파손된 혈액 및 혈액제제
6. 제12조제2호 가목에 따른 보존기간이 경과한 혈액 및 혈액제제
7. 그밖에 안전성 등의 이유로 부적격 요인에 해당한다고 보건복지부장관이 정하는 혈액 및 혈액제제

화학발광면역측정법의 양성 예측도는 87.5%로 상당히 높은 편이며 window period는 38일 정도이다(김문정 등, 2011). 다행히 최근 몇 년간은 수혈로 인한 B형간염 감염이 발견되지 않고 있는데 2012년 6월부터는 핵산증폭검사(nucleic acid test, NAT)도 추가로 시행되어 window period가 15일로 단축됨에 따라 수혈로 인한 B형간염 감염은 매우 적을 것으로 전망된다. 현재는 HBsAg 음성이지만 과거에 HBsAg 양성으로 판정된 기록이 있는 헌혈자의 혈액은 사용하지 않는데, 핵산증폭검사 및 anti-HBc항체가 음성인 경우에는 사용할 수 있다.

2) C형간염 검사(Hepatitis C Virus Test)

우리나라 헌혈자 중의 C형간염 항체 선별검사 양성률은 0.1% 정도이며 이 중 80% 정도는 확진검사를 시행하면 음성으로 판정된다. 우리나라에서는 1991년 5월부터 C형간염 항체검사를 모든 헌혈 혈액에 대해 시행하고 있다. 첫 시행 당시에는 제1세대(first-generation) 시약들이 사용되었으나 위양성 및 위음성 결과가 많이 나타나는 단점이 있었다.

1992년 9월부터는 예민도와 특이도가 높아진 제2세대(second generation) 진단시약들이 사용되었으며 1993년 이후에는 제3세대 시약들이 사용되고 있다. 제1세대 시약은 비구조단백(non-structural protein)인 c100−3에 대한 항체만을 검출하며 제2세대 시약은 c100−3에 NS3/NS4항원, 그리고 구조단백인 core 항원을 추가하여 이들에 대한 항체를 검출하며 제3세대 시약은 NS5까지 추가된 것이다. 효소면역검사상 양성으로 나타나면 항체 확인검사인 면역블롯(recombinant immunoblot assay, RIBA) 검사를 시행한다. 대한적십자사에서 2008년부터 2010년까지의 헌혈혈액 660만 건을 분석한 결과 효소면역검사상 양성으로 면역블롯 검사를 시행하여 C형간염 항체 양성으로 확인되는 경우는 7.8%이며 불확정(indeterminate)으로 판정되는 경우가 9.7%인데, 면역블롯 검사에서 양성인 경우 HCV RNA 양성률은 84%이고 불확정인 경우는 HCV RNA 양성률이 1%로 낮았다. 흥미로운 것은 효소면역검사상 S/C ratio가 2.0 미만인 경우는 HCV RNA 양성이 한 건도 발견되지 않아 이미 핵산증폭검사도 도입되어 시행되고 있는 상황에서는 효소면역검사상 S/C ratio 2.0 이상인 경우에만 RIBA를 시행하는 것이 비용효과적이라는 의견이 제시된 바 있다(오덕자 등, 2011). 실제로 HCV NAT 검사 실시로 HCV RIBA 검사의 유용성이 감소해서 2018년 4월부터는 HCV RIBA 검사를 시행하지 않는다. Anti-HCV 효소면역검사를 시행하여도 2개월 정도의 잠복기 동안에는 검출이 불가능한데, 우리나라에서는 2005년 2월부터는 16~24검체 혼주 핵산증폭검사(NAT)를 추가로 실시하여 잠복기를 3주 정도로 줄임으로써 2010년 말까지 효소면역검사는 음성이면서 핵산증폭검사만 양성으로 나타나는 헌혈 혈액을 19예에서 찾아냈다(손철우 등, 2011). 혼주 핵산증폭검사를 시행한 이래 수혈을 통한 C형간염은 발견되지 않고 있지만 항체가 형성될 무렵 등 혈중바이러스 양이 급격히 감소되는 시기에는 혼주 핵산증폭검사가 위음성을 보일 수 있다(조현진 등, 2010). 2012년 6월부터는 검체를 혼주하지 않고 개별 검체를 대상으로 핵산증폭검사를 시행하게 되어 잠복기가 4일 정도로 더욱 단축되었다.

3) 후천면역결핍증 검사(Human Immunodeficiency Virus Test)

우리나라에서는 1987년 7월부터 모든 헌혈 혈액에 대하여 효소면역검사를 이용한 anti-HIV 검사를 실시하고 있다. Anti-HIV 선별검사상 양성으로 나타난 경우 중 99% 정도가 위양성 반응이다. 따라서 헌혈자 중 anti-HIV 항체 선별검사상 양성으로 나타난 사람을 후천면역결핍증 감염자로 취급해서는 안 되며 면역블롯검사와 핵산증폭검사를 통하여 확인되기까지는 검사결과에 대한 해석을 유보하여야 한다. 효소면역검사상 anti-HIV 양성을 보인 혈액은 모두 폐기하고 있는데 이는 western blot 검사 결과가 나오기까지 시일이 걸리고, 효소면역검사법에 의한 anti-HIV검사 양성 혈액의 수가 전체 헌혈 혈액의 0.1% 정도밖에 되지 않아 혈액수급에 큰 영향을 주지 않으며, western blot 검사상 불확정으로 판독된 예들이 후에 양성으로 전환될 수 있기 때문이다. HIV-1 외에 HIV-2도 후천면역결핍증을 유발함이 밝혀짐에 따라 현재 사용되고 있는 대부분의 anti-HIV 검사용 효소면역검사법은 HIV-1, HIV-2 항체 및 HIV 항원을 모두 검출할 수 있도록 제조되고 있다. 효소면역검사를 시행하여도 22일 정도의 잠복기동안에는 검출이 불가능하다. 우리나라는 2005년 2월부터는 16~24검체 혼주 핵산증폭검사를 추가로 실시하여 잠복기를 11일 정도로 줄였고 2010년 12월까지 효소면역검사가 음성이면서 핵산증폭검사는 양성이었던 헌혈 혈액 10건을 찾아냈다(손철우 등, 2011). 국내에서 2004년 이후로는 수혈을 통한 후천면역결핍증이 발견되지 않고 있으며 2012년 6월부터는 개별검체를 사용한 핵산증폭검사로 변경되어 잠복기가 5일로 정도로 더욱 단축되었다. 한편, 수혈이 아닌 헌혈을 통해서 후천면역결핍증에 감염될 수 있는 것으로 오인하는 일반인들이 있는데 그러한 일은 절대로 없다.

4) 알라닌 트란스아미나제 검사(Alanine Aminotransferase, ALT Test)

우리나라에서는 1990년 3월부터 모든 헌혈 혈액에 대하여 ALT 검사를 실시하여 그 값이 65 IU/L (2019년 9월27일 이후에는 101 IU/L)를 넘지 않는 혈액만을 수혈하고 있다. ALT 검사를 실시하게 된 이유는 당시 비-A, 비-B형간염을 예방할 만한 다른 방법이 없었기 때문이며 그간 구미에서는 ALT 검사와 더불어 anti-HBc 항체 검사를 실시하여 비-A, 비-B형간염의 수혈감염을 예방하여 왔다. 미국 헌혈자에 있어서의 anti-HBc 항체 양성률이 1.1~2.5%인 반면 한국인에서는 anti-HBc 항체 양성률이 높으므로 anti-HBc 항체 양성 혈액을 폐기할 수 없어 ALT 검사만을 실시하고 있다(Aoki SK 등, 1993).

비-A, 비-B형간염의 대부분이 C형간염임이 밝혀지고 C형간염 검사가 실시되고 있어 WHO와 미국의 NIH는 ALT 검사의 시행을 권장하지 않고 있다(WHO, 1995; NIH, 1995). 헌혈자들을 대상으로 C형간염 감염 발생률을 조사한 보고에서 ALT치가 65 IU/L 미만인 사람에 비해 ALT치가 65 IU/L 이상인 사람들에게 C형간염 감염 발생률이 2.6배였다는 보고가 있다(오흥범 등, 1997). HBsAg 양성률도 ALT치가 65 IU/L 이하인 군에서는 0.13%, 65~90 IU/L인 군에서는 0.36%, 90 IU/L 이상인 군에서는 0.88%로 나타나 ALT치가 증가될수록 B형 간염과 C형 간염 감염자일 가능성이 높다는 점과 미지의 간염을 예방한다는 의미에서 아직은 시행되고 있으나, 그 기준값은 101 IU/L 이상으로 상향 조정되어 시행되고 있다. 실제로, ALT 결과가 65 IU/L 이상이면서 HBsAg이 음성인 402명에서 HBV DNA는 모두 음성이었다는 보고도 있다(서동희 등, 2009).

최근에는 일본 홋카이도와 유럽 국가들에서 수혈로 인한 E형간염이 보고되고 있어 홋카이도에서는 E형간염 RNA검사를 헌혈혈액 선별검사로 시행하고 있다. 일본의 경우 ALT치가 200 IU/L 이상인 헌혈자에서 E형간염 RNA 양성률이 2.8%인 반면 ALT치가 61~200 IU/L 경우에는 0.1% 라는 보고가 있다(Gotanda Y 등, 2007).

5) 매독검사(Syphilis Test)

우리나라의 헌혈 혈액 중 매독반응검사가 양성으로 나타나는 경우는 0.1% 정도이다. 매독균인 *Treponema pallidum*은 거의 대부분 냉장온도에서 72시간 이상 생존하지 못하므로 적혈구를 냉장고에 보존하게 된 이후 수혈에 의한 매독감염은 거의 문제가 되지 않아 선별검사를 시행하는 국가에서는 최근 40년간 수혈로 인한 매독 감염의 보고가 없다. 그러나 ① 드물게 매독균이 냉장온도에서 6일까지 생존한 보고가 있고, ② 냉장온도에 보존하지 않는 혈소판제제의 사용이 증가되고 있으며, ③ 매독검사 양성 헌혈자 중 후천면역결핍증이나 각종 감염 표지자의 동시 양성률이 높고, ④ 수동적으로 주입된 항체가 환자의 진단에 혼동을 줄 수 있으며, ⑤ 양성 혈액을 폐기하는 것이 혈액수급에 크게 문제가 되지 않는다는 측면에서 현재 우리나라에서는 양성 혈액을 모두 폐기하고 있다.

매독검사로서 초기에는 매독 비특이항체검사인 VDRL이나 RPR 검사를 이용하였으나, 우리나라에서는 2001년 6월부터 자동화된 매독 특이항체검사(Treponema pallidum particle agglutination)를 시행하고 있다. 매독검사는 항체를 검출하는 것이므로 과거 감염 후 완치되어도 양성 결과를 보인다는 문제점이 있다.

6) 사람 T세포영양성바이러스 검사(Human T-Cell Lymphotropic Virus Type I and II, HTLV-I/II Test)

HTLV-I은 레트로바이러스로서 1980년 성인T세포백혈병(adult T-cell leukemia) 환자에서 처음 분리되었는데 수혈에 의한 HTLV-I/II 감염이 문제되고 있는 일본 및 미국에서는 오래 전부터 항체검사를 모든 헌혈 혈액에 대해 실시해 왔으나 우리나라에서는 HTLV-I/II 감염이 거의 문제되지 않는 것으로 판단하여 시행하지 않다가 2009년에 검사를 도입하게 되었다. HTLV-I/II에 감염되면 1~5%에서 20~30년 후에 성인T세포백혈병이 발병하고, HTLV-관련척수병증이나 포도막염 등이 발생할 수 있다. HTLV-I/II는 살아있는 T림프구가 다른 사람의 체내로 들어갈 때 감염될 수 있는데, 성접촉, 모유수유, 수혈을 통해 전파될 수 있으며, 바이러스가 혈구에 존재하기 때문에 혈장 성분으로는 전파되지 않는다. 감염자의 혈액을 수혈받을 경우 10명 중 약 4명이 감염되는 것으로 알려져 있다. 우리나라에서는 2009년 4월부터 혈장성분헌혈을 제외한 모든 헌혈혈액에 대해 HTLV-I/II 항체 검사를 시행하고 있는데 선별검사상 헌혈자 중 0.03% 정도 양성을 보이며 확진검사인 면역블롯과 중합효소연쇄반응검사를 시행하면 실제 감염자는 만 명 중 1명 (0.01%) 정도이다(Kwon SY 등, 2008).

7) 기타 검사(Other Laboratory Tests)

모든 헌혈 혈액에 대해서는 ABO 혈액형 및 RhD 혈액형검사를 실시한다. 구미에서는 비예기항체 양성률이 우리나라보다 높으므로 임신이나 수혈력이 있는 모든 헌혈혈액에 대해 비예기항체 선별검사를 실시하고 있는데 우리나라에서도 일부 혈액원에서만 시행하다가 2010년부터는 모든 헌혈혈액에 대해 시행하고 있다. 단, 의료기관에서 환자에 대해 시행하는 선별검사와는 달리 선별용 적혈구를 혼주해서 검사하므로 수혈되어도 환자에게 문제를 유발하지 않을 정도로 약한 항체는 검출되지 않을 수도 있다. 실온에서만 반응하여 임상적인 의의가 낮은 항체로 판단되는 경우에도 수혈용 혈액으로 사용한다. 국내에서 분만력이 있는 여성 헌혈자 706명을 대상으로 시행한 검사에서 0.6%만이 항체를 보유한 것으로 나타나 젊은 남자가 대부분인 국내 헌혈자 중 임상적으로 유의한 항체 보유율은 매우 낮다(오흥범 등, 1997).

8) 특수 상황에서의 검사(Special Considerations)

검사 결과가 나오기 전에 수혈을 해야 하는 응급상황에서는 검사가 완료되지 않은 혈액이라는 표시를 혈액백에 부착하여야 한다. 혈액이 공급된 이후에도 검사는 완전히 시행되어야 하며 검사 결과가 나오면 즉시 통보해야 한다. 검사가 완료되지 않은 상황에서 혈액을 요구하는 임상적 상황을 기술한 응급수혈요청서를 받아 보관해야 한다(AABB, 2020).

지정헌혈 시에는 미리 헌혈에 필요한 검사를 시행하여 검사 결과가 음성임을 확인한 후 실제로 헌혈을 하는 경우가 종종 있다. 또한 한 헌혈자가 일주일에 2회씩 계속해서 특정환자에게 성분채혈혈소판만을 제공하는 경우도 있다. 이때 며칠 이내의 검사결과까지 유효한지가 문제되는데 AABB는 첫 성분헌혈 시 검사를 시행한 후 30일 이내에 다시 검사를 시행하도록 정하고 있다(AABB, 2020). 우리나라는 헌혈 시마다 당일 검체로 검사를 시행하여 결과를 확인한 후 사용하는 것을 원칙으로 하고 있으나 채집 후 바로 수혈해야 하는 성분채혈백혈구의 경우에는 핵산증폭검사 등 일부 검사를 수혈 후에 확인할 수밖에 없어 예외 규정을 두고 있다.

3 혈액의 보존(Preservation of Blood)

전혈 및 농축적혈구의 보존기간은 사용하는 보존용 항응고제의 종류에 따라 다른데 acid citrate dextrose (ACD)나 citrate phosphate dextrose (CPD)의 경우에는 21일이며 CPDA-1 보존제의 경우에는 35일로 되어 있다.

혈액관리법상 규정되어 있는 혈액성분제제 보관관리기준은 표 7-7와 같다.

적혈구가 포함된 제제들은 1~6°C의 냉장고(그림 7-6)에 보존하며 신선동결혈장은 −18°C 이하가 유지되는 냉동고에 보존한다(그림 7-7).

표 7-7. 혈액제제의 보존기준(2018.11.19. 개정)

제제종류	보존온도	보존기간	비고
1. 전혈	1~6℃	CPDA 보존액 : 채혈 후 21일 CPDA-1 보존액 : 채혈 후 35일 ADD/M(SAG/M) 보존액 : 채혈 후 35일	
2. 농축적혈구	1~6℃	전혈과 동일	
3. 신선동결혈장	-18℃ 이하	채혈 후 1년	해동 후 3시간 이내 사용. 다만, 1~6℃ 보관하는 경우 24시간까지 사용 가능
4. 농축혈소판	20~24℃	제조 후 120시간	보관 시 교반 필요
5. 백혈구제거적혈구	1~6℃	제조 후 24시간 폐쇄형은 전혈과 동일	
6. 백혈구여과제거적혈구	1~6℃	폐쇄형여과는 전혈과 동일, 개방형여과는 제조 후 24시간	
7. 세척적혈구	1~6℃	제조 후 24시간	
8. 동결해동적혈구	-65℃ 이하 동결, 해동 후 1~6℃	제조 후 10년, 개방형은 세척 후 24시간, 폐쇄형은 세척 후 10일	
9. 농축백혈구	20~24℃	제조 후 24시간	
10. 혈소판풍부혈장	20~24℃	제조 후 120시간	보관 시 교반 필요
11. 백혈구여과제거혈소판	20~24℃	폐쇄용 여과는 농축혈소판과 동일 개방형 여과는 제조 후 24시간	보관 시 교반 필요
12. 세척혈소판	20~24℃	제조 후 4시간	
13. 신선액상혈장	1~6℃	제조 후 12시간	
14. 동결혈장	-18℃ 이하	채혈 후 1년	해동 후 3시간 이내 사용. 다만, 1~6℃ 보관하는 경우 24시간까지 사용 가능
15. 동결침전제제	-18℃ 이하	채혈 후 1년	해동 후 1시간 이내 사용. 다만, 20~24℃ 보관하는 경우 6시간까지 사용 가능
16. 동결침전물제거혈장	-18℃ 이하	채혈 후 1년	해동 후 3시간 이내 사용. 다만, 1~6℃ 보관하는 경우 24시간까지 사용 가능
17. 성분채혈적혈구	1~6℃	채혈 후 35일	혈액첨가제 사용 시
18. 성분채혈백혈구	20~24℃	채혈 후 24시간	
19. 성분채혈혈소판백혈구	20~24℃	채혈 후 24시간	보관 시 교반 필요
20. 성분채혈혈소판	20~24℃	제조 후 120시간	
21. 백혈구여과제거 성분채혈 혈소판	20~24℃	제조 후 120시간	보관 시 교반 필요
22. 성분채혈혈장	-18℃ 이하	채혈 후 1년	

비고: 성분채혈혈장 등을 혈장분획제제의 원료로 사용하기 위하여 보관하는 경우 그 보존기준은 식품의약품안전처장이 따로 고시하는 바에 따른다.

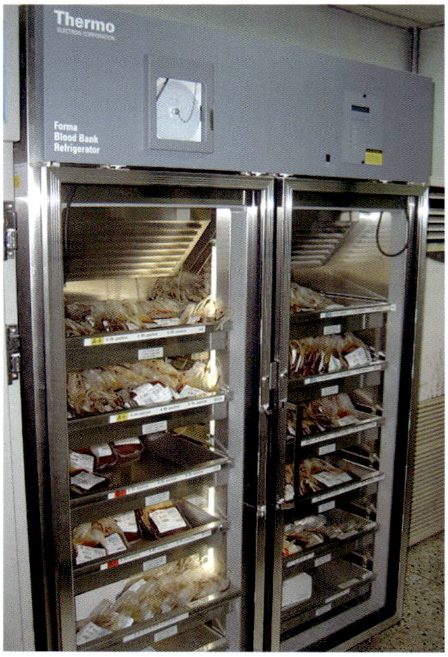

그림 7-6. **혈액보관용 냉장고.** 혈액은행용 냉장고의 온도는 항상 1~6℃ 사이로 유지되어야 하며 내부온도를 감시할 수 있는 기록장치와 경보장치가 부착되어 있어야 한다.

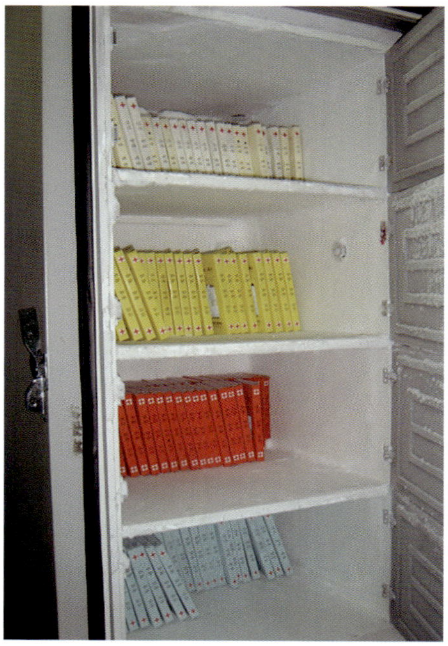

그림 7-7. **혈액은행 냉동고.** 신선동결혈장을 혈액형별로 다른 색깔의 상자에 넣어 보존한다. 일정한 온도 범위가 유지되도록 온도기록장치와 경보장치가 있어야 한다. 자동 성에제거장치가 부착된 것은 혈액은행 냉동고로 사용할 수 없으며 성에제거는 주기적으로 내용물을 다른 냉동고에 옮긴 후 실시해야 한다.

농축혈소판은 20~24℃ 실온에서 계속적으로 혼합하며 보존하여야 하는데 제조 후 유효기간이 48시간이었으나 1995년 5월부터는 산소투과력이 높은 제2세대 혈소판보존백을 사용하여 혈소판의 보존기간이 5일로 연장되었다(김상인 등, 1991; 이미경 등, 1993; 한규섭 등, 1998). 혈액보관관리기준상 유효기간 이내의 혈액이라도 심한 혼탁을 보이거나 변색 또는 용혈된 혈액은 사용할 수 없으며 혈액용기의 밀봉 또는 표시가 파손된 혈액은 폐기하여야 한다. 2008년 국내 의료기관의 혈액 폐기율은 평균 1.2%였는데 100병상 미만의 의료기관은 보존기간이 경과된 경우가 많아 4.8%로 높았고, 500병상 이상의 의료기관은 1.1%였으며 주된 폐기 원인은 환자상태 호전과 사망이었다(권정란 등, 2009).

2005년부터 대한적십자사가 개발한 혈액정보공유시스템(Blood information sharing system, BISS)이 각 의료기관에 제공되어 혈액제제명, 혈액제제번호, 혈액형, 채혈일 등을 일괄 전송(interface)받게 됨에 따라 혈액의 신청, 입고 및 출고와 관련된 사무적 오류들이 대폭 감소하고 의료기관 혈액은행 업무 효율화에 크게 기여하고 있다(이영진 등, 2007).

⊙ 참고문헌

권석운, 김성배, 김문정, 전미정, 김현경, 신영학, 김석일(2009): 헌혈 문진표 개선에 관한 연구. 대한수혈학회지 20:167–176

김문정, 박규은(2011): 우리나라 헌혈자의 B형간염바이러스 표면항원 진양성 빈도. 대한수혈학회지 22:189–197

김상인, 한규섭, 박명희, 오영철, 김기홍(1990): 한국인 헌혈자에서의 C형 간염 항체 양성율. 대한수혈학회지 1:1–5

김상인, 한규섭, 조한익, 오영철, 김기홍(1991): 5일 보존 혈소판농축액의 평가. 대한수혈학회지 2:29–36

김상인, 한규섭(1991): 5일 보존 혈소판의 생체외 기능 및 수혈후 생존능. 대한수혈학회지 2:161–168

김재현, 최경영, 양진혁, 권소영, 오덕자(2015): 비침습적 혈색소 검사법 2종의 성능 평가. 대한수혈학회지 26:273–281

김현옥, 권오헌(1992): 자가헌혈자와 지정헌혈자에서의 수혈전 혈청학적 검사. 대한수혈학회지 3:137–141

박금보래, 민유선, 권석운(2009): 두 단위 적혈구 성분채집술로 효과적으로 치료된 혈색소침착증 1예. 대한수혈학회지 20:129–133

보건복지부(2013): 혈액관리법 시행령 및 시행규칙

보건복지부(2006): 생물학적제제기준 및 시험방법

서동희, 황동희(2009): 국내 헌혈자 에이엘티(ALT) 검사의 유용성 검토. 대한수혈학회지 20:159–166

손철우, 유태종, 서영익, 박윤미, 오덕자(2011): 연도별 헌혈자 HIV, HCV 핵산증폭검사 결과. 제30차 대한수혈학회 학술대회(포스터)

오덕자, 강재원, 박윤미(2011): 헌혈혈액에 대한 검사에서의 blotting 검사의 유용성 분석. 대한수혈학회지 22:1–8

오덕자, 이자영(2013): 다회헌혈자와 철결핍성 빈혈. 대한수혈학회지 24:1–12

오홍범, 조연정, 김상인, 김두성, 한규섭(1997): 분만력이 있는 여성 헌혈자군에서의 불규칙항체 양성율. 대한수혈학회지 8:39–47

오홍범, 황유성, 김두성, 김상인, 이순영, 한규섭(1997): 국내 헌혈자에서 C형 간염바이러스의 감염발생률 조사. 대한수혈학회지 8:221–229

위재호, 정의석, 서현숙(2007): 채혈환경이 혈관미주신경반응에 미치는 영향. 대한수혈학회지 18:39–48

이미경, 김현옥, 조성란, 송경순, 권오헌(1993): 성분채집혈소판 보존용 Extended Life Platelet (ELP)® Bag의 평가. 대한임상병리학회지 13:669–677

이선호, 이남용, 한규섭, 조한익, 김상인(1992): 원발성 간암환자 수술시의 지정헌혈자 혈액사용 경험. 대한수혈학회지 3:129–136

이영진, 박도심, 조지현(2007): 적십자혈액원의 혈액정보공유시스템(Blood information sharing system)을 이용한 혈액제제 신청 및 입고 효과. 대한수혈학회지 18:49–55

조현진, 이재숙, 김형한, 허광, 박규은, 조남선(2010): HCV 핵산증폭검사 비교검사의 불일치 결과에 대한 원인 조사. 대한수혈학회지 21:36–42

한규섭, 오원일, 박명희, 김의종, 김상인(1989): 한국인의 혈액형 불규칙항체에 관한 연구. 대한혈액학회지 24:145–153

한규섭, 지현숙, 김상인, 권석운, 오영철, 김기홍(1990): CPDA–1 보존 혈액의 화학적, 혈액학적 변화에 관한 연구. 대한임상병리학회지 10:187–192

한규섭, 김문정, 김현옥(1998): 국산 제2세대 혈소판보존용 혈액백의 평가. 대한수혈학회지 9:253–258

한민제, 장호은, 박경운, 송정한, 한규섭(2011): 한국인에서 정상혈색소 헌혈자의 혈청 페리틴 농도. 대한수혈학회지 22:127–133

AABB(2020): Technical manual, 20th ed. American Association of Blood Banks, Bethesda, MD

Ascherio A, Rimm EB, Giovannucci E, Willet WC, Stampfer MJ(2001): Blood donations and risk of coronary heart disease in men. Circulation 103:52–57

Avoy DR, Canuel ML, Otton BM, Mileski EB(1977): Hemoglobin screening in prospective blood donors: a comparison of methods. Transfusion 17:261–264

Bell S, Sweeting M, Ramond A, Chung R, Kaptoge S, Walker M, Bolton T, Sambrook J, Moore C, McMahon A, Fahle S, Cullen D, Mehenny S, Wood AM, Armitage J, Ouwehand WH, Miflin G, Roberts DJ, Danesh J, Angelantonio ED(2021): Comparison of four methods to measure haemoglobin concentrations in whole blood donors (COMPARE): A diagnostic accuracy study. Transfus Med 31:94–103

Cable RG, Dowd D, Sataro P, et al.(1993): A re-examination of the difference in hemoglobin (hgb) determination using fingerstick and earstick samples. Transfusion 33:12s

Cable RG(1995): Hemoglobin determination in blood donors. Transfus Med Rev 9:131–144

Coburn TJ, Miller MV, Parrill WD(1977): Unacceptable variability of hemoglobin estimation on samples obtained from ear punctures. Transfusion 17:265–268

De Korte D, Bontekoe IJ, Fitzpatrick A, Marks D, Wood B, Gravemann U, Bohonek M, Kutner JM(2021): Evaluzaion of platelet concentrates prepared from whole blood donations with collection times between 12 and 15 min: The BEST Collaborative study. Vox Sang 117:671–677

Dorsey KA, Moritz ED, Steele WR, Eder AF, Stramer SL(2013): A comparison of human immunodeficiency virus, hepatitis C virus, hepatitic B virus, and human T-lymphotropic virus marker rates for directed versus volunteer blood donations to the American Red Cross during 2005 to 2010. Transfusion 53:1250–1256

FDA(2019): Fatalities reported to FDA following blood collection and transfusion annual summary for fiscal year 2019. Silver Spring MD: CBER Office of Communication, Outreach, and Development. [available at: https://www.fda.gov/media/147628/download#:~:text=2%20During%20FY2015%20there%20were,2018%2C%20and%2044%20in%202019.]

Fung YL, Lee CK, Kwon SY, Soedarmono Y, Satake M, Alcantara R, Donkin R(2022): The contribution and potential of older blood donors in Asia Pacific regions. Transfus Med 32:71–76

Gotanda Y, Iwata A, Ohnuma H, Yoshikawa A, Mizoguchi H, Endo K, Takahashi M, Okamoto H(2007): Ongoing subclinical infection of hepatitis E virus among blood donors with an elevated alanine aminotransferase level in Japan. J Med Virol 79:734–742

Grenfell P, Nutland W, McManus S, Datta J, Soldan K, Wellings K(2011): Views and experience of men who have sex with men on the ban on blood donation: a cross sectional survey with qualitative interviews. BMJ 343:d5604

Han KS, Um TH, Park MH, Lee SH, Oh YC, Kim KH(1993): Infectious disease markers among directed and volunteer blood donors. Seoul J Med 34:315–318

Han KS, park HW, Kim YH, Yoon SS, Hyun JW(2011): Safety and efficacy of therapeutic double unit erythrocytapheresis for polycythemia vera patients. 8th International Congress of the ISFA(oral presentation)

Hanson SA, France CR(2004): Predonation water ingestion attenuates negative reactions to blood donation. Transfusion 44:924–928

Hughes S, Sheon N, Siedle-Khan B, Custer B(2015): Saving lives, maintaining safety, and science-based policy: qualitative interview findings from the Blood Donation Rules Opinion Study (Blood DROPS). Transfusion 55:2835–2841

Joseph J, Pink J, Ribeiro A, Stewart IM(1994): In vitro characteristics of 'Undercollected' units of whole blood in CP2D-A. Vox Sang 67:275–279

Kim M, Kim HS, Kaim YH, Choi JS, Yang HJ, Hwang SJ, Kim MJ, Lee JH, Choi JY, Han KS(2013): Comparison of whole blood collection and double-unit erythrocytapheresis in preoperative autologous blood donation. Transfus Apheresis Sci 49:542–547

Kim MJ, Park Q, Kim MH, Shin JW, Kim HO(2013): Comparison of the accuracy of noninvasive hemoglobin senser (NBM–200) and portable hemoglobinometer (HemoCue) with an automated hematology analyzer(LH500) in blood donor screening. Ann Lab Med 33:261–267

Kwon SY, Lim AH, Park JY, Han SH, Cho NS(2008): Seroprevalence of human T-lymphotropic virus type 1 and 2 in Korean blood donors. J Med Virol 80:1864–1867

Newman B(2001): Venipuncture nerve injuries after whole blood donation. Transfusion 41:571

Newman BH(2004): Blood donor complications after whole-blood donation. Curr Opin Hematol 11:339–345

Newman BH, Pichette S, Pichette D, Dzaka E(2003): Adverse effects in blood donors after whole blood donation: A study of 1,000 blood donors interviewed three weeks after whole blood donation. Transfusion 43:598–603

NIH(1995): Infectious disease testing for blood transfusions. NIH Consensus Statement Jan 9–11;13:1–29 [available at: https://consensus.nih.gov/1995/1995BloosTransfusionTesting099html.htm

Ross DG, Ross WB, Schreiner DE, Heaton WA(1983): Rejection of prospective blood donors due to systematic errors in hematocrit measurement. Transfusion 23:75–77

Salonen JT, Nyyssonen K, Korpela H, Tuomilehto J, Seppanen R, Salonen R(1992): High stored iron levels are associated with excess risk of myocardial infarction in eastern Finnish men. Circulation 86:803–811

Schifman RB, Rivers SL, Delduca M(1985): Predonation hematocrit measurement by whole blood electrical conductivity assay. Transfusion 25:251–253

Sullivan JL (1981): Iron and the sex difference in heart disease risk. Lancet 1:1293–1294

Vuk T, Magnussen K, de Kort W, Follea G, Liumbruno G, Schennach H, Vandewalle G, Compernolle V, Masharova N, Karakatsiani G, Argyrou I, Rehacek V, Khanirzajeva G, Castren J, Danic B, Djoudi R, Woimant G, Mueller MM, Politis C, Vaglio S, Daugavvanaga A, Vilutyte E, Faber JC, Borg-Aquilina D, Burg PVD, Bokhorst A, Poglod R, Antoniewicz-Papis J, Muon M, Burta OL, Rosochova J, Mali P, Vesga MA, Schneider K, Norda R, Anderson N(2017): International forum: an investigation of iron status in blood donors. Blood Transfus 15:20–41

Wadge G, Zhang J, Seal J, Cooper ES, Alquist CR(2021): Directed donation: special considerations and review for contemporary clinical practices. Ochsner J 21:281–286

WHO(2010): WHO guidelines on drawing blood: best practices in phlebotomy

WHO(1995) : Screening donated blood for transfusion-transmissible infections

Wiersum-Osselton JC, Poilitis C, Richardson C, Goto N, Grouzi E, Marano G, Land KJ(2021): Complications of blood donation reported to haemovigilance systems: analysis of eleven years of international surveillance. Vox Sang 116:628–636

Wood RJ(2004): The iron-heart disease connection: is it dead or just hiding? Ageing Res Rev 3:355–367

Zalpuri S, Romeijin B, Allara E, Goldman M, Kamel H, Gorlin J, Vassallo R, Gregoire Y, Goto N, Flanagan P, Speedy J, Buser A, Kutner JM, Magnussen K, Castren J, Culler L, Sussmann H, Prinsze FJ, Belanger K, Compernolle V, Tiberghien P, Cardenas JM, Gandhi MJ, West KA, Lee CK, James S, Wells D, Sutor LJ, Wendel S, Coleman M, Seltsam A, Roden K, Steele WR, Bohonek M, Alcantara R, Angelantonio ED, van den Hurk K(2020): Variations in hemoglobin measurement and eligibility criteria across blood donation services are associated with differing low-hemoglobin deferral rates: a BEST Collaborative study. Transfusion 60:544–552

혈액제제 및 수혈요법

Blood Component Therapy

1 성분수혈요법(Blood Component Therapy)

성분수혈요법은 전혈수혈에 대조되는 개념으로 환자에게 필요한 혈액성분만을 수혈하는 것을 의미한다. 성분수혈을 하면 혈액자원의 낭비를 줄일 수 있을 뿐 아니라 특정 혈액성분이 다량으로 요구되는 환자에게 적절한 성분을 충분히 제공할 수 있게 되며 헌혈 혈액 한 단위로 여러 명의 환자에게 혜택을 줄 수 있다. 또한 수혈관련급성폐손상 등 불필요한 혈장수혈에 의한 수혈반응도 예방할 수 있다(Lane TA 등, 1996). 우리나라의 성분수혈률은 1982년 4%로 출발하여 1988년 50%, 1992년 92%, 1997년 98%, 2003년 99.4%로 증가하여 혈액성분제제의 사용이 정착되었다.

2 전혈(Whole Blood)

1) 특징(Characteristics)

우리나라의 전혈 1단위에는 400 mL의 혈액과 56 mL의 항응고보존제가 들어있거나 320 mL의 혈액과 45 mL의 항응고보존제가 들어있으며, 적혈구용적률(hematocrit)은 35~40%이다. 항응고보존제는 acid citrate dextrose-B (ACD-B)를 사용하였으나, 1991년 3월부터 citrate phosphate dextrose adenine−1 (CPDA−1)을 사용하고 있다. 항응고보존제로 citrate phosphate dextrose를 사용하게 되면 ACD에 비하여 적혈구 2,3−diphosphoglycerate (2,3−DPG)의 농도와 pH가 적절하게 유지된다. 적혈구 2,3−DPG는 적혈구가 조직에서 산소를 해리하는 데 관여하며, 2,3−DPG의 농도가 낮으면 산화혈색소의 산소해리곡선을 좌방으로 이동시켜 조직 내로의 산소 해리가 저하된다. CPDA−1에는 적혈구의 adenosine triphosphate (ATP) 농도를 유지하는 데 필요한 adenine이 첨가되어 있어 적혈구제제의 보존이 35일까지 가능하게 되었다(이성희 등, 1993). 전혈은 1~6°C에 저장해야 하며 보존기간은 채혈일로부터 35일이다.

2) 적응증(Indication)

전혈은 성분수혈요법이 정착된 이후에는 거의 사용하지 않고 있다. 전혈은 산소운반능과 혈액량확장이 동시에 요구될 때 사용하며, 급성출혈 환자와 지속된 출혈에 의하여 총 혈액량의 25% 이상의 출혈이 있어 출혈쇼크의 우려가 있는 환자의 치료가 우선적인 적응증이 된다. 출혈 환자의 치료를 위해 전혈을 사용할 경우 적어도 적혈구, 혈장, 혈소판성분을 1:1:1로 포함하는 성분수혈요법으로 기대할 수 있는 만큼의 결과를 기대할 수 있다(Cap AP 등, 2018). 태아신생아용혈질환(HDFN)의 치료를 위한 교환수혈(exchange transfusion)에는 채혈 후 저장기간이 7일 이내인 전혈을 사용한다. 합성혈액(reconstituted whole blood)은 혈소판 또는 동결침전제제를 제거한 혈장을 농축적혈구에 무균적으로 혼합하여 제조하며, 교환수혈 시 전혈에 비해 면역학적으로 더 안전하고 효과적이다(Sharma D 등, 2013). 이외에도 합성혈액은 제거한 혈소판이나 동결침전제제를 다른 환자에게 이용할 수 있다는 점, 혈액 내에 백혈구 및 혈소판 등이 제거되어 있어 발열반응 등의 수혈반응이나 동종면역형성이 감소된다는 점, 농축적혈구에 비하여 적혈구용적률이 낮아 대량수혈이나 수술 중 수혈 시 수혈이 용이하고 적혈구의 공급과 동시에 용량도 보충(volume replacement)된다는 점 등의 장점을 가진다.

3) 투여 방법 및 적정 투여량(Administration)

성인의 경우 전혈 1단위를 수혈하면 혈색소가 약 1 g/dL 증가하고 적혈구용적률은 3~4% 정도 증가한다. 소아의 경우 혈색소를 1 g/dL 증가시키기 위해서는 3 mL/kg의 농축적혈구 수혈이 필요하다. 전혈은 반드시 표준혈액필터가 있는 수혈세트를 사용해야 하고 수혈 속도는 환자의 임상적 상태에 따라 조절하되 1단위를 주는데 4시간을 초과하지 않도록 해야 한다.

4) 유의사항(Consideration)

산소운반능 및 혈액량보충이 동시에 요구되지 않는 환자에게 전혈을 수혈하면 혈액량 과부하(volume overload)를 초래할 수 있다. 24시간 이상 저장된 전혈에는 생존 가능한 혈소판과 백혈구가 거의 없고 제V 및 제VIII응고인자의 농도도 저하되어 있다. 따라서, 혈소판의 공급을 위해서는 충분한 양의 농축혈소판을, 불안정 혈액응고인자의 보충을 위해서는 신선동결혈장을 사용하여야 하며, 전혈로 이들을 보충하려 하는 것은 무의미하다. 다만, 안정 혈액응고인자는 저장전혈 내에도 잘 보존되어 있으며 합성혈액도 저장혈액과 비슷한 정도의 안정 혈액응고인자를 가지고 있다.

적혈구의 보충만을 필요로 하는 만성 빈혈환자에게 전혈을 주어서는 안 되며, 이 경우에는 농축적혈구를 주어야 한다. 수혈 시에는 항상 용혈수혈반응의 위험성이 뒤따르며 간염, 후천면역결핍증 및 거대세포바이러스 감염증 같은 바이러스성 질환의 감염과 알레르기 또는 발열성비용혈수혈반응 등이 초래될 수 있음을 유념해야 한다.

3 농축적혈구(Red Blood Cells, RBCs)

1) 특징(Characteristics)

농축적혈구는 전혈에서 혈장을 제거하여 만드는데 용량은 400 mL 헌혈의 경우 250 mL, 320 mL 헌혈의 경우 190 mL이며 적혈구용적률은 70% 정도이다. AABB는 적혈구용적률이 80%를 넘지 않도록 정하고 있다. 저장된 농축적혈구에는 혈소판이나 백혈구가 함유되어 있지만 이들의 기능은 소실된 상태이다. 농축적혈구와 전혈은 동량의 적혈구를 함유하므로 동등한 산소운반능력을 가지고 있다.

농축적혈구는 1~6°C에 저장하며 보존기간은 전혈과 같은 35일이다. 적혈구를 35일까지 보존할 수는 있지만 2주 이상 보존된 혈액을 사용하면 부작용이 증가하여 임상경과가 나빠진다는 주장이 드물지 않게 제기되고 있다(Koch CG 등, 2008). 이후 다양한 환자군에서 적혈구제제의 보존기간이 임상경과에 미치는 영향에 대하여 ARIPI (극소 저체중 출생아, 5.1일 vs. 14.6일), ABLE (성인 중환자, 6.1일 vs. 22.0일), TRANSFUSE (성인 중환자, 11.8일 vs. 22.4일), RECESS (심장 수술 환자, 7일 vs. 28일), TOTAL (소아 중증 빈혈, 1~10일 vs. 25~35일), INFORM (성인 입원 환자, 13.0일 vs. 23.6일)등 무작위대조연구들이 수행되었으며, 임상경과에서 유의미한 차이는 발견되지 않았다. 보존 중 적혈구 아산화질소(nitrous oxide)가 감소하는데 아산화질소는 혈관 확장을 유도하여 혈액이 말초까지 도달할 수 있도록 하며 산소 유리를 촉진시키므로 보존 적혈구는 이러한 기능이 감소되어 수혈효과가 떨어진다는 근거하에 보존된 적혈구에 아산화질소를 다시 첨가하여 수혈하였더니 동물에서 말초조직의 산소 농도가 현저히 증가되었다는 흥미로운 보고도 있다(Reynolds JD 등, 2013). 간혹 육안 관찰상 농축적혈구에 흰색 침전물(white particulate matter)이 보이는 경우가 있다. 이 침전물은 백혈구, 혈소판, 세포찌꺼기 및 섬유소로 구성되어 있는데 1960년대부터 이런 침전물이 관찰된다는 보고는 있어 왔으며 이 침전물은 혈액 보존 기간이 길수록 자주 발견되고 농축적혈구 제조 시 원심침전을 강하게 하는 경우(heavy spin) 더 많이 발견된다. 이 침전물들은 170~260 μm 표준필터로 대개 걸러지며 백혈구제거필터를 사용하는 경우에는 완벽하게 제거된다. 이 침전물이 있는 혈액을 수혈하여 어떤 수혈반응이 증가하거나 새로이 나타났다는 증거가 없으므로 한때 침전물에 대한 육안관찰을 철저히 하도록 권유하였던 FDA도 현재는 그 지침을 철회한 상태이다(Moroff G, 2004). 혈액성분채집기를 이용하여 건장한 헌혈자에서 1회에 2단위의 농축적혈구를 채집하는 술식이 도입되었는데 시행상 큰 문제점은 없으나 우리나라에서는 희귀혈액 등 제한적인 경우에만 보험급여가 인정되어 일상적인 헌혈에는 이용되지 못하고 자가수혈이나 다혈증 치료 등 특수한 경우에만 이용이 되고 있다(이종한 등, 2008; Han KS 등, 2011; Kim M 등, 2013).

2) 적응증(Indication)

농축적혈구는 산소 운반능과 적혈구의 보충이 요구되는 정상혈액량을 가진 빈혈환자의 치료에 이용된다. 적혈구 수혈여부는 실혈량이나 혈색소 수치 등의 단일 기준만으로 결정할 수 없으며, 환자 개개인의 임상적 상태를 평가하고, 예측되는 출혈량 및 혈관 내 용적의 보충 등을 고려해야 한다. 산소운반능과 혈액량확장이 동시에 요구되는 경우에는 농축적혈구와 함께 생리식염수 등 결정질액(crystalloid)을 함께 투여함으로써 전혈수혈을 대체할 수 있다. 일반적인 수술 시 전에 건강했던 환자의 경우 전 혈액량의 15% 미만의 실혈에 대해서는 농축적혈구 수혈이 대부분 불필요하며 30% 이상의 출혈에 대해서는 농축적혈구 수혈과 함께 결정질액이나 교질액(colloid)을 이용한 빠른 수액보충이 필요하다.

적혈구 수혈 결정을 혈색소 수치에만 의존해서는 안 된다. 임상 증상과 문진 소견, 그 외의 객관적 전신/주요장기의 산소 공급 적정성 지표(혈압, 심박수, 산소포화도, 심전도, 심초음파, 소변량, 국소 뇌산소포화도, 동맥혈가스분석, 혼합산소포화도 등)를 확인한 후 적혈구 수혈 여부를 결정해야 한다. 그럼에도 불구하고 임상에서 수혈을 결정할 때 가장 많이, 그리고 쉽게 사용할 수 있는 기준 중 하나는 혈색소 수치이다. 혈색소 수치를 기준으로 한 수혈 전략은 크게 자율적 수혈 전략(liberal transfusion strategy)과 제한적 수혈 전략(restrictive transfusion strategy)으로 구분한다. 약간의 차이는 있지만 자율적 수혈 전략은 혈색소 10 g/dL, 제한적 수혈 전략은 혈색소 7~8 g/dL를 기준으로 적혈구 수혈 여부를 결정한다. 양 수혈 전략들을 비교한 31개의 무작위연구들에 대한 메타분석 및 임상시험순차분석을 통해 제한적 수혈 전략은 다양한 임상상황에서 사망률, 전체 이환률, 심근 경색 등의 차이 없이 수혈되는 혈액제제의 양 및 수혈받는 환자의 수를 감소시킬 수 있었기 때문에, 제한적 수혈 전략은 대부분의 임상상황에서 안전하게 적용 가능한 전략이며, 자율적 수혈 전략에 비해 임상적 이익의 차이 없이 수혈로 인한 위험을 줄일 수 있음을 확인하였다(Holst LB 등, 2015). 이후의 연구들을 포함하여 분석하였을 때에도 제한적 수혈 전략은 적혈구 수혈을 받는 사람의 비율을 41% 감소시킬 수 있었으며, 30일 사망률, 그 외 시점에서의 사망률, 심장 질환, 심근경색, 뇌졸중, 폐렴, 혈전색전증, 감염 등의 이환률에는 영향이 없어, 대부분의 환자에서 적혈구 수혈의 기준을 혈색소 7~8 g/dL로 적용하는 것이 가능하다. 그러나, 심근경색, 만성심혈관질환, 신경학적 손상 또는 외상에 의한 뇌 손상, 뇌졸중, 혈소판감소증, 만성 골수 부전을 포함한 암이나 혈액종양 환자에 대한 연구 결과는 충분하지 않으며, 환자에 따라서는 더 높은 혈색소 수치를 유지하는 것이 효과적일 수 있기 때문에 수혈 전략을 결정할 때 이러한 부분에 대한 고려도 필요하다(Carson JL 등, 2021). 일반적으로 혈색소가 10 g/dL 이상이면 통상적으로 적혈구 수혈이 불필요하고 7 g/dL 이하이면 대개 적혈구 수혈을 필요로 하며 7~10 g/dL인 경우에는 임상적 판단에 따라 수혈한다. 만성빈혈환자는 기저질환의 치료를 병행하는 것이 원칙이며, 투여 약제의 효과가 나타나기 전까지 또는 증상의 완화와 허혈의 위험성을 최소화하기 위한 경우에는 적혈구제제를 수혈한다.

아래와 같은 상황에서는 혈관 내 용적의 결핍 시 위험을 초래할 수 있으므로 상기한 기준에 부합되지 않더라도 임상적 판단에 따라 적혈구 수혈을 시행할 수 있다.

(1) 심혈관계 질환: 심근허혈의 위험이 있는 환자, 관상동맥질환, 심장판막질환, 울혈성 심부전 등

(2) 뇌혈관계 질환: 뇌허혈의 위험이 있는 환자, 일과성 허혈 발작(transient ischemic attack), 혈전성 뇌졸중의 과거력이 있는 환자 등

(3) 말초혈관 질환

(4) 중증 폐질환

(5) 65세 이상 고령자나 6개월 이하의 영유아

(6) 과다출혈이 계속되는 부상자, 수술환자, 임산부 등과 같이 의사가 필요하다고 판단하는 경우

3) 투여 방법 및 적정 투여량(Administration)

농축적혈구는 반드시 표준혈액필터가 있는 수혈세트를 통해 수혈해야 한다. 농축적혈구는 적혈구용적률이 높기 때문에 점도가 증가되어 있어 혈류장애를 초래할 수 있다. 점도를 감소시켜 수혈속도를 빠르게 하기 위해서는 50~150 mL의 생리식염수에 희석할 수 있으며 경우에 따라 알부민 또는 ABO 동형의 혈장과 혼합하여 수혈할 수도 있다(임성술 등, 1991). 이밖에 다른 용액 또는 약제를 농축적혈구와 혼합해서는 안 된다.

4) 유의사항(Consideration)

농축적혈구의 수혈은 용혈수혈반응, 감염증, 철의 과잉부하, 수혈관련이식편대숙주병 등의 수혈반응이 초래될 수 있으며, 과량의 수혈로 인한 혈액량과다증도 일으킬 수 있다.

4 혈소판제제(Platelets)

1) 특징(Characteristics)

(1) 농축혈소판(Platelet Concentrates; Random Donor Platelets)

2020년 대한적십자사혈액원의 혈액제제별 품질관리 자료에 따르면, 400 mL 헌혈혈액으로 제조한 농축혈소판에는 혈장 약 50 mL 속에 평균 7.1×10^{10}개의 혈소판이, 320 mL 헌혈혈액으로 제조한 농축혈소판에는 혈장 약 40 mL 속에 6.2×10^{10}개의 혈소판이 포함되어 있다. 2021년 대한적십자혈액원에서 공급된 농축혈소판 159만 단위 중 약 2/3가 400 mL 헌혈혈액으로 제조한 농축혈소판, 약 1/3이 320 mL 헌혈혈액으로 제조한 농축혈소판이었다. 농축혈소판은 20~24℃에서 지속적으로 천천히 혼합시키면서 48시간 동안 보존, 사용하여 왔으나 1991년부터는 산소 및 이산화탄소의 투과성을 높인 혈소판보존용 혈액백을 사용하여 5일간 보존하고 있다(김상인 등, 1991; 한규섭 등, 1998).

운송 중에는 혈소판 혼합이 불가능한데, AABB에서는 최대 혼합 정지 시간을 30시간으로 권장하고 있다. 혈소판 교반장치는 수직상태에서 회전운동을 하는 수직형(circular type)과 수평상태에서 전후 혹은 좌우로 움직이는 수평형(flatbed type), 그리고 타원운동을 하는 타원형(elliptical type)으로 구분하는데 최근에는 수평형 교반장치가 더 널리 사용되고 있다(그림 8-1). 혈소판 교반장치의 내부는 20~24℃를 유지해야 한다. 보존된 농축혈소판을 천천히 기울여봐서 혈소판들의 소용돌이(swirling)가 관찰되면 보존이 잘 되었고 수혈 후 생존율도 좋을 것으로 추정할 수 있으므로 혈소판 불출 전에 이러한 확인 절차를 습관화하는 것이 좋다(Bertolini F 등, 1996).

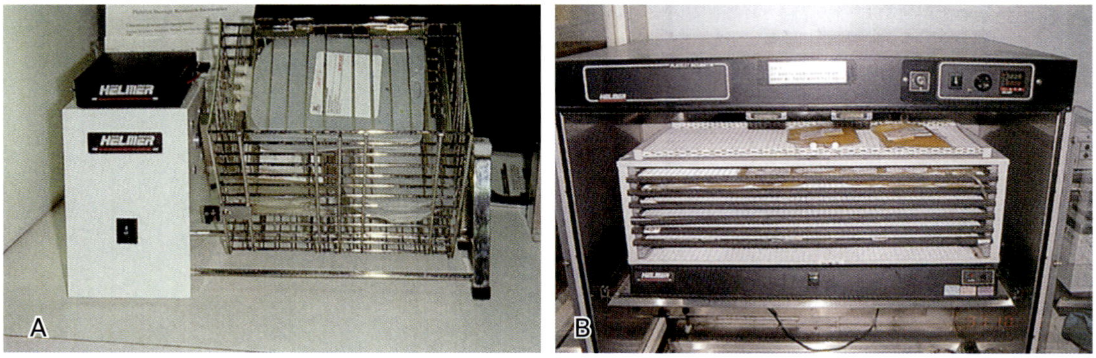

그림 8-1. **혈소판 교반장치(Platelet agitator).** 수직형(circular type; 좌)과 수평형(flatbed type; 우)

(2) 성분채혈혈소판(Apheresis Platelets; Single Donor Platelets)

성분채혈혈소판은 혈소판성분채집술(plateletpheresis)을 사용하여 한 명의 헌혈자로부터 많은 양의 혈소판을 얻는 방식으로서 혈소판성분채집에는 1시간~1시간30분 정도 소요되며 이로부터 얻어진 성분채혈혈소판에는 평균 3.0×10^{11}개 이상의 혈소판이 포함되어 있다. 이것은 농축혈소판 약 6단위에 해당하는 양이며 용량은 250 mL 정도이다. 성분채혈혈소판에 포함된 백혈구와 적혈구수는 채집방법에 따라 차이가 난다(권오헌 등, 1986; 남정현 등, 1990; 신보문 등, 1987; 이진숙 등, 1990; 정화령 등, 1989; 황유성, 1990).

우리나라의 혈소판성분채집술은 1980년 혈액성분채집기(cell separator)가 도입되어 시작되었는데 1981년 총 93건이 시행되었고 1985년 1,752건, 1990년 8,876건, 1995년 14,851건, 1997년 24,706건, 2004년 67,467건, 2012년 138,740건으로 기하급수적인 증가를 보이고 있으며(한규섭, 2013), 2021년 대한적십자사혈액원에서 혈소판성분헌혈은 21,734건, 혈소판혈장성분헌혈은 240,949건이 시행되었다. 성분채혈혈소판에는 혈장이 250 mL 정도 포함되므로 백혈구나 HLA 항체가 있을 경우 수혈관련급성폐손상을 유발할 수 있다. 그래서 우리나라에서는 2009년 7월부터 가급적 남성 헌혈자로부터만 성분채혈혈소판을 채집하고 있고, 2021년 여성이 차지하는 비율은 4.5% 정도이다. 2012년 12월부터는 비용효과적인 측면에서 1회에 혈소판과 혈장을 동시에 채집하는 혈소판혈장성분헌혈이 국내에 도입되었으며 일부 유럽 국가에서는 1회에 2배, 3배의 성분채혈혈소판을 채혈하기도 한다. 수혈된 혈소판수로 산정할 때 2021년 대한적십자혈액원에서 공급된 혈소판의 46% 정도가 성분채혈혈소판이며, 미국은 수혈되는 혈소판의 60%가, 일본은 모든 혈소판이 성분채혈혈소판으로 공급되고 있다.

최근 사용되는 대부분의 혈소판성분채집기는 이미 백혈구가 제거되어 제조되며, 2020년 대한적십자사혈액원의 혈액제제별 품질관리 자료에 따르면 평균 0.03×10^{6}개의 백혈구가 포함되어 있다. AABB는 백혈구여과제거 성분채혈혈소판은 95% 이상에서 잔여 백혈구수가 5×10^{6}개 이하로 정하고 있다.

2) 적응증(Indication)

최근 혈소판의 사용량이 급격히 증가되고 있는데 이는 혈액종양 환자들에 대하여 보다 적극적인 치료가 이루지고 있기 때문이다. 혈소판 수혈은 혈소판감소증이나 혈소판 기능장애를 가진 환자들의 출혈을 치료하거나 예방하기 위해 시행된다. 일단 혈소판 수혈이 필요하게 된 환자들은 대개 장기간에 걸쳐 상당량의 혈소판을 수혈받게 된다. 혈소판 수혈을 결정하기 전에 혈소판감소증의 원인을 밝히는 것이 중요하다. 일반적인 혈소판 수혈의 적응증은 표 8-1과 같다.

표 8-1. 혈소판제제 수혈의 일반적인 적응증

1. 혈소판제제 수혈의 일반적인 원칙
- 1) 출혈이 없는 안정상태: 혈소판수를 10,000 ~ 20,000/μL 이상으로 유지
- 2) 출혈은 없으나 불안정상태: 혈소판수를 20,000 ~ 50,000/μL 이상으로 유지
- 3) 활동성 출혈이 있거나 침습적 처치 시행: 혈소판수를 50,000 ~ 100,000/μL 이상으로 유지
- 4) 혈소판 기능에 이상이 있는 경우

2. 혈소판수와는 별도로 혈소판제제 수혈을 고려할 필요가 있는 임상상황
- 1) 혈소판수의 지속적인 감소가 예상되는 경우
- 2) 혈소판수나 기능에 이상이 초래되는 상황
  (발열, 백혈구증가증, 패혈증, 응고계 이상, 항암치료, 약물 등)
- 3) 응급검사가 신속히 시행되기 어려운 경우
- 4) 태아나 신생아 수혈
- 5) 혈소판 수혈에도 불구하고 출혈이 지속되는 경우
- 6) 지속적이고 집중적인 추적관찰이 어려운 외래환자
- 7) 그외 임상적으로 혈소판제제 수혈이 필요하다고 판단하는 경우

3) 투여 방법 및 적정 투여량(Administration)

농축혈소판 1 단위를 수혈할 때 예상되는 혈소판수의 증가량은 70 kg 성인의 경우 5,000~10,000/μL 정도 된다. 혈소판 수혈 직후의 예측 혈소판 증가수(/μL)는 다음과 같다.

$$\text{예측 혈소판 증가수}(/\mu L) = \frac{\text{수혈된 혈소판수}}{\text{순환혈액량}(mL) \times 1000} \times \frac{2}{3}$$

치료적인 목적의 수혈 시 성인에서의 1회 표준 수혈량은 성분채혈혈소판 1단위 또는 농축혈소판 6~8단위이다. 신생아 및 소아에서는 흔히 5~10 mL/kg 또는 10 kg당 농축혈소판 1단위를 수혈한다. 혈소판은 반드시 표준혈액필터가 있는 수혈세트를 사용하여 수혈한다. 농축혈소판은 각각 또는 혼합(pooling)하여 수혈할 수 있으며 혼합 후에는 6시간 이내에 수혈하여야 한다. 장기이식을 받는 환자, 자궁내 수혈을 받는 태아, 선천면역결핍증, 면역억제제를 투여받는 환자, 친족의 혈소판을 수혈받는 환자들은 수혈관련이식편대숙주병(transfusion-associated graft-versus-host disease)이 생길 수 있으므로 방사선조사 혈소판제제를 수혈해야 한다(Anderson KC 등, 1991).

혈소판 수혈 후 적절하게 혈소판수가 증가하지 않는 양상이 지속될 경우(2회 이상의 혈소판 수혈)를

혈소판수혈불응증(platelet refractoriness)이라고 한다. 혈소판수혈불응증의 원인은 크게 비면역적인 원인(>80%)과 면역적인 원인(<20%)으로 나눌 수 있으며, 혈소판수혈불응증의 원인은 아래 표 8-2와 같다(Youk H 등, 2021).

표 8-2. **혈소판수혈불응증의 원인**

비면역적인 원인	면역적인 원인
가속화된 혈소판 소모(MAHA, DIC)	HLA class I에 대한 항체(80~90%)
활동성 출혈	HPA에 대한 항체(10~20%)
약물	ABO 부적합 혈소판수혈
이식편대숙주병	약물(혈소판 당단백질 복합체)에 대한 항체
비장격리(splenic sequestration)	자가면역질환
혈소판제제 품질 저하	

DIC, disseminated intravascular coagulopathy; HLA, human leukocyte antigen; HPA, human platelet antigen; MAHA, microangiopathic hemolytic anemia

혈소판 수혈의 효과를 판단하는 지표로 흔히 교정 혈소판수 증가(corrected count increment, CCI)를 다음의 공식을 이용하여 계산하여 확인한다.

$$\text{교정증가수}(/\mu L/m^2) = \frac{\{\text{수혈 후 혈소판수}(/\mu L) - \text{수혈 전 혈소판수}(/\mu L)\} \times \text{체표면적}(m^2)}{\text{수혈된 혈소판수}(10^{11})}$$

실제로 수혈, 임신, 장기이식 등에 의해 동종면역이 생긴 환자는 혈소판 수혈 1시간 후 측정한 혈소판수가 증가를 보이지 않는 경우가 종종 있으며, 혈소판 수혈 1시간 후의 CCI가 2번 이상 연속으로 5,000~7,500 미만이면, 혈소판 동종면역에 의한 혈소판수혈불응증을 의심할 수 있다. 이런 경우에는 HLA-적합 성분채혈혈소판(single-donor HLA-matched platelets) 수혈이 고려되어야 한다. 구미나 일본에서는 HLA 동종면역에 의한 혈소판수혈불응증으로 확인이 되면 혈액원에서 HLA-적합 성분채혈혈소판을 찾아 공급해주고 있으며, 일본의 경우 2003년에 15,000 단위의 HLA-적합 성분채혈혈소판이 적십자혈액원으로부터 병원에 공급되었다.

우리나라의 경우, 500명의 병원 직원들에 대해 HLA 검사를 시행한 후 필요한 환자에게 HLA-적합 혈소판을 공급하고 있는 국내 한 병원의 보고에 의하면 혈소판수혈불응증 환자에게 78회의 HLA-적합 성분채혈혈소판 수혈이 이루어졌는데 59회(76%)에서 수혈 후 1시간 CCI가 7,500 이상으로 매우 효과적인 것으로 나타났다(박형두 등, 2004). HLA-적합 혈소판의 사용이 불가능한 상황에서 HLA 교차시험만으로 혈소판을 선택하여 수혈한 결과 NIH법과 AHG법 모두에서 적합한 결과를 보인 혈소판의 CCI가 1시간에 12,893, 24시간에 8,292로 일반 혈소판 수혈보다 현저히 높게 나타났다는 보고가 있다(현정원 등, 2009). 국내 4개 대학병원을 대상으로 조사한 결과 혈소판을 수혈받는 환자의 12.4%에서 혈소판수혈불응증이 있었고 그 중 10.4%에서는 실제로 HLA 항체나 항혈소판 항체가 존재하는 것으로 나타났다(서동희, 2010). 이러한 연구들을 바탕으로, 대한적십자사에서는 2013년 12월부터 보건복지부 승인하에 HLA-적합혈소판 헌혈자 관리체계 구축 연구를 진행하여 적합혈소판 헌혈자 등록제를 시작하였으며, 2019년까지 4,080명의 등록헌혈자를 모집하여 적합혈소판 헌혈자 데이터베이스를 확대하였다. 이렇게 구축한 등록체계를 기반으로 2014년부터 의료기관의 요청에 대해 적합혈소판 공급을 시작하였다. 2014년 2건 10단위, 2015년 17건 143단위, 2016년 39건 372단위, 2017년 40건 319단위, 2018년 64건 326단위를 공급하였고, 2019년에는 총 541단위의 HLA-적합혈소판을 공급하여, HLA-적합혈소판의 요청 및 공급은 지속적으로 증가하고 있다(김영빈 등, 2021).

4) 유의사항(Consideration)

일반혈액검사 시 사용되는 EDTA 항응고제에 의해 위혈소판감소증(pseudo-thrombocytopenia)이 초래될 수 있다. 이 경우 말초혈액도말표본으로 혈소판 수를 확인하지 않으면 골수천자(bone marrow aspiration) 등의 불필요한 술식이나 혈소판 수혈이 부적절하게 시행될 수 있다(윤영호 등, 1986). 혈소판 수혈반응으로 오한, 발열 및 알레르기 반응이 일어날 수 있으며, 발열 시에 아스피린이 함유된 해열제를 쓰면 안 된다. 아스피린은 생체 내에서 혈소판의 분비반응에 장애를 주어 혈소판 기능을 억제시키기 때문이다. 자주 혈소판수혈을 받을 경우 농축혈소판에 포함된 백혈구에 의해 동종면역이 생겨 HLA-적합혈소판을 수혈해야 하는 상태에 이르게 된다. 국내에서도 다회 수혈자의 67%에서 동종면역이 형성되며 동종면역 현상의 빈도가 소아보다는 성인에서, 백혈병 환자보다는 재생불량빈혈 환자에서 높음이 보고된 바 있다(한규섭 등, 1991). 최근에는 백혈구제거혈소판(leukocyte-reduced platelets)을 수혈함으로써 혈소판수혈에 대한 불응증(refractoriness)을 감소시킬 수 있게 되었다. 백혈구제거혈소판은 여과법을 이용하여 제조할 수 있는데 국내에서도 여과법을 이용하여 97%의 백혈구제거율과 88%의 혈소판회수율이 보고된 바 있다(한규섭 등, 1990). 최근에는 병실에서 직접 연결하여 사용할 수 있는 병실용 백혈구제거용 필터가 소개되어 널리 사용되고 있는데 역시 99.9% 이상의 백혈구제거율을 보인다(이영준 등, 1994). 2009년 1년간 국내에서 수혈된 혈소판 중 49.9%가 백혈구제거 혈소판이었다.

혈소판은 Rh항원을 표현하지 않으나, 혈소판제제에는 적혈구가 소량 포함되어 있다. 혈소판제제 내 소량의 적혈구도 동종면역에 의해 수혈받은 환자에게서 anti-D를 생성시킬 수 있다. 그러나, 성분채혈혈소판제제는 수 μL 정도의 적은 양의 적혈구를 포함하며, 혈소판제제의 수혈은 면역약화된(immunocompromised) 환자에서 시행되는 경우가 많으므로, RhD양성 혈소판제제 수혈에 의한 동종면역 발생률은 매우 낮다. 그러나, 가임기 여성 등 동종면역의 위험성이 크다고 판단되는 경우에서 RhD음성 환자에게 RhD양성 혈소판제제의 수혈이 불가피한 경우에는 Rh 면역글로불린을 사용하여 동종면역을 예방할 수 있다. Rh 면역글로불린은 수혈 후 72시간 이내 투여해야 한다. Rh 면역글로불린 20 μg이 RhD양성 적혈구 1 mL를 중화할 수 있으며, 농축혈소판제제는 0.5 mL정도의 적혈구가 존재하므로, Rh 면역글로불린 300 μg으로 30단위의 농축혈소판제제를 중화할 수 있다. 그러므로, Rh 면역글로불린을 투여한 후 30단위 이상의 농축혈소판제제가 수혈되면 다시 Rh 면역글로불린을 투여한다. Rh 면역글로불린의 반감기가 21일이므로 총 30단위 이내의 농축혈소판제제가 수혈되더라도 처음 Rh 면역글로불린을 투여한 후 21일이 지나면 다시 Rh 면역글로불린을 주사하는 것이 안전하다(Davey 등, 1991). 수혈받은 환자에게서 동종면역 예방 효과를 확인하기 위해서는 Rh 면역글로불린 투여의 영향을 최소화하기 위해 적어도 8개월 이상 경과한 이후 혈청학적 검사를 통해 anti-D 항체 생성 여부를 확인해야 한다. 그러나, Rh 면역글로불린 투여 없이 RhD 양성 혈소판을 수혈받은 RhD 음성 환자 341명 중 12명(3.8%)에서만 anti-D 항체가 형성되어 남자나 가임연령이 아닌 여성에게는 Rh면역글로불린 투여가 꼭 필요하지 않다는 흥미로운 주장도 있다(Cid J 등, 2011).

혈소판은 ABH항원을 표현하므로 수혈된 ABO 불일치 혈소판이 환자의 anti-A 또는 anti-B에 의해 생존기간이 짧아지거나, 반대로 혈소판제제 내 혈장의 anti-A 또는 anti-B가 환자에게 수혈되어 직접항글로불린검사에서 양성반응이 나올 수 있고 매우 드물지만 용혈수혈반응을 일으킬 수 있다. 용혈현상은 O형 헌혈자로부터 얻은 혈소판을 수혈할 경우 더 잘 나타나므로 O형 혈소판을 A형이나 B형 환자에게 수혈할 경우에는 헌혈 혈장의 anti-A 또는 anti-B의 역가를 측정하여 이들의 역가가 유난히 높지 않은지 확인할 필요가 있다. 또한 용혈은 혈액량이 적은 소아에서 더 잘 나타날 수 있으므로 주의해야 한다. 혈소판제제 수혈 시 ABO 일치는 사망률, 출혈, 수혈반응발생률을 유의하게 개선하지는 못하였으며, 수혈 후 혈소판수 증가량에만 유의미한 영향을 준다는 선행연구들도 있다. 그러므로 적혈구제제 수혈에 비하면 혈소판제제 수혈에서 ABO 일치는 반드시 요구되는 사항은 아니지만, 가능하다면 환자의 ABO형과 동일한 혈액형인 혈소판제제를 선택하는 것이 좋다. 야간혈색뇨(paroxysmal nocturnal hemoglobinuria) 환자들에게는 특히 ABO혈액형이 동일한 혈소판을 수혈해야 하며 이는 혈소판제제 내 ABO동종항체가 환자의 적혈구와 결합하면서 보체가 활성화되는 것을 예방하기 위해서이다. 대량의 ABO 부적합 혈소판 수혈이 불가피할 경우에는 농축혈소판을 더 농축시켜 혈장을 제거하고 사용할 수 있다.

혈소판을 너무 급히 주입하면 순환량과다와 증가된 혈액량에 기인한 다른 합병증이 유발될 수 있다. 혈소판 수혈은 혈소판이 병실에 도착하는 즉시 시작하여야 하며 30분 이내에 수혈을 마치는 것이 좋다.

흔히 농축혈소판 6단위 정도를 미리 혈액은행에서 한 개의 백에 혼합(pooling)하여 병실로 불출하는 경우가 있으며 백혈구제거용 필터를 사용하여 백혈구를 제거하는 경우도 있다. 이러한 조작들은 개방계(open system)에서 이루어지므로 조작 후 가능한한 빨리 수혈해야 하며 늦어도 6시간을 초과해서는 안 된다. 상기한 조작 시 무균연결장치(sterile connection device)를 사용한 경우에는 폐쇄계(closed system)로 간주되므로 원래의 유효기간까지 사용이 가능하다.

5 신선동결혈장(Fresh Frozen Plasma, FFP)

국내외를 막론하고 신선동결혈장이 과용되고 있다는 보고가 많은데 이러한 현상은 임상의들이 신선동결혈장의 효과 및 적응에 대해 정확한 지식을 가지지 못한 때문으로 밝혀졌다(한상순 등, 1987; Snyder AL 등, 1986). 수혈가이드라인을 검사정보시스템과 연계하여 수혈적정성을 감시한 보고들도 있는데 상당수의 수혈이 부적절한 수혈로 판단되었다(김형석 등, 2010; 박정란 등, 2009). 이런 획일화된 전산 프로그램은 각 환자별 상황을 세세히 반영할 수는 없다는 면에서 실제로는 적합한 수혈이 이루어진 경우도 부적절 수혈로 분류될 수 있었을 것이나 전체적인 경향과 중요한 문제점을 발견하는 데에는 도움이 될 것으로 판단된다. 수혈과 밀접한 관계가 있는 여러 부서의 의료진들이 적극 참여하는 질 관리 활동을 통하여 수술 중 사용되는 신선동결혈장을 38%로 줄이고 폐기량도 47% 감소시켰다는 보고도 있다(허홍 등, 2013). 다행히 우리나라의 신선동결혈장 수혈량은 1997년까지 매년 10% 정도의 증가를 보이다가 1998년 이후 60만 단위 정도로 유지되고 있어 신선동결혈장의 적정 사용에 대한 의료진들의 의식이 높아지고 있는 것으로 판단된다. 수혈관련급성폐손상의 예방을 위하여 우리나라에서는 수혈용 신선동결혈장은 남성 헌혈 혈액으로만 제조하고 있다.

1) 특징(Characteristics)

혈장은 주로 수분으로 구성되어 있고 단백질이 7%, 탄수화물이 2% 그리고 소량의 지방질이 함유되어 있다. 신선동결혈장은 채혈 후 4시간 내에(10°C 이하에서 전혈을 보존한 경우에는 채혈 후 6시간 내에) 전혈로부터 분리된 혈장을 동결시켜 제조하는데 −18°C 이하에서 1년간 보존할 수 있다. 신선동결혈장의 용량은 CPDA−1 항응고제 56 mL가 포함된 혈액백에 400 mL 혈액을 채혈한 경우 평균 163 mL, 320 mL 채혈의 경우 평균 137 mL이며 제VIII응고인자의 농도는 평균 1.2 U/mL 정도이다. 신선동결혈장은 혈액응고인자의 보충을 위해 사용하는데 혈액응고인자의 생체 내 성상은 표 8-3과 같다. 신선동결혈장 내에는 제V응고인자와 제VIII응고인자 등의 불안정 응고인자를 포함한 모든 혈액응고인자의 활성이 유지되며 우리나라 적십자혈액원에서 공급되는 신선동결혈장에는 섬유소원(fibrinogen)이 230~240 mg/dL, 제V응고인자는 119 U/dL, 제VII응고인자는 89~94 U/dL, 제VIII응고인자는 49~94 U/dL, 제IX응고인자는 84~125 U/dL 정도의 농도로 함유되어 있으며, 기타 혈액응고인자들은 대략 100 U/dL 정도 포함되어 있다(김대원 등, 1992; 조상원 등, 1992; 한규섭 등, 1990).

신선동결혈장에는 ABO혈액형과 RhD혈액형이 표시되어야 한다. ABO−일치 신선동결혈장을 수혈하는 것을 원칙으로 하되, AB형 신선동결혈장은 A형, B형, O형 환자에게, A형 및 B형 신선동결혈장은 O형 환자에게도 수혈할 수 있다. 그러나 O형 신선동결혈장은 O형 환자에게만 수혈해야 한다. 헌혈 혈장에 대한 비예기항체 선별검사가 항상 시행되는 경우에는 적합 ABO형 신선동결혈장만 선택하면 수혈적합성 검사는 실시하지 않아도 된다.

표 8-3. 혈액응고인자의 생체 내 성상

응고인자	지혈을 위한 혈장 농도(%)	수혈된 인자의 반감기	4℃ 보관 시의 안정성
I	12~50	2~4일	안정
II	10~25	3~4일	안정
V	10~30	36시간	불안정*
VII	>10	3~6시간	안정
VIII	30~40	10~14시간	불안정†
IX	15~40	18~24시간	안정
X	10~40	40~60시간	안정
XI	20~30	40~70시간	안정
XII	-	50~70일	안정
XIII	<5	11~14일	안정

* 14일 후 50% 감소
† 24시간 후 75% 감소

2) 적응증(Indication)

(1) 지혈(Hemostasis)

혈액응고인자의 부족에 의한 출혈이나 와파린 치료에 의한 심한 출혈 시 수혈

(2) 출혈 예방(Bleeding Prevention)

① 다수의 응고인자결핍

프로트롬빈시간(prothrombin time, PT) 또는 활성화부분트롬보플라스틴시간(activated partial thromboplastin time, aPTT)이 연장되어 있는 경우: PT>참고범위 중간값의 1.5배 또는 INR≥1.7, aPTT>참고범위 상한의 1.5배, 응고인자<30%인 경우 수혈

가. 간기능 장애: 다수의 응고인자 활성이 저하되고 출혈경향이 있는 경우

나. 파종혈관내응고(disseminated intravascular coagulopathy): PT, aPTT 연장 외에 섬유소원 수치가 120 mg/dL 미만의 경우

다. 와파린 효과의 긴급 보정: 비타민 K 투여 효과는 1시간 이내에 나타나며, 급성 출혈이나 응급시술 등 긴급한 경우에는 프로트롬빈복합 농축제제를 우선 사용하되, 사용이 어려운 경우 신선동결혈장 수혈

② 단일 응고인제 농축제제가 없는 응고인자결핍

③ 섬유소원 결핍

(3) 특수한 상환(Special Situation)

① 대량수혈(수술, 분만, 중증 외상 등에 의한 대량출혈 시)에 의한 희석성응고장애, 출혈량을 예측할 수 없는 응급상황에서 혈액응고검사를 시행하기 어려운 경우

② 혈전색전증 예방

③ 혈전혈소판감소자색반병(thrombotic thrombocytopenic purpura), 용혈요독증후군(hemolytic uremic syndrome): 혈장교환술을 즉각적으로 시행하기 어려운 경우에는 혈장교환술 시작 전까지 신선동결혈장 수혈이 유용한 대안이 될 수 있음

비타민 K, 동결침전제제, 제VIII응고인자 농축액, 항트롬빈 III (anti-thrombin III), 프로트롬빈복합농축제제(prothrombin complex concentrate), 섬유소원농축제제(fibrinogen concentrate), 상품화된 단일응고인자제제의 사용이 가능할 경우에는 우선적으로 사용할 것을 권장하며, 그러한 제제가 없을 경우에는 신선동결혈장 수혈의 적응증이 된다.

3) 투여 방법 및 적정 투여량(Administration)

신선동결혈장의 수혈량은 환자의 질병과 임상상에 따라 달라지나, 응고 인자의 혈중 수치를 약 30% 상승시키는데 필요한 신선동결혈장량은 10~20 mL/kg 정도이다. 수혈 전 PT, aPTT를 측정하고, 대량출혈 시에는 섬유소원 수치도 측정한다. 혈전탄성검사도 응고인자 결핍이나 섬유소원 감소 진단에 이용된다. 수혈 후 임상양상과 더불어 PT, aPTT, 응고인자 정량 등을 통하여 수혈효과를 추적하는 것이 중요하다. 수혈할 때는 반드시 표준혈액필터가 있는 수혈세트를 사용해야 한다. 신선동결혈장은 수혈 전 30~37℃에서 해동한 후 응고인자의 활성 감소를 막기 위해 가능한 빠른 시간 내에 수혈하는 것이 좋으며 해동 후 3시간 이내에 수혈하도록 권장한다. 해동 후 1~6℃에서 보관하는 경우 24시간까지 수혈용으로 사용 가능하다.

4) 유의사항(Consideration)

(1) 알레르기 반응(Allergic Reactions)

신선동결혈장도 전혈, 농축적혈구 제제와 동일한 정도의 알레르기 반응의 위험성이 있다. 생명을 위협할 정도의 아나필락시스반응(anaphylactic reactions)도 나타날 수 있다.

(2) 수혈전파성 감염(Transfusion-Transmitted Infections)

전혈, 농축적혈구 제제와 동일한 정도의 후천면역결핍증, B형간염, C형간염, 파보바이러스(Parvovirus)감염증 등의 수혈전파성 감염의 위험성이 있다. 그러나 혈구성분에 의해 전파되는 헤르페스바이러스(Herpes virus), 말라리아, 거대세포바이러스(Cytomegalovirus), 사람T세포백혈병바이러스(human T-cell leukemia virus) 등은 전파되지 않으며, 이식편대숙주병(graft-versus-host disease) 위험성도 거의 없다.

(3) 용혈(Hemolysis)

ABO-부적합 신선동결혈장이 수혈된 경우 anti-A나 anti-B 항체의 역가가 높으면, 항체에 의해 수혈자의 적혈구가 파괴될 수 있다. 신생아가 T항원 활성화를 동반한 괴사성 소장결장염을 가진 경우에는 혈장의 수혈이 혈관 내 용혈을 유발할 수 있다.

(4) 수혈관련순환량과다(Transfusion-Associated Circulatory Overload)

심한 혈액응고인자 결핍증을 신선동결혈장의 수혈로 치료하고자 하면 혈액량의 과부하가 일어날 수 있다. 가능하면 결핍된 인자에 대한 응고인자제제를 사용하여야 한다.

(5) 수혈관련급성폐손상(Transfusion-Related Acute Lung Injury)

드물지만 수혈되는 신선동결혈장 내에 환자의 과립구나 사람백혈구항원(human leukocyte antigen)에 대한 항체가 있을 수 있다. 항체의 역가가 높을 때에는 폐혈관 내에 백혈구 응괴(leukocyte aggregation)가 형성되어 급성폐손상을 유발할 수 있다. 급성폐손상 예방을 위하여 우리나라에서는 2009년 7월부터 모든 신선동결혈장을 남성 헌혈 혈액으로만 제조하여 수혈용으로 공급하고 있다.

6 동결침전제제(Cryoprecipitates)

1) 특징(Characteristics)

동결침전제제는 신선동결혈장 1단위를 4℃에서 해동하여 제조한다. 신선동결혈장을 해동하여 원심침전 후 상층혈장(cryosupernatant)을 제거하면 혈액백 안에는 흰색의 한랭침전단백(cold precipitated protein)과 소량의 혈장이 남게 된다. 이것을 다시 −18℃ 이하에서 동결시키면 동결침전제제가 된다. 동결침전제제는 −18℃ 이하에 저장해야 하며 보존기간은 채혈일로부터 1년이다. 동결침전제제에는 factor VIII:C, 폰빌레브란트인자(von Willebrand factor), 섬유소원(fibrinogen), 제XIII응고인자, 그리고 섬유결합소(fibronectin)가 상대적으로 많이 함유되어 있다.

우리나라 동결침전제제 1단위의 용량은 40 mL 정도이며, 320 mL 유래 동결침전제제에는 제VIII응고인자가 평균 99 IU, 섬유소원이 평균 235 mg, 400 mL 유래 동결침전제제에는 제VIII응고인자가 평균 115 IU, 섬유소원이 평균 302 mg이 함유되어 있다.

AABB는 섬유소원이 150 mg 이상, 제VIII응고인자가 80 IU 이상 함유되어야 한다고 정하고 있다. 그 외에도 원래 혈장에 포함된 양의 20~30% 정도의 제XIII응고인자, 40~70% 정도의 폰빌레브란트인자가 함유되어 있다(Callum JL 등, 2009).

신선동결혈장을 해동하여 원심분리 후 상층혈장을 −18℃ 이하에서 동결시키면 동결침전물제거혈장이 된다. 동결침전물제거혈장은 제V응고인자, 제VIII응고인자, 섬유소원을 제외한 신선동결혈장과 동일한 알부민 및 응고인자를 포함하며, 신선동결혈장을 이용한 혈장교환술 치료에 반응하지 않는 용혈요독증후군(hemolytic uremic syndrome)이나 혈전혈소판감소자색반병(thrombotic thrombocytopenic purpura) 환자를 위한 혈장교환술 시 신선동결혈장 대신 사용될 수 있다(기창석 등, 1996; 이미경 등, 2004).

2) 적응증(Indication)

동결침전제제는 제VIII응고인자결핍증(혈우병A), 폰빌레브란트병, 제XIII응고인자결핍증 환자에서 이차 치료제로서 사용되며, 저섬유소원혈증이나 이상섬유소원혈증에서 섬유소원의 공급, 외상, 산과 및 심장수술 환자에서 혈중 섬유소원을 유지, 파종혈관내응고(disseminated intravascular coagulopathy)에서 신선동결혈장 수혈에도 불구하고 심한 저섬유소원혈증이 지속되는 경우 사용한다.

3) 투여 방법 및 적정 투여량(Administration)

수혈하기 직전에 동결침전제제를 37℃에서 해동한다. 혼합(pooling)할 경우에는 혈액백 안에 남아 있는 제VIII응고인자를 최대로 회수하기 위해서 소량의 생리식염수로 씻어내야 한다. 수혈할 때는 반드시 표준혈액필터가 있는 수혈세트를 사용해야 한다. 동결침전제제는 해동 후 1시간 이내에 사용하도록 권장하며, 즉시 수혈하지 않을 경우에는 20~24℃에서 6시간까지 보관이 가능하다. 환자가 감당 가능한 빠른 속도로 수혈하는 것을 권장하며, 시간당 10~20 mL/kg의 속도로 수혈하는 것을 권장한다.

제VIII응고인자결핍증 환자에서 출혈의 치료 시, 초기에 부하용량을 급속히 수혈하여 제VIII응고인자 수치를 원하는 수준으로 증가시키고 이후 매 8~12시간마다 유지 용량을 수혈한다. 제VIII응고인자 공급원으로서의 동결침전제제의 필요량은 아래의 공식을 이용한다.

$$\text{필요 동결침전제제 수(bag)} = \frac{\text{증가를 원하는 제 VIII 인자 수치(\%)}}{\text{제제당 제 VIII 인자 평균 IU}} \times \text{환자의 혈장량(mL)}$$

폰빌레브란트병의 치료 시 체중 10 kg당 동결침전제제 1단위의 사용이 권장된다.

선천성 저섬유소원혈증 치료 시 체중 7~10 kg당 동결침전제제 1단위 정도이며, 체중 10 kg당 1단위의 동결침전제제는 섬유소원의 농도를 약 50~75 mg/dL 증가시킨다. 수혈은 3일 간격이 적절하다.

4) 유의사항(Consideration)

동결침전제제는 제VIII응고인자, 섬유소원, 폰빌레브란트인자 또는 제XIII응고인자 이외의 혈액응고인자 결핍증에 사용하면 안 된다. anti-A 및 anti-B 동종응집소가 존재하므로 가능한한 ABO−적합 동결침전제제를 사용해야 한다. ABO−부적합 동결침전제제를 대량수혈할 경우 드물게는 용혈을 일으킬 수 있으며, 소량 수혈할 경우에도 직접항글로불린검사가 양성으로 나올 수 있다. 다른 혈액제제와 동일한 수혈전파성 감염 및 수혈반응의 위험성을 갖는다.

동결침전제제를 대량으로 수혈하면 환자의 섬유소원 농도가 크게 증가되어 고섬유소원혈증을 유발시켜 혈전색전증(thromboembolism)을 초래할 수 있으므로 섬유소원 농도를 추적 감시해야 한다.

7 혈액제제의 백혈구제거(Leukocyte Reduction of Blood Components)

전혈로부터 혈액성분제제를 제조하는 과정에서 상당량의 백혈구가 적혈구제제 및 혈소판제제에 잔존하게 된다. 또한 혈액제제 내에 포함된 백혈구는 발열성비용혈수혈반응, HLA 동종면역, 혈소판수혈불응증, 거대세포바이러스감염 등의 부작용을 발생시킬 수 있으며, 이를 예방하기 위하여 백혈구가 제거된 혈액제제의 사용이 권고되고 있다.

혈액제제 내의 백혈구제거 방법은 크게 저장 전 여과법(prestorage filtration)과 저장 후 여과법(poststorage filtration)으로 나눌 수 있다. 저장 전 여과는 의료기관에 공급하기 전에 혈액원에서 채혈 후 8시간 내에 백혈구를 제거하여 백혈구제거 혈액제제를 제조하는 것을 의미하며, 저장 후 여과는 혈액원에서 백혈구 여과제거하지 않은 혈액제제를 공급 후 의료기관에서 수혈 직전에 백혈구를 제거하는 것을 의미한다. 저장 전 여과법은 저장 후 여과법에 비해 발열성비용혈수혈반응이나 백혈구에서 유래된 생체활성물질에 의한 수혈반응 등 백혈구에 의한 부작용을 예방하는데 더 효과적인 것으로 알려져 있다. 또한, 표준화된 백혈구제거 방법에 의해서 보다 양질의 혈액제제를 제조할 수 있고, 혈액제제를 보다 신속하게 출고하여 수혈이 가능하며, 백혈구 여과 필터의 재고관리, 백혈구제거 방법과 관련된 의료인의 교육이 필요없다는 점 등 행정적인 측면에서 유리한 점이 있다. 이에 따라 국외 여러 국가에서는 의무적으로 저장 전 백혈구 여과제거를 시행하는 정책(universal leukoreduction, ULR)을 도입하였다. 그러나 2013년 국내 보고에 따르면 저장 전 백혈구 여과제거 제제는 국내 수혈된 총 농축적혈구, 농축혈소판, 성분채혈혈소판의 26.7%를 차지하는 것으로 나타났으며, 이는 다른 국가들에 비해 매우 낮은 것으로 나타났다.

국내 가이드라인 기준으로 백혈구여과제거 적혈구제제, 백혈구여과제거 성분채혈혈소판은 단위당 잔여백혈구수가 5×10^6개 미만, 백혈구여과제거 농축혈소판은 단위당 잔여백혈구수 8.3×10^5개 미만이어야 한다(표 8-4). FDA 기준은 잔여백혈구수 5.0×10^6/unit 미만, 적혈구 회수율 85% 이상이며 CE 기준은 잔여백혈구 수 1.0×10^6/unit 미만, 적혈구 회수율은 85% 이상이다. 적혈구 용혈률은 FDA 기준 1% 미만, CE 기준 0.8% 미만이다.

표 8-4. 대한적십자사의 백혈구제거 혈액제제의 품질관리 항목 및 기준

구분		품질관리기준(평균+/-2SD)
백혈구여과제거 적혈구제제	용량(mL)	303 ± 22.0
	적혈구용적율(%)	53 ± 4.9
	적혈구회수율(%)	91 ± 7.5
	잔여백혈구수(x10^6/unit)	0.04 ± 0.14
백혈구여과제거 성분채혈 혈소판	용량(mL)	252 ± 52.5
	혈소판수(x10^{11}/unit)	3.49 ± 1.24
	잔여백혈구수(x10^6/unit)	0.03 ± 0.10

1) 적응증(Indication)

(1) 발열성수혈반응예방: 발열성비용혈수혈반응의 예방

(2) 혈소판수혈불응증 예방을 위해 혈소판 동종면역(anti-HLA 생성) 발생을 최대한 억제해야 하는 환자: 반복적인 수혈이 필요한 각종 백혈병, 재생불량빈혈, 골수형성이상증후군(myelodysplastic syndrome), 골수부전증, 골수이식대상자, 동종 또는 자가 조혈모세포이식예정환자, 기타 혈액종양환자

(3) 백혈구를 통한 감염예방[거대세포바이러스(CMV), 사람T세포백혈병바이러스(HTLV) 등 백혈구를 통해 전파되는 감염증]: 선천 혹은 후천면역결핍자, 백혈병, 재생불량빈혈, 항암요법 등으로 인한 면역저하자, 동종 또는 자가 조혈모세포이식환자 등

(4) 신생아(생후 4주)로서 적혈구제제 및 혈소판제제 수혈이 필요한 경우

(5) 심혈관 수술환자

2) 투여 방법 및 적정 투여량(Administration)

적혈구제제의 경우 원래 제제 기준의 약 85~95%의 회수율을 보이므로 투여 시 이를 고려하면 된다. 필터를 사용한 경우도 95% 이상의 회수율을 보이므로 원래 적혈구 제제 투여량의 약 105%를 기준으로 투여한다. 백혈구제거성분채혈혈소판의 적정 투여량은 기존의 혈소판 적정 투여량과 같은 기준으로 계산할 수 있다.

3) 유의사항(Consideration)

최근 백혈구제거 기술의 발달로 혈액제제에서 백혈구의 대부분이 제거되기는 하지만 생존하는 백혈구가 소수라도 남아있기 때문에 수혈관련이식편대숙주병(transfusion associated graft versus host disease, TA-GVHD)을 완벽하게 예방할 수는 없다. 백혈구제거 혈액제제를 수혈받았음에도 수혈관련 이식편대숙주병이 발생한 보고사례가 있으므로 수혈관련 이식편대숙주병 위험성이 큰 환자는 방사선조사 혈액제

제를 수혈해야 한다. 또한 병실에서 필터(bedside filter) 등을 이용하여 백혈구를 제거하는 경우 일부 환자에서, 특히 안지오텐신전환효소(angiotensin converting enzyme) 억제제를 복용하는 환자의 경우 예측하기 어려운 심한 저혈압을 유발할 수 있다

8 혈액제제의 세척(Washed Blood Components)

세포 혈액 성분은 일부 수혈 수혜자에게 해로울 수 있는 잔류 물질(항체, IgA와 같은 혈청 단백질, 첨가제 용액, 칼륨, 기타 세포 대사 산물 또는 사이토카인)을 줄이기 위해 세척과정을 거치며, 이 과정은 수기나 기계를 사용하며 구성 요소의 혈장 단백질, 항체 및 전해질 수준을 현저히 감소시킬 수 있다.

1) 적혈구제제(RBCs)

적혈구는 호환 가능한 용액, 가장 일반적으로 멸균된 등장성 용액(0.9% 생리식염수)으로 여러 번 세척한 다음 수혈 전에 재현탁한다. 필요한 세척액의 양은 세척된 구성 요소의 표시에 따라 다르지만 일반적으로 1~3 L의 세척액이 필요하다. 세척된 적혈구는 원래 적혈구에 있던 적혈구의 75% 이상을 보유하고 0.8 이하의 헤마토크릿을 생성하는 것으로 알려진 방법으로 준비해야 한다(표 8-5).

적혈구 수혈과 관련된 위험은 세척적혈구에도 적용되지만 개방형 세척 시스템을 사용하는 경우 세균오염 위험이 약간 더 높은 것으로 알려져 있고, 성분에서 백혈구와 혈장이 제거되므로 발열 및 알레르기 반응의 발생률은 감소하는 것으로 알려져 있다. 또한 림프구가 활성화되어 있으므로 수혈관련이식편대숙주병을 일으킬 수 있다.

표 8-5. 대한적십자사의 세척적혈구제제의 품질관리 항목, 빈도 및 기준

구분		빈도 및 단위수	품질관리기준	
			모든 제제/검체	제제/검체의 75% 이상
용량	320 mL	모든 생산제제		180 ± 30 mL
	400 mL			230 ± 40 mL
적혈구용적률		월 100단위당 1단위 이상	80% 이하	
잔여단백검사		월 100단위당 1단위 이상	0.5 g/단위 이하	
혈액배양검사		월 200단위당 1단위 이상	2주 배양시 음성	

2) 혈소판제제(Platelets)

혈소판 성분은 적혈구제제와 마찬가지로 일부 수혈 수혜자에게 해로울 수 있는 항체 또는 기타 혈청 단백질과 같은 혈장 및 상층액 물질을 제거하기 위해 세척된다. 세척된 혈소판제제는 세균 오염 및 혈소판 대사 손상의 위험이 증가하므로 세척된 혈소판제제는 세척 절차를 시작한 후 4시간 이내에 투여해야 하며, 세척 절차 자체에 최소 2시간이 소요되기 때문에 수혈 시작 시점과 관련하여 세척 절차의 시점을 신중하게 조정해야 한다. 세척 중 혈소판 활성화의 결과로 상당한(최대 33%) 혈소판 손실이 있으나, 남아있는 혈소판의 생존율과 효능은 크게 영향을 받지 않는 것으로 보고되었다.

3) 적응증(Indication)

(1) 전처치에 불응하는 아나필락시스(anaphylaxis) 또는 반복적으로 심한 알레르기 수혈반응을 보이는 환자

(2) 부정맥 위험성이 있는 환자(예: 신생아, 상대정맥/심방라인을 가진 환자, 콩팥병 환자 등)에서 급속수혈이나 대량수혈로 인한 고칼륨혈증을 예방하고자 할 때

(3) 신생아 동종면역성 혈소판감소증(neonatal alloimmune thrombocytopenia, NAIT)으로 심한 혈소판감소증이 발생할 경우 산모의 혈청 내 유발 항체를 제거하고자 할 때

(4) IgA 결핍 환자에서, 특히 과거력상 아나필락시스 반응을 보였던 환자에서, 응급 수혈이 필요함에도 불구하고 IgA 결핍 혈액공급이 불가능한 경우

(5) 합토글로빈(haptoglobin) 결핍 환자에서, 특히 과거력상 아나필락시스 반응을 보였던 환자에서, 응급 수혈이 필요함에도 불구하고 합토글로빈 결핍 혈액공급이 불가능한 경우

4) 유의사항(Consideration)

세척과정을 통하여 항응고제를 포함한 보존 용액과 혈장이 제거되므로 세척혈액제제의 유효기간도 동시에 감소한다. 세척적혈구는 1~6°C에서 24시간까지, 세척혈소판은 20~24°C에서 4시간까지 사용 가능하다. 또한 세척과정 중 적혈구와 혈소판의 손실이 발생함을 고려하여 적정 투여량을 결정한다.

9 혈액제제의 방사선조사(Irradiation of Blood Components)

수혈된 혈액제제에 존재하는 림프구는 수혜자에 대한 면역반응을 일으키기 전에 일반적으로 수혜자의 면역 체계에 의해 파괴된다. 그러나 일부 상황에서는 수혜자의 면역 체계가 공여자 림프구를 이물질로 인식하지 못하거나 효과적인 면역적 제거를 할 수 없게 되고, 그 결과 공여자의 T림프구는 HLA class II를 발현하는 모든 조직(hematopoietic cells, intestinal epithelium, liver, skin)을 공격하여 사망에 이르게까지 하는데, 이를 수혈관련이식편대숙주병(transfusion-associated graft-versus-host disease, TA-

GVHD)이라고 한다. 수혈관련이식편대숙주병은 선천/후천면역결핍증 환자, 항암요법이나 면역억제제 치료에 의한 면역저하 환자, 조혈모세포나 장기를 이식받는 환자, 태아, 미숙아 등에서 발생한다. 또한 면역기능이 정상인 상황에서도 발생할 수 있는데 특히 HLA-haploidentical unrelated donor로부터 수혈 받았거나 친족 간 수혈일 때 그 위험이 높다.

수혈관련이식편대숙주병을 예방하기 위해 혈액제제에 대한 방사선조사를 시행하며, 이를 통해 혈액제제 내 T림프구 증식능을 비활성화시킨다. 혈액제제 중 전혈, 적혈구제제(백혈구여과제거 적혈구제제 포함), 혈소판제제(백혈구여과제거 혈소판제제 포함), 그리고 백혈구제제에 대하여 방사선조사를 시행할 수 있다. 그러나 신선동결혈장 또는 기타 혈장제제는 동결-해동 과정이 T림프구를 비활성화하기에 충분하므로 방사선조사를 시행하지 않는다. 방사선조사는 감마선 조사 또는 X-선 조사를 시행할 수 있으며, 두 방법 모두 성능은 비슷하다고 알려져 있다. 감마선 조사의 경우 감마선원으로 반감기가 30.2년인 cesium-137(^{137}Cs)이나 반감기가 5.2년인 cobalt-60(^{60}Co)이 이용될 수 있는데 국내에서는 반감기가 더 긴 ^{137}Cs이 대부분 이용되고 있다. 방사선조사의 표준 조사량은 용기(container)의 중심부위는 25~50 Gy (2500~5000 cGy), 나머지 부위는 최소 15 Gy 이상이 되도록 한다. 방사선조사가 완료된 혈액제제에는 '방사선조사혈액'이라는 표지가 부착되며(기관별로 상이), indicator를 이용해 방사선조사 전 'NOT IRRADIATED' 중 'NOT' 부분이 보이지 않게 되어 'IRRADIATED' 로 바뀌게 된 것을 확인하여 방사선조사가 적절하게 이루어졌는지 확인할 수 있다(그림 8-2). 방사선조사를 시행하는 기관에서는 정도관리 절차, 타이머 및 turntable 확인, calibration 및 누선량 점검을 주기적으로 시행하고 기록해야 하며, 적절한 양의 방사선이 조사되는지 주기적으로 확인하고, 특히 방사능 유출이 될 경우 대처할 수 있는 관리지침을 가지고 있을 것을 권고하고 있다. 방사선조사는 적혈구 막의 손상을 일으켜 유리 혈색소(free hemoglobin)와 칼륨의 농도를 증가시킨다.

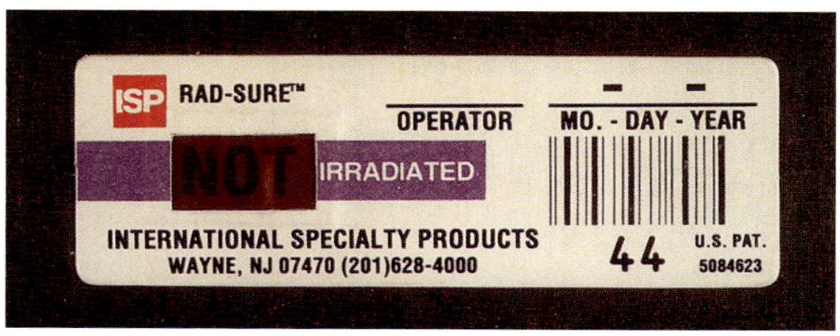

그림 8-2. 방사선조사 확인용 표지
원하는 양(15 Gy 혹은 25 Gy)의 방사선이 조사되면 "NOT" 부분이 보이지 않게 된다.

1) 적응증(Indication)

(1) 면역저하환자(Immunocompromised Patients)

① 선천 혹은 후천면역결핍증/부전환자

② 조혈모세포이식이나 장기이식을 받은 환자

③ 조혈모세포이식을 위해 채집 중인 환자(채집 7일전부터 채집하는 기간 동안)
④ 백혈병, 악성림프종: 특히 T세포 억제 치료인 purine nucleoside analogs (예, fludarabine, bendamustine azathioprine, clofarabine), alemtuzumab를 투여받는 환자
⑤ 골수형성이상증후군, 중증재생불량성 빈혈, 기타 조혈계 종양 환자: 특히 anti-thymocyte globulin (ATG)로 면역억제 치료를 받는 환자
⑥ 항암화학요법, 방사선요법, 면역억제제 치료를 받고 있는 고형암 환자
⑦ 태아, 미숙아, 저체중아 수혈
⑧ 신생아 교환수혈

(2) 정상면역능환자(Immunocompetent Patients)

① 동종조혈모세포 공여예정자(골수공여예정자 포함)
② 혈연자(부모/자녀, 조부모/손자, 형제자매, 사촌)가 헌혈한 혈액제제를 수혈받을 때
③ 헌혈자 HLA가 수혈자와 일방향성(one-way)의 적합성을 보일 때
④ 백혈구제제 수혈 시
⑤ 채혈 후 3일 이내의 신선한 혈액을 수혈 시
⑥ 심혈관계 수술
⑦ HLA 유사 혈소판 수혈

2) 유의사항(Consideration)

방사선조사를 실시한 적혈구제제의 유효기간은 방사선조사 후 28일 또는 원래의 보존기간까지의 잔여일수 중 짧은 일수까지로 한다. 하지만, 고칼륨혈증(hyperkalemia)의 위험이 있는 상황 혹은 질환이 있으면 24시간 이내에 사용되어야 한다. 백혈구제제는 수집되는 즉시 조사하여 바로 수혈하는 것이 좋고 혈소판제제는 본래의 유효기간 내에 조사하여 유효기간 내에 사용하면 된다. 자궁 내 수혈과 신생아 교환수혈은 채집된 지 5일 이내의 혈액에 대하여 방사선조사 후 24시간 이내에 사용해야 한다. 또한 방사선조사한 농축적혈구는 방사선을 조사하지 않은 혈액보다 상청액의 칼륨이 상승하므로, 이들 적혈구를 급속 수혈, 대량수혈, 신부전 환자나 미숙아에게 수혈, 체외막산소요법(extracorporeal membrane oxygenation, ECMO) priming시에 사용하게 된다면, 칼륨증가로 심정지 및 사망에 이를 수 있으므로 방사선조사 후 24시간 이내에 수혈하거나 세척한 후 수혈하여야 한다.

10 혈액제제의 병원체 불활화(Pathogen Inactivation of Blood Components)

혈액제제의 병원체 불활화는 수혈전파성 질환의 발생을 방지하기 위해 혈액제제 내에 존재할 수도 있는 바이러스, 세균, 원생동물 등의 병원체를 물리적 또는 화학적 방법으로 제거하는 방법으로 현행 헌혈

자 문진이나 헌혈혈액 검사체계의 한계를 극복하고 감염의 위험을 낮출 수 있는 방안이다.

전세계적으로 30개국 이상의 나라에서 병원체 불활화 기술을 도입하였다. 크게 지질 외피를 가진 바이러스의 지질을 파괴하는 용매/세정제법(solvent/detergent treatment)과 DNA나 RNA와 같은 핵산을 파괴하여 복제를 못하게 하는 amotosalen이나 riboflavin을 UV와 결합하여 사용하는 방법으로 나눌 수 있다.

용매/세정제법은 세정제로 triton X−100을 사용하고 유기용매로 tri(n-butyl)−phosphate를 사용하는 방법으로 혈장 제조시 널리 사용되고 있는 방법으로서 지질 외피를 가진 HIV, HBV, HCV, HTLV, EBV, CMV 등과 같은 외피보유바이러스(enveloped virus)의 불활성화에 탁월한 성능을 보인다. 반면에, HAV, HEV, parvovirus B19와 같은 외피를 가지지 않은 바이러스(non-enveloped virus)에는 효과적이지 않다. 최근에는 모든 혈장을 이 방법으로 처리하여 수혈하는 방법이 소개되고 있다. 이 경우에는 수백 개의 혈장을 섞어 처리한 후 다시 소용량으로 분주하여 환자에게 사용하게 된다.

합성소랄렌(psoralen)의 일종인 아모토살렌(amotosalen, S−59)을 혈장이나 혈소판에 첨가하면 병원체의 DNA나 RNA의 염기 사이로 들어가게 되는데 여기에 자외선(UVA, 320~400 nm)을 약 4분간 조사하면 아모토살렌과 DNA 염기가 비가역적으로 교차결합하여 더 이상 복제가 되지 않는다는 원리를 이용한다. INTERCEPT Blood System (Cerus Corporation)이 대표적인 제품으로 유럽에서 이용되고 있고, 미국에서도 2014년에 FDA 승인을 받았다.

리보플라빈(riboflavin, vitamin B2)을 혈소판제제에 혼합한 후 자외선(대부분 UVB, 265~370 nm)을 약 10분간 조사하면 병원체 핵산의 비가역적인 광산화 손상(photo-oxidative damage)을 일으킨다. 리보플라빈은 자연적으로 존재하는 수용성 비타민이므로 처리 후 제거할 필요가 없다는 장점을 가지며 Mirasol PRT System (Terumo BCT, Inc.)제품이 있다. 유럽에서는 Medical Device Directive 기준으로 승인을 받았으며, 혈소판과 혈장제제, 전혈에 대해 CE마크를 획득하였으나 FDA 승인은 받지 못하였다.

메틸렌블루(methylene blue)는 phenothiazine 복합체인데 빛을 받으면 독성 산소를 생산하여 바이러스의 염기를 파괴시키는 원리를 바탕으로 THERAFLEX (MacoPharma)라는 제품으로 유럽에서 혈장, 혈장분획제제에 이용되고 있다. UVC를 혈소판에 조사하여 DNA에 손상을 일으켜 병원체를 불활화하는 방법은 THERAFLEX UV-PLT technology이다(Gravemann U 등, 2019). 병원체 불활화를 통해 T 림프구의 핵산에 손상을 주어 수혈관련 이식편대숙주병을 예방하고 혈액제제 조사의 필요성을 낮출 수 있다(Al-Harbi S 등, 2020).

2019년에서 2021년 사이 아모토살렌을 이용하여 병원체를 불활화시킨 혈소판제제에서 *Acinetobacter* 종, *Staphylococcus saprophyticus, Lecleria adecaboxylata* 등의 세균 감염으로 3건의 수혈 관련 패혈증이 보고되어 불활화하더라도 수혈반응이 나타날 수 있다는 것을 주지하여야 한다(Fadeyi EA 등, 2021; Fridey JL 등, 2020; Nevala-Plagemann C 등, 2019).

현재까지 사용 가능한 시스템은 광범위한 바이러스, 세균, 기생충 및 백혈구를 불활화시키지만, 프리온 단백질과 관련한 감염성을 감소시키지는 않아 변종 크로이츠펠트−야콥병(variant Creutzfeldt-Jakob disease, vCJD) 감염의 위험은 남아있다. 그리고 혈소판제제에 대해 병원체 불활화를 할 경우 유통기한을 7일까지 연장할 수 있어 혈소판 폐기를 줄일 수 있는 장점이 있다.

국내에서는 INTERCEPT와 Mirasol 처리 후 두 방법 모두에서 병원체 불활화 후에도 농축혈소판 pH가 잘 유지되었다는 연구 보고가 있다(권소영 등, 2013).

11 혈장분획제제(Plasma Derivatives)

혈장 중에 미량 존재하는 성분을 대량의 혈장으로부터 추출하여 농축시킨 것을 혈장분획제제라 한다. 혈장분획제제는 2차대전 초기 미국 해군성에서 하버드대학의 Dr. Cohn에게 극지에서 사용할 수 있는 안전한 혈액제제 개발을 의뢰하여 냉에탄올분획법(cold ethanol fractionation)이 개발되고 이 기술이 1942년 알부민 제조에 이용되기 시작한 이래 1944년 면역글로불린제제(immunoglobulin), 1966년 혈우병치료제인 제VIII응고인자, 1981년 정주용 면역글로불린제제(intravenous immunoglobulin, IVIG) 등 중요한 제제들이 개발되어 이용되고 있다. 우리나라는 2015년의 경우 원료혈장의 95.4%까지 국내 헌혈 신선동결혈장으로 이용했으나, 전혈 헌혈이 감소함에 따라 원료혈장의 자급률이 점차 떨어지고 2021년 혈액사업 통계연보에 따르면 국내 혈장 자급률이 45%까지 떨어졌다. 혈장분획제제는 수백명에서 수천명의 헌혈자 혈장을 수집하여 대량의 혈장을 혼주하여 한 제품단위(lot)로 제조되기 때문에 감염 혈장이 일부만 포함되어도 제품 전체가 오염되므로 많은 국가에서 초기 제품을 사용한 환자들이 HIV나 C형 간염, B형 간염에 감염되었다(김재현, 2021). 열처리법(pasteurization, heat inactivation)은 60℃ 저온에서 10시간 처리하는 것인데 모든 바이러스를 매우 효과적으로 사멸시키지만 단백질 변성을 초래하기 때문에 제VIII인자나 제IX인자 제조에는 사용하지 못하고 알부민이나 면역글로불린의 경우에만 사용할 수 있다. 다행히 1988년 뉴욕혈액원에서 바이러스 외피를 파괴하는 용매/세정제법(solvent/detergent treatment)이 개발되어 그 이후로는 제VIII응고인자와 제IX응고인자의 안정성이 대폭 향상되었다.

1) 농축 제VIII응고인자(Coagulation Factor VIII Concentrate)

농축 제VIII응고인자는 제VIII응고인자의 선천적 결핍으로 인한 혈우병 A 환자의 출혈 치료 및 예방에 사용된다. 혈우병 A는 전 세계적으로 인구 약 5,000명 당 1명의 비율로 나타나는 선천적인 유전성 질환으로, 한국혈우재단에 따르면 우리나라에서는 2019년 12월 31일 기준 전국에 2,509명의 혈우병 환자가 있으며 혈우병 A 환자가 1,746명으로 69.6%를 차지하고 있다(김재현, 2021). 혼주 신선동결혈장을 저온융해 후 원심분리하여 1단계로 동결침전제제를 만들고 이를 면역친화컬럼(immunoaffinity chromatography)으로 정제한 후 동결건조(lyophilization)한 것이다. 농축 제VIII응고인자는 함유된 제VIII인자의 순도, 바이러스 불활성화 방법 등이 제품마다 다를 수 있으며 국내에서는 녹십자사가 병당 500 IU 제제, 에스케이플라즈마사가 병당 250 IU 제제를 생산하고 있다.

1992년부터는 유전자재조합기술을 이용한 농축 제VIII응고인자도 생산되고 있으며 이는 수혈전파성 감염의 위험이 없는 것이 장점이다. 현재 선진국에서는 유전자재조합 제VIII인자 제제를 많이 사용하고 있으나, 개발도상국에서는 비용문제로 혈장유래 제VIII인자 제제를 많이 사용하고 있다(김문정 등, 2017). 우리나라의 경우 2019년 12월 31일 기준으로 혈장유래 제VIII인자가 50,683,000 IU가 사용되었고, 유전자재조합 제VIII인자가 240,403,000 IU가 사용되어 유전자재조합 제VIII인자 제제의 사용이 약 5배 많았다(김재현, 2021).

혈장유래 응고인자제제 생산시에는 수혈전파성 감염을 예방하기 위해 열처리 또는 용매/세정제법으로 바이러스를 불활화시킨다. 제VIII인자의 수혈 후 반감기는 12~18시간이다.

농축 제VIII응고인자는 중등 또는 중증의 선천성 제VIII인자결핍증 환자와 저역가의 제VIII인자 억제인자(inhibitor)를 가지고 있는 환자의 출혈 예방이나 치료에 사용될 수 있다.

대부분의 농축 제VIII응고인자에는 정상적인 혈소판 기능을 위해 필요한 FactorVIII:vWF가 결핍되어 있으므로 폰빌레브란트병(von Willebrand disease, vWD)의 치료시 농축 제VIII인자만을 단독으로 투여하면 안 된다. 농축 제VIII인자의 투여 용량은 다음과 같이 계산한다:

환자의 혈장량 = 40 (mL/kg) × 체중(kg)

투여해야 할 제VIII인자 단위=

$$\text{환자의 혈장량} \times \frac{\{\text{원하는 제 VIII 인자농도(\%)} - \text{현재 제 VIII 인자농도(\%)}\}}{100}$$

제VIII응고인자는 동결 건조되어 판매되므로 제조회사에서 공급하는 멸균된 희석액으로 녹인 후 반드시 필터를 통하여 투여한다. 표준혈액필터가 달린 주입세트를 사용할 수도 있다. 국내에서 생산되는 한 병당 500 IU 농축 제VIII인자제제는 증류수 20 mL에 용해하여 사용하며, 한 병당 250 IU 농축 제VIII인자제제는 증류수 10 mL에 용해하여 사용한다. 제VIII응고인자에 대한 억제인자를 가지고 있는 환자에게 이 제제를 투여할 때는 제VIII응고인자검사와 억제인자 역가의 측정을 병행하여 치료효과를 추적 감시한다. 이 제제는 희석액에 녹인 후 가능한한 빨리 투여해야 한다.

2) 농축 제IX응고인자(Coagulation Factor IX Concentrate)

농축 제IX응고인자는 혼주 혈장에서 동결침전제제를 분리하고 남은 혈장을 이온교환수지를 통과시켜 제IX응고인자를 농축한 다음 면역친화컬럼으로 정제하여 동결건조시킨 것이다. 면역친화컬럼 단계를 거치지 않은 농축 제IX응고인자제제에는 제II, VII, IX, X응고인자와 소량의 기타 단백(C 단백, S 단백, 항트롬빈)이 함유되어 있어 프로트롬빈 복합체(prothrombin complex concentrate, PCC)라 부른다. 프로트롬빈 복합체 중 1~5%가 제IX인자인데 병에 함유되어 있는 각 응고인자의 양은 제품과 제조회사에 따라 다르다. Dextran sulfate나 단클론성 anti-제IX인자 항체를 사용한 친화 크로마토그라피법(affinity chromatography)을 이용하여 제IX인자만을 보다 순수하게 분리한 경우에는 제제 내의 단백 중 20~30%가 제IX인자이다(Gaso-Sokac D 등, 2010). 유전자재조합기술을 이용한 농축 제IX응고인자도 생산되고 있으며 이는 수혈전파성 감염의 위험이 없는 것이 장점이다.

농축 제IX인자는 B형 혈우병 또는 크리스마스병이라고 알려진 제IX인자결핍증 치료에 사용된다. 이 제제는 또한 선천성 제VII인자 혹은 제X인자 결핍증 환자에게도 효과가 있다. 프로트롬빈을 제VIII인자나 제IX인자에 대한 억제인자를 가진 환자에게 사용하기도 한다.

프로트롬빈 복합체는 간질환을 가진 환자에게는 사용하면 안 된다. 간질환에 의해 항트롬빈III 결핍이 있던 환자나 제VIII인자 억제인자를 가진 A형 혈우병이나 B형 혈우병 환자에게 프로트롬빈 복합체를 사용하여 혈전증과 파종혈관내응고가 초래되었다는 보고들이 있다. 보다 순수한 농축 제IX인자는 혈전증의 위험성이 다소 낮다. 투여 부작용으로는 오한, 발열, 두통, 오심, 홍조 등이 있다. 오늘날 프로트롬빈 복합체는 주로 경구용 비타민 K 길항제(vitamin K antagonist, VKA) 또는 직접경구용항응고제(direct acting oral anticoagulants, DOAC) 등 경구용 항응고제를 복용하는 환자의 출혈관리를 위해 많이 사용되고 있다(Tomaselli GF 등, 2020).

B형 혈우병 환자에서 출혈의 조절 및 예방을 위해 혈장유래 제IX인자를 포함하여 프로트롬빈 복합체, 신선동결혈장 등을 사용하였으나 최근에는 활성화된 형태의 유전자재조합 제IX인자 제품을 많이 사용하고 있다(김재현, 2021).

농축제제 1병당 함유되어 있는 제IX인자의 단위가 병에 명시되어 있으므로 몇 병을 투여해야 하는지는 제VIII인자의 경우처럼 계산할 수 있다. 그러나 제IX인자는 수혈 후 생체 내 회수율이 50% 정도밖에 안 되므로 계산된 양의 두 배 정도를 수혈하여야 한다. 제IX인자의 수혈 후 반감기가 18~24시간이므로 원하는 제IX인자 농도를 유지하기 위한 양을 매 12~14시간마다 재투여해야 한다. B형 혈우병 환자에게 척추수술 등 큰 수술을 시행할 경우에는 제IX인자 농도를 0.5~1.0 U/mL가 되도록 상승시키는 것이 좋으며 수술 후 7~10일까지는 0.5 U/mL 이상을 유지하는 것이 좋다. 동결건조제제는 제조회사에서 공급된 멸균된 희석액으로 녹인 후 반드시 필터를 통하여 투여한다. 희석액에 녹인 후에는 가능한한 빨리 투여해야 한다. 국내에서는 한 병당 250단위의 농축 제IX인자제제가 생산되고 있으며 이를 10 mL의 증류수에 용해하여 사용한다.

3) 항억제인자 응고복합체(Factor VIII Inhibitor Bypassing Activity)

이 제제는 사람의 혈장으로부터 분리하여 동결건조하여 만든다. 이 제제에는 제VIII인자 억제인자 우회물질(factor VIII ihhibitor bypassing activity, FEIBA)이 함유되어 있다. 이 제제 중 어느 성분이 임상적인 효과를 나타내는지는 아직 불분명하며 활성화된 제VII인자와 제X인자와 같은 비타민 K 의존성 응고인자의 전구물질과 활성제가 들어있다. 이 제제는 간염, 후천면역결핍증 등의 전파를 막기 위하여 열처리된다.

이 제제는 고역가의 제VIII인자 억제제를 가진 환자에게 사용된다. 전체적으로 A형 혈우병환자의 10~15%, B형 혈우병환자의 1~2%에서 억제인자가 나타난다. 제VIII인자 억제인자의 역가가 10 Bethesda unit가 넘으면 이 제제를 사용한다. 이 제제는 경험 있는 의사에 의해 조심스럽게 사용되어야 하며 치료에 대한 반응이 다양하다. 제IX인자 억제제를 가진 출혈환자에게도 사용된다.

혈전증과 파종혈관내응고가 합병되는 경우가 많으므로 프로트롬빈시간 등 혈액응고 선별검사로 추적 감시하여야 한다. 저혈압이 나타날 수도 있으며 신생아나 간 질환 환자에 사용할 때에는 더욱 주의해야 한다. 투여 후 불쾌감, 발열, 두드러기, 오심 및 오한 등이 생길 수 있다.

4) 알부민 및 혈장단백분획(Albumin and Plasma Protein Derivatives)

알부민은 혼주 혈장에서 제VIII응고인자와 제IX응고인자를 제조하고 남은 혈장을 알코올분획(alcohol fractionation)하여 그 중 V분획을 재료로 하여 만드는데 탈염 농축 및 저온살균 과정도 거친다. 2007년부터는 유전자재조합 알부민도 개발되었다. 이 제제에는 알부민이 96%, 글로불린 및 기타 단백이 4% 함유되어 있다. 이 제제는 냉알코올분획법(cold alcohol fractionation process)에 의하여 제조되는데 60°C에서 10시간 동안 열처리되므로 바이러스 전염의 위험성이 없다. 혈장단백분획(plasma protein fraction, PPF)은 알부민에 비해 정제과정이 적다는 점만 다르다. 혈장단백분획에는 83%의 알부민과 17%의 글로불린이 들어있다. 알부민은 5% 및 20% 용액의 제품이 상품화되어 있으며 혈장단백분획은 5% 용액만이 상품화되어 있다. 각 제제에는 나트륨(Na)이 145 mEq/L 정도 함유되어 있으며 5% 용액은 혈장과 같은 콜로이드 삼투압을 가지고 있으나 20% 용액은 혈장보다 4배 높은 삼투압을 가지고 있다. 이 제제들은 냉장온도에서 5년간 저장할 수 있다.

일반적으로 알부민 및 혈장단백분획은 순환혈액량 감소와 저단백혈증이 동시에 있는 환자에게 사용된다. 알부민의 적응증은 표 8-6에 요약되어 있다. 20% 알부민은 혈액량 확장을 위해 결정질(crystalloid) 용액과 동시에 사용되지 않는 한 탈수 환자에게는 사용하면 안 된다. 알부민과 혈장단백분획은 혈액량과부하가 생기기 쉬운 환자에게 사용할 때는 주의를 요한다. 부작용으로 홍조, 두드러기, 오한, 발열 및 두통 등이 나타날 수 있다. 혈장단백분획을 1분당 10 mL 이상의 속도로 빠르게 주입하면 sodium acetate와 Hageman-factor fragment에 기인하는 저혈압이 초래될 수 있다. 혈장단백분획을 동맥에 주입하면 안 되며 심폐회로 시에도 사용하면 안 된다. 이 경우 알부민을 사용하는 것은 괜찮다. 금기사항은 아니지만 무의미한 알부민 남용의 예들을 표 8-7에 나열하였다. 아시아 지역에서 알부민 남용이 되는 경우가 많아, 한국, 대만, 일본 등 아시아 국가에서의 소비량이 유럽이나 북미에 비하여 높다(김문정 등, 2017).

알부민과 혈장단백분획은 필터를 통해 주입할 필요가 없다. ABO혈액형에 대한 항체가 존재하지 않으므로 적합성검사도 불필요하다. 알부민 또는 혈장단백분획의 투여 용량은 순환 혈장단백농도가 5.2 g/dL 이상 되게 유지하는 데 필요한 양이다. 그러나 알부민은 만성 저알부민혈증을 근본적으로 교정할 수는 없으므로 장기적으로 사용하면 안 된다. 주입속도 제한은 혈장단백분획에만 적용된다.

표 8-6. 알부민의 적응증

적응	사용이유
1. 혈장교환/투석 시	혈압유지
2. 신생아용혈질환	교환수혈중 간접 빌리루빈결합
3. 단백질소실장병증, 단백질소실신병증	이뇨유발, 혈압상승
4. 화상	저단백증의 교정(24시간 이후)
5. 급만성 간부전	이뇨유발, 혈압상승
6. 복수	혈압상승
7. 쇽	단백상승(총단백량 5.2 g/dL 이하시)
8. 성인호흡곤란증후군	단백상승(총단백량 5.2 g/dL 이하시)

표 8-7. 알부민의 남용 예

1. 단백질소실신병증이나 단백질소실장병증에서 혈청 알부민의 상승을 위해 사용하는 경우
2. 화상 후 24시간이 경과하기 전에 사용하는 경우
3. 급만성 간부전 시 혈청 알부민을 높이기 위해 사용하는 경우
4. 복수를 가진 환자에게 복수의 제거를 위해 사용하는 경우
5. 총단백치가 5.2 g/dL 이상인 쇽 환자나 성인호흡곤란증후군 환자에게 사용하는 경우
6. 영양보충이나 창상치유 촉진의 목적으로 사용하는 경우

5) 면역글로불린(Immunoglobulin)

면역글로불린은 혼합 인혈장으로부터 한랭 에탄올분획법(cold ethanol fractionation)으로 제조하여 얻는 감마글로불린의 농축용액이다. 면역글로불린은 저온멸균처리를 거쳐 제조되므로 감염의 우려가 없다. 과거에는 근주용(intramuscular use)으로만 제조되었으나 원하는 혈중 농도에 달하는데 4~7일이 걸리고, 근육량에 따라 주입량에 제한이 있으며, 주사 시 통증이 심하고, 근육층에서 파괴될 수 있는 등의 단점이 있어 근육주사용은 현재 질병의 예방에만 사용하고 있다. 근주용 면역글로불린 제제의 단백농도는 16.5 g/dL이다. 국내에서는 한 병당 1.65 g이 들어있는 근주용 면역글로불린 제제가 생산되고 있으며 이를 10 mL의 증류수에 용해하여 사용한다.

정주용 면역글로불린(IVIG)은 근육주사의 단점을 보완하여 생산되었다. 냉동건조된 상품으로 시판되며 단백량이 0.5~10 g 정도이고 이중 90% 이상이 IgG이다. 국내에서는 한 병당 0.5 g, 1.0 g 및 2.5 g의 면역글로불린이 함유된 제제가 생산되고 있으며, 각각 10 mL, 20 mL 및 50 mL 용액으로 시판된다. 정주용면역글로불린 내의 면역글로불린 분자는 완전한 상태로 보존되어 있다. 주사된 면역글로불린의 반감기는 18~32일 정도이다.

면역글로불린의 적응증은 다양하다. 어떤 질병에 걸리기 쉬운 환자에게 예방적으로 투여할 수도 있으며 선천성 무감마글로불린혈증, Wiskott-Aldrich 증후군, 중증의 복합면역결핍증과 같은 면역결핍상태 시 보충요법에 사용할 수도 있다. FDA에서는 원발면역결핍증, 만성염증성탈수초성다발성신경증, 특발성혈소판감소성자반증, 다초점성운동신경병증, 가와사키병증, 만성림프구성백혈병, 골수이식 후 등에

면역글로불린 투여가 가능하다고 허가승인되어 있고 면역글로불린의 적응증도 확대되어 있다.

면역글로불린 투여 시 두통, 피로감, 오한, 요통(backache), 발열, 홍조, 오심 등이 나타날 수 있다.

근주용 제제를 실수로 정주할 경우 급성 과민성반응이나 아나필락시성 반응이 나타날 수 있다. IgA 결핍증이 있는 사람이나 혈장단백에 대한 아나필락시성 반응을 경험한 사람들에게는 면역글로불린을 주지 않는 것이 원칙이다. 면역글로불린은 HIV를 전파시키지 않으며 HBV도 거의 전파시키지 않는다. HCV가 전파된 경우가 드물게 보고되어 있다.

선천성 면역글로불린결핍증 시 근주용 제제는 매월 0.7 mL/kg를, 정주용 제제는 매월 100 mg (2 mL)/kg를 사용하며 A형간염의 예방을 위해서는 0.02~0.04 mL/kg를 근주한다.

6) Rh 면역글로불린(Rh Immunoglobulin)

Rh 면역글로불린은 RhD 양성 적혈구에 감작된 RhD 음성 헌혈자로부터 얻은 혈장에서 제조된다.

한 병 안에 들어있는 양은 약 300 μg (1,500 IU)인데 이는 RhD 양성 적혈구 15 mL (전혈로는 30 mL)를 중화시킬 수 있다. 50 μg짜리 소용량제제도 있는데 이는 RhD 양성 적혈구 2.5 mL (전혈 5 mL)를 중화시킨다. 소용량제제는 주로 임신초기의 출혈, 유산 등의 경우에 사용한다.

소용량제제는 임신 12주 내의 유산, 질출혈, 자궁외임신, 복부외상 등에 사용하며 임신 12주가 지나면 표준용량제제를 사용하여야 한다. 임신 12주의 태아혈액량이 2.5 mL 이하이므로 임신 12주 이내의 유산 시에는 50 μg의 소용량제제를 사용하면 충분하다. 양수천자(amniocentesis) 후에는 표준용량제제를 사용하며 양수천자를 실시할 때마다 반복 사용하는 것이 안전하다. 감작되지 않은 RhD 음성 산모에게는 임신 28주에 표준용량제제를 투여하고 RhD 양성 아이를 분만한 후에도 표준용량제제를 추가로 투여한다. 분만 후 72시간 이전에 투여하는 것이 원칙이나 72시간 이후라도 예방효과를 기대할 수 있으므로 투여하는 것이 좋다. 임신 중에 Rh 면역글로불린을 투여받은 산모의 혈청에는 anti-D가 존재할 수 있는데 이는 투여된 Rh 면역글로불린 때문이므로 산모가 감작된 것으로 판단하면 안 된다. Rh 면역글로불린의 투여 효과는 투여 후 6개월 이후에 판정하여야 한다. 6개월 이후에 시행한 검사상 산모의 혈장에 anti-D가 존재하면 Rh 면역예방에 실패한 것이다.

RhD 음성인 환자에게 RhD 양성 혈소판이 수혈된 후에도 Rh 면역글로불린을 투여하는 것이 안전하다. Rh 면역글로불린 표준용량제제 한 개는 RhD 양성 농축혈소판 30단위에 포함된 적혈구를 중화시킬 수 있다. 성분채혈혈소판에는 적혈구가 최대 2.0 mL 포함되므로 Rh 면역글로불린 표준용량제제를 주사하면 7단위 이상을 수혈해도 된다. 면역글로불린의 반감기가 21일이므로 주입된 혈소판제제의 양과 기간을 고려하여 필요하면 재투여를 고려한다. 그러나 Rh 면역글로불린 투여 없이 RhD 양성 혈소판을 수혈받은 RhD 음성 환자 341명 중 12명(3.8%)에서만 anti-D가 형성되어 남자나 가임연령이 아닌 여성에게는 Rh면역글로불린 투여가 꼭 필요하지 않다는 흥미로운 보고도 있다(Cid J 등, 2011). RhD 양성 적혈구 수혈 후에도 Rh 면역글로불린을 투여할 수 있지만 농축적혈구 1단위 이상 등 많은 양이 수혈되었을 때에는 Rh 면역글로불린의 투여효과가 불확실하다. Rh 면역글로불린 투여로 인한 후천면역결핍증 감염은 보고된 바 없다. Rh 면역글로불린제제는 대개 근육주사용이며 최근 정맥주사가 가능한 제품도 개발되었다. 근육주사된 Rh 면역글로불린의 40%만이 혈액에 도달되므로 근육주사와 정맥주사 시 사용량이 달라져야 한다. Rh 면역글로불린은 근육주사 후 48시간에 최고의 혈중농도를 보인다.

RhD 양성 특발성 혈소판감소성 자반증(idiopathic thrombocytopenic purpura, ITP)환자에게 Rh 면역글로불린을 투여하여 혈소판수를 증가시키는 요법이 시행되고 있다. 이 경우 혈소판수는 Rh 면역글로불린을 정맥주사한 후 1~2일에 증가되기 시작하여 7~14일경 최고치에 이르게 된다. 보통 이러한 혈소판 상승효과는 한 달 정도 지속된다. Rh 면역글로불린이 어떤 기전으로 혈소판 상승을 유발하는지는 분명치 않으나 Rh 면역글로불린이 부착된 RhD 양성 적혈구들이 항체부착 혈소판들이 세망내피계에서 제거되는 것을 억제해 주는 면역조절 효과를 유발하기 때문으로 추정된다. 따라서 이 치료법은 비장을 적출하지 않은 환자들에게만 적용될 수 있다. 물론 RhD 음성 환자들에서도 효과가 없다. 소아 특발성 혈소판감소성 자반증 환자들에 대한 치료 성적은 성인보다 좋은 것으로 알려져 있다. 정맥주사용 Rh 면역글로불린 투여시 2~5%의 환자에서 두통, 오한, 발열, 혈색소 감소 등의 부작용이 나타날 수 있으며 드물게는 아나필락시스 반응도 나타날 수 있다. 국내에서는 RhD 양성 특발성 혈소판감소성 자반증 환자에게 Rh 면역글로불린을 1,500 IU씩 2회 정주한 후 혈소판은 일시적으로 상승하였으나 중등도의 용혈이 발생한 보고가 있다(정보경 등, 2012).

7) 농축항트롬빈III(Antithrombin III Concentrate)

농축항트롬빈III제제는 혼합 인혈장으로부터 분획, 제조된다. 바이러스 전파를 예방하기 위하여 열처리를 하지만 이 과정이 바이러스 감염을 완벽하게 예방하는 것은 아니다. 농축항트롬빈III의 수혈 후 반감기는 60~70시간 정도인데 헤파린을 병용하는 경우에는 짧아진다.

항트롬빈III는 중요한 혈액응고억제인자로서 헤파린의 작용을 증폭시킨다. 이는 트롬빈과 제IX인자, 제X인자, 제XI인자, 제XII인자 등 다른 응고인자들을 억제한다. 이 제제는 선천성 항트롬빈III결핍증에 사용한다. 항트롬빈III이 결핍되면 혈전증이 생기는데 항트롬빈III 농도가 75% 이하로 감소되면 농축항트롬빈III을 투여하는 것이 좋다. 항트롬빈III을 투여하면 헤파린의 작용이 증폭되므로 헤파린의 사용량을 조절하여야 한다. 국내에서는 한 병당 500단위가 포함된 농축항트롬빈III 제제가 생산되고 있으며 사용 시 알레르기반응이 나타날 수 있다. 항트롬빈III의 투여량은 혈중 항트롬빈III의 농도를 80~120% 정도로 유지하도록 조정되므로 투여 후 추적검사를 실시하여야 한다. 2009년에는 유전자재조합 항트롬빈도 개발되었다.

8) 섬유소원(Fibrinogen)

섬유소원은 340 kDa 크기의 혈장 당단백으로서 간에서 생성된다. 섬유소원은 트롬빈에 의해서 섬유소로 변환되어 혈액응고의 마지막 단계인 응괴를 형성함으로써 지혈작용에 관여한다. 섬유소원 제제는 선천성 무섬유소원혈증, 이상섬유소원혈증, 저섬유소원혈증, 간부전, 파종혈관내응고, 대량수혈, 심장수술에 동반되어 나타나는 후천적 섬유소원 감소증에도 사용된다. 섬유소원 보충을 위해 신선동결혈장을 사용할 수는 있지만 용량과다와 감염 가능성 때문에 거의 이용되지 않으며 동결침전제제는 신선동결혈장의 반 정도 용량이지만 이 역시 용량과다와 감염의 문제를 안고 있어 가장 효율적인 방법은 섬유소원제제를 사용하는 것이다. 2019년에 출혈과 저섬유소원혈증을 동반한 심장수술을 시행한 735명의 환자를 대상으로 한 무작위 임상시험에서 동결침전제제와 섬유소원제제를 수혈 받은 군 간에 수혈률에 차이를 보이지 않아 섬유소원제제를 사용하는 것이 적절하다고 보고하였다(Callum J 등, 2019). 국내에서 생산되는 섬유소원은 병당 1 g 단위이다.

12 국외에서 사용 중이거나 연구 중인 혈액제제(Blood Products Being Used or Researched Abroad)

전세계적인 저출산, 고령화에 따른 헌혈자 감소 현상에 더해 2016년 중동호흡기증후군, 2019년 COVID-19 발생 등으로 혈액공급은 감소함에 비해 질병, 수술, 심한 출혈 등으로 인한 수요는 증가함에 따라 혈액 수급 불균형으로 인한 혈액 부족이 지속되고 있다. 이에 혈액제제를 대체할 만한 인공혈액이 각광받고 이에 대한 연구가 꾸준히 진행되고 있다. 인공혈액을 대량으로 제조할 수 있게 된다면 혈액 부족이 해결되고 혈액형에 상관없이 사용 가능하여 수혈전검사도 필요없으며 수혈 후 감염에 대한 우려도 사라진다. 기존 혈액에 비해 보존 기간이 길고 희귀혈액의 공급이 가능해질 수 있고, 동종면역에 대한 우려도 없어 면역학적 부작용의 문제가 없고, 종교적인 이유로 타인의 혈액을 수혈받지 않는 사람들에게도 도움이 될 수 있다. 인공혈액은 적혈구에 비해 매주 작으므로 좁아진 뇌혈관이나 심혈관을 쉽게 통과하여 심근경색이나 뇌경색 환자에게 산소를 효과적으로 공급하는데 도움이 될 수 있다.

적혈구의 주 기능은 산소를 운반하는 것으로 산소운반 기능을 대체할 수 있는 인공혈액에는 크게 혈색소를 기반으로 한 산소운반체(hemoglobin based oxygen carriers, HBOC)와 과불화화학물질(perfluorochemicals)이 있다.

적혈구를 파괴하여 얻은 혈색소만을 수혈해도 산소운반능을 유지할 것이라는 기대 아래 1398년 혈색소 수혈이 시도되었다. 기대와는 달리 유리 혈색소(free hemoglobin)는 체내에 오래 머무르지 못하고 곧바로 소변으로 배설되어 버렸으며 신장독성과 고혈압 등의 부작용이 나타났다. 1967년 혈색소를 99% 이상의 순도로 정제하면 이러한 부작용들이 없어짐을 발견하였고 빠른 배설을 방지하기 위하여 혈색소 내의 globin들을 서로 묶거나 혈색소끼리 연결하는 방법들이 고안되었다. 미국 Baxter사가 개발한 diaspirin-linked hemoglobin은 1992년 정상인들을 대상으로 임상시험을 시작하여 1997년에는 수술환자나 외상환자들을 대상으로 한 제3상 임상실험까지 진행되었다. 혈압이 높아지고 맥박수가 감소되는 부작용들이 나타나기는 하였으나 어느 정도 성공적인 혈액대치 효과를 보였다. 이 제품(HemAssist)의 반감기는 하루 이상이며 제조 후 1년간 사용이 가능하나 심각한 외상성 출혈 환자들을 대상으로 한 무작위 임상 시험에서 HemAssist와 생리식염수를 투여받은 그룹을 비교 시 48시간 사망률, 28일 사망률 등이 오히려 더 높은 것으로 보고되어 1999년 이후로 더 이상 생산하지 않게 되었다(Schmitz TH, 1997, Sloan EP 등, 1999).

혈색소들을 pyridoxal 5-phosphate (PLP)와 결합시키면 산소친화력이 떨어진다는 사실이 발견되었고 이를 glutaraldehyde로 결합시키면 배설이 억제됨을 이용하여 미국 Northfield사가 제조한 PolyHeme은 1992년 임상실험에 들어갔고 소량 투여 시 특별한 부작용이 발견되지 않은 것으로 보고되었다. 1997년에는 농축적혈구 6단위에 해당하는 용량까지 투여한 결과 혈압, 맥박수 및 체온이 잘 유지되면서 특별한 검사소견의 이상 없이 혈액의 사용량을 줄일 수 있었던 것으로 보고되었고 그 이후 지속적인 개선을 시도하였으나 FDA의 최종 허가를 받지 못하여 2009년에 개발을 중단하였다. 미국 Biopure사의 HBOC-201 (Hemopure)는 소의 혈색소를 추출하여 중합시킨 2세대 glutaraldehyde 중합체(polymer)로 소의 혈색소는 사람의 혈색소에 비해 산소친화도(oxygen affinity)가 낮아 인공적으로 친화도를 낮추는 조절이 필요없다는 장점을 가진다. 96명의 관상동맥우회술(CABG) 환자를 대상으로 한 임상실험에서 동종혈액수혈과 비슷한 효과를 얻는 것으로 보고되었다. 캐나다 Hemosol BioPharma사의 Hemolink와 Sangart사의 Hemospan은 인간 혈색소를 기반으로 한 중합혈색소이다. 2008년에 16개의 무작위 대조연구에 등록된 3,711명의 수술, 외상, 뇌졸중 환자를 대상으로 Baxter사의 HemAssist, Biopure사의 Hemopure, Hemosol사의 Hemolink, Northfield Laboratory사의 PolyHeme, Sangart사의 Hemospan 등의 HBOC의 임상적 효용성을 메타분석한 결과 HBOC 제제들을 투여받은 환자군에서 대조군에 비해 사망률이 30% 정도 증가하였고, 심근경색의 위험도가 유의하게 증가하였다고 보고하였다(Natanson C 등, 2008).

과불화화학물질(perfluorochemical, PFC)은 carbon과 fluorine의 혼합물로서 1966년부터 쥐, 토끼 및 개를 이용한 동물실험이 이루어져 왔으며 1978년에는 Fluosol-DA라는 제품으로 사람을 대상으로 한 실험이 시행되었다. 1982년 186명의 일본인을 대상으로 한 실험에서 어느 정도 효과를 보였고, 경피적 경혈관 관동맥 확장성형술시 허혈조직에 산소를 운반하기 위한 목적으로 1989년에 FDA 승인을 받았지만 상용화 실패로 1994년에 시장에서 철수하였다(Castro CI 등, 2010). Flusol-DA는 냉동보존을 필요로 하며 사용할 때 녹이고 첨가용액을 사용하여 재부유해야 하는 등의 문제점을 가지고 있고 보체 활성화, 백혈구 억제, 짧은 반감기 등의 부작용이 있다. 2세대 PFC로 개발된 Oxygent, Perftoran, Oxycyte, Oxyfluor 등은 1세대에 비해 우수한 산소운반능을 가지고 냉동보존할 필요성이 없는 장점이 있지만 간비대, 독감 유사 증상 등 부작용이 있다고 보고되었다. 러시아에서 개발한 Vidaphor (Perftoran)은 러시아, 멕시코, 남아프리카, 카자흐스탄, 우크라이나 등지에서 사용되고 있다(Charbe NB 등, 2022). 현재 FDA 승인을 받은 PFC는 없다(Khan F 등, 2020).

Prolong Pharmaceuticals에서 개발한 Sanguinate는 소의 pegylated carboxyhemoglobin으로 일산화탄소(carbon monoxide, CO), boivine Hb, polyethylene glycol로 이루어져 있고 CO가 일산화질소(nitric oxide, NO)에 길항작용하여 HBOC처럼 NO와 결합하여 혈압을 상승시키는 합병증을 방지하여 효율적인 산소 운반을 가능하게 하였다. 2014년에 24명의 건강인을 대상으로 무작위 1상 시험을 진행한 결과 무기력, 현기증, 일시적 고혈압과 같은 경미한 부작용이 관찰되었지만 수일내로 회복되고 심각한 부작용은 없었다고 보고되었다(Misra H 등, 2014). 2016년에 성인 겸상 적혈구 환자를 대상으로 한 제1상 임상시험에서 관절통, 일시적인 혈압 상승 외에 부작용이 없고 임상적 효과가 있는 것으로 보고되었고(Misra H 등, 2017), 2017년에 12명의 뇌지주막하 출혈 환자를 대상으로 한 연구에서 Sanguinate의 산소운반능이 효과적인 것으로 보고하였다(Dhar R 등, 2017). 환자가 종교적인 이유로 타인의 혈액을 수혈받기 거부하는 여호와의 증인인 경우 간이식 환자, 요도암으로 수술받은 환자, 급성 위장관 출혈 환자 등에서 Sanguinate 주입 후 호전되는 보고가 있어 향후 임상에서도 적용해 볼 수 있다(Bachert SE 등, 2020; Brotman I 등, 2019; Holzner ML 등, 2018; McConachie S 등, 2020).

이외에도 혈색소를 인지질이나 알부민으로 감싸는 방법 등 여러 가지 방법들이 시도되고 있으며 향후 연구 개발이 진행될수록 사용범위가 확대될 것으로 전망된다.

조혈모세포로부터 적혈구로 분화시켜 수혈용 적혈구를 생산하고자 하는 세포 기반 적혈구 생산기술 연구도 세계적으로 진행되고 있다(Kim HO, 2014; Lee E 등, 2018; Trakarnsanga K 등, 2017). 다만 줄기세포에서 적혈구로의 분화까지는 성공하였으나, 수혈을 하기 위해 필요한 충분한 양의 수혈용 적혈구 생산까지의 기술은 활발히 연구 중이고, 배양 시 장기간 안정성, 적혈구의 기능성 등에 대해 연구 중에 있다(Seghatchian J, 2020).

⊙ 참고문헌

권소영, 강재원, 조연정, 조남선, 남기열, 장윤환, 한태희, 이상원(2013): 병원체 불활화가 혈소판 풍부 혈장 유래 혈소판제제의 품질에 미치는 영향 평가. 대한수혈학회지 24:128-139

권오헌, 이미경, 김휘준, 김현옥, 윤홍섭, 이삼열, 조명준(1986): 두 apheresis 방법의 비교-Intermittent flow system과 continuous flow system-. 임상병리와 정도관리 8:119-123

기창석, 이우인, 김선희, 류광현, 김대원, 오하영(1996): 용혈성 요독증후군의 치료적 혈장교환술을 위한 cryosupernatant. 대한수혈학회지 7:187-195

김문정, Thierry Burnouf(2017): 혈장유래의약품의 최근 세계 동향. 대한수혈학회지 28:113-125

김상인, 한규섭(1991): 5일 보존 혈소판의 생체외 기능 및 수혈후 생존능. 대한수혈학회지 2:161-168

김상인, 한규섭, 조한익, 오영철, 김기홍(1991): 5일 보존 혈소판농축액의 평가. 대한수혈학회지 2:29-36

김영빈, 임아현, 김태은, 정철호, 박민희, 선지영, 윤경원, 이안교, 윤미애(2021): 대한적십자사 HLA-적합혈소판 헌혈자 등록 제도의 현황. 대한수혈학회지 32:1-10

김재현(2021): 혈액응고인자 제제와 지혈제. 대한수혈학회지 32:11-21

남정현, 김현옥, 권오헌, 이삼열, 김진주(1990): Cobe Spectra를 이용한 혈소판 분반술 경험. 대한수혈학회지 1:73-78

대한적십자사(2020): 혈액제제별 품질관리자료

대한적십자사(2021): 2021혈액사업통계연보

박형두, 김양현, 박윤준, 한규섭, 박명희(2004): 혈소판불응증 환자의 HLA적합혈소판 수혈효과. 대한진단검사의학회지 24:426-431

보건복지부 국립장기조직혈액관리원, 대한수혈학회(2022): 제5판 수혈가이드라인

서동희(2010): 국내 HLA-적합 혈소판제제의 공급 활성화 방안에 대한 연구. 대한수혈학회지 21:194-200

신보문, 황유성, 박명희, 조한익, 김상인(1987): Hemonetics V50를 이용한 plateletpheresis 경험. 임상병리와 정도관리 9:301-305

윤영호, 한규섭, 김춘원, 김기홍(1986): EDTA에 의한 위혈소판 감소증 3례. 임상병리와 정도관리 8:91-99

이미경, 권소영, 오영철, 지현숙(2004): 제조 보관 방법에 따른 동결침전제제 제거혈장(Cryoprecipitate-depleted plasma, CDP)의 혈액응고인자 성상 비교. 대한수혈학회지 15:15-22

이성희, 최태윤, 김원배, 강득용, 오영철(1993): CPDA-1 저장 적혈구에 대한 Morphology Score 측정. 대한수혈학회지 4:49-53

이종한, 김문정, 백은정, 김신영, 김윤정, 홍덕진, 김현옥(2008): Alyx 성분채집기를 이용한 두 단위 백혈구제거 성분적혈구채집 경험. 대한수혈학회지 19:111-119

이진숙, 박준현, 김 형, 박숙자(1990): Fenwal CS-3000을 이용한 혈소판 반출법 및 혈소판 수혈효과의 경험. 고신대학의학부논문집 6:79-86

임성술, 김철준, 김현수, 김광민(1991): Clinical study for newly designed packed RBCs transfusion set-A relationship between mixing volume of normal saline and packed RBCs. 대한마취과학회지 24:1231-1234

정보경, 김장수, 윤승규, 고선영, 조치현, 임채승(2012): 면역성 혈소판감소성 자반증 환자에서 anti-D 면역글로불린 투여 후 발생한 용혈성 빈혈 예. 대한수혈학회지 23:72-77

정화령, 권오헌, 김현옥, 이삼열(1989): 세 기기에 의한 혈소판반출법과 헌혈자에 미치는 영향 비교. 대한임상병리학회지 9:227-232

조남선, 김재현, 이원성(2015): 국내의 백혈구 제거 및 방사선조사 혈액제제 사용 현황(2007~2013) 분석. 대한

수혈학회지 26:159–173

조상원, 최경란, 황태주, 양동욱(1992): 신선동결혈장에 대한 혈액응고계 검사성적. 대한수혈학회지 3:35–40

질병관리본부(2022): 수혈가이드라인. 제5판.

한규섭(2013): Current status of apheresis in Korea. The 15th Symposium of the Korean Society for Apheresis. pp 3–4(초록).

한규섭, 김문정, 김현옥(1998): 국산 제2세대 혈소판보존용 혈액백의 평가. 대한수혈학회지 9:253–258

한규섭, 김상인, 김병국, 박선양, 오영철(1991): 다회수혈자에 있어서 혈소판 동종면역 형성에 관한 연구. 대한수혈학회지 2:19–27

한규섭, 김상인, 조한익, 오영철, 박성대(1990): ACD-B보존 신선동결혈장의 성상. 대한혈액학회지 25:61–64

한규섭, 지현숙, 김상인, 권석운, 오영철, 김기홍(1990): CPDA–1 보존 혈액의 화학적, 혈액학적 변화에 관한 연구. 대한임상병리학회지 10:187–192

한상순, 김현숙, 권오헌, 이삼열(1987): 신선동결혈장 사용의 타당성 검토. 대한혈액학회지 22:261–266

현정원, 임영미, 박경득, 한복연, 김양현, 한규섭, 박명희(2009): 혈소판불응증 환자에서 HLA 교차시험 적합 혈소판 수혈효과의 평가. 대한진단검사의학회지 29:481–489

혈액관리법 시행규칙 [별표2의2] 혈액제제의 보존기준 (개정 2018.11.19.)

황유성(1990): 혈소판 분반헌혈(plateletpheresis)시 효율 산정의 계량화에 관한 연구. 임상병리와 정도관리 12:355–361

Al-Harbi S, Aljurf M, Mohty M, Almohareb F, Ahmed SOA(2020): An update on the molecular pathogenesis and potential therapeutic targeting of AML with t(8;21)(q22;q22.1);RUNX1–RUNX1T1. Blood Adv 4:229 – 238

Alquist CR and Harm SK(2020): Transfusion-service-related activities: Pretransfusion testing and storage, monitoring, processing, distribution, and inventory management of blood component. In: Cohn CS, Dalaney M, et al. eds. Technical manual. 20th ed. Bethesda: AABB. 503–35

Bachert SE, Dogra P, Boral LI(2020): Alternatives to Transfusion. Am J Clin Pathol 153:287–293

Bertolini F, Murphy S, The BEST Working Party of the ISBT(1996): A multicenter inspection of the swirling phenomenon in platelet concentrates prepared in routine practice. Transfusion 36:128–132

Blumberg N, Heal JM(1988): Evidence for plasma-mediated immunomodulation-Transfusions of plasmarich blood components are associated with a greater risk of acquired immuno-deficiency. Transplant Proc 206:1138–1142

British Committee for Standards in Haematology(1988): BCSH guidelines for transfusion of massive blood loss. Clin Lab Haematol 10:265–273

British Committee for Standards in Haematology, Working Party of the Blood Transfusion Task Force:Murphy MF, Brozovic B, Murphy W, Ouwehand W, Waters AH(1992): Guidelines for platelet transfusions. Transfus Med 2:311–318

Brotman I, Kocher M, McHugh S(2019): Bovine hemoglobin-based oxygen carrier treatment in a severely anemic Jehovah's Witness patient after cystoprostatectomy and nephrectomy: A Case Report. A A Pract 12:243–245

Callum J, Farkouh ME, Scales DC, Heddle NM, Crowther M, Rao V, Hucke HP, Carroll J, Grewal D., Brar S, Bussières J, Grocott H, Harle C, Pavenski K, Rochon A, Saha T, Shepherd L, Syed S, Tran D, Wong D,

Zeller M, Karkouti K, FIBRES Research Group(2019): Effect of Fibrinogen Concentrate vs Cryoprecipitate on Blood Component Transfusion After Cardiac Surgery: The FIBRES Randomized Clinical Trial. JAMA 322:1966–1976

Callum JL, Karkouti K, Lin Y(2009): Cryoprecipitate: the current state of knowledge. Transfus Med Rev 23:177–188

Cap AP, Beckett A, Benov A, Borgman M, Chen J, Corley JB, Doughty H, Fisher A, Glassberg E, Gonzales R, Kane SF, Malloy WW, Nessen S, Perkins JG, Prat N, Quesada J, Reade M, Sailliol A, Spinella PC, Stockinger Z, Strandenes G, Taylor A, Yazer M, Bryant B, Gurney J(2018): Whole blood transfusion. Mil Med 183:44–51

Cardigan R, New HV, Tinegate H, Thomas S(2020): Washed red cells: theory and practice. Vox Sang 115:606–16

Carson JL, Stanworth SJ, Dennis JA, Trivella M, Roubinian N, Fergusson DA, Triulzi D, Dorée C, Hébert PC(2021). Transfusion thresholds for guiding red blood cell transfusion. Cochrane Database Syst Rev. 12:CD002042

Castro CI, Briceno JC(2010): Perfluorocarbon-based oxygen carriers: review of products and trials. Artif Organs 34:622–634

Charbe NB, Castillo F, Tambuwala MM, Prasher P, Chellappan DK, Carreño A, Satija S, Singh SK, Gulati M, Dua K, González-Aramundiz JV, Zacconi FC(2022): A new era in oxygen therapeutics? From perfluorocarbon systems to haemoglobin-based oxygen carriers. Blood Reviews 54:100927

Cid J, Carbasse G, Pereira A, Sanz C, Mazzara R, Escolar G, Lozano M(2011): Platelet transfusions from D+ donors to D– patients: a 10 year follow-up study of 1014 patients. Transfusion 51:1163–1169

Cooper DJ, McQuilten ZK, Nichol A, Ady B, Aubron C, Bailey M, Bellomo R, Gantner D, Irving DO, Kaukonen KM, McArthur C, Murray L, Pettilä V, French C(2017): Age of red cells for transfusion and outcomes in critically ill adults. N Engl J Med. 377:1858–1867

Daly PA(1980): Platelet transfusion-clinical applications in the oncology setting. Am J Med Sci 280:130–142

Davey RJ, McMican A, Widmann FK, Umlas J ed.(1991): Collected questions and answers, 3rd ed. American Association of Blood Banks, Arlington, Virginia

Dhabangi A, Ainomugisha B, Cserti-Gazdewich C, Ddungu H, Kyeyune D, Musisi E, Opoka R, Stowell CP, Dzik WH(2015): Effect of transfusion of red blood cells with longer vs shorter storage duration on elevated blood lactate levels in children with severe anemia: The TOTAL randomized clinical trial. JAMA. 314:2514–2523

Dhar R, Misra H, Diringer MN(2017): SANGUINATE™ (PEGylated Carboxyhemoglobin Bovine) improves cerebral blood flow to vulnerable brain regions at risk of delayed cerebral ischemia after subarachnoid hemorrhage. Neurocrit Care 27:341–349

Fadeyi EA, Wagner SJ, Goldberg C, Lu T, Young P, Bringmann PW, Meier NM, Namen AM, Benjamin RJ, Palavecino E(2021): Fatal sepsis associated with a storage container leak permitting platelet contamination with environmental bacteria after pathogen reduction. Transfusion 61:641–648

Fergusson DA, Hébert P, Hogan DL, LeBel L, Rouvinez-Bouali N, Smyth JA, Sankaran K, Tinmouth A, Blajchman MA, Kovacs L, Lachance C, Lee S, Walker CR, Hutton B, Ducharme R, Balchin K, Ramsay T,

Ford JC, Kakadekar A, Ramesh K, Shapiro S(2012): Effect of fresh red blood cell transfusions on clinical outcomes in premature, very low-birth-weight infants: the ARIPI randomized trial. JAMA. 308:1443–1451

Fridey JL, Stramer SL, Nambiar A, Moayeri M, Bakkour S, Langelier C, Crawford E, Lu T, Lanteri MC, Kamm J, Miller S, Wagner SJ, Benjamin RJ, Busch MP(2020): Sepsis from an apheresis platelet contaminated with Acinetobacter calcoaceticus/baumannii complex bacteria and Staphylococcus saprophyticus after pathogen reduction. Transfusion 60:1960–1969

Gaso-Sokac D, Josic D(2010): The role of proteomics in plasma fractionation and quality control of plasma-derived therapeutic proteins. Blood Transfus 8:s86–s91

Gravemann U, Handke W, Müller TH, Seltsam A(2019): Bacterial inactivation of platelet concentrates with the THERAFLEX UV-Platelets pathogen inactivation system. Transfusion 59:1324–1332

Han KS, Park HW, Kim YH, Yoon SS, Hyun JW(2011): Safety and efficacy of therapeutic double-unit erythrocytapheresis for polycythemia vera patients. 8th International Congress of the ISFA(oral presentation)

Heddle NM, Cook RJ, Arnold DM, Liu Y, Barty R, Crowther MA, Devereaux PJ, Hirsh J, Warkentin TE, Webert KE, Roxby D, Sobieraj-Teague M, Kurz A, Sessler DI, Figueroa P, Ellis M, Eikelboom JW(2016): Effect of short-term vs. long-term blood storage on mortality after transfusion. N Engl J Med. 375:1937–1945

Holst LB, Petersen MW, Haase N, Perner A, Wetterslev J(2015): Restrictive versus liberal transfusion strategy for red blood cell transfusion: systematic review of randomised trials with meta-analysis and trial sequential analysis. BMJ. 350:h1354–1368

Holzner ML, DeMaria S, Haydel B, Smith N, Flaherty D, Florman S(2018): Pegylated bovine carboxyhemoglobin (SANGUINATE) in a Jehovah's Witness undergoing liver transplant: A case report. Transplantation Proceedings 50:4012–4014

Keller AJ, Churnside A, Urbaniak SJ (1979): Coagulation abnormalities produced by plasma exchange on the cell separator with special reference to fibrinogen and platelet levels. Br J Haematol 42:593–603

Khan F, Singh K, Friedman MT(2020): Artificial blood: the history and current perspectives of blood substitutes. Discoveries (Craiova) 8:e104

Kim HO(2014): In-vitro stem cell derived red blood cells for transfusion: are we there yet? Yonsei Med J 55:304–309

Kim M, Kim HS, Kim YH, Choi JS, Yang HJ, Hwang SJ, Kim MJ, Lee JH, Choi JY, Han KS(2013): Comparison of whole blood collection and double-unit erythrocytapheresis in preoperative autologous blood donation. Transfus Apheresis Sci 49:542–547

Koch CG, Li L, Sessler DI, Figueroa P, Hoeltge GA, Mihaljevic T, Blackstone EH(2008): Duration of red-cell storage and complications after cardiac surgery. N Engl J Med. 358:1229–1239.

Lacroix J, Hébert PC, Fergusson DA, Tinmouth A, Cook DJ, Marshall JC, Clayton L, McIntyre L, Callum J, Turgeon AF, Blajchman MA, Walsh TS, Stanworth SJ, Campbell H, Capellier G, Tiberghien P, Bardiaux L, van de Watering L, van der Meer NJ, Sabri E, Vo D(2015): Age of transfused blood in critically ill adults. N Engl J Med. 372:1410–1418

Lane TA ed.(1996): Blood Transfusion Therapy. A physician's handbook, 5th ed. American Association of

Blood Banks, Bethesda, MD

Lee E, Lim ZR, Chen HY, Yang BX, Lam ATL, Chen AKL, Sivalingam J, Reuveny S, Loh YH, Oh SKW (2018): Defined serum-free medium for bioreactor culture of an immortalized human erythroblast cell line. Biotechnol J 13:e1700567

McConachie S, Wahby K, Almadrahi Z, Wilhelm S(2020): Early experiences with PEGylated carboxyhemoglobin bovine in anemic Jehovah's Witnesses: A case series and review of the literature. J Pharm Pract 33:372–377

Misra H, Bainbridge J, Berryman J, Abuchowski A, Galvez KM, Uribe LF, Hernandez AL, Sosa NR(2017): A phase Ib open label, randomized, safety study of SANGUINATE™ in patients with sickle cell anemia. Rev Bras Hematol Hemoter 39:20–27

Misra H, Lickliter J, Kazo F, Abuchowski A(2014): PEGylated carboxyhemoglobin bovine (SANGUINATE): results of a phase I clinical trial. Artif Organs 38:702–707

Moroff G(2004): White particulate matter in whole blood/red cell units. AABB Forum 2004 Jul/Aug pp42–43

Mueller-Eckhardt C (1986): Post-transfusion purpura. Brit J Haematol 64:419–424

Natanson C, Kern SJ, Lurie P, Banks SM, Wolfe SM(2008): Cell-free hemoglobin-based blood substitutes and risk of myocardial infarction and death: a meta-analysis. JAMA 299: 2304–2312

Nevala-Plagemann C, Powers P, Mir-Kasimov M, Rose R(2019): A fatal case of septic shock secondary to Acinetobacter bacteremia acquired from a platelet transfusion. Case Rep. Med. 3136493

Park Q, Kim MJ, Lee JS, Shin SM(2010): Plasma fractionation in Korea: working towards self-sufficiency. Korean J Hematol 45:3–5

Reynolds JD, Bennett KM, Cina AJ, Diesen DL, Henderson MB, Matto F, Plante A, Williamson RA, Zandinejad K, Demchenko IT, Hess DT, Piantadosi CA, Stamler JS(2013): S-nitrosylation therapy to improve oxygen delivery of banked blood. PNAS early edition 1–6

Roback JD, Grossman BJ, Harris T, Hillyer CD ed.(2011): Technical Manual, 17th ed. American Association of Blood Banks, Bethesda, MD.

Schmitz TH(1997): The safety and efficacy evaluation of α,α-crosslinked hemoglobin in a clinical setting. Proceeding of the VII International Symposium on Blood Substitutes p37.

Seghatchian J(2020): The secrets of human stem cell-derived transfusable RBC for targeted large-scale production and clinical applications: A fresh look into what we need most and lessons to be learned. Transfus Apher Sci 59:102862

Sharma D, Rai S, Iyengar S, Jain B, Sao S, Gaur A, Sapra R(2013): Efficacy of whole blood reconstituted (WBR) in exchange transfusion (ET) in hemolytic disease of new born (HDN) —A study of 110 cases. Open Journal of Blood Diseases 3:15–20

Sides GD(1997): Recent progress in the development of Optro®(Recombinant human hemoglobin). Proceeding of the VII International Symposium on Blood Substitutes.

Skaug K, Li H, Jonassen T, Larsen J, Figenschau KJ(1993): Hepatitis C virus(HCV) RNA anong anti-HCVpositive blood donors and their recipients. Vox Sang 64:215–219

Slichter SJ(1980): Controversies in platelet transfusion therapy. Ann Rev Med 31:509–540

Sloan EP, Koenigsberg M, Gens D, Cipolle M, Runge J, Mallory MN, Rodman G(1999): Diaspirin crosslinked hemoglobin (DCLHb) in the treatment of severe traumatic hemorrhagic shock: a randomized controlled efficacy trial. JAMA 282:1857–1864

Smith DM et al.(1989): Controversies of leukocyte-poor blood and components. American Association of Blood Banks, Arlington, Virginia

Snyder AL, Gottschall JL, Menitove JE(1986): Why is fresh-frozen plasma transfused? Transfusion 26:107–112

Steiner ME, Ness PM, Assmann SF, Triulzi DJ, Sloan SR, Delaney M, Granger S, Bennett-Guerrero E, Blajchman MA, Scavo V, Carson JL, Levy JH, Whitman G, D'Andrea P, Pulkrabek S, Ortel TL, Bornikova L, Raife T, Puca KE, Kaufman RM, Nuttall GA, Young PP, Youssef S, Engelman R, Greilich PE, Miles R, Josephson CD, Bracey A, Cooke R, McCullough J, Hunsaker R, Uhl L, McFarland JG, Park Y, Cushing MM, Klodell CT, Karanam R, Roberts PR, Dyke C, Hod EA, Stowell CP(2015): Effects of red-cell storage duration on patients undergoing cardiac surgery. N Engl J Med. 372:1419–1429

Theodora Foukaneli, Paul Kerr, Paula H B Bolton-Maggs, Rebecca Cardigan, Alasdair Coles, Andrew Gennery, David Jane, Dinakantha Kumararatne, Ania Manson, Helen V New, Nicholas Torpey(2020): Guidelines on the use of irradiated blood components. Br J Heamatol 191:704–24

Tomaselli GF, Mahaffey KW, Cuker A, Dobesh PP, Doherty JU, Eikelboom JW, Florido R, Gluckman TJ, Hucker WJ, Mehran R, Messé SR, Perino AC, Rodriguez F, Sarode R, Siegal DM, Wiggins BS (2020): 2020 ACC Expert Consensus Decision Pathway on Management of Bleeding in Patients on Oral Anticoagulants: A Report of the American College of Cardiology Solution Set Oversight Committee. J Am Coll Cardiol 76:594–622

Trakarnsanga K, Griffiths RE, Wilson MC, Blair A, Satchwell TJ, Meinders M, Cogan N, Kupzig S, Kurita R, Nakamura Y, Toye AM, Anstee DJ, Frayne J(2017): An immortalized adult human erythroid line facilitates sustainable and scalable generation of functional red cells. Nat Commun 8:14750

TRAP Study Group(1997): Leukocyte reduction and ultraviolet B irradiation of platelets to prevent alloimmunization and refractoriness to platelet transfusions. N Engl J Med 337:1861–1869

Waters AH(1989): Post-transfusion purpura. Blood Reviews 3:83–87

Youk H, Hwang S, Oh H, Ko D(2021): Evaluation and management of platelet transfusion refractoriness. Blood Res 57(S1):S6–S10

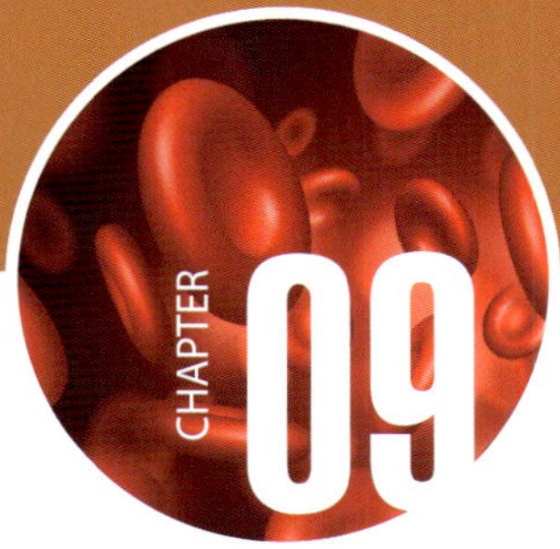

CHAPTER 09

혈액형

Blood Group Systems

1 수혈의학에서 면역학 및 유전학(Immunology and Blood Group Genetics in Transfusion Medicine)

1) 수혈의 역사(Transfusion History)

수혈은 적합한 혈액을 공급하기 위해 필요한 과학적인 자료가 전무하던 시대에 이미 시도되었다.

처음에는 동물의 혈액을 동물에게 수혈하는 시도가 이루어졌고, 이어 동물의 혈액을 사람에게, 그리고 사람의 혈액을 사람에게 수혈하는 시도들이 순차적으로 이루어졌다. 인공적인 출혈로 사망 직전인 개에게 다른 개의 혈액을 주입하여 사망을 방지한 실험을 근거로 1667년 루이 14세의 주치의였던 프랑스의 Jean Denis가 송아지의 혈액을 발열과 출혈이 심한 15세 소년에게 수혈한 것이 인류 역사상 기록된 첫 수혈이다. 양의 경동맥과 소년의 정맥을 연결하여 250 mL의 혈액이 수혈되었는데 멍하던 소년의 얼굴이 생기 있고 미소 짓는 얼굴로 변했다는 기록이 있다. Denis는 그 후에도 같은 시술을 몇 번 시행하였는데 그 중 한 명이 2차 수혈 시 전형적인 급성용혈수혈반응 증상을 보이고 수혈하고 2개월 후에 사망하자, 수혈을 반대하던 보수파 의사들의 모함에 의해 사형당할 뻔했으나 다른 원인에 의한 사망으로 밝혀져 풀려났다. 그 즈음 다른 의사들도 수혈을 시도하였는데 그 결과가 예측하기 힘들고 가끔 환자가 사망하게 되자 수혈 행위와 혈액의 순환에 대한 연구가 150년간 금지된 바 있다. 사람에게 사람의 혈액을 수혈하는 시도는 19세기 초에 들어서야 이루어졌는데 1829년 영국의 산부인과 의사인 James Blundell이 출혈이 심한 산모들에게 사람의 혈액을 수혈하여 일부에서 치료에 성공을 거두었다. 그러나 다른 환자들은 심한 부작용을 보이거나 사망함에 따라 19세기 말까지도 수혈이란 결과를 전혀 예측할 수 없는 치료 행위로밖에 인정되지 않았다.

진정한 의미의 현대적 수혈이 시작된 것은 20세기에 이르러서였으며 이는 1900년 Karl Landsteiner가 어떤 사람의 혈청이 다른 사람의 적혈구를 응집시킨다는 사실을 발견하고 이에 따라 사람의 혈액형을 A형, B형, C형(후일 O형으로 명칭 됨) 등으로 분류하기 시작한 결과이다(그림 9-1). 곧이어 2년 후에는 AB형도 기술되었고 Landsteiner는 ABO 혈액형 발견의 업적으로 1930년 노벨상을 수상하였다. Landsteiner의 이 같은 대발견 이후 많은 혈액형들이 속속 발견되었으며 M, N, P, 그리고 Rh 혈액형군이 20세기 초반에 발견되었다.

RhD 혈액형은 1940년 Landsteiner와 Wiener가 rhesus 원숭이의 적혈구를 토끼와 guinea pig에 주사하여 얻은 항체가 사람의 적혈구를 응집시키는 경우가 85%, 응집을 보이지 않는 경우가 15% 임을 관찰함으로써 발견되었고, 사용한 rhesus 원숭이의 이름을 따라 이를 Rh 혈액형군으로 명명하였다. 그 후 항글로불린검사법의 개발에 따라 수많은 적혈구 항원이 발견되었으며 오늘날까지 보고된 적혈구 항원의 수는 500개가 넘는다.

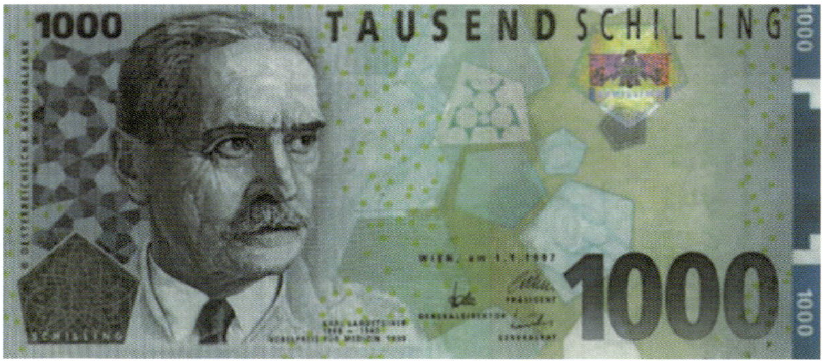

그림 9-1. Karl Landsteiner (1868~1943). 유로화로 통합되기 전 오스트리아 지폐로서 1,000실링(한화 10,000원) 지폐에 초상화가 실려 있었다.

2) 혈액형과 면역(Blood Group and Immune System)

우리 몸의 면역시스템은 외부 항원에 대해서는 항체를 생성하고, 자기 항원에 대해서는 자기관용(self-tolerance)에 의해 항체를 생성하지 않는다. 이런 규칙은 적혈구의 항원에 대한 항체 생성과정을 이해하는데 도움을 주고 있다. 예를 들면, A와 B 항원에 노출된 A형은 anti-B는 생성하지만, anti-A는 생성하지 않고, B형은 anti-A는 생성하지만 anti-B는 생성하지 않는다. 그런데, ABO 아형에서 약화된 A나 B 항원에 대한 항체를 동반하기도 한다. 이는 해당 항원의 항원결정기(epitope)에 발생한 결손된 항원에 대해 항체를 생성하는 것이다. 만약 해당 항원이 양적으로 감소했더라도 항원결정기가 완벽하면 항체는 생성하지 않는다. 예를 들면, ABO 아형 중 일부 B_3형은 항원결정기에 문제없이 양적으로만 항원이 감소했기 때문에 anti-B를 만들지 않는다. 따라서 B형의 적혈구를 수혈해도 안전하다. 그런데, cis-AB형의 A와 B 항원은 항원의 양적 감소뿐 아니라 질적 결손이 함께 존재하는 경우가 많다. 특히, B 항원의 질적 결손은 심하여 대부분 anti-B를 동반한다. 따라서, 적혈구 수혈 시 A, B 항원이 없는 O형이 권장된다.

RhD 형도 동일한 원리가 적용된다. RhD 양성자는 D 항원에 노출되어도 anti-D를 생성하지 않지만, RhD 음성자는 anti-D를 생성할 수 있다. 부분-D형은 항원결정기에 결손이 있어 D 항원에 노출 시 anti-D를 생성할 수 있다. 그런데, 혈청학적 검사에서 RhD 음성처럼 보이지만 *RHD* 유전자 검사로 엑손 9번 1227 G>A의 변이가 있는 Del형은 극소량의 D 항원을 갖지만 완벽한 항원결정기를 갖고 있어 D 항원에 노출되어도 anti-D를 생성하지 않는다고 보고되었다(Shao CP, 2010, Choi S, 2019 등). Rh 혈액형 중 RhD와 함께 임상적으로 중요한 RhCE 혈액형이 있다. 한국인에 가장 흔한 CDe형이 2번째로 흔한 CcDEe 혈액을 수혈받을 경우, E와 c 항원이 존재하지 않기 때문에 anti-E와 anti-c를 생성할 수 있다. 그러나, 모든 항원이 존재하는 CcDEe형은 anti-E와 anti-c를 생성하지 않는다.

(1) 적혈구 항원과 항체(Red Cell Antigens and Antibodies)

혈액형 항원과 해당 항체는 수혈의학에 있어 가장 주된 관심사이며, 어떤 항원과 연관된 항체의 존재 유무는 적혈구 수혈, 혈소판 수혈 등 수혈의 성공여부를 가늠하는 요인이 된다. 이 장에서는 적혈구 항원 및 항체만을 다루기로 한다. 2022년 국제수혈학회(ISBT)는 사람의 적혈구 혈액형을 43개의 군(group)으로 나누고, 349개의 개별 항원을 공식적으로 인정했다. 이는 여러 가지 혈액형군(blood group system)을 좌우하는 유전자(gene)에 의하여 결정된다. 각각의 유전자 빈도는 인종에 따라 차이를 보이므로 인종별로 적혈구 항원의 표현 빈도도 다르다. 이러한 항원들의 숫자나 세포 내의 분포, 물리화학적 성상 등은 혈액형군별로 다양하여 생체 내에서나 생체 외에서의 항원-항체 반응에 차이를 보인다. 다행히 대부분 혈액형 항원들은 면역원성(immunogenecity)이 약하여 항체 형성을 잘 유발시키지 못하므로 임상적으로 중요한 의미를 지니지 않지만, 혈액형 항원군 중 약 20여 개 정도는 임상적으로 의미가 크다. 임상적 의의는 항체 생성률, 적혈구를 파괴시킬 수 있는 항체의 특성, 반응 온도, 항체의 역가 등에 따라 다르다. 결국 임상적 의의는 수혈로 용혈수혈반응과 태아신생아용혈질환 발생으로 평가된다. 임상적 의의가 높은 가장 대표적인 혈액형은 ABO 및 RhD 혈액형이지만, 그외에도 Rh (C, c, E, e), Duffy, Kidd, MNSs, Kell 혈액형군 등에 대한 항체들 또한 매우 중요하다. anti-A나 anti-B는 주로 IgM 유형이며 부적합 수혈 시 심한 용혈수혈반응을 유발할 수 있으므로 임상적으로 가장 중요한 항체이다. 하지만, 다른 IgM 혈액형 항체들은 한랭항체로서 거의 적혈구 파괴를 유발하지 않는다. 대부분의 IgM 항체는 수혈이나 임신 등의 자극 없이 생성되기도 하는데 anti-P1, anti-N, anti-Le 등이 이에 해당된다. 이와 달리, 임신이나 수혈 등 항원성이 다른 적혈구에 노출되어 생기는 혈액형 항체들은 대개가 IgG 항체이고 Rh (D, C, c, E, e), Duffy, Kidd, MNSs, Kell 혈액형군에 대한 항체들이 이에 속한다.

적혈구 항원 검사로는 적혈구를 어떤 특정 항체와 적절한 온도에서 반응시킨 후 응집을 관찰하는 방법이 가장 널리 사용되는데, 이러한 목적으로는 IgM 항체가 더 잘 사용된다. 대부분의 IgG 항체는 쉽게 응집반응을 일으키지 않으므로 항원-항체 반응을 촉진시키기 위하여 여러 가지 방법들을 사용하는데 이에는 알부민 등을 반응에 첨가해 주는 고단백법, 반응혼합물의 이온력을 낮추어 주는 저이온 강도식염수(low ionic strength sa1ine, LISS)법, 단백분해효소를 첨가하는 효소법, 거대양전하분자인 hexadimethrine bromide (Polybrene)를 첨가하는 방법 등이 있다. 또한 어떤 IgG 항체들은 간접항글로불린(Coombs) 법을 사용해야만 검출이 가능하기도 하며, anti-Jk처럼 보체를 잘 결합하는 항체를 검출할 경우는 보체활성을 가지는 항글로불린 시약을 사용하는 것이 좋다. 최근에는 항글로불린검사 시 polyethylene glycol (PEG)을 첨가함으로써 항원-항체 반응을 촉진시키는 방법도 이용된다.

(2) 적혈구막(Red Cell Membrane)

다른 세포막과 마찬가지로 적혈구막도 지질과 단백으로 구성되어 있다. 지질은 인지질(phospholipid) 60%, 콜레스테롤 30% 및 당지질(glycolipid) 10%로 구성된다. 적혈구막의 지방세포들은 4~5 nm 두께의 연속적인 지질 이중막(lipid bilayer)을 형성하고 있는데, 이중막 내면의 60% 정도는 세포골격(cytoskeleton)과 직접 연결되어 있으며, 이중막 안에는 band 3, 당 단백, 음이온운송체(anion transporter), 시알로당단백(sialoglycoprotein, SGP), RhD 항원부착 단백 등이 삽입되어 있다. Band 3 단백은 100 kDa 크기로서 전체 막단백의 25%를 차지하는데 실갈은 구조로서 지질이중막을 무수히 관통하면서 음이온수송로(anion transport channel)의 역할을 하며, 적혈구 하나당 100만 개 정도로 추산된다. 시알로당단백은 glycophorin이라고도 하는데 대부분 적혈구막의 외부에 존재하며, α-SGP는 glycophorin A, ß-SGP는 glycophorin C, δ-SGP는 glycophorin B에 해당된다. 적혈구막이 음전하를 띄게 되는 가장 큰 원인이 시알로당단백의 sia1ic acid 때문이다. 하나의 적혈구에 50~100만 개의 glycophorin A와 10만 개 정도의 glycophorin B가 존재한다. Band 4, 1은 band 3과 시알로당단백, actin, spectrin을 연결해 준다. A, B, H 항원은 적혈구막에 있는 band 3, 시알로당단백, 다당세라미드(polyglycosyl ceramides), 단순 지단백 등의 구조에 말단당(terminal sugar)들이 부착되어 결정되는데 band 3가 가장 중요한 역할을 한다. RhD 항원은 탄수화물을 전혀 함유하고 있지 않은 분자량 30,000 정도의 단백에 부착되어 있다. Kell 혈액형군 항원들은 분자량 93,000의 당단백에 부착되어 있으며 Duffy 혈액형군 항원들은 분자량 약 30,000 정도의 당화 단백에 부착되어 있다. MN 및 Ss 항원들은 glycophorin A 및 B에 부착되어 있다(그림 9-2).

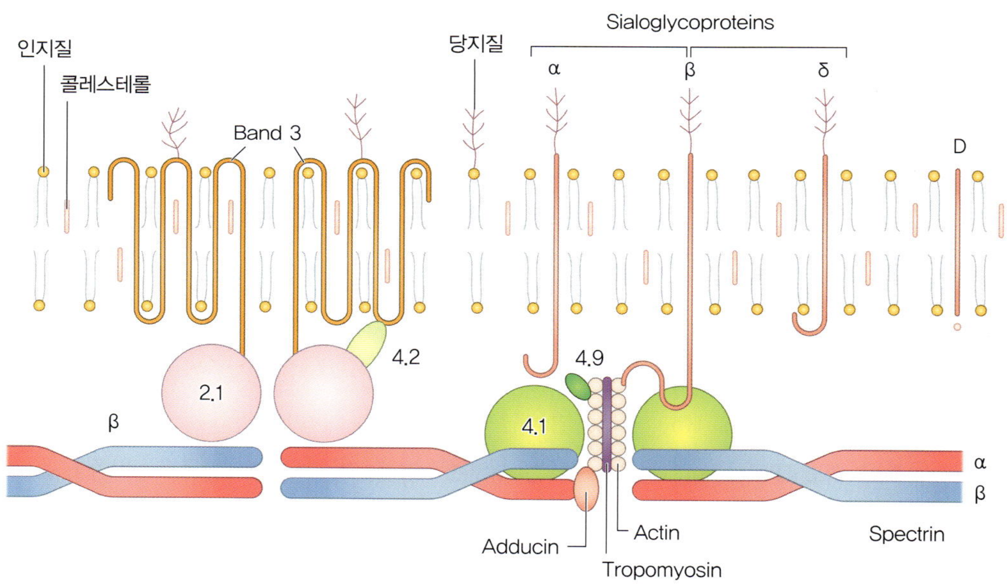

그림 9-2. **적혈구막의 도해.** 지방이중막, band 3, a–, ß – 및 δ–sialoglycoprotein 등의 막단백, 세포골격 등을 보이고 있다. Band 2.1은 210 kDa의 크기이며 ankyrin이라고도 한다.

적혈구 항원 중 항체가 결합하는 부위인 항원결정기는 당단백이나 당지질의 탄수화물 부위의 1~7개의 당이나 단백부위의 4~5개의 아미노산으로 구성되어 있다. 항체와 가장 강하게 결합하는 부위를 면역우성부위(immunodominant group)라 하며 이는 대개 말단의 비환원당이나 말단 아미노산이다. 면역우성부위로부터 거리가 멀수록 항체와의 반응도는 약해진다. 항원결정기는 선상 다당류(linear polysaccharide)나 폴리펩티드(polypeptide)일 수도 있으며 단백처럼 접혀진 3차원적 구조일 수도 있다. 적혈구상에 존재하는 주요 혈액형 항원들의 항원결정기의 수는 표 9-1과 같다. 림프구나 과립구의 경우에는 항체와 항온시키면 어떤 항원부위들이 한쪽으로 쏠리는 캡 형성현상(capping)을 관찰할 수 있는데 적혈구에서는 그렇지 않다. 적혈구막의 당단백들은 막내부의 세포골격(cytoskeleton)과 수많은 연결을 가지기 때문에 쉽게 이동되지 않는다.

표 9-1. 혈액형 항원별 항원결정기의 수

혈액형 항원	항원결정기의 수
ABH	$1\sim2\times10^{6}$
M, N	1×10^{6}
I	$1\sim5\times10^{5}$
D, S, s, Fy^{a}, Jk^{a}, Di^{a}	3×10^{4}
Le^{a}, K, Lu^{b}	$2\sim5\times10^{3}$

뉴라민산분해효소(neuraminidase)로 적혈구를 처리하면 적혈구 표면의 N-아세틸뉴라민산(N-acetylneuraminic acid)이 제거되는데 이때 M, N 항원들의 반응도는 감소되나 A, B, H, Le^{a}, Le^{b}, P_1, S, s, U, C, D, E, c, e, Lu^{a}, K, k, Fy^{a}, Jk^{a} 항원들의 반응도는 영향을 받지 않는다. 한편 적혈구들과 *Ulex europaeus*, *Vicia graminea*, *Bauhinia vari* 등의 식물응집소(lectins)와의 반응은 증가된다.

(3) 항체(Antibodies)

항체는 면역글로불린(immunoglobulin)이다. 면역글로불린은 항원과 결합하며 여러 생물학적 효과를 가지는 단백질의 일종이다. 면역글로불린의 공통적인 구조는 동일한 두 개의 중쇄(heavy chain)가 서로 이황화결합(S-S bond)및 비공유결합으로 연결되어 있으며, 각 중쇄마다 하나씩의 동일한 경쇄(light chain)가 연결되어 있다(그림 9-3). 중쇄의 종류에는 γ, μ, a, d, e이 있으며 이에 따라 면역글로불린은 IgG, IgM, IgA, IgD, IgE로 구분된다. 경쇄의 종류에는 kappa (k)와 lambda (λ)가 있다. IgG는 단량체(monomer)이며 IgM은 오량체(pentamer)이고 IgA는 단량체 또는 이량체(dimer)로 존재한다(그림 9-4). 모든 면역글로불린의 중쇄에는 탄수화물이 부착되어 있다. 항원과 결합하려면 중쇄와 경쇄가 모두 필요하다. 중쇄와 경쇄의 아미노 말단부위의 아미노산 110~120개를 가변부위(variable region)라 하며 이 중 특히 변화가 많고 항원결합부위(antigen-binding site)를 형성하는 10개 이내의 아미노산을 과가변부위(hypervariable region)라 한다. 가변부위 이외의 부분을 통틀어 불변부위(constant region)라 한다. IgG와 IgA는 3개의 불변부위를, IgM과 IgE는 4개의 불변부위를, 경쇄에는 하나의 불변부위가 있다. 면역글로불린의 생물학적 활성은 불변부위의 아미노산배열에 좌우되며 유연성(flexibility)은 경첩부위(hinge region)에 좌우된다.

파파인(papain)처리를 하면 IgG분자는 CH1과 CH2 사이가 갈라져 두 개의 Fab 단편(antigen binding fragment)과 하나의 Fc 단편(crystallizable fragment)으로 된다. 반면 IgG를 펩신 (pepsin)으로 처리하면 두 개의 Fab 단편이 이황화결합으로 연결된 $F(ab')_2$와 두 개의 Fc 단편 조각으로 갈라진다.

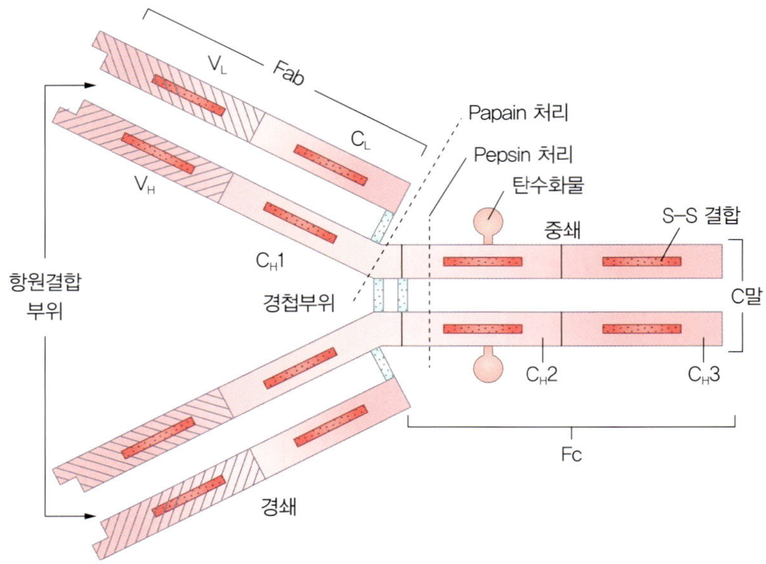

그림 9-3. **IgG의 구조.** 중쇄와 경쇄의 불변부위(C)와 가변부위(V)가 나타나 있다. 중쇄끼리, 그리고 중쇄와 경쇄는 S–S 결합에 의해 연결되어 있다. IgG를 파파인으로 처리하면 두개의 Fab 분절과 하나의 Fc 분절로 분해되고, 펩신으로 처리하면 하나의 F(ab')2와 두개의 Fc 단편 조각으로 분해된다.

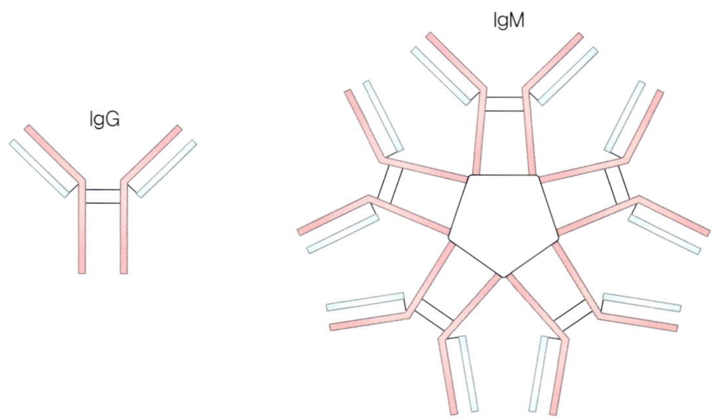

그림 9-4. **IgG와 IgM의 도식도.** IgG는 단량체(monomer)이고 IgM은 오량체(pentamer)이다. 이러한 구조의 차이가 많은 성상을 결정한다.

2) 면역글로불린의 특성(Immunoglobulins)

(1) IgG

IgG는 혈장 농도가 12 g/L 정도로 혈장 중 가장 많은 면역글로불린이다. IgG는 유일하게 태반을 통과할 수 있는 면역글로불린으로 신생아에서 동종항체로 인한 여러 가지 질환의 원인이 된다. IgG는 다시 IgG1, IgG2, IgG3, IgG4 등 4개의 아형으로 세분되는데 이중 IgG1이 50% 이상을 차지하고 그 다음이 IgG2이며 IgG3과 IgG4는 소량 존재한다. 보체활성능이 IgG1과 IgG3은 강하고 IgG2는 약하며 IgG4는 전혀 없다(표 9-2). Staphylococcal protein A와 결합되는 것들은 IgG1, IgG2 및 IgG4 이다. 표에서 보듯이 IgG4는 보체결합능이 약하여 적혈구 파괴를 거의 유발하지 않는다.

표 9-2. IgG 아형의 성상

아형	분자량	혈청내 농도 mg/L(%)	반감기(일)	보체결합능	태반통과
IgG_1	146,000	8,400(70)	25	++	+
IgG_2	146,000	2,400(20)	23	+	±
IgG_3	165,000	800(7)	9	+++	+
IgG_4	146,000	400(3)	25	-	+

(2) IgM

IgM의 혈장 농도는 0.5~2.0 g/L이다. IgM은 IgG보다 보체를 더 잘 활성화시킨다. 이는 C1이 활성화되려면 C1q의 아단위(subunit) 6개 중 2개 이상이 면역글로불린의 Fc에 있는 결합부위에 부착되어야 하는데 IgM은 한 분자만 존재해도 두 개 이상의 C1q 아단위가 쉽게 부착될 수 있으나 IgG의 경우에는 두 개의 IgG 분자가 적당한 거리에 존재할 때만 가능하기 때문이다.

(3) IgA

IgA의 혈장 농도는 1.4~4.0 g/L이며 이 중 40% 정도만이 혈관 내에 존재한다. 상피세포 분비물에 존재하는 면역글로불린은 IgA뿐이다. 혈장 중의 IgA가 대개 단량체인 반면 분비액 중의 IgA는 주로 2개가 J쇄(J chain)로 연결된 이량체이다. 분비액 중의 IgA의 역할은 점막을 통해 체내로 들어온 항원들을 중화시키는 것이다. IgA의 생체 내 반감기는 6일이다.

(4) IgD와 IgE

이 면역글로불린들은 주로 세포 수용체(cell receptor)로서의 작용을 한다. IgD는 B 림프구에서 생성되며 그 표면에 존재하면서 항원에 의한 B 림프구의 활성화에 관여한다. IgD 항체는 아직 보고된 바 없다. IgD의 생체 내 반감기는 3일이다. IgE는 형질세포(plasma cell)에서 생성되며 혈장 내의 농도는 매우 낮다. IgE는 호염구와 비만세포(mast cell)에 있는 Fc 수용체(Fc receptor)에 친화력이 크다. 호염구와 비만세포에 결합되어 있는 IgE에 항원이 결합되면 히스타민과 leukotriene 등의 물질이 분비되어 천식이나 고초열(hay fever)에서와 같은 아토피(atopy)현상을 초래한다. IgE의 생체 내 반감기는 2일이다.

(5) IgG 적혈구 항체와 IgM 적혈구 항체의 식별(Discrimination of IgG and IgM Red Cell Antibodies)

혈청을 2-mercaptoethanol (2-ME), dithiothreitol (DTT), dithioerythritol (DTE) 등의 환원제로 처리하면 아단위(subunit) 사이의 s-s 결합이 해리되어 IgM 항체의 응집력이 소실되므로 IgG와 IgM 항체의 구분에 사용할 수 있다. DTT가 2-ME보다 많이 이용되는데 그 이유는 환원상태를 더 잘 유지하며 공기 중에서 덜 산화되고 나쁜 냄새가 없기 때문이다. 2-ME로 처리한 혈청을 투석 없이 바로 검사에 사용할 수도 있으나 가끔 간접항글로불린검사(IAT)상 위양성 결과를 줄 수 있다. DTT 처리 혈청을 2시간 이상 적혈구와 방치하면 역시 위양성반응을 얻을 수도 있다.

3) 자연항체(Naturally-occurring Antibodies)

어떤 사람이 자신이 가지지 않은 적혈구 항원에 수혈, 임신, 유산 등을 통하여 노출된 경험이 없이도 혈청 중에 해당 항체가 존재할 경우 이를 자연항체(naturally-occurring antibody)라 부른다. 이는 병원체에 노출되지 않고도 내장이나 일부 점막 조직에서 B-1 B 세포(B-1 B cell)가 IgM 항체를 생산할 수 있는 사실에서 유래된 용어이다. 그런데, 이들 항체를 자연항체라고 부르는 것은 주의가 필요하다. anti-A, anti-B, anti-H, anti-PP^1P^k, anti-P^k 등은 해당 항원이 없는 사람에서는 거의 항상 존재한다. anti-A_1, anti-Le^a, anti-P^1 등도 자주 관찰되며 anti-HI 등은 드물게 존재한다. Rh 항체 중 자연항체로는 anti-E가 가장 흔하다. 그 외 anti-C^w, anti-Sd^a, anti-V^w, anti-Wr^a 은 정상인의 1~2%에서 발견되며 드물지만 anti-M, anti-S, anti-N, anti-Ge, anti-K, anti-Lu^a, anti-Di^a, anti-Xg^a 등도 발견된다. 이들 항체가 아무런 면역학적 자극이 없이 B-1 B 세포가 항체 형성했다면 자연항체라고 부를 수 있지만, 환경에 존재하는 적혈구 항원과 유사한 물질들(예: 세균, 먼지, 꽃가루 등)의 자극에 의해 생성된 항체라면

표 9-3. 대표적인 적혈구 항체 anti-D와 anti-A,-B의 특성 비교

	Anti-D 항체	Anti-A, -B 항체
구조	Monomer, IgG	Pentamer, IgM
반응 온도	37℃	37℃ 이하
생성 원인	적혈구 항원 노출 (임신, 수혈)	정확히 규명되지 않았음 가설1: 적혈구 항원 유사 물질에 노출 (세균, 먼지, 꽃가루 등)되어 생성 가설2: B1 B 림프구에서(항원 노출 없이) 생성
태반 통과	가능	불가능 * O형에 있는 IgG 유형의 anti-A/-B는 통과할 수 있음
용혈기전	적혈구에 부착 Extravascular hemolysis	보체활성에 의해 Intravascular hemolysis
유사한 예	anti-E,-c,	anti-H , anti-PP^1P^k
임상적 의의	HDFN Acute and delayed HTR	Acute HTR 유발

자연항체가 아닌 면역항체라고 할 수도 있기 때문이다. ABO 동종응집소인 anti-A, anti-B가 자연항체로 분류된 대표적인 예인데, 이들 항체의 기원은 아직 명확히 규명되지 않았다(Branch DR, 2015).

한편, 같은 이름의 항체라도 그것이 면역 항체인 경우는 온난 항체이며 IgG인 경우가 많고, 드물게 IgM 항체이거나 IgG와 IgM 혼합형인 경우도 있다. 반면, 그것이 자연 항체이면 한랭 항체이며 IgM인 경우가 많다. anti-A, anti-B는 일부가 IgG일 수도 있고 모두가 IgM일 수도 있으나 O형인 사람의 혈청 중에 존재하는 anti-A, anti-B의 일부는 IgG이거나 IgA이다. A_2나 A_2B인 사람에서 나타나는 anti-A_1은 항상 IgM이지만 O형인 사람의 혈장에서 분리한 anti-A_1은 IgG로만 구성된 경우도 있다. anti-HI, anti-H는 IgM뿐이다. anti-Le^a와 anti-Le^b는 대개 IgM처럼 나타나지만 IgG가 같이 있는 경우도 있고 아예 IgG로만 구성된 경우도 있다. MNSs 혈액형에 대한 자연항체들은 대개는 IgM인데 드물게 IgG 항체도 섞여있다.

4) 면역 항체(Immune Antibodies)

면역 체계에서 세균이나 바이러스같은 외부항원들과 특이적 결합을 하여 항원을 인식하게 하고 동시에 무력화시키는 작용을 하는 면역글로불린은 면역 항체라고 한다. 수혈의학에서 면역 항체의 대표적인 것은 적혈구 동종항체이다. 예를 들면, 환자가 '본인에게 없는 항원이 존재하는 적혈구'를 수혈받으면 체내의 면역시스템 반응으로 해당 항원에 대한 항체들이 환자의 면역상태 및 항원의 종류 등 여러 인자에 의해 다양한 비율로 생성될 수 있다. RhD 양성 적혈구 1 mL를 RhD 음성인 사람에게 주사하면 4주경부터 항체가 나타나기 시작하여 6~10주까지 항체역가가 증가되는데 항체의 농도는 4 μg/mL를 넘지 않는다. 어떤 사람들은 3개월 이상의 간격으로 2회 이상 주사하여야 항체가 검출되며 드물게는 아무리 적혈구를 주사해도 항체가 형성되지 않는 비반응자(non-responder)도 있다. 주사하는 적혈구의 양을 늘리면 항체형성률과 생성되는 항체의 농도는 증가되지만 주사 후 항체가 생기기까지의 기간이 단축되지는 않는다. 이것이 전형적인 일차반응(primary response)의 예이다.

반면, 일단 RhD에 전에 노출되어 일차반응(primary response)이 일어난 후 감작된 사람에게 RhD 양성 혈구가 다시 수혈되면 3일 후부터 항체의 농도가 급증하기 시작하여 2~3주 후에는 항체의 농도가 1,000 μg/mL까지 증가되기도 한다. 이와 같은 이차반응(secondary response)은 동물에게 세균독소를 주입했을 경우에도 유사하게 일어난다. 일차반응에서 처음에 형성되는 것은 IgM이고 이어서 IgG가 형성된다는 일반적인 원칙이 혈액형 항체에서도 꼭 적용되는지는 분명치 않으나, 결국 IgG 항체가 대부분을 차지하게 된다는 것은 확실하다. 전기한 바와 같이 anti-A와 anti-B도 환경에 존재하는 적혈구 항원과 같거나 유사한 물질들(예: 세균)에 노출되어 발생한 일종의 면역항체로 간주할 수 있는데 A형과 B 형이 가진 항체는 대개 IgM이고 O형이 가진 항체는 상당부분이 IgG라는 것은 매우 흥미로운 사실이다. IgM 항체는 마지막 자극 후 비교적 빨리 감소되어 1~2년 정도면 검출이 되지 않는 경향이 있으나 IgG 항체는 감소 속도가 늦어 어떤 경우에는 마지막 자극 후 30년까지도 남아 있게 된다. 대부분의 IgM 항체는 생리식염수에 부유된 적혈구들을 응집시킨다. IgM 항체의 역가는 효소처리 적혈구를 사용하면 4배 정도 증가된다. ABO, Lewis, P 혈액형 군 항체 같은 자연항체들은 대개 0°C 에서 반응도가 가장 높다. anti-A나 anti-B의 경우는 37°C에서도 응집반응을 보이지만 anti-A_1, anti-HI, anti-Le^a, anti-P_1 등은 대개 20~25°C 이상에서는 반응하지 않는다. anti-Le^a는 20~25°C 실온 이상에서는 적혈구를 응집시키지 못하지만 37°C에서 보체를 결합시켜 간접 항글로불린검사상 강양성을 나타낸다. 면역성 anti-D는 온난항체라서 37°C 에서도 실온에서처럼 응집반응을 잘 일으킨다. 대부분의 IgG 항체는 생리식염수에 부유된 적혈구들을 응집시키지 못한다. 그래서 이를 불완전항체(incomplete antibody)라 부르기도 한다. 그러나 IgG anti-D의 역가가 높을 때에는 적혈구를 응집시킬 수 있다.

적혈구의 항원성이 감소되면서 적혈구 항체가 생성되는 경우가 있는데 예를 들면 임신 시 Lewis 항원이 감소되며 anti-Le의 빈도가 증가된다(조석구 등, 1998). 혈액형에 따라 면역원성(immunogenicity)에 큰 차이를 보이는데 어떤 항원을 가지지 않은 사람이 그 항원 양성 혈액을 1회 수혈을 받았다고 가정할 경우 면역항체를 형성할 확률은 RhD 항원의 경우 50%, Kell 항원의 경우 5%, RhD 이외의 Rh 항원(c, E, C, e)의 경우 4%, Duffy 항원의 경우 0.5%, Kidd 항원의 경우 0.2% 정도이다(Shirey RS 등, 1994). 수혈 전에 항상 RhD 혈액형검사가 이루어지므로 실제로 가장 많이 발견되는 면역항체는 anti-D를 제외한 Rh 계열의 항체인데(특히 anti-E 및 anti-c) 이는 해당 항원 음성자가 항원 양성 혈액에 노출될 기회가 그만큼 많기 때문이다. 적혈구 항원의 면역원성은 일정하더라도 민족에 따라 항원 양성률이 다르므로 임상적인 문제를 흔히 유발하는 항체의 종류도 달라진다. 예를 들어 K 항원 양성자가 9%인 구미인에서는 anti-K가 자주 발견되고 임상적인 문제를 유발하지만, 한국인에서는 K 항원자가 0%이므로(신경화 등, 2021) anti-K가 형성되는 일이 매우 드물다. 외국에서 수혈했거나 유사항원(예: 세균)에 의해 anti-K가 생성되어도 공급될 혈액의 거의 대부분이 K 항원 음성이므로 위험도는 거의 없다. 다만, 다문화가정의 증가 추세를 고려하면 미래에는 환자도 헌혈자도 K 항원 양성자가 증가할 수 있어 임상적 의의가 점점 높아질 수 있겠다는 주장이 있다(Shin KH 등, 2018).

5) 적혈구 항원의 유전(Genetics of Red Cell Antigens)

사람의 염색체는 부와 모로부터 각기 유래된 22쌍의 상염색체(autosome)와 2개의 성염색체(sex chromosome)로 구성된다. 성염색체는 여성의 경우 두개의 X이며 남성의 경우 X와 Y 염색체이다. 유전자(gene)란 ABO 혈액형 등의 어떤 성상(character)의 유전을 결정하는 염색체 DNA의 일부분을 말한다 ABO 혈액형의 A와 B 유전자처럼 동일 위치에 존재하는 유전자를 대립유전자(allele)라 한다. 혈액형이 A라는 것은 A라는 표현형(phenotype)을 가졌음을 말하며 같은 표현형이라도 유전자형(genotype)은 다를 수 있어 두 개의 대립유전자가 같은 *AA*일 수도 있고 대립유전자가 다른 *AO*일 수도 있다. 상염색체 유전양상을 보이는 대부분의 경우 대립유전자들은 상호간의 유전자의 역할이 같거나 상호 보완적이고, 모두 기능을 하는 상호우성(codominant)이다. 혈액형 유전자 중 성염색체상에 존재하는 것은 Xg유전자뿐이고 나머지는 모두 여러 다른 상염색체상에 존재한다.

적혈구 항원은 Rh나 K처럼 단백 일수도 있고, A, B나 Le^a처럼 탄수화물일 수도 있는데 단백의 경우에는 그 자체가 유전자 산물(gene product)이며 탄수화물일 경우에는 이미 다른 유전자에 의해 생성된 구조에 그 탄수화물을 부착시키는 역할을 하는 효소가 바로 유전자 산물이 된다. 대개는 어느 유전자를 가지면 그 항원이 적혈구에 표현된다. 그러나 Lewis, Lutheran 혈액형에서처럼 다른 염색체에 존재하는 유전자에 의해 그 혈액형의 표현이 변화되거나 억제되는 경우도 있다. 어떤 대립유전자는 아무런 가시적인 역할을 하지 않는데 이를 정형인자(amorphs)라 한다. 예를 들어 ABO 혈액형 유전에 있어 A와 B 유전자는 A와 B형을 결정하는 전이효소를 생성하지만 O 유전자는 아무런 효소도 생성하지 않는다. 따라서 조합 가능한 유전자형은 6개이지만(*AA, AO, BB, BO, AB, OO*) 실제 표현형은 4개뿐이다(A, B, AB, O). 어떤 적혈구 항원들은 용량효과(dosage effect)를 보여 동형접합체(homozygote)와 이형접합체(heterozygote)의 반응도에 차이를 보인다. 예를 들어 Rh(E), K, Jk, M, Ss, Fy혈액형 항원들은 동형접합체일 때의 반응도가 이형접합체일 때의 반응도보다 강하며 이러한 속성을 비예기항체 동정검사에 이용할 수 있다.

표 9-4에 유전자들이 존재하는 염색체들을 나타냈는데 이들은 모두 독립적으로 유전된다. 이 표에서 ISBT number는 국제수혈학회에서 제시한 것으로서 현재 사용되고 있는 용어들을 대치하자는 것은 아니며 전산화 등에 대비하여 숫자적 표현이 필요한 경우 사용할 수 있도록 권하고 있다.

표 9-4. 혈액형군 유전자들의 염색체 위치

NO	System name	System symbol	Gene name(s)*	LRG**	Number of antigens	Chromosomal location	CD numbers
001	ABO	ABO	*ABO*	792	4	9q34.2	
002	MNS	MNS	*GYPA, GYPB, (GYPE)*	793; 794	50	4q31.21	CD235a CD235b
003	P1PK	P1PK	*A4GALT*	795	3	22q13.2	CD77
004	Rh	RH	*RHD, RHCE*	796; 797	56	1p36.11	C240
005	Lutheran	LU	*BCAM*	798	27	19q13.2	CD239
006	Kell	KEL	*KEL*	799	36	7q33	CD238
007	Lewis	LE	*FUT3*	800	6	19p13.3	
008	Duffy	FY	*ACKR1*	801	5	1q21-q22	CD234
009	Kidd	JK	*SLC14A1*	802	3	18q11-q12	
010	Diego	DI	*SLC4A1*	803	23	17q21.31	CD233
011	Yt	YT	*ACHE*	804	5	7q22	
012	Xg	XG	*XG, CD99*	805; 1023	2	xp22.32	CD99+
013	Scianna	SC	*ERMAP*	806	9	1p34.2	
014	Dombrock	DO	*ART4*	807	10	12p13-p12	CD297

015	Colton	CO	*AQP1*	808	4	7p14	
016	Landsteiner-Wiener	LW	*ICAM4*	809	3	19p13.2	CD242
017	Chido/Rodgers	CH/RG	*C4A, C4B*	137; 138	9	6p21.3	
018	H	H	*FUT1, FUT2*	810; 811	1	19q13.33	CD173
019	Kx	XK	*XK*	812	1	Xp21.1	
020	Gerbich	GE	*GYPC*	813	13	2q14-q21	CD236
021	Cromer	CROM	*CD55*	127	20	1q32	CD55
022	Knops	KN	*CR1*	814	12	1q32.2	CD35
023	Indian	IN	*CD44*	815	6	11p13	CD44
024	Ok	OK	*BSG*	816	3	19p13.3	CD147
025	Raph	RAPH	*CD151*	817	1	11p15.5	CD151
026	John Milton Hagen	JMH	*SEMA7A*	818	8	15q22.3-q23	CD108
027	I	I	*GCNT2*	819	1	6p24.2	
028	Globoside	GLOB	*B3GALNT1*	820	2	3q25	
029	Gill	GIL	*AQP3*	821	1	9p13	
030	Rh-associated glycoprotein	RHAG	*RHAG*	822	4	6p12.3	CD241
031	FORS	FORS	*GBGT1*	826	1	9q34.13-q34.3	
032	JR	JR	*ABCG2*	823	1	4q22.1	CD338
033	LAN	LAN	*ABCB6*	824	1	2q36	
034	Vel	VEL	*SMIM1*	827	1	1p36.32	
035	CD59	CD59	*CD59*	41	1	11p13	CD59
036	Augustine	AUG	*SLC29A1*	1027	4	6p21.1	
037	Kanno	KANNO	*PRNP*		1	20p13	
038	SID	SID	*B4GALNT2*		1	17q21.32	
039	CTL2	CTL2	*SLC44A2*		2	19p13.2	
040	PEL	PEL	*ABCC4*	1183	1	13q32.1	
041	MAM	MAM	*EMP3*		1	19q13.33	
042	EMM	EMM	*PIGG*		1	4p16.3	
043	ABCC1	ABCC1	*ABCC1*		1	16p13.11	

*As defined by the HUGO Gene Nomenclature Committee http://www.genenames.org/
** LRG: Locus Reference Genomic

2 ABO 혈액형(ABO Blood Group)

1) 임상적 중요성(Clinical Significance)

수혈의 성패를 결정하는 가장 중요한 혈액형은 ABO 혈액형이다. 이 혈액형군의 특징은 자신이 가지지 않은 항원에 대한 항체가 혈청 내에 거의 항상 존재한다는 점이므로 ABO 부적합 수혈의 경우에는 예외 없이 급성용혈수혈반응이 일어나게 되며 그 증상의 정도는 경미한 용혈부터 혈관 허탈(vascular collapse), 파종혈관내응고(disseminated intravascular coagulation)까지 다양하고 때로는 사망을 초래하기도 한다.

최근 혈액안전감시체계 및 법원 판례를 통해 한국인의 ABO 불일치 수혈사고 32례(1953~2019)를 조사하였는데, 실제 4례는 사망하였다(Choi S 등, 2021). 태아와 산모 사이에 ABO 부적합이 있을 경우 ABO 동종항체가 태반을 통과하여 ABO 태아신생아용혈질환(hemolytic disease of the fetus and newborn)을 일으킬 수 있다. 다만, 증상이 심한 Rh 혈액형 부적합증인 경우와는 달리 ABO 혈액형 부적합증 때는 대부분 경한 증상으로 나타난다. 이 ABO 태아신생아용혈질환은 신생아의 직접항글로불린검사 양성반응의 가장 흔한 원인이다.

ABO 혈액형검사 시에는 anti-A와 anti-B를 이용하여 환자의 적혈구 항원을 검사하는 혈구형 혈액형검사(cell typing: front typing)와 A1 적혈구, B 적혈구 및 O 적혈구와 환자의 혈청을 반응시키는 혈청형 혈액형검사(serum typing: back typing)가 항상 동시에 시행되게 된다. 혈구형 및 혈청형 혈액형검사를 동시에 시행해야 하는데, 과거에는 혈구형 혈액형검사만을 시행한 경우도 있었다. 우리나라 입영 장병 중 5.5%가 자신의 혈액형을 잘못 알고 있다는 흥미있는 보고가 있는데 그 원인 중 하나가 약식 혈액형검사 시 슬라이드법에 의한 혈구형 혈액형검사만을 실시하기 때문이다(최태윤 등, 1992). 2013년 서울대학교병원 혈액은행에서 시행한 ABO 혈액형 결과가 환자 자신이 알고 있던 혈액형과 다른 경우가 0.5%였다. 미국에서도 군인들의 신분증에 혈액형을 기재하도록 되어 있는데 923명의 군인 중 34명(3.7%)의 ABO나 Rh 혈액형이 실제와 달랐다는 보고가 있다(Rentas FJ 등, 1999).

2) A, B, H 항원의 구조(Structure)

A, B 항원과 전구물질인 H 항원은 적혈구막의 구조 중 몇 개에 나누어 존재한다. 대부분의 항원은 당단백(glycoprotein) band 3과 band 4.5에 존재하지만 일부는 시알로당단백(sialoglycoprotein), 다당세라미드(polyglycosyl ceramide), 혹은 단순한 당스핑고리피드(glycosphingolipids)상에 존재한다. 그림 9-5에 ABH 항원의 합성과정을 그렸다. H 항원은 A와 B 항원의 전구물질이다. H 항원에 N-아세틸갈-D-락토사민(N-acetyl-D-galactosamine: GalNAc)이 첨가되면 A 항원이 되고 D-갈락토스(D-galactose: Gal)가 첨가되면 B 항원이 된다. H 항원도 전구물질의 말단 갈락토스의 2번 위치에 푸코스(fucose)가 첨가되어 만들어진 것이다. 이러한 관계를 살펴보면 A1형처럼 전환된 항원이 많을수록 남는 H 항원의 수는 적어지며 반대로 O형에는 H 항원이 많다는 것을 알 수 있다.

말단 갈락토스에 N-acetyl-D−glucosamine (GalNAc)이 어떻게 연결되느냐에 따라 H 혈액형 항원을 2가지 형으로 분류할 수 있는데 1 형(type 1)은 1~3결합으로 연결되어 있으며 주로 가용성 혈액형물질(soluble blood group substances)로서 존재하되 일부가 적혈구막에 흡착되어 있다. 2 형 사슬(type 2 chain)은 적혈구막에서 기원하며 혈청 중에는 존재하지 않는데 말단 갈락토스와 glcnac이 1−4결합으로 연결되어 있다.

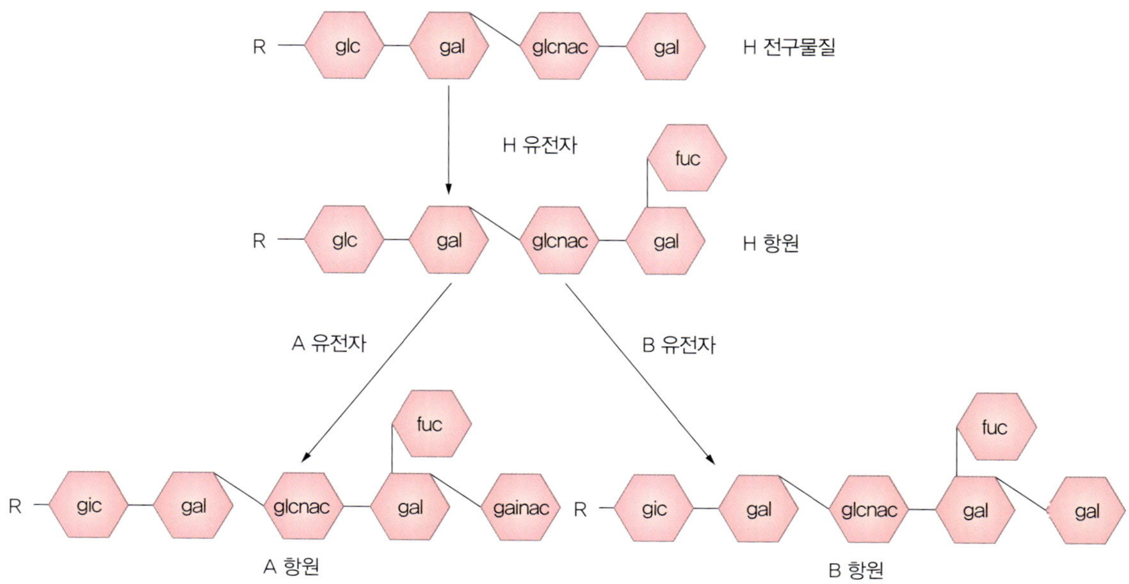

그림 9-5. ABO 항원의 합성
H 전구물질에 L-fucose가 첨가되면 H 항원이 된다. H 항원에 N-acetyl galactosamine(galnac)이 첨가되면 A 항원이 되고 galactose(gal)가 첨가되면 B 항원이 된다(Blackwell Scientific Publication사의 동의하에 수록).

3) ABH 항원의 성숙과 분포(Maturation and Distribution of ABH antigen)

A와 B 항원은 5~6주의 태아에서 이미 발견된다. 그 후 계속적으로 수가 증가되고 분지화(branching)가 복잡해지는 과정을 거쳐 출생 후 2~4년이면 성인의 수준으로 성숙된다. 이 항원들은 적혈구 이외의 많은 조직에서도 발견된다. 림프구와 혈소판에도 비록 수는 적으나 A, B 항원이 존재하는데 아마도 혈장으로부터 흡착되는 것으로 추정하고 있으나 혈소판에서 직접 생성되기도 한다는 주장도 있다. 혈장에도 A와 B 혈액형물질이 있으며 분비자(secretor)에서는 타액과 모든 체액(뇌척수액 제외)에 혈액형물질이 존재한다. 분비유전자는 상염색체 유전자로서 ABH 혈액형물질의 분비에 관여하되 Chido, Rodgers, Sid 등 다른 혈액형물질의 분비에는 관여하지 않는다. 약 80%의 사람은 분비자이며, 20% 정도는 비분비자(nonsecretor)이다. ABH 물질은 모세혈관, 정맥, 동맥의 내피나 표피, 그리고 정자에서도 발견된다. 혈액형물질과 항원성이 유사한 물질들이 여러 동물의 위점막이나 세균외막에서도 발견된다. ABO 항체의 대부분은 이러한 세균항원들이 항원으로 작용하여 생성되는 것으로 믿어지고 있다.

4) 유전양상(Inheritance)

ABH 유전자는 9번 염색체에 있으며 A, B, H 대립유전자들이 상호우성(codominant)으로 유전된다. A와 B 유전자의 유전자산물은 A와 B 항원이 아니라 혈청 당전이효소(glycosyl transferase)로, 이 효소는 A와 B 항원의 탄수화물 전구물질에 말단 당(terminal sugar)을 붙이는 역할을 한다. AB형인 사람은 하나의 염색체에 A 유전자를 가지고 또 다른 염색체에 B 유전자를 가지는 것이 원칙이다. 드물게 A와 B 유전자가 모두 하나의 염색체에 존재하는 것처럼 보이는 경우가 있는데 대표적인 것이 cis-AB형과 B(A)형이다. 이들은 이중 특이성을 갖는 당전이효소(glycosyltransferase with dual specificity)를 갖는 희귀한 ABO 아형이다. B(A)형은 국내 거주 캄보디아인에서 B(A)형 의심되는 대립유전자(*ABO*BA.06*)를 동반한 한 사례를 제외하고 보고된 바 없다(유홍비 등, 2020). 반면, cis-AB형은 1968년 Madsen이 한국인에서 첫 증례를 보고한 이래 지금까지 수많은 사례가 국내에 보고되었다. 흥미로운 사실은 광주·전남지역 헌혈자 169,605명의 조사를 통해 cis-AB형의 빈도가 0.0354%로 전세계에서 가장 높다는 것이며, 이는 일본인에 비해 약 30배 더 흔한 빈도이다(Cho D 등, 2004). 그림 9-6에 일반 AB형과 비교하여 cis-AB형의 발생 및 유전 양상을 2 가계의 예를 들어 나타내었다. 한국인에 발견된 cis-AB형은 거의 모두 *cis-AB01* 유전자인데, 이 경우에는 대개 A와 B 항원이 약하게 발현된다. 게다가 항원의 질적인 결손도 대부분 동반되므로 anti-A와 anti-B를 가지는 경우가 많아 ABO 불일치를 유발하여 수혈전검사 시 어려움을 겪는다. 또한 부모와 자식 간의 ABO형이 상식적인 유전양상에서 벗어나게 되므로 친자 확인 등의 갈등을 유발하기도 한다. cis-AB형 가계를 조사해보면, 전형적인 O형인 부와 AB형인 모 사이에 O형 혹은 AB형의 자녀가 출생한다고 오해를 하는 경우가 흔하다. 그런데, 정밀 검사를 해보면 실제로는 O형인 부와 cis-AB형인 모 사이에 O형 혹은 cis-AB형의 자녀가 정상적인 유전양상으로 출생한 것이다(*O/O* × *cis-AB/O* → *O/O* or *cis-AB/O*). cis-AB 유전자는 계속해서 유전되므로 cis-AB형이 의심되는 경우에는 가족 전체에 대한 조사를 실시하여 확인하는 것이 바람직하다. 일반적으로 혈액형 유전자는 거의 모두 유전되는데, 흥미롭게도 부모에게서 유전되지 않은 cis-AB 형 사례가 최초로 한국인에서 보고되었다. 부모 모두 B형인데, A_2B 표현형을 갖는 발단자는 de novo 돌연변이에 의한 *cis-AB09* 유전자를 갖는 founder였다(Lee SY 등, 2015). cis-AB형은 *cis-AB* 유전자가 어떤 유전자와 동반되는지에 따라 여러 표현형을 나타내는 것이 중요한 특징이다. 만약, *O* 유전자를 동반하면 전형적인 A_2B_3형, *A* 유전자를 동반하면 A_1B_3형, *B* 유전자를 동반하면 A_2B형이 대부분인데, A_1B_x, A_1B_{el}, $A_{int}B_3$ 등 다양한 표현형을 보이기도 한다(Cho D 등, 2004; Chun SJ 등, 2019). 심지어는 *cis-AB/A* 유전자를 가진 증례들 중 소수는 완벽한 A형을 보이는 경우도 있었다(송은영 등, 2001; Cho D 등, 2003). cis-AB 표현형이 이렇게 복잡하다 보니 검사실을 다소 혼란스럽게 한다. 게다가 microplate법 기반의 자동화 장비는 cis-AB형을 AB형으로 잘못 보고하는 사례가 많았다. A사의 장비는 87.5%에서 B사에서는 70.0%에서 이런 현상이 발견되었다(Chun SJ 등, 2018). cis-AB형 환자가 수혈이 필요할 경우 같은 cis-AB형을 찾는 것은 현실적으로 어려우며 적혈구는 O형, 혈소판과 혈장은 AB형을 사용하면 별 문제가 없다(오은영 등, 2010; 박민승 등, 2016;수혈가이드라인, 2022).

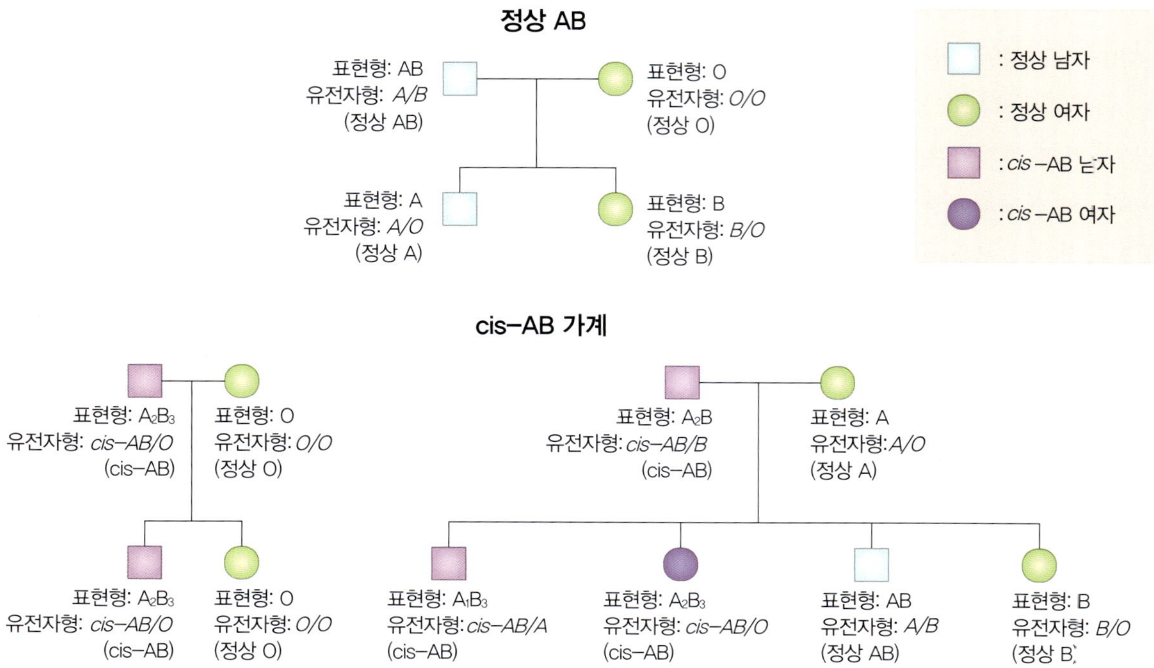

그림 9-6. cis-AB형 유전의 예

봄베이형은 H 전구물질로부터 H 항원을 발현시키는 당전이효소가 결핍된 경우로서 hh 유전자를 가지며 A 및 B 유전자의 유무에 관계없이, O형처럼 ABO 혈액형검사에서 anti-A, anti-B 시약에 음성반응, A_1형 적혈구와 B형 적혈구에 양성반응을 보인다. 그러나 H 항원이 없으므로 혈청 내에 anti-H를 가지는 것이 O형과의 차이이다. 수혈을 받게 되는 경우 anti-H 때문에 모든 정상 O형 적혈구와 반응하므로 같은 봄베이형의 적혈구를 수혈하여야 한다. 다행히 이 혈액형은 매우 드물며 우리나라에서는 아직 보고가 없다. 소량의 H 항원을 생성하지만 이들이 모두 A나 B 유전자에 의해 A 물질이나 B 물질로 전환되는 경우를 부봄베이형(paraBombay phenotype)이라 하는데 이들의 혈구는 anti-H 시약과는 반응치 않으며 anti-A나 anti-B 시약과는 약한 반응을 보인다. 존재하는 A, B 항원에 따라 A_h, B_h 및 AB_h로 기술하며 혈청 내에는 anti-H를 가진다. 최근 국내 3차 의료기관에서 처음으로 인도네시아인을 진단한 보고가 있었다(Kim MS 등, 2019). 한국도 국제적 교류가 점점 확대되고 있으므로 국내 의료기관에서도 이들 혈액형에 대해 대비해야 한다.

5) ABO 혈액형 유전자 구조(Gene Structure of ABO Blood Group)

ABO 혈액형 유전자는 9번 염색체의 장완에 위치하며 1,065개의 염기로 구성되어 354개의 아미노산으로 이루어진 A 및 B 전이효소를 결정한다. A 유전자와 B 유전자는 7개의 염기 즉, 297번, 526번, 657번, 703번, 796번, 803번 및 930번에 차이를 보이는데 이 중 염기 526번, 703번, 796번 및 803번의 치환만이 아미노산의 변화를 유발한다(표 9-5). 대개의 O형은 261번 G가 결손되어 틀이동 돌연변이

(frameshift mutation)가 일어나며 곧 TAA stop codon을 만나 아미노산의 수가 117개인 전이효소를 생산한다. 이 전이효소는 A 혹은 B 전이효소로서의 역할을 수행하지 못하므로 O형에서는 A 항원이나 B 항원이 표현되지 않는다. 261번 G의 결손에 더하여 몇 가지의 치환이 추가된 O형들도 많이 보고되고 있으며, 아직 한국이나 일본에서는 보고된 바 없으나 독일인 O형의 3%는 261번 G의 결손 없이 297번, 526번, 802번 염기의 치환이 있는 것으로 보고되고 있다(Nishimukai 등, 1996). O형 중에서 261번 G의 결손에 추가하여 297번이 A인 경우를 *O01*, G이면서 추가 염기 치환이 4개 있는 경우를 *O02*라 하는데 두 대립유전자는 거의 비슷한 비율의 빈도이며, 일본인과 유사한 분포이다(송상훈 등, 2006; 신경진 등, 2002). 한편, *O02*와 유사하지만 7번 엑손에서 703 G>A 변이가 일어난 *O02* 변이형이 한국에서 처음 보고된 바 있다(원은정 등, 2010).

ABO 유전자에 대한 연구가 국내에서도 활발히 이루어져 아직 알려지지 않았던 새로운 유전자 변이들이 규명되었으며, *ABO*B3.06* (Cho D 등, 2004), *ABO*BW.22* (Lee HS 등, 2014), *ABO*AW.10* (Cho D 등, 2005), *ABO*cisAB.09* (Lee SY 등, 2015), 그리고 *ABO*B.01 with c.350G>T* (Kim TY 등, 2020) 등이 대표적인 예이다.

표 9-5. ABO 전이효소 유전자의 구조

EXON	6		7																
Nucleotide Position	261	297	467	526	547	646	657	681	703	771	784	796	802	803	829	871	930	1054	1060
A alleles																			
A101	G	A	C	C	G	T	C	G	G	C	G	C	G	G	G	G	G	C	C
A102	*	*	T	*	*	*	*	*	*	*	*	*	*	*	*	*	*	*	*
A201	*	*	T	*	*	*	*	*	*	*	*	*	*	*	*	*	*	*	△
AW10	*	*	*	*	*	*	*	*	*	*	A	*	*	*	*	*	*	*	*
B alleles																			
B101	*	G	*	G	*	*	T	*	A	*	*	A	*	C	*	*	A	*	*
B301	*	G	*	G	*	*	T	*	A	*	*	A	*	C	*	*	A	T	*
B306	*	G	*	G	A	*	T	*	A	*	*	A	*	C	*	*	A	*	*
AB alleles																			
Cis-AB01	*	*	T	*	*	*	*	*	*	*	*	*	*	C	*	*	*	*	*
O alleles																			
O01	△	*	*	*	*	*	*	*	*	*	*	*	*	*	*	*	*	*	*
O02	△	G	*	*	*	A	*	A	*	T	*	*	*	*	A	*	*	*	*
Possible Amino Acid Change	Frameshift (p.Thr88fs)	No change	p.Pro156Leu	p.Arg176Gly	p.Asp183Asn	p.Phe216Ile	No change	No change	p.Gly235Ser	No change	p.Asp262Asn	p.Leu266Met	p.Gly268Arg	p.Gly268Ala	No change	p.Asp291Asn	No change	p.Arg352Trp	Frameshift (p.Pro354fs)

*△ at 261: Deletion of G → Frameshift → stop codon

**△ at 1059: Deletion of C → CC → frameshift

6) ABO 혈액형군의 항원들(Antigens of ABO Blood Group)

Landsteiner는 ABO 혈액형군의 주된 2개의 항원을 처음으로 기술하였다. 그후 A와 B의 아형이 발견되었고, 이들은 정상항원의 질적 혹은 양적인 변이형(variants)이다. 성인의 경우 하나의 적혈구에는 100만 개 정도의 A 혹은 B 항원이 존재하므로 ABO 부적합수혈의 경우에는 거의 항상 항원 항체 반응에 의하여 보체가 활성화되고 용혈이 일어나게 된다. 신생아의 경우에는 항원의 수가 성인보다 적으므로 성인에 비하여 약한 반응을 일으키게 되고 ABO 신생아용혈질환 시 산모의 IgG anti-A나 anti-B가 태반을 통하여 넘어가도 임상적으로는 경미한 용혈만을 일으키는 이유도 이 때문이다.

A형은 크게 A1과 A2 두가지 표현형으로 분류된다. 이러한 사실은 대부분의 A형 적혈구(A_1)는 anti-A 동종응집소(isoagglutinin)의 활성을 완전히 흡착시키지만 어떤 A형 적혈구(A_2)는 anti-A 동종응집소의 활성을 일부만 흡착시킨다는 현상을 근거로 알려지게 되었다. 이러한 현상은 A와 A_1 두 가지 종류의 항원이 존재하는 것으로 가정하면 설명이 가능하다. 표 9-6에서 보듯이 적혈구에 A와 A_1 두 가지 종류의 항원을 가지는 A_1형은 모든 anti-A 동종응집소를 흡착시킬 것이고 A 항원만을 가진 A_2형은 anti-A만을 흡착시키고 anti-A_1은 남기게 된다. A_1형과 A_2형을 구분하는 또 다른 방법은 식물응집소(lectin)인 Dolichos biflorus와 반응을 시켜보는 것인데 이 식물응집소는 선택적으로 A_1 적혈그만을 응집시킨다. A와 A_1 항원의 구조적 차이는 아직 명확히 알려지지 않았으나 항원의 밀도와 표면 탄수화물(carbohydrates)의 분지화(branching) 정도에 차이가 있는 것으로 믿어지고 있다.

표 9-6. ABO 혈액형군의 항원 및 항체

혈액형	아형	항원	항체
A	A_1	$A+A_1+H$	anti-B
	A_2	A+H	anti-B(드물게+anti-A_1)
B		B+H	anti-A+A_1
AB	A_1B	$A+A_1+B+H$	(-)
	A_2B	A+B+H	(-)(드물게+anti-A_1)
O		H	anti-A+A_1+B
	O_h	(-)	anti-H+A+B

A형의 두 가지 아형인 A_1과 A_2형의 임상적 의의는 A_2형이나 A_2B형인 사람이 A_1항원에 대한 면역반응으로 anti-A_1을 가질 수 있다는 점이다. anti-A_1은 37°C에서는 반응성이 떨어져 대개 임상적인 문제를 일으키지 않지만, 교차시험을 어렵게 만들거나 ABO 혈구형과 혈청형이 다르게 나타나는 ABO 불일치(ABO discrepancy)의 원인이 되고 드물지만 37°C에서 반응하여 용혈을 일으킨 보고도 있다. 흥미로운 것은 서구인과 한국인은 A_2형, A_2B형의 빈도도 다르고 anti-A_1 생성률도 달라서 그 임상적 의의도 다르다. 서구인 A_2형의 1~2%, A_2B형의 22~26%는 anti-A_1를 갖는다(Juel, 1959; Daniels, 2002). 그런데 한국인은 A_2형은 거의 없고, A_2B형도 단지 2.5%(3/120)에서만 anti-A_1를 갖는다. 따라서, 한국인에서는

A_2형과 A_2B형은 서구인보다 그 임상적 중요성이 낮을 것으로 생각된다(Cho D 등, 2005).

표 9-7에서 보듯이 인종에 따라 ABO 혈액형의 표현 빈도가 다른데 한국인이나 일본인에서는 A형의 빈도가 가장 높은 반면 미국 백인, 흑인, 그리고 중국인에서는 O형의 빈도가 가장 높다(강득용 등, 1976; 최성엽 등, 1984). 또한 한국인에 있어 B형이 27%이고 가장 드문 형인 AB형이 11%나 된다는 사실은 다행한 일로서 ABO형이 일치하는 혈액을 구하기가 구미에 비하여 상대적으로 쉽다.

표 9-7. ABO 혈액형의 빈도(인종별)

혈액형	한국인	일본인	중국인	미국 백인	미국 흑인
A	34%	38%	26%	42%	29%
O	28%	29%	42%	45%	49%
B	27%	22%	26%	10%	18%
AB	11%	11%	6%	3%	4%

7) ABO 불일치(ABO Discrepancy)

ABO 혈액형검사 시 혈구형검사와 혈청형검사를 함께 하는데, 두 검사 결과가 일치하지 않는 경우를 ABO 불일치라고 한다. 이러한 ABO 불일치현상을 일으키는 원인들은 매우 많으며 불일치의 원인이 밝혀지기 전까지는 혈액을 불출하지 않는 것이 원칙이다(표 9-8).

최근 국내 한 대학병원에서 ABO 불일치현상이 있는 1,468 사례를 분석한 결과, 혈청의 약화나 소실이 40.5%(594명), 의외의 혈청 반응(extra serum reactivity)이 25.2%(370명), 적혈구 항원의 약화나 소실(weak/missing serum reactivity)이 18.2%(267명), 혼합시야반응(mixed-field reactivity)은 12.0% (176명), 그리고 의외의 적혈구 반응(extra red cell reactivity)이 4.2%(61명)의 빈도 순이었다. 혈청의 약화나 소실의 원인은 명확히 규명되지 않는 경우가 대부분이었는데, 항암치료, 다량의 수액 투여 등으로 인한 면역글로불린 감소가 원인으로 추정된다. 그 외 조혈모세포 이식, 6개월 이하 혹은 65세 이상이 원인이었다. 의외의 혈청 반응은 자가 및 동종 한랭항체가 가장 흔하였으며, 적혈구 항원의 약화나 소실은 ABO 아형, 백혈병 등 질환에 의한 감소 그리고 조혈모세포 이식이 원인이었다. 혼합시야반응의 원인은 ABO 불일치 조혈모세포이식과 이형 수혈이었다. 그런데, 흥미로운 것은 빈도는 드물지만 유전적 키메라도 그 원인이었다. 마지막으로 의외의 적혈구 반응의 원인은 자가응집(auto-agglutinins)이 대부분이었다. 드물지만 anti-A_1이 37°C에서도 반응할 때에는 O형 적혈구를 수혈하면 된다(Heo WY 등, 2021).

표 9-8. ABO 불일치(ABO discrepancy)의 원인들

1. 기술적 원인
항체를 실수로 첨가하지 않은 경우
용혈을 양성으로 인지하지 못한 경우
혈청과 혈구의 비율이 크게 벗어난 경우
원심침전을 너무 과하게 혹은 적게 하는 경우
반응온도가 적정선을 벗어난 경우
시효가 지났거나 오염된 시약, 기구를 사용한 경우
판독을 잘못한 경우
anti-A, anti-B 시약 내에 희귀항원에 대한 항체가 존재할 경우

2. 적혈구측 원인
최근에 ABO 부적합 수혈이나 골수이식을 받은 환자
질병으로 인한 항원성의 변화
ABO 변이형
cis-AB형
획득 B형
적혈구에 항체가 부착되어 있는 경우
심한 태아산모출혈(chimerism)
다응집(polyagglutination)
비특이적 응집[Wharton's jelly, vancomycin, colloidal silica, tannic acid, trypan blue, cationic metals (ferric, chromic, zinc, cupric)]

3. 혈청측 원인
혈청단백의 질적, 양적 이상
혈청내 A,B 물질의 과량 존재
잔여 섬유소
자가항체 및 동종항체
항체역가의 감소(면역결핍환자, 노인, 혈장교환술 후 등)
6개월 미만의 소아
anti-A_1 (cis-AB, A_2, A_2B, A_x형의 경우)
anti-B (cis-AB형의 경우)

한편, ABO형이 일치하지 않는 혈액을 수혈하여야만 할 경우가 간혹 있을 수 있으며 이러한 경우 표 9-9의 순서로 혈액을 선택하는 것이 좋다. ABO 불일치 조혈모세포 이식뿐 아니라 점차 ABO 불일치 신장 및 간 이식이 활성화됨에 따라 ABO 불일치 이형 수혈이 과거에 비해 늘어나고 있다. 또한, 초응급상황인 경우에 수혈전검사를 모두 생략하고 수혈할 수 있는 universal blood(적혈구는 O형, 혈소판과 혈장은 AB형)의 사용도 이형 수혈이 늘어나는 요소이기도 하다.

표 9-9. ABO 및 RhD 불일치 혈액의 선택(응급상황 시 차선의 혈액선택기준)

전혀 문제되지 않는 선택
1. AB형 환자에게 A형이나 B형의 농축적혈구를 수혈
2. A형, B형 및 AB형 환자에게 O형 농축적혈구를 수혈
3. RhD양성 환자에게 RhD음성 전혈이나 농축적혈구를 수혈

크게 문제되지 않는 선택
1. AB형 환자에게 A형이나 B형의 전혈을 수혈
2. A형, B형 및 AB형 환자에게 O형 전혈을 수혈

응급상황에서만 인정되는 선택
1. 감작되지 않은* RhD음성 남성 환자에게 RhD양성 전혈이나 농축적혈구를 수혈
2. 감작되지 않은* 폐경기 및 이후의 RhD음성 여성 환자에게 RhD양성 전혈이나 농축적혈구를 수혈

* 비예기항체 검사에서 anti-D가 발견되지 않으면 감작되지 않았다고 간접적으로 판단

수혈을 하지 않으면 생명이 위험한 경우에만 가능한 선택
1. 여아 및 가임 연령의 RhD음성 여성 환자에게 RhD양성 전혈이나 농축적혈구를 수혈
2. 감작 여부를 알 수 없는 RhD음성 환자에게 RhD양성 전혈이나 농축적혈구를 수혈

절대로 인정될 수 없는 선택
1. O형이나 B형 환자에게 A형 전혈이나 농축적혈구를 수혈
2. O형이나 A형 환자에게 B형 전혈이나 농축적혈구를 수혈
3. O형이나 A형, B형 환자에게 AB형 전혈이나 농축적혈구를 수혈

8) ABO 아형(ABO subgroups)

A형과 B형의 기타 아형(subgroups)들의 주된 임상적 의의는 이들이 혈액형검사 시 오판의 소지가 된다는 점이다. 표 9-10은 A형 및 B형의 아형의 종류와 반응성을 보인 것이다. 아형에서 항체와의 반응도가 약한 이유는 항원결정기의 수가 다르기 때문이다. A 결정기(A determinant)의 수는 A_1형의 경우 1,000,000개, A_2형 250,000개, A_3형 100,000개, A_x형 10,000개, A_m형 및 A_{el}형 1,000개 정도이다. 우리나라 헌혈자 340만 명을 대상으로 한 조사에서 A형과 B형의 아형 빈도는 0.05%로 나타났는데 A형 아형이 118 예, B형 아형이 237예, 그리고 AB형 아형이 1,416 명이었다. AB형 아형이 많은 것은 A형과 B형 아형에 더하여 한국에 cis-AB형이 많아 대립유전자와의 조합에 따라 다양한 아형 표현형을 보이기 때문으로 해석된다(이자영 등, 2010; Cho D 등, 2004; Chun SJ 등, 2019). A형이나 B형의 아형들은 항원의 수가 적으므로 주의 깊게 관찰하지 않으면 O형으로 판독하게 되며 만일 이 혈액이 O형 환자에게 수혈되면 적혈구 생존기간이 짧아지게 된다.

국내에 보고된 바 있는 B_m형도 처음에는 O형으로 판독되어 O형 혈액을 많이 수혈받다가 정밀검사에 의해 B_m형으로 확진된 경우이다(오홍범 등, 1993). 백혈병이나 혈액종양을 가진 환자들(특히, AML이나 MDS)에서는 A나 B 항원이 약화되는 경우가 있으므로 아형과의 감별이 필요하다(김희정 등, 1988; 이승모 등, 1984; 조진희 등, 2011). ABO 부적합의 해결에 도움이 되는 술식 및 고려사항들을 표 9-11에 열거하였으며 실제로 해결에 참조할 수 있도록 9례의 증례를 제12장에 소개한다.

표 9-10. A형과 B형의 아형들

아형	anti-A	anti-B	anti-A,B	anti-H	anti-A_1	A_1적혈구	B적혈구	타액내물질 (분비자)	A/B 전이효소
A_1	++++	0	++++	0	++++	0	++++	A와 H	A
A_{int}	++++	0	++++	++	++	0	++++	A와 H	A
A_2	++++	0	++++	++	0	+/0	++++	A와 H	A(weak)
A_3	$++^{mf}$	0	$++^{mf}$	+++	0	+/0	++++	A와 H	A
A_{bantu}	$++^{mf}$	0	$++^{mf}$	++++	0	+	++++	H	
A_m	±/0	0	±/0	++++	0	0	++++	A와 H	A(weak)
A_{end}	$\pm^{mf}$	0	$\pm^{mf}$	++++	0	++/0	++++	H	
A_x	±/0	0	+/++	++++	0	++/0	++++	H	A(very weak)
A_{el}	0	0	0	++++	0	++/0	++++	H	
A_y	0/+	0	0/+	++++	0	0	++++	A와 H	
B	0	++++	++++	++	0	++++	0	B와 H	B
B_{int}	0	+++	++++	++++	0	++++	0	B와 H	
B_3	0	$++^{mf}$	$++^{mf}$	++++	0	++++	0	B와 H	B(weak)
B_m	0	0	0/±	++++	0	++++	0	B와 H	B(weak)
B_x	0	±/0	0/++	++++	0	++++	0/±	H	
B_{el}	0	0	0	+++	0	++++	+/0	H	

mf : 혼합시야반응(Mixed-field agglutination)

표 9-11. ABO 불일치 해결법

다른 시약을 이용한 반복 검사
식염수 세척
항온시간 연장
현미경관찰
생리식염수 치환검사
자가대조
혼합시야반응
anti-A_1, anti-H, anti-A,B, O형 적혈구, A_2 적혈구 사용
식물응집소 사용
타액검사
항체선별 및 동정검사
흡착 및 해리검사
혈청내 A,B 혈액형 물질 검사
혈청내 A,B 전이효소검사
산성화 인 anti-B 사용
병력, 진단, 가족력
ABO 유전형 검사(PCR, 직접염기서열분석, 차세대염기서열분석 등)

한편, 혼합시야반응을 유발하는 ABO 아형, 후천성 키메라와 다르게 선천성키메라는 그 빈도가 매우 낮다. 하지만, 예상과 달리 한국인에서도 10례 이상이 보고되었는데, ABO 혈액형검사 과정에서 발견

된 것들이 대부분이다. 선천성키메라는 두 가지로 분류되는데, 전신에 걸쳐 모든 세포가 두 쌍의 DNA를 갖는 전신 키메라(whole body chimera)와 혈액에만 국한된 혈액 키메라(blood chimera)다(조덕 등, 2014). 이 중 혈액 키메라는 인공수정의 보편화되면서 쌍둥이에서 발견되었고, 흥미롭게도 삼둥이(triplet)에서도 3 아이 중 두 아기가 혈액 키메라임이 보고되었다(Chung YN 등, 2018). 키메라는 ABO 아형처럼 약한 표현형과 혼합시야반응이 특징인데, 혈청학적 검사만으로는 ABO 아형과 정확한 감별이 어렵기도 하다. 그림 9-7은 A_3형이나 B_3형에서 보이는 혼합시야반응(mixed-field agglutination) 이고 표 9-12는 혼합시야반응을 보이는 경우 감별에 도움을 주는 검사 결과 및 해석이다. A_x와 A_1/O 키메라의 감별 포인트는 anti-A_1 시약에 대한 반응 강도이다. A_x는 anti-A 시약에는 응집반응이 약하지만 존재하지만 anti-A_1시약에는 반응할 A 항원이 극히 적어 반응하지 않는다. 하지만 A_1/O 키메라는 anti-A와 anti-A_1 시약에 동일한 강도를 보이는 것이 특징이다. 아형과 달리 A_1/O 키메라는 A_1형 적혈구와 O형 적혈구가 혼합되었을 뿐 A_1 적혈구는 정상이므로 anti-A와 anti-A_1 시약에 동일한 강도를 보인다. 이처럼 혈청학적 검사를 통해서 ABO 아형과 키메라 감별을 할 수도 있지만 보다 정확한 감별을 위해서는 ABO 유전자 검사와 필요시 STR 검사를 추가하면 대부분 정확히 감별할 수 있다(Cho D 등, 2006; Cho D et al, 2007; Won EJ 등, 2013; Lee OJ 등, 2014).

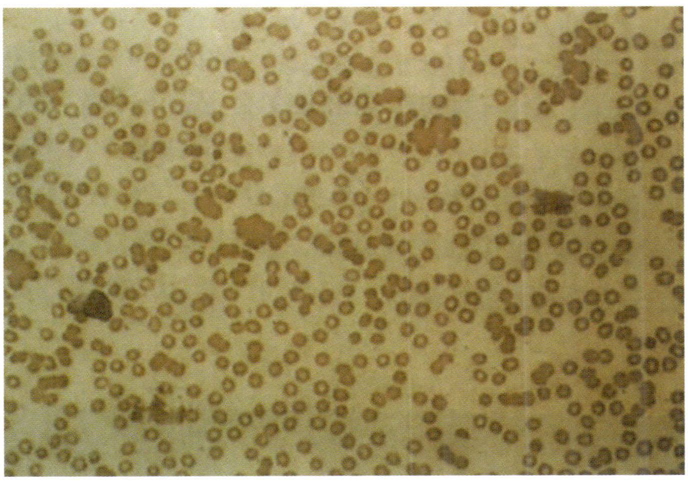

그림 9-7. **혼합시야반응(Mixed-field agglutination).** 전체적으로 응집되지 않은 적혈구들 사이에 작은 응집들이 보인다. 이러한 모양의 응집은 A_3형이나 B_3형에 비교적 특징적으로 관찰된다.

표 9-12. **혼합시야반응을 보이는 경우의 감별 진단**

anti-A	anti-B	anti-A,B	anti-A_1	A_1혈구	A_2혈구	B혈구	O혈구	해 석
$+++^{mf}$	0	$+++^{mf}$	0	+/0	0	++++	0	A_3, A_{mos}, A_{bantu}
$+^{mf}$	0	$++^{mf}$	0	+/0	0	++++	0	A_x
$+^{mf}$	0	$+^{mf}$	+	0	0	++++	0	A_1/O chimera
$+++^{mf}$	+	+++	0	0	0	0	0	A_2/B chimera
$+^{mf}$	$+^{mf}$	$+^{mf}$	++	++++	++++	++++	0	Tn-활성화 O형

9) ABO 유전자 검사(ABO Genotyping)

ABO 유전자 구조가 규명되고 분자진단 기술의 발전으로 ABO 유전자 검사가 용이해졌다. A형을 *A/A*와 *A/O*로, B형을 *B/B*와 *B/O*로 구분할 수 있게 되었는데 253명의 한국인을 대상으로 한 보고에 따르면 이 중 *A/A*형이 5%, *A/O*형이 25%, *O/O*형이 32%, *B/B*형이 4%, *B/O*형이 23%, *A/B*형이 11%였다(강성하 등 1998; Kang SH 등, 1997). A 유전자 중 467번 염기가 C인 A (pro)형과 T인 A (leu)형의 비율은 독일인에서 73:27, 일본인에서 25:75, 한국인에서 9:91로 보고되었다(Kang SH 등, 1997). 467번 염기가 C인 A (pro)형을 *ABO*A1.01*(이하 A101), T인 A (leu)형은 *ABO*A1.02*(이하 *A102*)라고 명명하는데, 서구인은 *A101*이 우세하여, 이를 기준(reference)으로 여기지만, 한국인은 *A102*가 대부분이다. 한국인의 ABO 대립유전자는 *A102, B101, O01, O02*가 대부분을 차지하고, ABO 아형 중에서는 cis-AB01이 가장 흔하다. 그간 일본인과 한국인에서 보고된 바에 따르면 cis-AB형은 *A102*와 동일하나 803번 염기 하나가 *B101*과 같은 C로 치환되어 있어 268번 아미노산이 alanine이 된다(한규섭 등, 1997; Fukumori Y 등, 1996; Yamamoto F-I 등, 1993; Cho D 등, 2004; Chun SJ 등, 2019). A형과 B형 전이효소의 아미노산 구조가 4군 데에서 다르다는 점을 고려할 때 cis-AB 혈액형에서는 3개의 아미노산이 A형과 1개는 B형과 동일하여 AAAB인 셈이다. 즉, cis-AB 유전자가 A와 B 형 항원을 모두 합성할 수 있는 당전이효소를 암호화한다(김하늬 등, 2010, Chun SJ 등, 2019), 이러한 현상은 B(A)형의 *ABO*B(A).01* 유전자에서도 발견되는데, 이는 중국 등에서 주로 발견되고 한국인에서는 보고된 바 없다.

ABO 유전자 검사를 실시하면 혈청학적 검사로는 규명할 수 없는 ABO 불일치 및 ABO 아형 등을 규명할 수 있다. 예를 들면, 전형적인 O형으로 나타나는 환자가 유전자 검사를 통해서 실제로는 *AEL02/O04* 유전형을 가지고 있는 경우도 발견되었다. 일부 A_x형과 A_{el}형은 표현형은 다르지만 유전자 구조가 동일함을 확인할 수 있었다. 반면, ABO 유전자 검사가 ABO 아형에 특이한 유전자를 규명하지 못한 경우도 있다. 이는 현실적으로 ABO 유전자 전체를 분석할 수 없고, exon 6과 7을 주로 분석하는 것과도 연관되며, 표현형은 B_3형인데, 유전형은 *B101*인 사례가 그 예이다. 그런데, 최근 한국인 B_3형에서 exon 6과 7에서는 파악할 수 없었으나 intron 1의 추가 분석으로 원인 유전자(예, g.10893 G>A)가 규명되었다(Yu HB 등, 2021). 이는 표현형이 감소된 ABO 아형의 원인 유전자가 대부분 엑손 6과 7에 존재하지만, 일부는 인트론 1과 같은 ABO 유전자 조절부위에 존재할 수 있음을 시사한다.

ABO 유전자 검사는 직접염기서열분석법(direct sequencing)을 비롯하여, 간편히 할 수 있는 pyrosequencing법, 다중 단일염기 시발체 확장반응(multiplex single-base primer extension reaction), DNA 정제 없이 전혈을 사용하여 빠르게 검사할 수 있는 multiplex allele-specific PCR 방법, real-time PCR을 이용한 대량 분석법도 국내에서 고안되어 소개된 바 있다(송은영 등, 2006; 이성호 등, 2009; 조덕 등, 2011; 원은정 등, 2012; 현정원 등, 2007) (그림 9-8). 최근에는 ABO 유전자를 포함하여 수십 개의 혈액형 유전자를 동시에 분석할 수 있는 차세대염기서열분석법(Next-Generation Sequencing, NGS)을 이용하여 국내 의료기관에서 혈청학 및 기존 유전자 검사법으로 해결하기 어려웠던 증례들을 보다 정확하게 해결한 보고가 있었다(Kim TY 등, 2021).

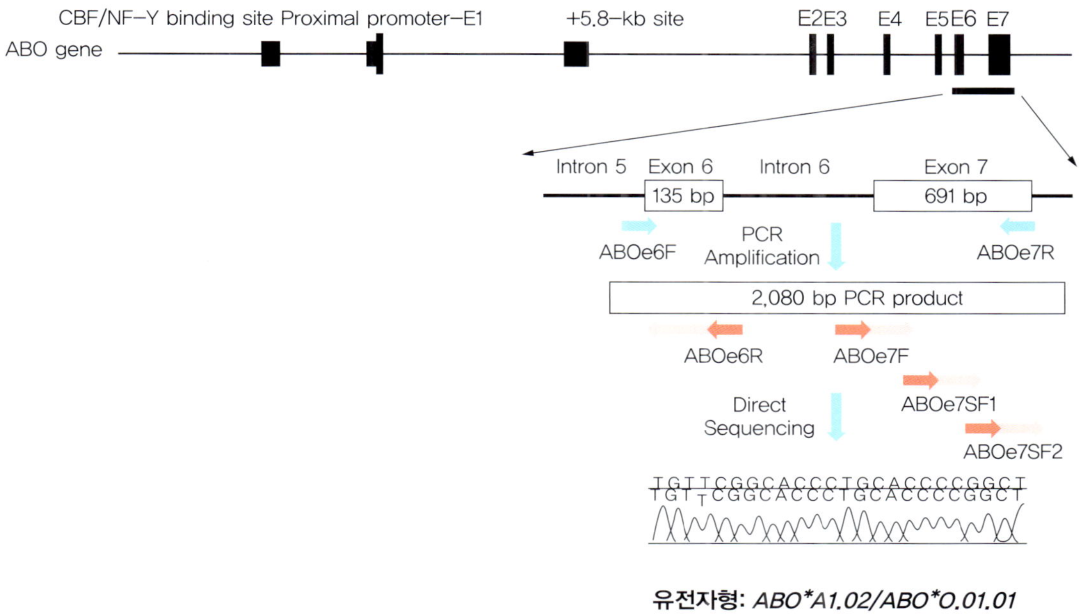

그림 9-8. 직접염기서열분석을 활용한 ABO 유전자 검사법의 예

10) 혈액형과 질병(The Relationships between Blood Groups and Diseases)

ABH 항원과 질병과의 연관에 대한 보고는 무수히 많다. 백혈병이나 림프종 환자에서 A나 B 항원이 약화되는 경우가 많은데 이는 전이효소가 감소되기 때문으로 설명되고 있다. 상대적으로 H 항원의 수는 증가된다. 국내에도 혈액질환에 의해서 A나 B 항원이 약화된 증례들이 보고되어 있다(김신규 등, 1981; 김희정 등, 1988; 이승모 등, 1984; 조진희 등, 2011).

가장 대표적인 것은 급성골수구성백혈병(AML)과 골수이형성증후군(MDS)에서 A나 B 항원의 감소이다. 진단시 발견된 감소된 항원은 치료가 잘 되면 다시 항원이 복원되는 경우가 흔하다(정인화 등, 2022, LMCE 초록). 그런데, 흥미롭게도 이러한 현상은 급성림프구성백혈병(ALL)에서는 거의 보고되지 않는다. 한편, 소화기계통의 암, 장폐색, 세균감염 등에 의해 B 혈액형이 획득되는 경우도 있는데 이를 획득 B형(acquired B)이라 부른다. B 항원이 매우 약하게 표현되므로 anti-B 시약과의 반응도는 매우 낮고 혼합시야반응을 보이기도 하며 혈청 중에는 anti-B를 가져 ABO 불일치의 원인이 된다. *E. coli*, *Bacillus cadaveris* 등 일부 세균이 가지고 있는 탈아세틸효소(deacetylase)에 의해 A 항원의 N-acetylgalactosamine이 a-galactosamine으로 될 수 있는데 이 a-galactosamine이 B 항원의 D-galactose와 유사하여 일부 시약에서 교차반응을 보이기 때문에 획득 B형이 나타나는 것으로 설명되고 있다. 질환에 의해 B 항원이 약화된 경우와 B 항원이 획득된 경우를 구분하는 방법은 전자의 경우 혈청 내에 anti-B가 없으며 분비자의 경우 타액 내 B 물질을 가지는 반면, 획득 B형의 경우에는 혈청 내에 anti-B가 있고 분비자라 할지라도 타액 내에 B 물질이 없음을 확인하는 것이다. 사용하는 anti-B 시약의 pH를 8.5 이상으로 높이거나 6.0 이하로 낮추면 획득 B 형에 의한 반응은 소실된다. 획득 B형 적혈구를 효소 처리하면 식물응집소인 *Bandeivaea simplicifolia* (BS II)와 강하게 반응하며 반대로 아세트산 무수물(acetic anhydride)로 재아세틸화(reacetylation)시키면 anti-B 시약과의 반응이 소실된다. 또한 연관되는 질환이 다른 것도 감별에 도움이 된다(한상순 등, 1986; 현정애 등, 1987). 획득 B형은 유전되지 않으며 대개 일시적으로 나타나지만 수년간 지속되는 수도 있다. A형인 사람들은 O형보다 위암이나 난소암, 타액선종양에 걸릴 확률이 높은 것으로 알려지고 있다. 위암이나 식도암의 전 단계인 화생(metaplasia)이 비분비자(Le(a+b−))와 A형에 유의하게 많다는 보고가 있다(Torrado J 등, 1997). 반면 위궤양의 빈도는 O형에서 다른 형보다 20% 정도 높은 것으로 집계되어 있으며 같은 O형 중에서도 비분비자는 분비자보다 50% 정도 높다. *Helicobactor* pylori 양성률은 O형에서 특별히 높지 않지만 O형 비분비자에서 위점막의 림프구 침윤이 가장 심하다는 보고가 있고 O형의 백혈구를 *H. Pylori*의 외피단백과 항온시키면 IL−6와 TNF-a 등의 염증반응물질을 다른 혈액형에 비해 훨씬 많이 분비하고 O형의 위장상피세포에 *H. pylori*가 더 많은 수의 집락을 형성하기 때문에 O형에 위궤양이 더 잘 발생한다는 보고도 있다(Alkout AM 등, 2000; Lin CW 등, 1998; Heneghan MA 등, 1998).

국내에서도 A형에서 위암의 빈도가 높은 것으로 나타나고 있으나 십이지장궤양에 관해서는 보고자에 따라 B형 혹은 O형이 높다는 주장이 있다(민혜숙 등, 1976; 박재관 등, 1972). A형은 다른 형액형에 비하여 혈전증(thrombosis)이나 색전증(embolism)의 위험성이 높고 O형은 제 VIII인자와 vWF가 낮아 정맥 혈전색전증이 가장 적다. 1,117명의 헌혈자를 대상으로 vWF 항원검사를 시행한 결과 O형의 평균치는 75 U/dL, A형은 106 U/dL, B형은 117 U/dL, AB형이 123 U/dL로서 O형의 vWF 항원치는 다른 혈액형에 비해 확실하게 낮았다. 마찬가지로 제I형 폰빌레브란드병 환자 114명 중 O형이 77%, A형이 18%, B형이 4%이고 AB형은 없었다는 보고도 있다(Gill JC 등, 1987). 말라리아 감염과 ABO 혈액형의 관련은 불확실하지만 심한 감염 증상은 A형에 더 많이 나타난다는 보고가 있다(Fischer PR 등, 1998; Lell B 등, 1999). *Plasmodium falciparum* 감염의 진행은 감염된 적혈구와 비감염 적혈구의 로제트형성(rosetting)이 얼마나 쉽게 일어나 감염이 계속 확산되느냐에 달려 있는데 A 항원이 로제트 현상이 쉽게 일어나도록 해주는 것으로 풀이되고 있다(Barragan A 등, 2000). 반복적인 질 캔디다 감염(vaginal candidiasis)은 비분비자(Le(a+b−) 혹은 Le(a−b−))가 분비자의 3배 정도이다(Chaim W 등, 1997). 일본에서 O157 *E. coli*의 폭발적 감염이 사카이 지역에 일어났을 때, 용혈요독증후군(hemolytic uremic syndrome)으로까지 발전된 환자 중 B형이 가장 적어 B형이 방어적인 효과를 하는 것 같다는 보고도 있다(Shimazu T 등, 2000). 우울증이 O형에 가장 많다는 보고도 있으며(Singg S 등, 2001), 51개국의 자료를 조합하여 보면 자살률이 O형이 가장 낮다는 보고도 있고(Lester D, 2004), 동경의 100세 이상 장수 노인 중에 B형이 가장 많다는 보고도 있다(Shimizu K 등, 2004). 질병과 혈액형에 관한 많은 통계적 보고에도 불구하고 이 현상을 설명할 만한 자료는 아직 불충분하다(Garratty G, 1983). 혈액형과 성격의 관계에 대한 과학적 자료는 미흡하며 일부 시행된 연구들에서도 현재 많은 서적과 인터넷에서 단정짓고 있는 혈액형별 성격과는 무관한 결과를 보이고 있다(Wu 등, 2005). 성격을 혈액형에 연결하여 유머나 농담을 만들어 내려는 경향은 세계 모든 나라에 어느 정도 있지만 이 현상이 한국과 일본 등 아시아에서는 심각한 수준으로 판단된다. 2019년 12월부터 전 세계적으로 유행 중인 SARS-CoV-2로 인한 COVID-19와 혈액형 간의 상관성 연구도 활발히 진행되었다. SARS-CoV-2의 spike protein과 receptor-binding domain이 바이러스의 세포 유입에 역할을 한다고 알려져 있다. 연구마다 상충하는 결과가 도출되었으나 A, B, AB형이 O형에 비해서 COVID-19 감염의 위험이 더 큰 것으로 알려져 있으며, Rh 혈액형 그룹과 COVID-19 감염 위험 간의 관련성은 알려져 있지 않다(Balaouras G 등, 2022).

3 Rh 혈액형(Rh Blood Group)

1) 임상적 의의(Clinical Significance)

ABO 혈액형 다음으로 임상적으로 중요한 혈액형이 Rh혈액형이다. Rh혈액형군에 속하는 항원들로는 D, C, E, c, e, f, Ce, C^w, C^x, V 등 57개가 있으며 이 중 가장 면역원성이 강하고 임상적으로 중요한 것은 D 항원이다. Rh 면역글로불린이 사용되기 시작한 이래 anti-D에 의한 태아신생아용혈질환의 빈도는 많이 감소되었다. D 항원은 면역원성이 강하여 정상인이 RhD 양성 혈액을 수혈받을 경우 64~84%에서 anti-D가 형성된다고 알려져왔다. 그런데, 여러 종류의 환자군(mixed patients)에서는 26%였는데, 세부적으로 종양환자군은 12%, 외상 환자군은 27%, 면역기능이 저하된 이식 환자군은 4%, 그리고 AIDS 환자군은 6% 라고 보고되었다(Ji Yanli 등, 2022). 이처럼 항원의 면역원성과 함께 환자의 면역상태가 항체 생성율에 주요 인자임을 알 수 있다. RhD 음성 환자가 35단위의 RhD 양성 혈액을 수혈받고도 anti-D가 형성되지 않은 국내 보고도 있다(이원목 등, 2007). 골수이식에 있어서도 RhD형의 결정은 중요한데 감작되지 않은 RhD 음성 환자가 RhD 양성 골수를 이식받는 경우 적절한 면역억제요법을 사용하면 대개는 anti-D를 생성하지 않는다. 그러나 RhD 양성인 환자가 RhD 음성 환자의 골수를 이식받는 경우에는 감작을 시킬 만한 수의 RhD 양성 적혈구들이 순환계에 남아 있게 되므로 이식 후 몇 주 내에 anti-D가 생성되기도 한다. 이러한 감작이 골수이식의 성패를 좌우하는 것은 아니나 직접항글로불린검사(DAT)상 양성을 나타내거나 수혈되는 RhD 양성 적혈구를 파괴시킬 수는 있다. 장기이식이 활성화되면서 RhD 음성 환자에게 RhD 양성 장기가 이식되기도 하는데 Rh 항원은 적혈구표면에만 존재하므로 이식 자체는 문제되지 않지만 수여자가 anti-D를 형성하지 않도록 예방해 줄 필요는 있다(이승희 등, 2012).

RhD 검사는 ABO 혈액형검사와 함께 수혈 전 필수검사이다. 그러나, 다른 Rh 항원들은 D 항원에 비하면 면역원성이 낮아 임상적인 의의가 상대적으로 낮으므로, 일상적인 수혈전검사에서는 직접 항원을 검사하지 않는다. 하지만, 이들 항체들도 종종 임상적인 문제를 일으킨다. 따라서, 비예기항체 선별검사를 실시하여 이들 항체가 존재할 경우 해당 항원이 없는 혈액을 수혈한다. 환자가 어떤 항체를 가지고 있느냐에 따라 적합 혈액을 찾을 확률이 달라지는데 예를 들어 환자가 anti-E를 가지고 있다면 한국인의 E 항원 빈도가 50~60%이므로 대략 2개의 혈액 중 하나는 적합할 것이고 anti-e의 경우에는 한국인의 e 항원 빈도가 85~90% 이므로 10개의 혈액 중 한 두개의 적합 혈액을 발견할 수 있을 것이다. 한편, sickle cell disease (SCD) 그리고 thalassemia 환자처럼 만성적으로 수혈을 해야 하는 환자는 C, E, c, e 뿐 아니라 Duffy, Kidd, Kell, MNSs 등까지 검사를 하는데, 이를 "extended phenotype matching"이라고 하고, 이들 환자는 이러한 수혈전략에 의해 수혈하는 것이 안전하다. 그런데 국내에서는 이런 환자군이 거의 없어, 이들 대신 반복수혈이 예상되는 골수이형성증후군과 간경화에 이러한 제도를 시행해볼 수 있겠다는 주장의 보고가 있었다(Kim HY 등, 2019).

2) Rh 항원(Rh antigen)

D, C, c, E, e 5가지 Rh 항원의 유전자형에 대한 명명법 중 현재 널리 쓰이는 것은 Wiener법과 Fisher-Race법이다. 두 명명법에 따른 서구인과 한국인의 유전자 빈도를 표 9-13에 나타내었다(이삼열, 1975). 표 9-14는 주요 Rh 표현형 빈도를 보인 것으로서 백인 중 RhD 음성은 16%인 반면 한국인 중 RhD 음성은 0.1~0.24%로서 두 민족 사이에 현저한 차이가 있음을 알 수 있다. 한국인의 RhD 음성 비율은 보고자마다 달라 0.1%, 0.15% 혹은 0.24%로 보고되기도 하였다(Hwang YS, 1996; Kim JY 등, 2005). 중국인(홍콩인, 대만인)은 0.27~0.34%, 일본인은 0.5%로 보고된 것을 고려하면 한국인이 상대적으로 더 낮다(Ito S 등, 2021).

표 9-13. 주요 Rh 유전자의 빈도(%)

Fisher-Race 명명법	Wiener 명명법	백인	동양인
RhD 양성 중 C/c/E/e 빈도			
CDe	R_1	42	70
cDE	R_2	14	21
cDe	R_0	4	3
CDE	R_z	< 0.01%	1
RhD 음성 중 C/c/E/e 빈도			
cde	r	37	3
Cde	r′	2	2
cdE	r″	1	< 0.01
CdE	r^y	< 0.01	< 0.01

D 유전자의 대립유전자는 발견되지 않았지만 열성인 d 유전자가 있는 것으로 생각하면 이해하기 쉽다. 즉, 우리가 Rh 양성이라 하는 사람들의 유전자형은 DD일 수도 있고 Dd일 수도 있다. 따라서 부모가 Rh 양성이라도 두 사람이 모두 유전자형이 Dd인 경우에는 1/4의 확률로 Rh 음성아(dd)가 태어날 수 있다. 실제로 우리나라에서 태어나는 RhD 음성 신생아의 부모는 대개 RhD 양성이며 심지어는 RhD 양성인 부모 사이에서 남매가 계속 RhD 음성으로 태어난 경우도 있다(정영희 등, 1987; 조용곤 등,

1996). 한국인은 RhD 음성자가 적으므로 갑자기 RhD 음성 혈액이 필요할 경우 공급이 쉽지 않으며 RhD 음성 환자에게 RhD 양성 혈액을 수혈하는 불가피한 2차적 선택을 해야 할 경우도 있다. RhD 양성 환자의 적혈구에 존재하는 D 항원의 수는 10,000~35,000개로서 A 항원이나 B 항원에 비하면 매우 적은 숫자이다. 대개 Rh 항체들은 보체를 결합하지 않으므로 혈관내용혈보다는 혈관외용혈을 많이 일으킨다. RhD 음성환자가 여아 혹은 가임 연령의 여자이거나 이미 혈청 내에 anti-D를 가지고 있는 경우에 RhD 양성 적혈구를 수혈하는 것은 매우 위험하다. 한편, RhD 음성 환자가 과거에 D 항원에 감작된 경험은 있지만 수혈 시점에 anti-D 역가나 낮을 경우에는 교차시험상 적합반응을 보이더라도 일단 수혈을 받으면 기억반응에 의하여 anti-D의 역가가 증가하여 지연성용혈수혈반응을 초래할 수 있어 주의해야 한다. RhD 항원은 적혈구에만 존재한다. RhD 양성 농축혈소판을 RhD 음성 환자에게 수혈하면 anti-D가 생길 수 있는데 이는 농축혈소판에 포함된 소량의 RhD 양성 적혈구 때문이지 혈소판 자체에 RhD 항원이 있어서 그런 것은 아니다.

표 9-14. Rh 표현형 빈도

표현형	백인	중국인	일본인	한국인
CDe	19.3%	47.5%	42.8%	38.0%
CcDEe	13.2%	34.4%	37.3%	34.2%
cDE	2.3%	5.9%	9.0%	8.8%
CcDe	34.7%	8.1%	6.5%	10.3%
cDEe	11.5%	2.0%	3.0%	4.8%
CDEe		0.9%	0.4%	2.4%
CcDE		0.3%	0.3%	0.5%
cDe	3.2%	0.3%	0.1%	0.4%
CDE			0.1%	0%
D(-)#	15.8%	0.5%	0.5%	0.1~0.2%

한국인의 RhD 음성 비율이 0.15%, 0.24%, 중국인(홍콩인, 대만인)은 0.27~0.34%, 일본인은 0.5%로 보고됨(Hwang YS. 1996; Kim JY et al. 2005; Ito S et al, 2021)

3) Rh 유전자(Rh gene)

RHD 유전자는 염색체 1번의 단완에 위치한다(1p36.11). *RHD* 유전자는 *RHCE* 유전자와 인접하여 위치하여 있으며, 서로 대칭되게끔 배치되어 있다. 둘의 염기서열은 97% 이상 동일하다. *RHD* 및 *RHCE* 유전자는 각각 10개의 엑손으로 구성되어 있고, *RHD* 유전자는 D 항원을, *RHCE* 유전자는 C, c, E, e 항원들을 인코딩하여 적혈구 표면에 발현하게 한다. D 항원을 인코딩하는 *RHD* 대립유전자의 구조와 빈도는 인종마다 다르다. 혈청학적으로 D 음성자의 *RHD* 유전형을 분석하면, 백인은 *RHD* 유전자 전체결손이 거의 대부분이나, 한국인은 74% 정도가 전체 결손이며, 점 돌연변이(예: 1227 G>A 변이)가 17%, *RHD-CE-D* 가 9%였다(Kim JY 등, 2005). *RHD-CE-D*는 *RHD* 유전자 사이에 *RHCE* 유전자가 삽입되어 소위 hybrid 유전자 구조를 만든 것이다. 이러한 hybrid 구조는 D 항원을 정상적으로 인코딩

을 할 수 없으므로 D 음성이나 D 변이형이 된다. 예를 들면, D 유전자의 액손 2-9번까지 CE가 삽입된 경우인 *RHD-CE(2-9)-D* 유형은 D 음성으로 표현되는데, *RHD-CE(3-6)-D* 유형은 불완전하지만 D 항원이 일부 발현되는 부분-D형을 유발한다(이종권 등, 2020).

D 항원이 없는 경우는 D 음성이다. 그런데, D 항원뿐 아니라 C,c,E,e 가 모두 없는 사람도 있다. 세계적으로 수십 명이 보고되어 있고 우리나라에서는 아직 보고가 없는데 이를 Rh_{null} 적혈구라 부른다. Rh 유전자는 있으나 상염색체 열성으로 유전되는 억제유전자(Xor)가 2개의 염색체에 모두 존재하는 경우에는 Rh 항원의 합성이 완전히 차단되는데 이러한 경우도 Rh_{null}로 분류한다. 억제유전자에 의해 Rh 합성이 차단되지만 소량의 Rh 항원이 표현되는 경우는 Rh_{mod}라 한다. 단순히 ABH 항원만 결핍된 봄베이 적혈구와는 달리 Rh_{null}과 Rh_{mod} 적혈구는 여러 가지 비정상적인 소견들을 보인다. 수혈 후 생존기간이 짧으며 적혈구 형태도 비정상적이고 나트륨과 칼륨의 운반도 비정상이다. 다른 적혈구 항원의 표현에도 변화가 나타난다.

RhD 양성인 사람은 *RhD* 유전자와 *RhCE* 유전자를 모두 가지며 RhD 음성인 사람도 대부분 *RhCE* 유전자를 가진다. 그런데, 드물게 D 항원은 있지만 *RhCE* 유전자가 결핍되어 C, c, E, e 항원이 모두 없는 경우도 있다. 이를 -D-/-D-(D 대쉬 대쉬 혹은 바디바)라고 한다. 국내에서도 산모에서 C, c, E, e 항원이 결핍된 -D-/-D- 산모에서 CcEc 항원에 대한 항체인 anti-Hro (Rh17)가 태아신생아용혈빈혈을 유발하였음을 확인한 보고가 있다(Han KS 등, 1997; 엄태현 등, 2007). 또한 8단위의 농축혈소판만을 수혈받고 anti-Hro 등 다양한 항체가 형성된 국내 보고가 있어 -D-/-D- 혈액형은 소량의 적혈구 수혈로도 감작될 수 있음을 알 수 있다(Yun JW 등, 2012). 이들 환자는 반드시 -D-/-D- 혈액을 수혈해야 안전하다. 하지만, 한국인 헌혈자에서 보고된 빈도는 0.000798%였다(이미경 등, 2018). 이러한 희귀 혈액을 보유한 환자들은 특별한 관리가 필요하다.

희귀 헌혈자 등록체계뿐 아니라 자신과 가족의 동일한 희귀혈액을 냉동 보관하는 시스템이 필요하다. 2004년 일간지에는 28세 환자가 유산 후 출혈로 응급수혈이 필요한 상황에서 의료진의 노력으로 국내 -D-/-D-형 지정 헌혈자 2명의 헌혈 혈액과 일본 오사카 혈액원에 보관된 4단위의 냉동 적혈구를 공급받아 해동 후 수혈한 사례가 보도되었고, 국내 한 의료기관에서는 anti-Hro (Rh17)를 보유한 -D-/-D- 형 간경화 환자에게 수년간 냉동 보관한 본인의 혈액을 해동 후 성공적으로 수혈한 사례를 보고하였다(조은혜 등, 2015).

4) RhD 변이형(약-D형, 부분-D형 및 DEL 형)

일반적으로 RhD 혈액형을 검사하는 방법은 anti-D를 적혈구와 반응시켜 응집이 있으면 RhD 양성으로 판단하고 응집이 없으면 RhD 음성으로 분류하는 것이다. 그런데, 일부는 적혈구에 소량의 D 항원을 갖는 RhD 변이형이다. 이들 변이형을 검출하기 위해서는 약-D 검사(weak D)를 추가해야 한다. 그리고 필요시 보다 민감한 검사법인 흡착 및 해리법을 실시하기도 한다. D 변이형에는 약-D형(weak D), 부분-D형(partial D), 그리고 Del형이 대표적이다. 통상적으로 약-D형은 D 항원이 양적으로 감소한 경우이고, 부분-D형은 양적 감소와 함께 질적인 결손(D 항원 항원결정기가 일부 소실됨)이 동반된 경우이고, Del형은 D 항원의 양이 극히 적어 그간 D 음성으로 분류되어 왔지만, RhD 유전자 검사를 통해서 재분류된 경우이다. 서구에서 발견된 Del형은 D 항원 항원결정기의 결손이 있지만, 동양에서 주로 발견된 유형(1227 G>A)은 항원결정기가 완벽하다. 이들 유형은 Asia type DEL이라고도 하는데, 서구에 보고된 Del형과 수혈전략이 다르고, 임상적 의의도 상이하다.

첫째, Asia type DEL 형은 동양인에서 거의 모두 발견되고, 둘째, 유전자 변이는 1227 G>A이고, 셋째, 이 유형은 D 항원에 노출되어도 anti-D를 생성하지 않기 때문에 RhD 양성 수혈도 가능하다. 이는 서양에서 흔한 weak D 1,2,3와 임상적 의의가 유사하다. 혈청학적 검사를 기준으로 한국인의 D 음성 비율은 약 0.15%(Hwang YS, 1996; Kim JY 등, 2005), D 변이형은 약 0.01%이다. 그런데, 혈청학적으로 D 음성 중 약 17%는 *RHD* 유전자 검사로 Asia type DEL형으로 규명되어 재 분류된다(Kim JY 등, 2005; Seo MH 등, 2016).

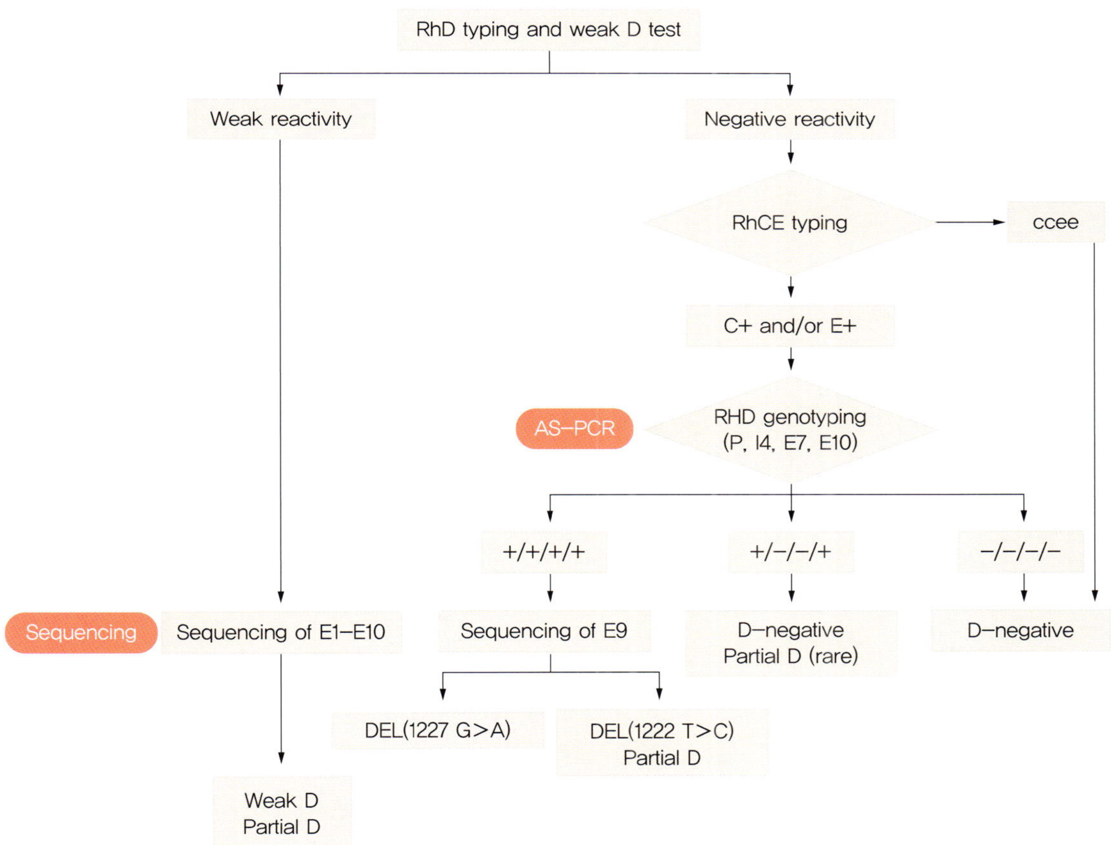

그림 9-9. RhD typing, 약-D 검사법 및 RhCE 표현형 검사 결과를 고려한 *RHD* 유전자 검사의 알고리즘

5) RhD 혈액형검사(RhD 혈액형검사(RhD Blood Typing)

한국인의 RhD 혈액형은 RhD typing과 약-D 검사법에 의해 이루어진다. D 항원을 보다 민감하게 검출할 수 있는 흡착 및 해리법은 기본 검사로는 사용하지 않고 있다. 2019년 Del형 확인을 위해 혈청학적 검사로 RhD 음성이 확인된 환자 중 RhD 변이형이 의심되는 경우 *RhD* 유전자형 검사를 실시할 수 있도록 보험 급여가 되었다(고시 제2019-221호).

한국인의 경우 백인 등 타 인종과는 다른 *RHD* 유전자 검사 전략이 필요한데, 국내에 사용되고 있는 방법 중 하나는 2 단계로 검사를 시행하는 것이다. 첫 단계는 *RHD* 유전자의 프로모터(promotor), 인트론 4, 엑손 7, 엑손 10을 AS-PCR법으로 분석한다. 4곳 모두 음성(-/-/-/-)의 경우는 *RHD* 유전자 전체결손, 부분 양성(+/-/-/+)인 경우는 *RHD-CE-D*로 판독할 수 있다. 그런데, 모두 양성 (+/+/+/+)인 경우는 D 양성뿐 아니라 Del형에서 발견된다. 혈청학적으로 D 음성이면서 이런 패턴을 보이던 직접 염기서열등의 분석으로 임상적 중요성이 큰 Del 대립유전자(*RHD*01EL.01*;1227 G>A) 등을 확인한다. 최근 RhCE 표현형 검사를 *RHD* 유전자 검사 시행 여부에 활용한 연구가 있었다(Seo MH 등, 2016). *RHD* 유전자 검사는 주로 RhC가 있는 경우에 권장되고, RhC가 없는 유형 중 특히, D 음성자의 약 50%를 차지하는 ce유형은 유전자 검사를 하지 않고도 D 음성으로 확진이 가능하다. 이는 ce인 유형은 거의 모두 *RHD* 유전자 전체 결손과 연관됨이 규명되었기 때문이었다. 종합하면, RhD 혈액형의 기본 검사는 RhD typing과 약-D 검사이며, 추가 검사는 RhCE 검사와 *RHD* 유전형 검사이다. 한편, 흡착 및 해리법을 연구 등 목적으로 실시하기도 한다.

6) 약-D형 (Weak D, 과거 D^{U}형)

구미인 중에 약-D형은 인구의 0.5% 정도이다. 약-D형의 적혈구막에 존재하는 D 항원의 수는 180~1,870개로서 정상적인 RhD 양성 적혈구의 10분의 1 정도이다(Gorick B 등, 1993). 따라서 모든 RhD 음성 혈액에 대해서는 anti-D 시약을 가한 후 항글로불린혈청을 가하는 약-D 검사를 실시하여야 한다. 약-D형은 공급혈액원에서는 RhD 양성 혹은 RhD 변이형으로 표시하는 것이 바람직하다.

RhD 양성 환자에게 이들 약-D형 혈액이 수혈될 경우는 안전하지만, RhD 음성 환자가 수혈하면 anti-D가 생성될 수 있다. 따라서, 의료기관에서는 약-D형은 음성으로 간주해야 안전하다. 약-D형인 사람이 anti-D를 생성하는 일은 드물지만, 가능하다. 국내에서 임신으로 인하여 anti-D가 형성된 약-D형이 보고된 바 있으며 다행히 anti-D의 역가가 1:1 밖에 되지 않았고 분만 시 아무런 문제를 일으키지 않았다(이남용 등, 1991). 환자가 약-D형인 경우에는 원칙적으로 우선 RhD 음성 혈액을 수혈하도록 한다.

백인에서는 RhD 변이형 중 약-D형의 대부분을 차지하는 weak D type 1, 2 및 3형 환자는 D 양성 혈액을 수혈해도 안전하다고 알려져 있다. 그러나, 한국인에서는 이들 약-D형은 거의 보고되지 않고 오히려 *RHD*15*, *RHD*13.01*, *RHD*01W.25* 등 다양한 유형이 보고되었다(Chung YN, 2020). 한국인에서 발견된 이들 약-D형 환자는 D 양성을 권장되지 않고 D 음성 혈액이 수혈되어야 한다.

7) 부분-D형(Partial D)

단클론성항체가 RhD 혈액형검사에 이용되기 시작한 후로 anti-D 시약에는 응집을 보이고 다른 anti-D 시약에는 응집을 보이지 않는 예들이 보고되었다. 이는 37개의 RhD 항원결정기 중 일부가 양적 감소와 함께 질적인 결핍을 보이기 때문이며 이를 부분-D형이라 부른다(그림 9-10). 부분-D형은 D 항원에 노출되어 RhD 양성 적혈구와 반응하는 anti-D를 만들기도 한다. 부분-D형의 표현형 빈도는 인종간의 변이가 있다(조덕 등, 2003). 한국인에서는 부분-D^{Va} 1례(김덕언 등, 2000)가 첫 보고된 후 여러 증례가 보고되었는데, 부분-D^{DFR} 유형이 가장 흔하다고 보고되었으나, 다양한 anti-D 시약을 이용하여 추가 검사를 시행하면 대부분 D^{IV}형으로 분류된다는 주장도 있다(이혜련 등, 2007). 혈청학적 시약에 따라 반응성이 다를 수 있고, 인종간 빈도를 고려하여 개발된 키트는 세부 유형을 정확하게 분류하지 못할 수 있다. 따라서, 정확한 세부 유형을 확인하기 위해서는 *RHD* 유전자 엑손 1~10까지 염기서열분석이 필요하다. 최근 한국인 D 항원이 약화된 검체를 대상으로 *RHD* 유전자 분석을 실시하여 여러 종류의 부분-D형(예: 부분-D^{DBS-1} 등) 세부 유형을 정확히 구분하여 보고하였다(Chung YN 등, 2020; Choi SI 등, 2020).

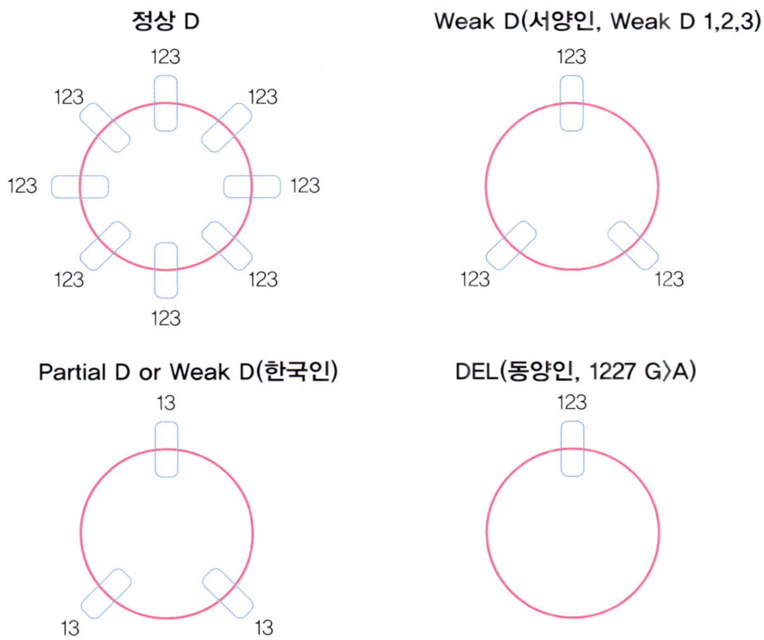

그림 9-10. 정상적인 RhD 양성과 partial-D, weak D의 모식도

8) Del형

기본 혈청학적 검사로 D 음성으로 분류된 혈액형 중에서 흡착-해리 시험을 통해서만 D 항원의 존재가 증명되는 경우를 Del형이라 하고, 이는 유전자 검사를 시행하면 쉽게 확인할 수 있다. 과거에는 적혈

구에 D 항원의 수가 300~400개 정도면 RhD 음성 환자에게 수혈되어도 anti-D 생성을 유발하지 않는다고 믿어왔다. 그런데, 30개의 항원으로도 항체가 생긴 증례가 보고되어 순수한 RhD 음성과 Del의 구분이 더욱 중요하게 되었다(Flegel WA 등, 2000). 첫 보고는 68세 O형, D 음성 한국인 남자환자에게 D 음성으로 분류된 적혈구 4 단위를 수혈했는데, 수혈 후 9일째 검사에서 anti-D가 확인된 것이었다. 그 원인을 규명하기 위해 *RHD* 유전자 검사를 실시하였는데, 공급혈액원에서 공급된 혈액들 중 하나는 D 음성이 아니라 Del (1227 G>A)형이었다(김경희 등, 2009). 이후 유사한 추가 증례들이 보고되었고, '국내 RhD 음성자 안전성 확보 방안'이라는 질병관리본부 용역과제를 통해서 많은 사례가 추가로 확인되었다. 이러한 사실은 D 음성으로 분류된 D 음성 혈액 제제 중에 약 15%는 D 항원을 가진 Del형 혈액제제가 포함되어 있으니, D 음성자에게 수혈 시 anti-D를 유발할 수 있다는 것이다. 이러한 사실은 여아나 가임기 여성의 경우는 특히 Del형이 아님이 확인된 순수한 D 음성 혈액제제를 수혈해야 한다는 결론을 내릴 수 있다. 순수한 D 음성 혈액제제를 확인하는 가장 확실한 방법은 *RHD* 유전자 검사이다. 하지만, 이를 시행하기 어려운 경우가 대부분이므로 가장 현실적인 방법은 의료기관에서 RhCE 검사에서 순수한 D 음성임을 시사하는 'cde형'을 선별하여 수혈하는 것이다. 장기적으로는 공급혈액원에서 순수한 D 음성과 Del형을 구분하여 공급해야 한다.

한편, 흥미로운 사실은 서구인에게 D 양성 혈액을 안전하게 수혈할 수 있다고 알려진 weak D 1, 2, 3형처럼 1227 G>A를 가진 Del형은 D양성 혈액을 수혈해도 anti-D를 발생하지 않아 안전하다는 것이다. D음성 환자에게 D 양성 혈액을 수혈했는데 anti-D가 발생하지 않은 사례들(박 등, 2006; Choi 등, 2019)뿐 아니라 D 항원에 노출된 수많은 중국인 Asia type DEL형 산모들이 모두 anti-D가 발생하지 않음이 중국팀에 의해(Shao CP, 2010)에 보고되었다. 이는 Del형은 극소량의 D 항원이지만, 완벽한 항원 결정기를 가지므로 면역세포가 D 항원에 노출되어도 anti-D를 만들지 않는다고 해석하고 있다. 이러한 내용은 수혈가이드라인 제5판(2022)에 "RhD 음성자 중 약 15%는 Asia type DEL (1227G>A)인데, 이 혈액형을 가진 환자는 수혈이나 임신으로 D 항원에 노출되어도 anti-D를 유발한 보고 사례가 없어 RhD 양성혈액 수혈도 가능하다"라고 반영되었다. 따라서, RhD 음성 혈액제제를 대량으로 필요한 D 음성 환자는 미리 *RHD* 유전자 검사를 통해 Asia type DEL형을 규명하는 것이 필요하다.

9) RhD 변이형 환자의 수혈(Transfusion for patients with D Variant)

약-D형과 부분-D형을 혈청학적 검사만으로는 정확히 구분하기 어려우며, 의료현장에서 *RHD* 유전자 검사를 시행하여 수혈을 결정하기는 어렵다. 따라서, 적혈구 D 항원이 약해진 RhD 변이형 환자가 수혈을 해야할 경우 부분-D형과 약-D형을 자세히 구분하기보다는 RhD 변이형으로 통합 관리하고, RhD 음성 혈액을 수혈해야 안전하다.

반면, 혈청학적으로 RhD 음성 환자가 발견되면, 한국인의 특성을 고려하여 미리 *RHD* 유전자 검사를 시행하여 DEL (1227 G>A)형을 확인하기를 권장한다. 즉, RhD 음성 환자가 발견되면 먼저, RhCE 표현형 검사를 시행하여 ce인 경우는 거의 모두 순수한 RhD 음성으로 판단해도 좋다. 한편, 그외의 경우는

(C를 갖고 있는 경우, 예: Cde) 약 30~50%에서 Asia type DEL형이므로 *RHD* 유전자 검사를 실시하여 이 유형이 확인되면 양성 혈액제제를 수혈할 수 있도록 하기 위함이다.

4 기타 혈액형(Other Blood Groups)

1) MNS 혈액형군(ISBT MNS 002, LRG 793 & 794, CD235a & CD235b)

MN 항원이 1927년 Landsteiner 등에 의해 발견된 이후 2014년까지 S, s, U, He, Mi^a, Mc, Vw, Mur, Mg, Dantu 등의 항원이 발견되어 46개의 항원으로 구성되었으며, 2020년까지 4개의 항원(SARA, KIPP, JENU, SUMI)이 추가 발견되어 MNS 혈액형군은 50개의 항원으로 구성되었다. M과 N 항원의 이름은 immune의 두 번째와 다섯 번째 글자에서 따왔다. S 항원은 1947년 보고되었으며, 호주 시드니(Sydney)에서 사는 환자에게 발견되어 Sydney의 S를 따서 이름이 지어졌다. 1950년 S 항원에 대조되는 S 항원이 발견되었다. U 항원은 1953년 발견되었으며 'the almost universal distribution'에서 U를 따왔다(Reid ME, 2009; Lopez GH, 2021). MN 항원은 glycophorin A (αSGP)와, Ss 및 U 항원은 glycophorin B (δSGP)와 연관되어 있다.

MNS 혈액형군에 속한 항원들은 4q31.21에 위치하는 *GYPA* 유전자와 *GYPB* 유전자 그리고 *GYPE* 유전자에서 발생한 3가지 분자유전학적 기전에 의해 생성된다. 그 분자유전학적 기전은 1) 불균형 교차(unequal crossing over), 2) 유전자 전환(gene conversion), 그리고 3) 단일 염기 치환이다. 예를 들어 *GYPA* 유전자의 단일염기치환으로 Vr, Mta, Ria, Nya, Or, ERIK, Osa 등의 항원이 표현되며, *GYPB* 유전자의 단일염기치환으로 S/s, Mv, sD, Mit이 생긴다. 불균형 교차에 의해서 *GYP(A-B)*와 *GYP(B-A)* 유전자가 생성되고, GYP*Hil 및 GYP*Dantu 등의 여러 항원이 표현된다. *GYPE* 유전자는 MNS 혈액형군의 항원을 직접 생성하지는 않으나, *GYPA* 또는 *GYPB* 유전자와 유전자 전환 기전으로 *GYP(A-E-A)* 또는 *GYP(B-E-B)* 유전자가 생성되고 이 유전자에 의해 여러 항원이 표현된다(Lopez GH 등, 2021; Reid ME, 2009).

MN 항원들은 그 구조가 확실히 알려진 적혈구 항원들이다. Glycophorin A는 분자량이 31 kDa이며 131개의 아미노산으로 구성되어 있다. 하나의 적혈구에는 약 50~100만 개의 glycophorin A와 10만 개 정도의 glycophorin B가 있다. Glycophorin A와 glycophorin B의 아미노말단(amino terminal)은 tetrasaccharide로 당화(glycosylation)되어 있다. Glycophorin A의 1번과 5번 아미노산의 차이로 M, N 형이 결정되는데, M 항원의 경우에는 1번과 5번 아미노산이 serine과 glycine이며 N 항원의 경우에는 이들이 leucine과 glutamic acid이다. Glycophorin B는 Ss 및 U 항원과 연관되어 있는데 Ss 항원은 29번째 아미노산의 차이로 표현형이 결정된다.

표 9-15는 여러 가지 표현형과 그 빈도를 보인 것이다(류영호 등, 1960; Hong YJ 등, 2016; Halawani AJ 등, 2021). 한국인 KRBP 연구에 따르면 한국인 419명에서 *GYPA*01* (*GYPA*M*, 002001), *GYPA*02* (*GYPA*N*, 002002), *GYPB*03* (*GYPB*S*, 002003), 그리고 *GYPB*04* (*GYPB*s*, 002004) 각

각의 유전형별 빈도는 75%, 79%, 8% 그리고 99%이다(Hong YJ 등, 2016). U 항원이 음성인 사람은 아직 국내에서 보고된 바 없다(채석래 등, 1988). MM형은 MN형보다 anti-M에 대해 강하게 반응하는 용량효과(dosage effect)가 있다. 표 9-15에 열거한 주요 항원들 외에 드문 형들도 있기는 하나 임상적으로는 중요하지 않으며 친자감별(parentage testing) 등에 이용된다(박명희 등, 1992). 그 중 하나인 En(a−)형은 glycophorin A가 전무하므로 MN 항원이 없다. Glycophorin A가 없어도 적혈구 생존능은 정상이다. 이 적혈구들은 *Plasmodium falciparum*에 감염되지 않는 특징이 있다.

MN 항원에 대한 항체들은 대개 자연발생적으로 생기며 체온에서 반응하지 않는 한 임상적인 문제를 일으키는 일은 드물다. 자연발생적 항체들의 대부분이 IgM인 반면 임상적으로 문제를 유발하는 anti-M은 IgG인 경우가 많다. 37℃에서 반응하는 anti-M은 용혈수혈반응을 일으킬 수 있으며 태아신생아용혈질환을 유발하는 일은 드문데 국내에서는 중등도 혹은 심한 임상상을 보인 3례가 보고되어 있다(김문연 등, 2001; 이경인 등, 1988; 황동희 등, 1996). 20례의 anti-M이 모두 자연항체였으며 이 중 8례는 37℃에서도 반응하였다는 국내 보고가 있다(김현옥 등, 1992). anti-N에 의한 용혈수혈반응은 매우 드물다.

Anti-M이나 anti-N과는 달리 Ss 및 U 항원에 대한 항체들은 흔히 용혈수혈반응과 태아신생아용혈질환(HDN)을 일으킨다. Anti-S에 의한 태아신생아용혈질환 1례가 국내 보고되었다(육희정 등, 2016). U 항원은 (S−s−)인 사람에서 자주 결핍되며 이런 경우 anti-U가 발견된다. 그러나 어떤 (S−s−) 사람들에서는 U 항원의 일부가 남아 있기도 하는데 이때 anti-U의 특이성은 결핍된 U 항원이 어떤 부분인가에 따라 달라지며 anti-U를 가진 환자들에서 적합 혈액을 찾는 데 힘이 드는 것은 이 때문이다. Anti-S나 anti-U 자가항체는 드물다.

MNS 혈액형군에 속하는 독특한 혈액형으로서 Miltenberger (Mi) 혈액형이 있다. Mi^a 항원은 1966년 Cleghorn에 의해 처음 보고되었다. 처음에는 anti-Mi^a와의 반응에 따라 Mi 혈액형을 4개 클래스(Vw, Mi^a, Mur, Hil)로 나눴는데, 이후 11개의 항혈청과의 반응 양상에 따라 11개 클래스(Mi.I형~Mi.XI형)로 나누게 되었다. 이 분류법에 따르면 Mi.III (GP.Mur) 적혈구는 anti-Mi^a, anti-Mur 및 anti-Hil에는 반응하지만 anti-Vw^a를 포함한 8개의 항혈청과는 반응하지 않는다. GP.Mur에서 GP는 glycoprotein 및 *GYP* 유전자를 지칭한다. Mi.III는 Mi의 11개 클래스 중 세번째 클래스이다. 현재 Mi 분류법은 사용하지 않는다(Reid ME, 2009).

Mi^a 항원은 불균형 교차와 유전자 전환에 의해 생성된다. 불균형 교차와 유전자 전환에 의해 생성된 30개 이상의 *GYPA*와 *GYPB* 하이브리드 유전자가 보고되었으며, 현재 두 개의 단클론 anti-Mi^a 항체 즉, CBC−172와 GAMA210 항혈청에 반응하는 하이브리드 당단백질 8개만 Mi^a 항원(GP.Vw, GP.Hut, GP.HF, GP.Mur, GP.Hop, GP.Bun, GP.Kip, GP.MOT)으로 분류하고 있다. 이들 Mi^a 항원은 5개의 항혈청(anti-Mur, anti-Hil, anti-NEV, anti-Vw, anti-Hut)를 이용하여 세분된다(Lopez GH 등, 2020; Lopez GH 등, 2021). anti-Mi^a CBC−172와 GAMA210는 각각 Mi^a 항원의 ^{29}HKRDTYAA^{35}와 ^{24}QTNDMHKR^{31} 아미노산에 결합한다. 기존 Mi^a 항원으로 분류된 GP.Hil은 현재는 Mi^a로 분류되지 않는다(Lopez GH 등, 2020).

표 9-15. MNSs 표현형의 빈도

표현형	미국 백인	미국 흑인	중국인	일본인	한국인
M+N-	28%	25%	33%	33%	26%
M+N+	50%	50%	47%	46%	50%
M-N+	22%	25%	20%	21%	24%
S+s-	11%	6%	0%	1%	2%
S+s+	44%	24%	9%	10%	7%
S-s+	45%	68%	90%	89%	88%
S-s-	0%	2%			3%
	백인	**미국 흑인**			**한국인**
M+N-S+s-	5.7%	2.1%			0.5%
M+N-S+s+	14.0%	7.0%			2.6%
M+N-S-s+	10.1%	15.5%			17.2%
M+N-S-s-	0.0%	0.4%			0.5%
M+N+S+s-	3.9%	2.2%			0.0%
M+N+S+s+	22.4%	13.0%			3.8%
M+N+S-s+	22.6%	33.4%			50.0%
M+N+S-s-	0.0%	0.4%			0.2%
M-N+S+s-	0.3%	1.6%			0.0%
M-N+S+s+	5.4%	4.5%			1.2%
M-N+S-s+	15.6%	19.2%			24.0%
M-N+S-s-	0.0%	0.7%			0.0%

GP.Mur (과거 Mi.III형)은 백인에 비해 동남아시아 국가에서 더 높은 빈도로 발견되며 Mi 혈액형 중 가장 많다. Mi^a 항원은 동남아시아 국가에 흔하여 대만에 살고 있는 중국인의 7.3%, 홍콩에 사는 중국 헌혈자의 6.3%, 태국 헌혈자의 9.7%에서 발견되며 백인과 흑인에서의 빈도는 0.1%미만, 한국인에서는 0.9%이다(오승환 등, 2004). 입원 환자 6,345명을 대상으로 Mi^a 양성 혈구가 포함된 선별혈구를 사용하여 비예기항체 선별검사를 한 결과 3명(0.05%)에서 anti-Mi^a가 검출되었다는 보고가 있다(김형회 등, 2004; 오승환 등, 2004). Anti-Mi^a는 항글로불린단계에서 잘 반응하는 임상적으로 중요한 항체이며, 국내에도 anti-Mi^a에 의한 태아신생아용혈질환이 1례가 보고되었다(이상은 등, 2004). 우리나라에서 일상적으로 사용되는 항체선별용 적혈구에 Mi^a 항원이 항상 포함되지는 않아 항체 발견율이 높지 않은 것으로 생각된다.

2) P1PK 혈액형군(ISBT P1PK 003, LRG 795)

현재 P1 항원으로 알려진 P 항원에 대한 항체를 Landsteiner와 Levine이 1927년 발견하였다. Landsteiner에 의해 수행된 일련의 연구에 의해 M, N, O 항원 다음으로 발견하여 P 항원으로 명명하였다. 1951년 P^k 항원이, 1982년 NOR 항원이 발견되었다(Hellberg A 등, 2013). 1959년 Matson 등에 의해 anti-P^k 항체가 한 여성(Mrs. Mys)에서 발견되어 보고되었으며 P^k로 명명한 이유는 명확하지 않다(Matson 등, 1959). NOR은 NOR가 첫 보고된 미국 버지니아주 Norton 도시명에서 따왔다(Harris 등, 1982; Suchanowsak A 등, 2012)

P 혈액형군의 이름이 P1PK 혈액형군으로 바뀌었다. P1PK 혈액형군은 3개의 항원(P1, P^k, NOR)으로 구성되며 이 중 P1 (ISBT 003001)과 P^k (ISBT 003003)가 주요 항원이다. P1PK 혈액형군의 표현형은 P_1, P_2, P_1^k, P_2^k, p 다섯 종류이며, 이 표현형은 염색체 22q13.2에 위치하는 *A4GALT* 유전자와 3q25에 위치하는 *B3GALNT1* 유전자에 의해 조절된다. P1PK 혈액형군의 유전자인 *A4GALT*는 P1과 P^k 항원을 합성하는 효소(α1,4–galactosyltransferase)의 유전정보를 가지고 있으며, GLOB 혈액형군(ISBT 028, LRG 820)의 유전자인 *B3GALNT1*는 P 항원을 합성하는 효소(β1,3–galactosyltransferase)의 유전정보를 가지고 있다. 참고로 GLBO 혈액형군에는 P 항원, PX2 항원, 그리고 GLOB5 (ExtB) 항원이 있다.

P1PK 항원들은 포유류와 조류에서 당스핑고리피드(glycosphingolipids) 합성의 가장 흔한 전구체인 Lactosylceramide (LacCer)에서 생성된다. 이 LacCer에 α1,4–galactosyltransferase가 galactose를 붙이면 P^k 항원이 된다. P^k 항원은 Gb3 (globotriaosylceramide)로도 불린다. P^k 항원에 β1,3–galactosyltransferase에 의해 GalNAc이 붙으면 P 항원이 된다. P 항원은 globoside (globotetraosylceramide, Gb4)로도 불린다. LacCer가 두 번의 연속적인 당화 반응(glycosylation reactions)을 거치면 paragloboside가 되는데 이 paragloboside에 α1,4–galactosyltransferase가 galactose를 붙이면 P1 항원이 된다(Hellberg A 등, 2013). NOR 항원은 NOR1, NORint와 NOR2가 알려져 있다. 631C>G를 가지는 *A4GALT* 유전자에 의해 생성된 α1,4–galactosyltransferase 211Q>E가 P 항원에 galactose를 부착하면 NOR1이 만들어진다. 이 NOR1에 β1,3–N-acetylgalactosaminyltransferase가 GalNAc를 붙이면 NORint가 만들어진다. 이 NORint에 α1,4–galactosyltransferase 211Q>E가 galactose를 붙이면 NOR2가 만들어진다.

P_1 표현형은 P1, P^k, P 항원을 모든 표현하며, P_2 표현형은 *A4GALT* 유전자의 인트론 1에 위치하는 rs5751348:G>T 동형접합변이에 의해 적어도 두 개 전사인자(EGR1, RUNX1) 이상이 결합하는 motif가 변형되어 *A4GALT* 전사가 원활하지 않게 된다. 이로 인해 α1,4–galactosyltransferase 합성이 줄어든다. P1을 합성하기 위해서는 충분한 양의 α1,4–galactosyltransferase가 있어야 하는데 그러지 못하여 P1을 표현하지 못하고 P^k, P 항원만을 표현한다(Stenfelt L 등, 2020). P_1^k와 P_2^k 표현형은 각각 *B3GALNT1* 유전자의 loss-of-functions 돌연변이로 인해 P 항원을 합성하지 못하는 P1 표현형과 P2 표현형이다. p 표현형은 *A4GALT* 유전자의 loss-of-functions 돌연변이로 인해 P1, P^k, P 항원 모두를 표현하지 않으나 PX2 항원은 표현한다. 그 이유는 PX2 항원을 합성하는데 α1,4–galactosyltransferase가 관여하지 않

기 때문이다. β1,3-galactosyltransferase가 paragloboside에 GalNAc를 붙이면 PX2가 합성된다. 표 9-16에 P1PK 혈액형군의 표현형 및 적혈구 항원, 항체 그리고 외국인과 한국인의 빈도를 나타내었다(이위교 등, 1992; 최성엽 등, 1984; Hellberg Å, 2019).

표 9-16. P1PK 혈액형군의 표현형 빈도

표현형	적혈구 항원	보유항체	백인	중국인	일본인	한국인
P_1	$P1+P^k+P+PX2+NOR-$	(-)	79%	32%	30%	40%
P_2	$P1-P^k+P+PX2+NOR-$	anti-P1*	21%	68%	70%	60%
P_1^k	$P1+P^{k+}P-PX2-NOR-$	anti-P, anti-PX2	드묾			드묾
P_2^k	$P1-P^k+P-PX2-NOR-$	anti-PP1, anti-PX2	드묾			드묾
p	$P1-P^k-P-PX2+NOR-$	anti-PP1P^k	드묾			드묾
NOR	$P1+P^k+P+PX2+NOR+$	(-)	드묾			

* 항상 존재하지 않을 수 있으며, 검출이 되지 않을 수도 있다.

P1PK, GLOB 및 FORS 혈액형군은 당스핑고리피드를 기본틀로 하여 합성된다. 이렇게 합성된 항원들은 세균, 기생충 바이러스 등 많은 미생물들의 감염을 위한 수용체 및 공동수용체(co-receptor)으로 작용할 수 있다. 예를 들어, P^k 항원은 Shiga 독소, 포도상구균 장독소 B, 돼지 연쇄상구균(*Streptococcus suis*), 녹농균의 PA-IL, 대장균의 PapG 및 HIV 감염과 관련이 있다. P 항원은 Shiga 독소, 돼지 연쇄상구균, PapG, Parvovirus B19 감염과 관련이 있다(Cooling L, 2015). P1 항원은 혈액을 보존하면 약화되는 경향이 있으므로 정확한 표현형 검사를 위해서는 신선혈액을 사용하는 것이 좋다.

Anti-P1은 자연발생의 IgM 항체로서 P_2 표현형을 가진 한국인 중 10.9%에서 발견되며(이위교 등, 1992) 대개 낮은 온도에서만 반응하므로 임상적인 문제를 일으키는 경우는 드물지만 30℃ 이상의 온도에서 작용하는 경우 임상적으로 문제가 될 수 있다. 이 항체는 포충낭(hydatid cyst)액이나 비둘기알(pigeon eggs) 같은 교차항원에 노출된 사람들에서 잘 발견된다. P1 물질 중화시험은 항체 동정에 도움을 준다. 돌발한랭혈색소뇨(PCH) 시 나타나는 Donath-Landsteiner 항체는 자가항체로서 P 항원에 대한 특이성을 갖는다. 이 항체는 IgG 항체인데도 저온에서 보체를 결합시킬 수 있는 능력을 가져 혈액순환 중 신체 심부에서 온도가 37℃에 이르면 보체활성화가 진행되도록 한다. 자가면역성 anti-P와 anti-P^k는 심각한 수혈부작용을 일으킬 수 있다. p 표현형을 가진 사람은 아무런 P 항원도(P1, P, P^k) 가지고 있지 않으므로 이들 항원에 노출되면 항체를 만들 수 있다. 이렇게 형성된 복합항체를 anti-PP1P^k(또는 anti-Tj^a)라 불러왔는데 매우 드물다. 이 항체는 수혈시 심각한 용혈수혈이상반응을 유발할 수 있어 주의가 필요하다. 최근 국내 2개의 의료기관에서 유전자 검사로 확인된 p 표현형을 가진 한국인 환자들에서 이 항체가 발견되었다. 다행히 자가수혈과 철분제제 투여로 수혈이 필요하지 않았지만, p 음성 헌혈혈액을 거의 구하기 힘들어 대책이 필요한 실정이다(하창희 등, 2019; 김보연 등, 2020). anti-Tj^a라고 부르는 것은 1951년 anti-PP1P^k가 발견된 위암 환자인 한 여성(Mrs. D. S. J)의 이름(J)과 질환(tumor의 T)에서 따왔다(Levine P 등, 1951). 대부분의 사람들은 anti-NOR를 가지고 있으며 anti-NOR는 NOR1과 NOR2와 반응하여 NOR 다응집이라는 현상을 일으킨다(Duk M 등, 2005).

3) Lutheran 혈액형군(ISBT LU 005, LRG 798, CD239)

Lutheran 항원은 세포내 신호전달(intracellular signalling)에 관여하는 막관통단백질이다. Lutheran 항원의 유전정보는 19q13.2에 위치하는 *BCAM* (Basal Cell Adhesion Molecule) 유전자에 있다. *BCAM* 유전자는 약 12.4 kb 정도되며 15개의 엑손으로 구성되어 있다. 엑손 13에서 선택적 스플라이싱(alternative splicing)으로 597개의 아미노산으로 구성된 Lutheran 당단백질과 557개의 아미노산으로 구성된 BCAM 단백질이 생성된다. anti-Lu^a는 홍반루프스 환자에서 Callender와 Race에 의해 1945년 처음으로 기술되었으며, Lu(a+) 헌혈자의 이름 Lutteran의 오기로 인해 명명되었다(Smart E 등, 2020).

Lutheran 혈액형군은 대표 항원인 Lu^a와 Lu^b를 포함하여 총 26개의 항원으로 구성되어 있다. 표 9-17은 Lutheran 혈액형군의 표현형 빈도를 보인 것이다(최성엽 등, 1984). Lu^b 양성률은 일본인의 경우 100%, 중국인의 경우 99.9%이다(Lin-Chu M 등, 1988). 한국인 KRBP 연구에 따르면 한국인 419명에서 *LU*01* (*LU*A*)와 *LU*02* (*LU*B*) 유전형 각각의 빈도는 0.61%와 99.39%였다(Hong YJ 등, 2016). 한국인 전장유전체분석(whole genome sequencing)에 따르면 한국인 205명에서 *LU*01* (*LU*A*)와 *LU*02* (*LU*B*) 유전형 각각의 빈도는 0.0%와 100%였다(Hyun JW 등, 2022). anti-Lu^a는 대개 실온에서 반응하며 37°C에서 반응하는 일은 드물고 적혈구 수명을 단축시키지 않는다. 그러나 anti-Lu^b는 대개 간접항글로불린검사에서 검출되는데 경미한 용혈수혈반응을 일으킨 보고들이 있다. Lu3 항원은 Lu^a나 Lu^b를 가진 적혈구에는 항시 존재한다. anti-Lu3은 Lu (a−b−)인 사람에서만 발견된다.

표 9-17. Lutheran 혈액형군의 표현형 빈도

표현형	백인	한국인
Lu(a+b+)	7.5%	0.5%
Lu(a+b-)	0.2%	0.0%
Lu(a-b+)	92.3%	99.5%
Lu(a-b-)	0.0%	0.0%

혈청학적 검사에서 Lu 항원이 음성 즉, Lu(a−b−)를 Lutheran inhibitor 혈액형(In(Lu))이라고 한다. In(Lu) 혈액형인 사람들의 가족을 대상으로 한 유전양상 연구에 의하여 우성 및 열성의 두 가지 유전기전이 존재하는 것으로 나타났다. 우성유전양상을 보이는 가족 연구를 통해 Lu(a−b−) 표현형의 원인이 Lu 항원의 표현을 억제하는 물질(inhibitor)일 것이라는 가설에 의해 In(Lu) 명칭이 만들어졌으나, 2008년 Singleton 등에 의해 *BCAM* 유전자의 표현을 조절하는 전사인자 *KLF1* 유전자의 돌연변이에 의한 것이라는 것이 밝혀졌다. *KLF1* 유전자 변이에 의한 In(Lu)의 경우 흡착시험을 통하여 이들의 적혈구에 소량의 Lu^a와 Lu^b가 존재함을 증명할 수 있다. 이런 사람들에서는 anti-Lu^3가 형성되지 않는다. 열성유전양상

을 보이는 In(Lu) 혈액형은 *BCAM* 유전자의 Loss-of-function 돌연변이에 의해 Lu 항원이 발현되지 않으므로 anti-Lu^3가 생성된다(Daniels G, 2009). 우리나라에서 anti-Lu^a를 발견하는 일은 매우 드문데 비예기항체 선별검사용 혈구에 Lu^a 항원 양성 적혈구가 포함되지 못하여 위음성을 보일 가능성을 염두에 두어야 한다(송새암 등, 2012).

4) Kell 혈액형군(ISBT KEL 006, LRG 799, CD238)

Kell 항원은 93 kDa의 2형 막관통 당단백질(transmembrane glycoprotein)로서 endothelin-3를 분해하는 아연 의존성 금속단백질분해효소(zinc-dependent metalloproteinases)이다. Kell 단백질의 유전정보는 7q33에 위치하는 *KEL* 유전자에 있다.

Kell 혈액형군의 항원들은 K, k, Kp^a, Kp^b, Ku, Js^a, Js^b 등 36개이다. Kell 혈액형군은 1946년 처음 기술되었으며 Kell 명칭은 태아신생아용혈질환을 유발한 원인이 anti-K로 밝혀진 산모의 이름(Mrs. Kelleher)에서 따왔다. Kp^a는 1957년에 처음 기술되었고, anti-Kp^a가 발견된 환자의 이름(Penny)에서 소문자 p를 따왔다. Ku는 "universal" Kell 항원이라는 뜻에서 소문자 u를 따왔다. Js^a는 1958년 처음 기술되었으며, Js는 anti-Js^a가 발견된 환자 이름(John Sutter)에서 따왔다(Castillo B 등, 2018).

표 9-18에 Kell 혈액형군 항원들의 빈도와 한국인의 *KEL* 유전형들의 빈도를 나타내었다(이삼열, 1965; 채석래 등, 1991; Hong YJ 등, 2016). K 항원은 ABO와 RhD 항원 다음으로 면역원성이 강하다. 하지만, 한국을 포함한 동아시아인에서 매우 낮은 빈도로 발현하기 때문에 서구에 비해 임상적 의의가 낮다. 국내 거주자 487명을 대상으로 실시한 한 Kell 혈액형 빈도 연구에서 K 항원이 5명(4%)에서 관찰되었으며, 이 5명은 부모 양측 모두 아메리카, 유럽, 남아시아인이었다고 한다(신경화 등, 2021). k, Js^b, Kp^b 항원이 결핍된 사람들이 이들 항원에 감작되면 항체를 형성하는데 이런 때는 적합혈액을 찾을 가능성이 매우 적어 가족 중 해당항원이 음성인 혈액을 찾는 것이 가장 현명한 방법이다. Kell 혈액형 전체가 결핍되는 경우 K_{null} 혈액형이 되는데 anti-Ku를 형성하게 되면 태아신생아용혈질환이나 용혈수혈반응을 유발하며 적합혈액을 찾기가 거의 불가능하다(강민구 등, 2009). 매우 드물지만 anti-K가 한국인에서도 발견되는데 외국에서 수혈받은 경우 가능성이 높아진다(장호은 등, 2011).

적혈구막에는 Kell 항원과 이황화결합(bisulfide bond)을 하여 복합체(complex)를 형성하는 XK 단백질이 있다. 이 단백질은 과거 Kell 항원의 전구물질로 인식되었으나, 현재는 전구물질이 아님이 밝혀졌다(Jung HH 등, 2019). Kx 혈액형군(ISBT XK 019, LRG 812)은 Kx 항원 1개로 구성되어 있으며 유전정보는 염색체 Xp21.1에 있는 *XK* 유전자에 있다. Kx 항원이 백혈구에 결핍되면 만성 육아종성질환(chronic granulomatous disease)에 걸릴 가능성이 높아지며 적혈구에 결핍되면 유극적혈구증다증(acanthocytosis), 적혈구 수명이 감소하고 Kell 혈액형군 항원의 부재 등을 특징으로 하는 McLeod씨 증후군에 걸릴 가능성이 높아진다. McLeod씨 증후군은 X-의존성 유전양식을 가진다.

표 9-18. Kell 혈액형군 항원 및 한국인 *KEL* 유전형의 빈도

표현형	백인	일본인	중국인	한국인(유전형)
K	9.0%	0%	0%	0.5%(0%)
k	99.8%	100%	100%	100%(100%)
Kp^a	2.0%	0%	0%	0%(0%)
Kp^b	> 99.9%	100%	100%	100%(100%)
Js^a	<0.1%			0%(0%)
Js^b	> 99.9%	100%	100%	100%(100%)

5) Lewis 혈액형군(ISBT LE 007, LRG 800)

조직-혈액형군(histo-blood group antigens, HBGAs) 중 하나인 Lewis 혈액형군은 적혈구에서 생성되는 것이 아니라 외분비샘에서 생산하여 혈액으로 분비된 후 혈장의 Lewis 항원이 적혈구에 흡착되어 표현된다(Mollicone 등, 1994). Lewis 혈액형은 1946년 Arthur Mourant에 의해 Le^a가 동정되었으며, anti-Le^a 항체가 첫 발견된 Lewis씨 이름에서 명칭이 유래하였다(Smart E 등, 2020).

Lewis 혈액형군에는 6개의 항원(Le^a, Le^b, Le^{ab}, Le^{bH}, ALe^b, BLe^b)이 있으며 이 중 주된 항원은 Le^a (ISBT 007001)와 Le^b (ISBT 007002)이다. Lewis 혈액형군의 표현형은 *FUT1* (*H* 유전자), *FUT2* (Secretor 유전자)와 *FUT3* (Lewis 유전자)에 의해 조절된다. *FUT3* 유전자 산물은 a-fucosyltransferase 이며 이 효소가 *L*-fucose를 type 1 H chain의 *N*-acetyl-D-glucosamine (GlcNAc)의 4번 위치에 부착시킨다. Le^b 항원이 표현되려면 *FUT3* 유전자 외에 *FUT1*와 *FUT2* 유전자가 있어야 한다. 기질로서 혈장 H 물질이 필요하므로 *FUT1*와 *FUT2* 유전자가 있어야 하고 L-fucose를 부착시키기 위해서 a-fucosyltransferase가 있어야 하므로 *FUT3* 유전자가 필요한 것이다. 혈장 내에 Le^a와 Le^b 항원이 모두 있을 때에는 적혈구에 주로 Le^b만이 흡착된다. *FUT3* 유전자는 있으나 *FUT2* 유전자가 없는 사람들은(*sese*) H 전구물질에 fucose를 부착시켜 Le^a를 표현할 수 있으나 Le^b는 표현하지 못한다. 또한 ABH와 Le의 산물이 같은 전구물질을 기질로 이용하므로 A1형에서는 Le^a나 Le^b의 표현이 감소된다(표 9-19). 두 경우 모두 Lewis 물질은 분비액 내에서 검출되는데 이는 ABH 물질과는 달리 이들 항원의 분비가 분비유전자에 의해 조절되는 것이 아니기 때문이다. 표 9-20에 인종별 Lewis 혈액형 표현형 빈도를 나타내었는데 한국인은 백인이나 중국인에 비하여 Le(a-b-)의 비율이 높다(문채경 등, 1984). 적혈구에 대한 혈청학적 검사법과 더불어 타액의 Lewis형 검사와 *FUT3* 유전자 및 *FUT2* 유전자 검사를 209명에게 동시에 시행한 국내 보고가 있는데 타액과 유전자검사의 결과가 100% 일치하였고 적혈구의 혈청형검사는 부정확한 것으로 나타났다(박경운 등, 2005). 그 결과에 따르면 Le(a-b-)가 2.4%, Le(a+b-)가 27.3%, Le(a-b+)가 70.3%로서 혈청학적 검사상 Le(b-)가 실제적으로는 상당수 Le(b+)인 셈이다. 성인이 되어 Le(a-b+)가 될 적혈구라도 신생아 때에는 Le(a-b-)로 나타나다가 Le(a+b-)와 Le(a+b+)의 단계를 거쳐 1년 후에야 Le(a-b+)가 된다. Lewis 항원은 시험관 내에서도 적혈구에 쉽게 흡착되며 세척을 해도 떨어지지 않는다. 그러나 수혈된 적혈구들은 수혈 후 곧 수혈자와 같은 형의 Lewis 표현형으로 전환된다.

표 9-19. *FUT1* (*Hh*), *FUT2* (*Sese*), *ABO*, *FUT3* (*Lele*) 유전자의 상호작용

유전형				혈액형 물질	
FUT1 (*H*)	*FUT2* (Secretor)	*ABO*	*FUT3* (Lewis)	체액	적혈구
H	*Se*	*A*	*Le*	H, A, Le^a, Le^b	H, A, Le^b
H	*sese*	*A*	*Le*	Le^a	H, A, Le^a
H	*Se*	*A*	*lele*	H, A	H, A
H	*Se*	*OO*	*Le*	H, Le^a, Le^b	H, (Le^a), Le^b
hh	*Se*	*A*	*Le*	Le^a	Le^a

표 9-20. Lewis 혈액형군의 표현형 빈도 및 한국인 유전자형 빈도

표현형	백인	중국인	일본인	한국인(유전자형)
Le(a+b+)		13%		
Le(a+b-)	22%	10%	23%	19%(27%)
Le(a-b+)	72%	67%	71%	54%(70%)
Le(a-b-)	6%	9%	6%	27%(3%)

Anti-Lewis 항체는 대개 다른 적혈구에 의한 감작이 없이 형성된다. 대개는 IgM이며 보체를 결합할 수 있으므로 시험관 내에서 용혈을 잘 일으키고 실온에서 잘 반응한다. 효소처리 적혈구에는 더 잘 반응한다. 대부분의 anti-Lewis 항체들은 식염수세척 적혈구를 응집시키는데 응집이 다소 취약(fragile)하여 시험관을 원침한 후 조심스럽게 부유하지 않으면 풀어져 버린다. 37°C에서도 응집이 관찰되는 경우가 있으나 대개 실온보다는 약하다. 때로는 보체를 부착시킴으로써 항글로불린검사에서 양성을 보이기도 한다. 생체 내에서는 anti-Lewis 항체를 수혈자가 가지고 있다 하여도 Lewis-부적합 적혈구들이 수혈자에 없는 항원을 곧 용출시켜버리고 동시에 주입된 헌혈자의 혈장이 수혈자의 항체를 중화시키기 때문에 임상적인 문제를 초래하는 경우는 드물다.

Anti-Lewis 항체는 태반을 통과하지 못하므로 태아신생아용혈질환을 일으키는 일은 없으며 용혈수혈반응을 일으키는 경우도 매우 드문데 국내에는 anti-Le^a에 의한 용혈수혈반응 1례가 보고되어 있다(한규섭 등, 1989). 임신 중 Le(a−b+)인 산모들에서 Le^b가 소실되어 Le(a−b−)처럼 나타나곤 한다. 이는 임신 중 증가되는 지단백에 Le^b가 결합되기 때문으로 생각되며 이때 anti-Le^{bH}가 나타나기도 하는데 출산 후 산모의 Lewis형이 회복됨에 따라 항체도 자연 소실된다(조석구 등, 1998). 신생아에서는 적혈구에 Lewis 혈액형이 표현되지 않고 혈장에 소량의 Lewis 물질만이 검출된다. 산모 혈장 내에 IgG anti-Lewis 항체가 있는 경우도 있지만 이 항체가 태아신생아용혈질환을 일으키지 않는 이유 중 하나가 이 때문이다. Le(a−b−)인 사람은 anti-Le^a와 anti-Le^b를 만들 수 있으며 Le(a+b−)인 사람은 드물게 anti-Le^b를 만들 수

있으나 Le(a−b+)인 사람은 실제로 소량의 Le^a도 적혈구나 혈장, 타액 중에 가지고 있으므로 아무런 항체를 형성하지 않는다.

*Helicobacter pylori*가 위상피세포(gastric epithelium)에 부착할 때 *H. pylori*의 blood-group antigen-binding adhesin (BabA)과 위상피세포 표면의 Type 1 H 항원 또는 Le^b 항원 사이의 결합을 이용한다. 즉, 숙주의 *FUT2* 및 *FUT3* 유전형이 *H. pylori*가 위에서 집락을 형성하는 데 있어서 중요한 역할을 하는 것이다. 한편, Le^a 항원의 말단 갈락토오스에 sialic acid (N-acetylneuraminic acid)가 결합하면 sialyl Le^a (CA 19−9)가 형성된다. Sialyl Le^a는 selectin 부착수용체의 리간드(ligand)이며, 샘암종(adenocarcinoma)의 진행에 관여하는 종양발생항원(oncodevelopmental antigen)이다.

6) Duffy 혈액형군(ISBT FY 008, LRG 801, CD234)

Duffy 항원은 93 kDa의 2형 막관통 당단백질(transmembrane glycoprotein)로서 endothelin−3를 분해하는 아연 의존성 금속단백질분해효소(zinc-dependent metalloproteinases)이다. Duffy 항원의 유전정보는 1q21−q22에 위치하는 *ACKR1* (Atypical Chemokine Receptor 1) 유전자에 있다. *ACKR1* 유전자는 약 1.5 kb (cDNA 1,041 bp)에 걸쳐 분포하며 2개의 엑손으로 이루어진다. Duffy는 1950년 anti-Fy^a가 발견된 혈우병 환자의 이름에서 유래하였다(Smart E 등, 2020).

Duffy 혈액형군에는 Fy^a, Fy^b, Fy3, Fy5, Fy6 등 5개의 항원이 있다. *ACKR1* 유전자의 엑손 2의 유전자다형성 125G>A에 의해 Fy^a (또는 FY:1) 항원과 Fy^b (또는 FY:2) 항원이 결정된다. Fy^a 항원과 Fy^b 항원의 빈도를 표 9-21에 나타내었다. 한국인 KRBP 연구에 따르면 한국인 418명에서 *Fy*01 (Fy*A)*와 *Fy*02 (FY*B)* 유전형 각각의 빈도는 99.76%와 17.70%였다(Hong YJ 등, 2016).

Duffy 항원 검사는 항혈청을 이용하여 시행할 경우 다른 혈액형에 비해 부정확한 결과를 내고 재현도가 낮은 경향이 있는데 이런 검사상의 문제로 그간 한국인의 Fy^b 항원 양성률이 높게 알려져 있었던 것으로 추정되며 임 등이 107명의 한국인을 대상으로 유전자형을 검사한 결과 Fy^a/Fy^a 85.0%, Fy^a/Fy^b 14%, Fy^b/Fy^b 1%로서 그간 보고된 중국인 및 일본인과 유사하다(임채승 등, 2007, 2013). 구미인 중에서는 Fy^a 음성자가 34%이므로 anti-Fy^a가 anti-Fy^b보다 더 자주 발견되지만 동양인에서는 Fy^a 음성자가 적고 Fy^b 음성자가 많으므로 anti-Fy^b가 더 문제가 된다. anti-Fy^a와 anti-Fy^b는 대개 IgG이며 급성 및 지연성 용혈수혈반응, 태아신생아용혈질환(HDFN) 등을 잘 일으킨다. Duffy 항원이 말라리아 원충인 *Plasmodium vivax*의 수용체이므로 Fy(a−b−) 적혈구는 *P. vivax*에 잘 감염되지 않는 특징을 가지나 *P. falciparum*에는 저항성이 없다(Miller LH 등, 1976).

Fy3은 Fy^a 및 Fy^b와 관련된 항원으로서 Fy(a−b−)인 경우에만 결핍되며 anti-Fy3은 Fy(a−b−)인 적혈구를 제외하고는 모두 응집시킨다. 흑인 중 Fy(a−b−)가 많은데도 불구하고 anti-Fy3은 매우 드물다. anti-Fy5는 매우 드물며 임상적 의의도 거의 없다. 흥미있는 것은 이 항원의 활성이 Rh 유전자에 의해 변형된다는 점이다. Rh_{null} 적혈구에는 다른 Duffy 항원들은 정상적으로 표현되지만 Fy5 항원만은 존재하지 않는다. 이는 아마도 Rh와 Duffy 혈액형군을 조절하는 유전자가 1번 염색체의 단완(short arm)에 같이 존재하기 때문으로 추정된다.

면역원으로서 Duffy 항원은 Kell 항원보다 40배 정도 더 약하며, 대부분의 Duffy 항체는 수혈에 의하여 형성된다. Duffy 당단백질은 적혈구의 chemokine 수용체로서 모세혈관후세정맥 내피세포에 대한 proinflammatory chemokine의 작용을 매개하며, 혈액 내 인터루킨(IL−8)의 제거제(scavenger)로 작용하여 백혈구에 대한 자극을 억제한다.

표 9-21. Duffy 혈액군의 표현형 빈도

표현형	미국 백인	미국 흑인	중국인	일본인	한국인
Fy(a+b+)	49%	1%	9%	17%	14%
Fy(a+b-)	17%	9%	91%	82%	85%
Fy(a-b+)	34%	22%	0.3%	1%	1%
Fy(a-b-)	0%	68%	0%	0%	0%

7) Kidd 혈액형군(ISBT JK 009, LRG 802)

Kidd 항원은 적혈구에서 요소를 수송하는 막관통단백질(transmembrane urea transporter)에 있다. Kidd 항원의 유전정보는 18q11−q12에 위치한 *SLC14A1* (Solute Carrier Family 14 Member 1) 유전자에 있다. *SLC14A1* 유전자는 11개의 엑손으로 구성되어 있고 30 kb가 넘는다. Kidd는 anti-JK^a가 발견된 Kidd 부인의 이름에서 따왔고, JK는 그 산모의 6번째 아들 이름(John Kidd)에서 따왔다(Reid M, 2012).

적혈구 하나당 Kidd 항원의 수는 6,000~8,000개로서 Kell 항원보다는 조금 많고 RhD 항원보다는 적다. Kidd 혈액형군에는 Jk^a, Jk^b, Jk3 세 항원이 있다. Jk3은 Jk^a 및 Jk^b와 연관되어 나타나는 고빈도(high-incidence)항원이다. 대립유전자인 *JK*01* (*JK*A*)와 *JK*02* (*JK*B*)에 의해서 대립항원 Jk^a와 Jk^b가 각각 생성된다. *JK*02*는 *SLC14A1* 유전자의 c.838G>A (p.Asp280Asn) 변이를 가진 대립유전자이다. 표 9-22에 Kidd 혈액형군의 표현형 빈도를 나타내었다(최성엽 등, 1984). 한국인 KRBP 연구에 따르면 한국인 419명에서 *JK*01* (*JK*A*)와 *JK*02* (*JK*B*) 유전형 각각의 빈도는 74.99%와 80.43%였다(Hong YJ 등, 2016). Jk(a−b−) (또는 JK:−3) 표현형이 매우 드물기 때문에 anti-Jk3도 매우 드물다. 한국인 헌혈자 12,250명에서 Jk(a−b−)은 발견되지 않았다고 한다(김경희 등, 1988). anti-Jk^a와 anti-Jk^b는 검사 시 매우 약한 반응성을 보인다.

국내에도 anti-Kidd 항체에 의한 태아신생아용혈질환과 급성 및 지연성 용혈수혈반응이 다수 보고되어 있고 아주 심한 경우들도 있다(김현옥 등, 1986; 박태성 등, 2002; 이정녀 등, 1999; 지영희 등, 1987; 허미나 등, 1997). 항체의 농도는 2차 감작에 의해 급증되며 다시 항원 자극이 없어지면 항체역가도 급감하는 특징을 가진다. 수혈전검사에서 약한 반응을 보이는 항체가 수혈 후 심한 용혈수혈반응을 보이는 이유는 항체의 종류 때문으로 생각되는데 대개의 anti-Kidd 항체는 IgG_3이다(허미나 등, 1997). IgG_3 항체는 대식세포에 의한 면역성 청소(immune clearance)를 잘 중개한다. 지연성 용혈수혈반응의 원인 항체 중 1/3 이상을 anti-Kidd 항체가 차지하는 이유가 여기에 있다. 이 항체는 태아신생아용혈질환도 일으킬 수 있다. anti-Kidd 항체의 시험관 내 반응도가 낮으므로 항원음성 혈액을 찾을 때 어려움을 겪는 일이 많다. α-methyldopa 치료로 유발된 자가항체로서 anti-Jk^a가 동정된 보고가 있다(Churchill WH 등, 1988).

표 9-22. Kidd 혈액형군의 표현형 빈도

표현형	미국 백인	미국 흑인	중국인	일본인	한국인
Jk(a+b+)	49%	34%	48%	51%	47%
Jk(a+b-)	28%	57%	23%	20%	20%
Jk(a-b+)	23%	9%	29%	29%	30%
Jk(a-b-)	0%	0%	0%	0%	3%

8) Diego 혈액형군(ISBT DI 010, LRG 803, CD233)

Diego 항원은 Band 3 단백질(또는 anion exchanger 1, AE1)이며 막관통당단백질이다. Diego 유전정보는 17q31.31에 위치하는 *SLC4A1* (solute carrier family 4 member 1) 유전자에 있다. *SLC4A1* 유전자는 20개의 엑손으로 구성되어 있고 20 kb 정도이며, cDNA는 4,906개의 염기로 이루어져 있다. Diego 항원은 1954년 Levine 등에 의해 처음 기술되었으며, Diego라는 이름은 anti-Di^a가 처음 발견된 태아신생아용혈질환 환자 가족의 이름에서 따왔다(Junqueria PC 등, 2002).

Diego 혈액형군에는 Di^a, Di^b, Wr^a, Wr^b, Wd^a, Rb^a, WARR, ELO, Wu, Bp^a 등 23개의 항원이 있다. Di^a가 백인에서는 거의 없으나 아시아인과 미국 인디언에 비교적 많은 항원으로 알려져 있다. 이러한 Diego 항원의 인종별 빈도 차이는 미국 인디언이 몽고인종임을 입증하는 대표적인 혈청학적 자료로 인용되고 있다. Di^a 항원은 한국인의 6.4~14.5%에서 양성으로 보고되고 있고 일본인이나 중국인에서도 유사한 양성률을 보이고 있다(원종덕 등, 1960; 이삼열, 1965; 채석래 등, 1988; 최성엽 등, 1984). 한국인 KRBP 연구에 따르면 한국인 419명에서 *DI*01* (*DI*A*)와 *DI*02* (*DI*B*) 유전형 각각의 빈도는 6.92%와 93.08%였다(Hong YJ 등, 2016). 한국인 전장유전체분석에 따르면 한국인 205명에서 *DI*01* (*DI*A*)와 *DI*02* (*DI*B*) 유전형 각각의 빈도는 0.0%와 100%였다(Hyun JW 등, 2022).

Anti-Di^a 및 anti-Di^b는 모두 태아신생아용혈질환을 일으킬 수 있으며 국내에도 anti-Di^b에 의한 태아신생아용혈질환이 보고되었고(김희정 등, 1994; 이선민 등, 2007; Choi JW 등, 2010), 지연성 용혈수혈반응도 1례가 보고되어 있다(김형회 등, 2005). Di^a와 Di^b의 차이는 2,561번 염기가 cytosine인지 thymidine인지에 따라 결정되며 그에 따라 854번째 아미노산이 proline이 되거나 leucine이 된다. 분자유전학적 구조가 밝혀짐에 따라 유전자검사를 이용한 혈액형검사가 가능해졌으며 국내에서도 유전자 검사법이 혈청학적 검사법과 100% 일치된다는 보고가 있다(김덕언 등, 1999). 현재 수입하여 사용하고 있는 항체선별용 혹은 동정용 적혈구에는 Di^a 항원 양성 적혈구가 포함되어 있을 가능성이 거의 없으므로 우리나라에서는 Di^a 항원 양성 적혈구를 한국인 헌혈자 중에서 구하여 비예기항체 선별검사나 비예기항치 동정검사에 포함, 사용하여야 한다(Kim HH 등, 2003). 우리나라의 반복 수혈환자에서는 anti-Di^a 항체가 가끔 발견된다(김현옥 등, 1987; 김혜경 등, 1989). Diego 항원-항체 반응은 37°C 항글로불린법에서 가장 강하다.

Wr^a 항원은 저빈도 항원으로서 구미인에서의 빈도는 0.01%이다. 반면 Wr^b 항원은 100%에서 표현된다. anti-Wr^a 항체는 용혈수혈반응과 태아신생아용혈질환을 유발할 수 있다. 구미의 헌혈자 중 1~2%에서 anti-Wr^a가 발견된다는 보고가 있는데 국내에서는 1례만이 보고되었다(강성호 등, 2005). 국내에서 anti-Wr^a가 발견되지 않는 이유는 사용되는 항체선별혈구에 Wr^a 항원 양성적혈구가 포함되지 않아 항체가 있더라도 검출이 안 되기 때문으로 생각된다. Wright 항원-항체 반응은 항글로불린단계에서 가장 잘 나타난다.

9) Xg 혈액형군(ISBT XG 012, LRG 805 & 1023, CD99)

Xg 항원은 Xg^a (XG1, 012001)와 CD99 (XG2, 012002) 두 개의 항원으로 구성되어 있다. Xg의 X는 X 염색체에서 따왔고 g는 anti-Xg^a가 처음 발견된 유전성출혈모세혈관확장증 환자(Mr. And)가 입원한 Butterworth 병원의 도시명 Grand Rapids에서 따왔다(Johnson NC, 2011).

염색체 Xp22.3에 위치한 *XG* 유전자는 약 60 kb 정도 되며, 10개의 엑손으로 구성되어 있다. 이 중 1번부터 3번 엑손은 X 염색체의 가성 상염색체 부위(pseudoautosomal region)와 Yp11.2에 있는 가성 상염색체 부위에 존재한다. 염색체 Xp22.2와 Yp11.2에 있는 가성 상염색체 부위에 위치한 *CD99* 유전자는 약 52 kb 정도되며, 10개의 엑손으로 구성되어 있다. Xp22.2에 있는 *CD99* 유전자와 Yp11.2에 있는 *CD99* 유전자는 동일하다. Xg 당단백질과 CD99 당단백질의 유전자는 48% 정도 동일하다(Johnson NC, 2011).

Xg^a 항원은 적혈구에만 표현되며, CD99는 모든 조직에서 표현된다. Xg^a 항원은 단백분해효소에 의해 파괴된다. 표 9-23에 Xg^a 항원의 표현빈도를 나타내었다(채석래 등, 1991). 한국인 전장유전체분석에 따르면 한국인 205명 모두 *XG*1* 양성이었다(Hyun JW 등, 2022).

Xg^a의 주된 임상적 의의는 이 항원이 X 염색체의 표지자로서 이용된다는 점이다. Xg^a는 모든 여성 이형접합체(heterozygotes)의 적혈구에서 발견된다. 따라서 Xg 유전자는 감수분열(meiosis)과정에서 억제되지 않는다. 이는 Kx 항원의 경우와는 반대인데 Kx 항원을 표현하는 *XK* 유전자는 라이온가설(Lyon hypothesis)에 의거하여 불활성화된다. 따라서 여성 이형접합체 세포의 50%에서만 Kx 항원이 발견된다. Xg^a는 혈청학적 검사가 가능하므로 X-의존성 질환의 가족력이 있는 경우 유전상담에 이용될 수 있다.

표 9-23. Xg^a 항원의 성별빈도

항원	백인		한국인	
	남	여	남	여
Xg (a+)	66%	89%	64%	78%
Xg (a-)	34%	11%	36%	22%

Anti-Xg[a]가 임상적 문제를 일으키는 일은 거의 없으나 임상적으로 의미있는 항체처럼 실온에서는 반응하지 않고 항글로불린단계에서 반응하므로 감별을 요한다는 점이 중요하다(김한길 등, 2001; 곽경운 등, 2000; 허미나 등, 2001). 대개는 면역항체이지만 수혈력이 없는 남자에서 발견된 경우도 있다(박태성 등, 2002).

10) I 혈액형군 (ISBT I 027, LRG 819)

I 혈액형은 1956년 Wiener 등에 의해 발견되었으며, 상온에서 환자의 혈청과 반응하지 않는 혈액 검체의 높은 개별성(individuality)를 강조하기 위해 I 기호가 이용되었다(Wiener AS 등, 1956). I 항원은 세포 부착, 신호전달, 분화와 암 등과 관련된 중요한 번역후 조절자(posttranslational modifiers)이다(Cooling 등, 2019).

I 혈액형군은 I 항원 한 개로 구성되며 I 항원은 6p24.2에 위치하는 *GCNT2* (Glucosaminyl (N-Acetyl) Transferase 2) 유전자에 의해 생성된다(Smart E 등, 2020). I 항원은 연령에 따라 구조가 달라진다. 태아 시기와 출생 직후까지는 적혈구들이 anti-i에 강하게 반응하고 anti-I와는 매우 약한 반응만을 보이다가 18~24개월 후에는 반대로 anti-I와 강하게 반응하고 anti-i에는 매우 약하게 반응하게 된다. 그 사이에는 두 항원이 모두 검출된다.

I와 i의 특이성은 galactose와 N-acetyl-D−glucosamine의 반복되는 서열에 의해 결정된다. A, B, H 항원과 마찬가지로 출생 시 이 항원들은 곧은 직선 구조인데 2년 후에 I 항원이 많아지는 시기에는 분지(branched) 구조가 대부분을 차지하게 된다. 분지화를 촉진하는 효소가 Glucosaminyl (N-Acetyl) Transferase 2이다. 따라서 I 항원과 i 항원은 상반적인(antithetical) 항원이라기보다는 동일한 항원의 두 가지 형태라고도 볼 수 있다. 유전자산물은 분지화를 중개하는 효소이다. 드물게 분지화 효소(branching enzyme)가 결핍된 성인에서는 i 항원이 주류를 이루게 된다. I 항원은 과립구, 대식세포, 림프구 및 혈소판에도 존재한다.

Anti-I는 대부분의 정상 혈청 내에 낮은 역가(1:64 이하)로 존재하며 낮은 온도에서만 반응한다. anti-I의 역가가 예외적으로 높고 37°C에서도 반응할 경우에만 임상적으로 문제가 된다. 실제로 수혈전검사 시에는 37°C 이하에서만 반응하는 anti-I는 관심 밖이며 아예 검출이 안 되는 조건을 부여하는 것이 현명하다. anti-I가 용혈을 일으키는 경우는 한랭응집소병(cold hemagglutinin disease)과 일부 미코플라스마(mycoplasma) 감염 후 정도이다. 드물게 엡스타인−바 바이러스(EBV) 감염으로 생긴 단핵구증(mononucleosis) 환자에서 anti-i가 나타나는데 이는 심한 용혈을 유발할 수 있다. 최근 저체온 수술법이 많이 이용되면서 이 항체가 미치는 영향에 대한 연구가 활발히 이루어지고 있다.

Anti-I는 대개 제대(cord) 적혈구와 반응하지 않음을 증명함으로써 동정된다. anti-I나 anti-i는 대개 IgM이다. 이 항체는 보체를 잘 결합하며 주로 간에서 적혈구를 파괴시킨다. 가끔 anti-I나 anti-i로 인하여 간접항글로불린검사(IAT)가 양성으로 나타나기도 하나 항체가 37°C에서 반응한다기보다는 보체를 결합하기 때문이다. 항글로불린검사 중 검체를 37°C에서 항온시킬 때 항체는 적혈구에서 떨어지지만 보체는 남아 있게 된다. 혈청과 적혈구를 반응시키기 전부터 37°C에 따로 항온시키고 검사의 전 과정을 37°C에서 시행한 후 IgG 단특이성(monospecific) 항글로불린혈청을 사용하면 보체로 인한 양성반응을 피할 수 있다. Anti-IH나 anti-IP$_1$은 각기 H나 P$_1$ 전이효소에 의해 변형된 분지 소당류(oligosaccharide)를 인지한다. Anti-IH는 A$_1$형이나 A$_1$B형인 사람들에서 꽤 자주 발견되며 I 항원과 H 항원이 모두 양성인 혈구에 강하게 반응한다. O형 적혈구를 이용한 비예기항체 선별검사에서 반응을 보이나 A$_1$형 적혈구와의 반응이 매우 약하거나 없으면 anti-IH를 생각할 수 있다. A$_1$형인 사람도 I 항원은 가지나 H 항원이 적기 때문에 anti-IH와의 반응이 약하다. 마찬가지로 anti-IH는 제대적혈구나 i형 성인적혈구와는 반응치 않거나 약하게 반응하는데 이는 이들 적혈구에 H 항원은 존재하지만 I 항원이 없거나 약하기 때문이다.

11) 기타 혈액형(Other Blood Groups)

Yt 혈액형군(ISBT YT 011, LRG 804)은 과거 Cartwright 혈액형군으로 불렸으며, 7q22에 위치하는 *ACHE* 유전자에 유전정보가 있다. Yt 항원은 Yt^a, Yt^b, YTEG, YTLI, YTOT 5개의 항원으로 구성되어 있으며, Yt^a 음성인 사람은 매우 드물다. Cartwright는 anti-Yt^{a}이 밝혀진 첫 환자인 Cartwright 부인의 이름에서 따왔으며, Yt는 그녀 이름의 첫 글자는 원래 A와 C여서, 마지막 글자인 Y와 T에서 따왔다(George MR, 2012). 백인의 경우 Yt(a+b+)가 8%, Yt(a+b−)가 92%로 보고되고 있다. 한국인 KRBP 연구에 따르면 한국인 419명에서 *YT*01* (*YT*A*)와 *YT*02* (*YT*B*) 유전형 각각의 빈도는 0.12%와 99.88%였다(Hong YJ 등, 2016). 한국인 전장유전체분석에 따르면 한국인 205명에서 *T*01* (*YT*A*)와 *YT*02* (*YT*B*) 유전형 각각의 빈도는 0.0%와 100%였다(Hyun JW 등, 2022). 수혈을 많이 받은 환자들에서 항체가 발견되는데 약 50% 정도에서 이 항체들이 임상적인 의의를 가진다.

Scianna 혈액형군(ISBT SC 013, LRG 806)은 ERMAP (erythroid membrane associated protein) 당단백질에 있다. 1974년 anti-Sc1이 발견된 환자의 이름에서 따왔다. *ERMAP* 유전자는 1p34.2에 있다(Patricia AR 등, 2011). Scianna 항원은 Rh 유전자와 1번 염색체 단완에 위치한 다른 유전자들에 의해 조절되는 Sc1, Sc2, Sc3, Rd, STAR, SCER, SCAN, SCAR, SCAC 총 9개의 항원으로 구성되어 있다. 백인의 경우 Sc:1,2는 0.3%, Sc:1,−2는 99.7%로서 Sc1 항원은 거의 모든 사람이 가지고 있다. Sc:−1,−2는 매우 드문데 이런 사람에서는 Sc1+ 적혈구 및 Sc2+ 적혈구에 반응하는 항체가 형성될 수 있다. 한국인 KRBP 연구에 따르면 한국인 419명에서 *SC*01*와 *SC*02* 유전형 각각의 빈도는 0.0%와 100%였다(Hong YJ 등, 2016). 한국인 전장유전체분석에 따르면 한국인 205명에서 *SC*01*와 *SC*02* 유전형 각각의 빈도는 96.09%와 0.28%였다(Hyun JW 등, 2022).

Colton 혈액형군(ISBT CO 015, LRG 808)은 Aquaporin−1 단백질에 있으며, 7p14에 위치하는 *AQP1* 유전자에 유전정보가 있다. 1976년 anti-Co^{a}이 첫 발견된 사람의 이름(Calton)을 잘못 읽어서 Colton으로 명명되었다(Halverson GR 등, 2010). Co^a, Co^b, Co3 및 Co4 총 4개 항원이 있는데 백인의 경우 Co(a+b+)는 10.4%, Co(a+b−)는 89.3%, Co(a−b+)는 0.3%이며 Co(a−b−)는 매우 드물다. 한국인 전장유전체분석에 따르면 한국인 205명에서 *CO*01.01* 유전형이 100%였다(Hyun JW 등, 2022). Co^{a}를

거의 대부분의 사람들이 가지고 있으므로 anti-Co^a가 형성되는 일도 매우 드물다. 일단 anti-Co^a를 가진 환자들에게는 가족 중에서 Co^a 음성 혈액을 찾아 수혈하여야 한다. 90% 정도의 사람들이 Co^b 음성이므로 anti-Co^b를 가진 환자들에게 적합혈액을 찾는 일은 어렵지 않다.

Cromer, Cartwright (Yt^a/Yt^b), John Milton Hagen (JMH), 그리고 Dombrock (Do^a/Do^b/Hy/Gy^a) 항원들은 glycosylphosphatidylinositol (GPI)-연결막단백에 존재한다. GPI-연결 막단백에는 붕괴촉진인자(decay accelerating factor; DAF; CD55), CD59, C8 결합 단백 등의 보체조절단백들과 CD58 (LFA-3), CD16 (FcrRⅢ) 등의 면역조절단백들 그리고 acetylcholinesterase, alkaline phosphatase, 5'-nucleotidase 등의 효소들이 포함된다. 돌발야간혈색소뇨증(PNH) 환자들에서는 GPI-연결에 결함이 있으므로 세포막에 GPI-연결단백이 존재하지 못하여 Cromer 항원 등이 표현되지 않는다.

소위 고역가, 저결합활성(high-titer, low-avidity; HTLA) 항체에 의해 밝혀진 항원들이 있다. 고역가, 저결합활성 항체는 수혈전검사 시 어려움을 줄 수 있는데 대개 항글로불린단계에서 검출되며 반응성이 약하고 일정치 않으며 재검사 시 양성반응이 소실되는 등 혼돈스러운 결과를 보인다. 반응성이 약하지만 혈청을 희석하여 검사하여도 약한 반응이 그대로 남아 있는 경우가 많다는 의미에서 고역가라는 이름이 붙었으나 항상 그런 것은 아니다. 고역가로 나타나는 현상은 항체는 충분량 존재하나 적혈구 항원의 수가 적거나 항원-항체 친화도가 낮기 때문으로 해석될 수 있다. 현재로서 이들 항체의 임상적 의의는 불확실하나 수혈전검사상 항체를 동정하기까지 비교적 많은 시간을 요하며 검사자를 당황하게 한다는 점에 그 의미를 둘 수 있다. 국내에서도 anti-Ch^a와 anti-Bg^a를 가진 심장수술 환자가 있었는데 그 반응 양상이 임상적 의의가 큰 항체로 판단되어 에리트로포에틴(erythropoietin)을 사용한 자가수혈까지 시행했던 보고가 있다(박철민 등, 2005). Chido (Ch)와 Rodgers (Rg) 항원들은 사람 보체 C4 분자의 일부이며 적혈구막에서 기원한 것은 아니다. 대부분의 사람들이 혈청 내 C4를 가지고 있으므로 anti-Ch나 anti-Rg는 이들에 의해 중화된다. 이들 항원은 효소처리에 의해 불활성화된다. Knops 혈액형군에 속하는 고빈도항원인 Yk^a 항원에 대한 항체와 항-Cs^a 항체도 HLTA 항체의 하나인데 국내에서 발견된 바 있다(윤석호 등, 2008; Oh Y 등, 2013).

Bg (Bennett-Goodspeed-Sturgeon) 항원은 1963년 보고되었으며 Bg^a, Bg^b, Bg^c로 구분되는데 1969년 Bg 항원이 HLA 항원과 연관되었음이 밝혀졌다(Buchanan DI 등, 1963). Bg^a는 HLA-B7과, Bg^b는 HLA-B17과, Bg^c는 HLA-A28과 연관되어 있어 Bg^a가 양성인 사람은 모두 HLA-B7을 가지고 있다(Morton JA 등, 1969). Anti-Bg는 임상적인 의의는 낮은 항체이지만 임상적으로 중요한 항체와의 감별이 필요하다. 시판되는 항혈청 중 anti-Bg 항체를 가진 경우도 있을 수 있다.

12) 고빈도항원(High Incidence Antigens)

어느 혈액형 항원이 사람의 99% 이상에서 나타날 때 이를 고빈도항원(high-incidence antigen)이라 말하는데 ISBT는 이들에 대해 901로 시작하는 번호를 부여하고 있으며 Anton (ISBT AnWj 901009), ABTI (ISBT 901015), LKE (ISBT 901017) 등이 이에 속한다. Vel, Gerbich, LAN, Ok, JR, SID 혈액형

군은 각 유전자가 밝혀져 901 Series에서 벗어났으나, 고빈도항원이드로 여기에 기술한다.

Vel 혈액형군(ISBT VEL 032, LRG 827)은 SMIMI1 (small integral membrane protein 1) 단백질에 있으며, 1p36.32에 위치하는 *SMIMI1* 유전자에 유전정보가 있다. Vel 혈액형의 이름은 이 혈액형이 발견된 첫 환자의 이름에서 따왔다(Harmening DM, 2012). Vel 혈액형군은 Vel 항원 1개로 구성된다. 한국인 전장유전체분석에 따르면 한국인 205명에서 VEL*01 유전형이 100%였다(Hyun JW 등, 2022). anti-Vel은 주로 IgM과 IgG이 혼합되어 존재하며 태아신생아용혈질환이나 용혈수혈반응을 일으킬 수 있다. Vel 항원은 재태 12주 태아 적혈구에서 관찰되고 제대혈의 적혈구의 Vel은 성인 적혈구의 Vel보다 약하다. Anti-Vel은 보체 결합을 잘하여 수혈전검사상 용혈을 보이기도 하며 수혈이상반응을 일으킬 수 있다. Anti-Vel은 효소처리 적혈구에 더 잘 반응한다.

Gerbich 혈액형군(ISBT GE 020, LRG 813, CD236)은 glycophorin C 단백질에 있으며, 2q14−q21에 위치한 *GYPC* 유전자에 유전정보가 있다. Gerbich 혈액형의 이름은 anti-Ge가 처음 발견된 부인의 이름(Mrs. Gerbich)에서 따왔다(Walker PS 등, 2010). GE 혈액형군은 13개의 항원으로 구성되어 있다. 한국인 전장유전체분석에 따르면 한국인 205명에서 *GE*01* 유전형이 100%였다(Hyun JW 등, 2022). Ge 음성 환자에서 발견된 anti-Ge가 일부 Ge 음성 적혈구를 응집시킴이 관찰되어 Ge 음성인 적혈구가 이형집합체일 것으로 추정되고 있다.

LAN 혈액형군(ISBT LAN 033, LRG 824)은 ABCB6 (ATP-binding cassette, sub-family B [MDR/TAP], member 6) 단백질에 있으며, 2q36에 위치하는 *ABCB6* 유전자에 유전정보가 있다. LAN 혈액형의 이름은 anti-Lan이 발견된 사람의 이름(Mr. Langereis)에서 따왔다(Peyrard T, 2013). LAN 혈액형군은 LAN 항원 1개로 구성된다. LAN은 Lan 음성으로 보고된 Langereis씨 이름에서 따왔다. Anti-LAN은 IgG이며 용혈수혈반응과 태아신생아용혈질환의 원인이 된다. 일본인 중 Lan 항원 음성 빈도는 50,000명 중 1명이다.

Ok 혈액형군(ISBT OK 024, LRG 816, CD147)은 basigin 단백질에 있으며, 19p13.3에 위치한 *BSG* 유전자에 유전정보가 있다. Ok 혈액형의 이름은 anti-Ok^{a}가 발견된 일본인 여성의 이름(Mrs. S. Ko. G.)에서 따왔다(Shim H 등, 2010). Ok 혈액형군은 OK^a, OKGV, OKVM 3개의 항원으로 구성되어 있다. 한국인 전장유전체분석에 따르면 한국인 205명에서 *OK*01.01* 유전형이 100%였다(Hyun JW 등, 2022). anti-Ok^a 항체가 한국인에서도 발견되었는데 Ok^a 항원이 음성인 사람은 한국에서는 처음인 셈이고 세계적으로도 일본인 8가계의 가족들 중에만 존재하는 것으로 알려져 있다(Shim H 등, 2010).

JR 혈액형군(ISBT JR 032, LRG 823, CD338)은 ABCG2 (ATP-binding cassette, sub-family G, member 2) 단백질에 있으며, 4q22.1에 위치하는 *ABCG2* 유전자에 유전정보가 있다. JR은 anti-Jr^{a}가 처음 발견된 환자의 이름(Rose Jacobs)에서 따왔다(Castilho L 등, 2013). JR 혈액형군은 Jr^a 항원 1개로 구성되어 있으며, 1970년 Stroup 등에 의해 처음 발견되었다. Jr^a 항원은 고빈도항원이고, Jr^a 음성(JRnull, Jr(a−) 또는 JR:−1)은 일본을 비롯한 아시아권에서 주로 관찰되고 일본인에서 0.1%이다. 이는 구미인에서보다 높은 빈도이다. 국내에서는 아직 빈도에 관한 보고는 없으며 1995년 anti-Jr^a 검출에 관한 보고 이후 많이 검출되고 있다(김현경 등, 1995; 임지훈 등, 2004). Anti-Jr^a는 항글로불린단계에서 잘 반응하며 중등도의 태아신생아용혈질환이나 용혈수혈반응을 일으킬 수 있으며 최근에는 국내에서도 anti-Jr^a에 의한 태아신생아용혈질환이나 용혈수혈반응이 발견된 바 있다(Kim HS 등, 2010). Anti-Jr^a가 있는 환자에게 Jr^a 음성 혈액을 구해서 수혈하기가 거의 불가능하므로 어느 정도의 용혈을 감수하고 Jr^a 양성 적혈구를 수혈해야만 하는 경우가 있는데 10단위의 혈액 수혈 후 직접항글로불린검사는 양성으로 나타났지만 용혈로 인한 심각한 부작용은 보이지 않았고 6개월 후에는 직접항글로불린검사도 음전되었다는 보고가 있다(정희정 등, 2007).

SID 혈액형군(ISBT SID 038)은 B4GALNT2 (beta−1,4−N-acetyl-galactosaminyltransferase 2) 단백질에 있으며, *B4GALNT2* 유전자는 17q21.32에 있다. SID 혈액형 이름은 Lister 연구소의 유지관리부서장의 이름(Sidney)에서 따왔다. 그 부서장의 적혈구가 동정되지 않은 항체(anti-Sd^a)와 강하게 결합하였다(Harmening DM, 2018). SID 혈액형군은 Sd^a 항원 1개로 구성된다. Sd^a 항원은 또 다른 고빈도항원으로서 조직과 체액 내에 널리 분포한다. 이 항원은 Sd(a+)인 사람의 적혈구에 표현되며 임신 중에는 잠시 소실되기도 한다. 이 항원은 Cad 양성 적혈구에 더 강하게 표현된다. Anti-Sd^a는 항글로불린검사상 현미경적 관찰에서 혼합시야반응(mixed-field agglutination) 양상을 보인다. Sd(a−)인 사람이 약 9% 정도 되는데 음성과 약양성을 구분하기가 힘들 때가 많다. 임산부에서는 Sd(a−)인 사람이 30~75%로 증가한다. Sd(a+)인 사람의 소변에 있는 Tamm-Horsfall glycoprotein에 표현된 Sd^a 항원이 anti-Sd^a를 중화시킨다. Anti-Sd^a가 용혈수혈반응을 일으킨 보고는 단 1례밖에 없으며 대개는 한랭항체로서 임상적으로 문제되지 않는다. anti-Sd^a가 LISS/Coombs 단계까지 반응을 하면 임상적으로 중요한 항체로 오인될 수 있어 혼란을 주는데 이러한 증례에 대해 소변중화반응으로 항체의 특이성을 밝힌 국내 보고가 있다(윤승규 등, 2011).

국내에서 발견된 고빈도항원에 대한 항체는 anti-JMH, anti-Ge, anti-Jr^a, anti-Di^b, anti-Ku, anti-Ok^a, anti-Sd^a, anti-Yk^a, anti-Cs^a, anti-$PP1P^k$ 등이 있다(최승준 등, 2019). 이들 고빈도항원에 대한 항체가 생기는 일은 매우 드물지만 일단 생기면 적합 혈액을 찾기 힘들며 가족, 특히 형제들 중에서 해당항원이 음성인 혈액을 찾는 것이 현명하다. 항원 음성자의 부모는 대개 이형접합체이므로 항원 음성인 자녀를 출산할 확률은 1/4이다. 이들 항원에 대한 항체는 대개 간접항글로불린검사(IAT)상 잘 검출되며 anti-Ge와 대부분의 anti-Vel은 실온에서도 반응한다.

고빈도항원에 속하는 특정 항원이 음성인 혈액은 각 의료기관에서는 찾기가 불가능하여 희귀혈액형(rare blood group)으로 분류된다. 희귀혈액형은 아니지만 환자가 복합 항체를 가지고 있어 해당 항원들이 모두 음성인 혈액을 찾을 수 없을 경우가 있는데 이 경우에도 혈액원에 혈액을 요청하게 된다. 2009년 한 해에 대한적십자사에 84건의 희귀혈액 요청이 있었는데 3,768단위에 대한 검사를 시행하여 563단위의 희귀혈액을 공급하였다. M 항원 음성 혈액의 경우 요청된 수량의 20%를 공급할 수 있었고 Fy^a 음성 혈액 요청에 대해서는 336단위를 검사했지만 음성 혈액을 하나도 찾지 못하여 미군으로부터 공급받기도 하였다(김종필 등, 2010). 희귀 혈액에 대한 요청이 있을 때 동일한 ABO, Rh 혈액들을 대상으로 항원 검사를 시행하는 것은 찾을 확률이 높은 경우에만 적용하는 것이 비용효과적이라 판단되며 정말 희귀한 혈액들은 미리 헌혈받아 냉동하여 보존하거나 희귀혈액을 가진 사람(rare blood donors)들의 명단을 많이 확보해 둔 후 필요시 채혈하는 방식으로 공급할 필요가 있다. 인종별로 희귀혈액형의 차이가 있어 국제수혈학회를 중심으로 국제 희귀혈액 등록(International Rare Blood Donor Registry) 및 교환 프로그램도 운영되고 있다. 다행히 2013년부터 정부가 대한적십자사 희귀혈액 등록 사업 지원을 시작하였으며, 대한적십자사 희귀혈액 헌혈자 관리체계 구축 연구를 통해 구축된 등록헌혈자 registry를 활용하여 2017년 12월부터 2020년 12월까지 의료기관의 희귀혈액 공급 요청 31건 중 28건에 대해 등록헌혈자로부터 헌혈을 받아 약 65단위의 혈액을 공급하였다(정유선 등, 2013; 김영빈, 2021). 희귀혈액 공급을 요청하고자 하는 경우 대한적십자사의 혈액정보공유시스템(Blood Information Sharing System, BISS)를 이용하여 신청할 수 있다.

13) 저빈도항원(Low Incidence Antigens)

저빈도항원은 전체 인구 중 1% 이하의 빈도로 발견되는 항원을 말하는데 환자에게 항체가 있더라도 혈액 선택의 어려움이 없으므로 고빈도항원에 비해 임상적 의의는 낮으며 태아신생아용혈질환을 유발한 경우 등 문제가 되는 경우에 발견되어 왔다. ISBT는 저빈도 항원에 대해 700으로 시작하는 번호를 부여하고 있으며 Batty (ISBT By 700002), Christiansen (ISBT Chr^a 700003), Biles (ISBT Bi 700005), Box (ISBT Bx^a 700006), Torkildsen (ISBT To^a 700017), Peters (ISBT Pt^a 700018), Reid (ISBT Re^a 700019), Jensen (ISBT Je^a 700021), Livesay (ISBT Li^a 700028), Milne (ISBT 700039), Rasmussen (ISBT 700040 RASM), JFV (ISBT 700044), Jones (ISBT JONES 700047), HJK (ISBT 700049), HOFM (ISBT 700050), REIT (ISBT 700054) 등이 이에 속한다.

14) 희귀혈액형 관련 특정항원음성 빈도(Frequency of Specific Antigen Negativity Associated with Rare Blood Types)

다양한 적혈구 항원에 대한 유전형 및 표현형의 빈도는 민족에 따라 차이를 보이므로 각 민족별로 그 빈도를 파악할 필요가 있다. 다양한 적혈구 항원의 빈도를 파악하여 향후 환자 개개인에 대하여 보다 적합한 혈액을 수혈하는 데 도움을 주기 위하여, 분자진단기법을 응용하여 다양한 적혈구 항원의 유전형을 분석하고 그 표현형을 예측하여 희귀혈액형 항원의 빈도를 산출할 수 있다. 표 9-24는 14가지의 혈액형군에 대해 적혈구 항원의 유전형을 분석하고 표현형을 예측하여 얻어진 다양한 혈액형 관련 특정항원음성 빈도를 보여주고 있다.

실제로 희귀혈액형 관련 특정항원음성 혈액제제를 환자에게 공급하기 위해서는 수혈전검사의 진행에 필요한 혈액제제의 수를 예측할 수 있어야 하며, 환자가 비예기항체를 가진 경우에는 각 혈액형 항원의 빈도로부터 산출된 특정항원음성 빈도를 직접 적용하여 필요한 혈액제제의 수를 예측할 수 있다.

표 9-24. 14종의 혈액형군 관련 특정항원음성 빈도

ISBT 번호	혈액형군 이름(기호)	항원	양성(수)	음성(수)	총합(수)	특정항원음성(%)
002	MNS (MNS)	M	254	84	338	24.9
		N	270	68	338	20.1
		S	27	310	337	92.0
		s	335	2	337	0.6
004	Rh (RH)	c	249	89	338	26.3
		C	218	117	335	34.9
		e	312	26	338	7.7
		E	128	210	338	62.1
005	Lutheran (LU)	Lu^a	1	335	336	99.7
		Lu^b	336	0	336	0.0
006	Kell (KEL)	K	0	338	338	100.0
		k	338	0	338	0.0
		Kp^a	0	338	338	100.0
		Kp^b	338	0	338	0.0
		Kp^c	0	338	338	100.0
		Js^a	0	338	338	100.0
		Js^b	338	0	338	0.0
008	Duffy (FY)	Fy^a	337	0	337	0.0
		Fy^b	62	275	337	81.6
009	Kidd (JK)	Jk^a	250	88	338	26.0
		Jk^b	266	72	338	21.3
010	Diego (DI)	Di^a	45	291	336	86.6
		Di^b	332	4	336	1.2
		Wr^a	1	335	336	99.7
		Wr^b	336	0	336	0.0
011	Yt* (YT)	Yt^a	335	1	336	0.3
		Yt^b	1	335	336	99.7
013	Scianna (SC)	Sc1	335	1	336	0.3
		Sc2	0	336	336	100.0

014	Dombrock (DO)	Do^a	65	273	338	80.8
		Do^b	334	4	338	1.2
		Hy	336	0	336	0.0
		Jo^a	336	0	336	0.0
015	Colton (CO)	Co^a	335	1	336	0.3
		Co^b	1	335	336	99.7
016	Landsteiner-Wiener (LW)	LW^a	335	1	336	0.3
		LW^b	1	335	336	99.7
021	Cromer (CROM)	Cr^a	336	0	336	0.0
022	Knops (KN)	Kn^a	335	1	336	0.3
		Kn^b	1	335	336	99.7
		McC^a	335	1	336	0.3
		McC^b	1	335	336	99.7
		Sl1	335	1	336	0.3
		Sl2	0	335	335	100.0

* ISBT 명명법에서 Cartwright 혈액형군의 이름이 Yt로 변경됨

5 과립구와 혈소판의 항원 및 항체(Antigens and Antibodies of Granulocytes and Platelets)

1) 과립구 항원 및 항체(Granulocytes Antigens and Antibodies)

혈액세포의 항원 및 항체에 관한 연구가 주로 적혈구에 대해 이르어져 오던 중 1926년 Doan은 어떤 환자들의 혈청이 다른 사람들의 과립구를 응집시킴을 관찰하였다. 당시에는 이 응집이 과립구 항원-항체 반응에 기인하는 것인지 비특이적 응집인지 분명하지 않았으나 여러 가지 응집검사법상 특이항원 및 항체에 의한 반응으로 증명되었다.

1950년대 들어 다회수혈자의 혈청에서 백혈구응집소가 밝혀졌고 태아산모 면역에 의한 백혈구응집소가 증명되었으며 약제에 의한 백혈구 항체도 발견되고 발열성수혈반응에서 백혈구 항체가 증명되는 등 백혈구 항원-항체 반응이 임상적인 질환에 관여됨이 밝혀지게 되었고 많은 학자들의 관심의 대상이 되게 되었다. 그러나 백혈구에 대한 연구는 비교적 늦게 진행되었는데 그 주된 이유는 검사가 까다롭고 표준화가 어렵기 때문이었다. 1960년 Lalezari 등이 과립구감소증을 보인 신생아에 대한 연구 중 개선된 과립구응집검사법을 고안하게 됨에 따라 과립구특이항원(granulocyte specific antigens)들이 발견되고 보고되기 시작하였다. 표 9-25에 현재까지 알려진 과립구특이항원의 종류 및 빈도를 나열하였다. 과립구특

이항원과 항체의 반응은 신생아동종면역혈소판감소증(neonatal alloimmune neutropenia, NAN), 자가면역성 호중구감소증(autoimmune neutropenia, AIN), 발열성수혈반응(febrile transfusion reactions), 수혈관련급성폐손상 등의 원인이 된다. 과립구 항원 항체를 검출하는 방법으로서는 과립구면역형광검사(granulocyte immunofluorescence test)가 많이 사용되어 왔으나 최근에는 적혈구 및 혈소판항체검사에도 이용되는 혼합수동적혈구응집법(mixed passive hemagglutination)이 개발되어 일본 등에서 시판되고 있다. 국내에는 수요가 적어 상품화된 제품은 도입되지 못하고 있는데 anti-D를 감작시킨 O형 적혈구를 표지세포로 자체 제작하여 과립구 항원 및 항체 검사를 시행한 보고가 있다(최지선 등, 2010). 과립구항체가 반응하는 당단백의 특성을 규명하기 위해서는 MAIGA (Monoclonal antibody immobilization of granulocyte antigens) 검사법을 시행하면 된다. 한국인 산모 650명의 혈액에서 혼합수동적혈구응집법으로 과립구항체 검사를 실시한 결과 15명(3.5%)에서 양성을 보였고, 이 15명의 산모에서 태어난 신생아 중 2명이 호중구감소증을 보였다는 보고가 있고 약제에 의해 발생한 자가면역성호중구감소증도 1예 보고되었다(한태희 등, 2005, 2006). 한국인의 HNA-5a 빈도는 서구인에 비해 유의하게 높은 것으로 보고되었으며(한태희 등, 2006), 한국인에서 HNA-3a 동종면역 위험률은 독일인이나 미국 백인보다 유의하게 높은 것으로 보고되었다(한태희 등, 2015).

표 9-25. **과립구특이항원(호중구동종항원, human neutrophil antigens) 단백 및 유전자(AABB, 2012; Xia 등, 2017; Fresch 등, 2018)**

항원	당단백	CD	대립유전자	유전자 위치	발현위치
HNA-1a (NA1)	Fcγ Receptor IIIb	CD16b	*FCGR3B*01* *FCGR3B*04*	1q23	N
HNA-1b (NA2)	Fcγ Receptor IIIb	CD16b	*FCGR3B*02* *FCGR3B*03* *FCGR3B*05*	1q23	N
HNA-1c (SH)	Fcγ Receptor IIIb	CD16b	*FCGR3B*03*	1q23	N
HNA-1d	Fcγ Receptor IIIb	CD16b	*FCGR3B*02*	1q23	N
HNA-2 (NB1)	NB1	CD177	*CD177*01*	11q13	N
HNA-3a (5b)	CTL2	-	*SLC44A*01* *SLC44A*03*	19q13	N, P, E
HNA-3b (5a)	CTL2	-	*SLC44A*02*	19q13	N, P, E
HNA-4a (MART)	MAC-1; $\alpha_M\beta_2$-integrin	CD11b	*ITGAM*01*	16q11	N, M, NK, Mp
HNA-5a (OND)	LFA-1; $\alpha_L\beta_2$-integrin	CD11a	*ITGAL*01*	16q11	All leukocyte

Abbreviation: N, neutrohils; P, platelets; E, endothelial cells, M, monocytes; NK, natural killer cells, Mp, macrophages

(1) HNA-1 항원

HNA-1 항원은 FcγRIIIb에 표현되며 유전정보는 염색체 1q23.3에 위치하는 *FCGR3B* (Fc gamma receptor IIIb) 유전자에 있다. 36번 아미노산과 65번 아미노산 또는 염기번호 180번, 114번 및 194번으로 항원결정기를 크게 두 개로 나눌 수 있다. p.36Arg(c.108G)-p.38Leu(c.114C)-p.65Asn(c.194A)은 HNA-1a이고 p.36Ser(c.108C)-p.38Leu(c.114T)-p.65Ser(c.194G)은 HNA-1b이다. *FCGR3B*1, *2, *3, *4, *5* 및 **null* 6개의 대립유전자가 보고되어 있다. HNA-1a의 대립유전자는 *FCGR3B*1*와 *FCGR3B*4*이다. HNA-1b의 대립유전자는 *FCGR3B*2*, *FCGR3B*3*와 *FCGR3B*5*이다. HNA-1b의 항원결정기를 다음과 같이 세분하여 명명한다. *FCGR3B*2* 대립유전자에 의한 항원결정기를 HNA-1d로 명명하고, *FCGR3B*3 대립유전자*에 의한 항원결정기를 HNA-1c로 명명한다. 표 9-26에 HNA-1 항원의 주요 염기변이와 아미노산 변이가 기술되어 있다.

HNA-1a (NA1) 항원은 신생아동종면역호중구감소증 환자에서 처음 발견되었는데 가장 처음 기록된 호중구특이항원으로서 한국인의 78%, 구미인의 55% 정도에서 양성이다(Han KS 등, 1997; Lalezari P 등, 1966). 1974년에는 HNA-1a (NA1)의 상반항원(antithetical antigen)인 HNA-1b (NA2)도 발견되었다(Lalezari P 등, 1974). HNA-1 항원은 호산구나 호염구에는 나타나지 않는 호중구특이항원이다. 표 9-27는 인종에 따른 HNA-1a (NA1), HNA-1b (NA2)와 HNA-1c (SH)의 유전자 빈도를 보인 것이다(서동희 등, 1977; 한태희 등, 2015). HNA-1a(NA1) 유전자의 빈드는 구미인에서보다 중국 및 일본인에서 매우 높은데 한국인은 그 중간에 해당한다.

국내에서도 anti-HNA-1a에 의한 신생아동종면역호중구감소증이 1예(한태희 등, 2005)와 anti-HNA-1b에 의한 발열성수혈반응 1례가 보고된 바 있다(한태희 등, 2005).

표 9-26. HNA-1 항원의 주요 염기변이 및 아미노산 변이(Fresch 등, 2018)

대립유전자	*FCGR3B* 유전자에서 주요 염기 변이						FcγRIIIb 단백질에서 주요 아미노산 변이						항원결정기	
	c.108	c.114	c.227	c.266	c.277	c.349	p.36	p.38	p.65	p.78	p.82	p.106		
*FCGR3B*01*	G	C	A	C	G	G	Arg	Leu	Asn	Ala	Asp	Val	HNA-1a	
*FCGR3B*02*	C	T	G	C	A	A	Ser	Leu	Ser	Ala	Asn	Ile	HNA-1b	HNA-1d
*FCGR3B*03*	C	T	G	A	A	A	Ser	Leu	Ser	Asp	Asn	Ile	HNA-1b	HNA-1c
*FCGR3B*04*	G	C	A	C	G	A	Arg	Leu	Asn	Ala	Asp	Ile	HNA-1a	
*FCGR3B*05*	C	T	G	C	G	A	Ser	Leu	Ser	Ala	Asp	Ile	HNA-1b	
*FCGR3B*null*	대립유전자 없음						당단백질 없음						HNA-1null	

표 9-27. 인종별 과립구특이항원(호중구동종항원 human neutrophil antigens) 빈도(한태희 등, 2015)

항원	한국인	일본인	중국인	독일인	구미인 (미국)	흑인 (미국)
HNA-1a (NA1)	0.520	0.623	0.667	0.373	0.370	0.39
HNA-1b (NA2)	0.480	0.377	0.333	0.627	0.630	0.61
HNA-1c (SH)	0.000	0.000	0.000	0.025	0.003	0.22
HNA-2+ (NB1)	0.620	0.987	1.000	NA	0.970	NA
HNA-2-	0.380	0.013	0.000	NA	0.030	NA
HNA-3a (5b)	0.695	0.654	0.738	0.793	0.770	0.93
HNA-3b	0.305	0.346	0.262	0.207	0.230	0.07
HNA-4a (Mart)	0.996	1.000	0.996	0.903	0.900	NA
HNA-4b	0.004	0.000	0.004	0.097	0.100	NA
HNA-5a (Ond)	0.959	0.840	0.854	0.659	0.670	NA
HNA-5b	0.041	0.160	0.146	0.341	0.330	NA

NA: not assayed

(2) HNA-2 (NB1) 항원

HNA-2 항원은 CD177에 표현되며 유전정보는 염색체 19q13.31에 위치하는 *CD177* 유전자에 있다. HNA-2 항원은 항원결정기에 변이가 없는 동종항원(isoantigen)으로 보여 HNA-2a 대신 HNA-2로 명명한다. HNA-2 항원이 결실된 HNA-2null은 242번째 아미노산 라이신을 합성하는 코돈이 종결 코돈으로 치환되어 발생한다(*CD177*, c.787A>T) (Flesch BK 등, 2018). HNA-2 항원은 호산구나 호염구에는 나타나지 않는 호중구특이항원이다. HNA-2 (NB1) 항원은 1971년 신생아동종면역호중구감소증 환자에서 발견되었다. HNA-2 (NB1) 항원의 양성률은 한국인에서 62.0%, 일본인 98.7%, 미국 백인 97.0%이다(표 9-27).

(3) HNA-3 항원

HNA-3 항원은 choline transporter-like protein 2 (CTL2)에 표현되며 유전정보는 염색체 19p13.2에 위치하는 *SLC44A2* (solute carrier family 44 member 2) 유전자에 있다. 154번 아미노산인 arginine이 glutamine의 차이로 HNA-3a (*SLC44A2*1*, c.455G)와 HNA-3b (*SLC44A2*2*, c.455A)가 된다. HNA-3a 변이 중에 141번 아미노산인 루신이 페닐알라닌으로 치환된 SLC44A2*3(c.451T)이 발견되었는데 anti-HA-3a의 결합력이 약해지는 것과 관련있다고 한다(Flesch 등, 2018). Anti-HNA-3는 최근 수혈관련급성폐손상의 중요한 원인 항체로 부각되고 있는데, 이는 CTL2가 lipid transporter의 역할을 수행하기 때문으로 추정된다. Anti-HNA-3는 한번 형성되면 체내에 장기간 남아있는 특징을 가진다(Curtis B, 2010).

(4) HNA-4 항원

HNA-4 항원은 고빈도항원으로 CD11b/CD18 당단백질 복합체의 성분인 integrin subunit alpha M (ITGAM)에 표현되며 유전정보는 염색체 16p11.2에 위치한 *ITGAM* 유전자에 있다. 61번째 아미노산인 arginine이 histamine의 차이로 HNA-4a (*ITGAM*01*, c.230G)와 HNA-4b (*ITGAM*02*, c.230A)가 된다. 최근 anti-HNA-4에 의한 신생아동종면역호중구감소증 증례가 보고되고 있다(한태희 등, 2006).

(5) HNA-5 항원

HNA-5 항원은 고빈도항원으로 CD11a/CD18 당단백질 복합체의 성분인 integrin subunit alpha L (ITGAL)에 표현되며 유전정보는 염색체 16p11.2에 위치한 *ITGAL* 유전자에 있다. 766번째 아미노산인 arginine이 threonine의 차이로 HNA-5a (*ITGAL*01*, c.2372G)와 HNA-5b (*ITGAL*02*, c.2372C)가 된다. 최근 anti-HNA-5a에 의한 신생아동종면역호중구감소증 증례가 보고되고 있다. 그러나, anti-HNA-5b에 의한 신생아동종면역호중구감소증은 보고되지 않았다(Abbas 등, 2021).

2) 혈소판 항원 및 항체(Platelet Antigens and Antibodies)

1959년 van Loghem 등이 Zw^a 항원을 최초의 혈소판특이항원으로 보고하였고 비슷한 시기에 Shulman 등도 Pl^{A1}이라는 항원을 보고하였는데 이 둘은 후일 같은 항원으로 밝혀졌다. 그 후 많은 혈소판특이항원들이 신생아동종면역혈소판감소증과 수혈후자반증(post-transfusion purpura, PTP) 환자들에서 발견되었다. 혈소판항원은 크게 적혈구, 림프구 등에도 존재하는 공통항원과 혈소판에만 특이하게 존재하는 혈소판특이항원으로 구분할 수 있다. 자가면역성 혈소판감소증(autoimmune thrombocytopenia, AITP)은 혈소판 자가항원에 대한 항체가 원인이 되는데 여기서는 혈소판 동종항원에 대해서만 다루기로 한다. 혈소판항원-항체 검사에는 면역형광검사법, 효소면역검사법, 혼합수동혈구응집법 등이 널리 사용되는데 그림 9-11는 면역형광검사법상 혈소판 항체 양성을 보이는 예를 나타낸 것이다(한규섭, 1988). 면역형광검사법은 검사에 사용되는 혈소판들을 4주 정도밖에 보존하지 못하여 실제적인 어려움을 주는데 혈소판을 −80℃ 냉동고에 보존하였다가 녹여서 사용해도 결과에 큰 차이가 없었다는 흥미로운 보고가 있다(이현철 등, 2010). 그러나 사용하는 혈소판에 따라 검사결과가 달라질 수 있다는 점과 예민도와 재현성이 높지 않다는 단점 때문에 최근에는 혼합수동혈구응집법(Mixed passive hemagglutination, MPHA)으로 대치되고 있는 경향이다. 최근에는 혈소판막 당단백에 대한 단특이성 항체를 이용하여 검사의 특이도와 예민도를 높인 항원포획 효소면역검사법도 국내에 소개되었다(엄태현 등, 1995; 김현정 등, 2006).

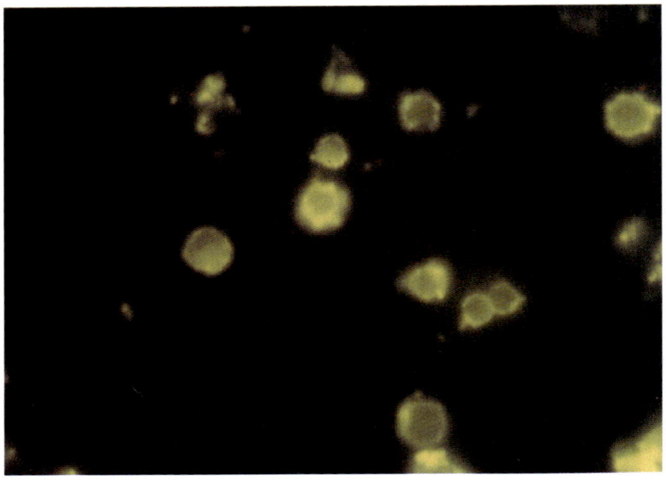

그림 9-11. **혈소판항체검사(면역형광법).** 혈소판 주위로 FITC-부착 2차 항체들이 결합되어 밝은 형광을 발하는 양성반응을 보이고 있다.

(1) Lewis, Ii, P, ABH 항원

혈소판에 Lewis 항원이 존재하는데 이는 아마도 혈장으로부터 흡착된 것으로 생각되며 항원양도 매우 적다. Ii나 P 항원도 혈소판에 존재하는데 이들 항원이 임상적으로 문제가 되는 일은 없다.

혈소판에는 A와 B 항원이 존재하는데 적혈구에서와 마찬가지로 2종류의 ABH 항원으로 구성되어 있다. 혈장에서 흡착된 당스핑고리피드(glycosphingolipid)인 제1형 사슬(type 1 chain)과 당지질(glycolipid) 및 당단백(glycoprotein)에 표현되는 제2형 사슬(type 2 chain)이다. 혈소판막에 있는 IIa, IIIa, Ib 등 여러 가지 당단백들이 ABH 항원결정기를 가지는데 항원의 표현 정도는 매우 다양하다.

(2) HLA 항원

혈소판에는 HLA class I 항원이 있으나 class II 항원은 없다. 현재까지 알려진 거의 모든 HLA-A 및 -B 항원이 혈소판에서도 발견되고 있으나, HLA-C 항원은 매우 소량만 존재한다. 혈소판막에 존재하는 HLA class I은 대부분 혈장에서 흡착된 것이 아니고 혈소판에서 생성된 것이다.

(3) 혈소판특이항원(Platelet-Specific Antigens)

혈소판특이항원은 발견한 사람마다 여러 가지 다양한 이름을 붙여왔으며 또 여러 학자들이 각기 다른 이름으로 보고한 항원들이 동일한 것임이 밝혀짐에 따라 명명법에 있어 혼돈이 초래되었는데 1990년 국제혈액표준화위원회(International Committee for Standardization in Hematology)의 혈소판혈청학연구팀(Platelet Serology Working Party)이 체계적인 명명법을 소개하여 많이 이용되고 있다. 이 명명법은 모든 혈소판특이항원을 HPA로 시작하는데 이는 human platelet antigen의 약자이며 그 후의 번호는 항원의 발견된 순서를 의미하며 번호 뒤의 a 및 b는 표현형 빈도가 높은 항원을 a로, 낮은 항원은 b로 표기

한다. 2003년 HPA 명명법에 따르면 상반적인(antithetical) 항원에 대한 항체가 발견되지 않은 경우 항원명 뒤에 w를 붙인다. 예를 들어, HPA−6bw는 b가 붙였으므로 표현형 빈도가 낮으며, w가 붙였으므로 anti-HPA−6a가 발견되지 않았다는 의미이다. HPA에 대해 Immuno Polymorphism Database (IPD) (http://www.ebi.ac.uk/ipd/hpa/)에서 관리하다가 현재 Versiti에서 운영 중인 Human Platelet Antigen (HPA) Database (https://www.versiti.org/hpa)에서 관리하고 있으며 2020년 10월까지 정리된 총 35개의 HPA 정보가 배포되고 있다. 표 9-28에서는 Human Platelet Antigen Database에서 제공하는 HPA 정보를 2003년 HPA 명명법에 따라 일부 수정하여 제시하고 있다.

1950년대 후반에 Zw^a (Pl^{A1}) 항원이 보고된 이래 많은 혈소판특이항원들이 신생아동종면역혈소판감소증 환자나 수혈후자반증 환자들에서 발견된 항체들을 이용하여 발견되었으며 한국인에 있어서의 혈소판특이항원 빈도도 보고되어 있다(김재룡 등, 1990; Han KS 등, 1989; Kim HO 등, 1995; Seo JS 등, 1997). 표 9-29에는 인종별 혈소판특이항원 유전자 빈도가 제시되어 있다. 과거에는 혈소판에만 특이하게 나타나는 것으로 알았던 혈소판특이항원들이 일부 다른 신체 내 조직에도 존재하는 것으로 밝혀지고 있다. 예를 들어, Zw (Pl^A) 항원과 Yuk (Pen) 항원은 혈소판막 당단백 IIIa에 존재하는데 내피세포와 섬유아세포, 평활근세포에서도 검출이 되었다. 한편 Bak 항원은 혈소판막 당단백 IIb에 존재하는데 아직 인체 내 다른 조직에서는 검출된 바 없다. 혈소판막 당단백 Ia에 존재하는 Br (Zav) 항원도 활성 T−림프구와 내피세포에서 검출된 바 있다. 이와 같이 상기한 혈소판항원들이 혈소판에서만 표현되는 것은 아니나 편의상 이들을 혈소판특이항원으로 부르고 있다.

① HPA−1 (Zw, Pl^A)

HPA−1 항원은 가장 먼저 발견된 혈소판특이항원이다. HPA−1a (Zw^a, Pl^{A1}) 항원은 구미인들의 97~98%에서 양성이고 일본인, 중국인 및 한국인에서는 99.9%이상에서 양성이다. HPA−1b (Zw^b, Pl^{A2}) 항원은 구미인의 20~30%에서 양성이며 한국인은 2%, 일본인은 0.3%에서 양성으로 보고되었다. 동양인에서는 HPA−1a 음성자가 거의 없으므로 anti-HPA−1a에 의해 유발되는 질환들이 거의 없으나, 구미인에서는 2~3%의 인구가 음성이므로 이로 인한 신생아동종면역혈소판감소증이나 수혈후자반증이 흔히 관찰된다.

HPA−1 항원은 혈소판막당단백 IIIa에 존재한다. HPA−1 항원의 유전정보는 염색체 17q21.32에 위치하는 *ITGB3* (integrin subunit beta 3) 유전자에 있다. 중합효소연쇄반응(PCR)을 이용하여 HPA−1a (Pl^{A1})인 사람은 176번째 염기가 티미딘(thymidine: T)으로 구성되어 있고 HPA−1b (Pl^{A2})인 사람은 시티딘(cytidine)으로 치환되어 있음이 알려졌다(Newman PJ 등, 1989). 이에 따라 아미노산은 NH_2기로부터 33번째가 leucine (Pl^{A1}) 혹은 proline (Pl^{A2})이 된다.

표 9-28. HPA 항원군의 항원 및 유전자 정보

항원군	항원	원명	당단백질	CD번호	유전자명	염색체	표준 accession No.	dbSNP 번호	염기변이	전구단백질 변이	성숙단백질 변이
HPA-1	HPA-1a	Zw^a, Pl^{A1}	GPIIIa	CD61	*ITGB3*	17	NM_000212	rs5918	176T>C	L59P	L33P
	HPA-1b	Zw^b, Pl^{A2}									
HPA-2	HPA-2a	Ko^b	GPIbα	CD42b	*GP1BA*	17	NM_000173	rs6065	482C>T	T161M	T145M
	HPA-2b	Ko^a, Sib^a									
HPA-3	HPA-3a	Bak^a, Lek^a	GPIIb	CD41	*ITGA2B*	17	NM_000419	rs5911	2621T>G	I874S	I843S
	HPA-3b	Bak^b									
HPA-4	HPA-4a	Yuk^b, Pen^a	GPIIIa	CD61	*ITGB3*	17	NM_000212	rs5917	506G>A	R169Q	R143Q
	HPA-4b	Yuk^a, Pen^b									
HPA-5	HPA-5a	Br^b, Zav^b	GPIa	CD49b	*ITGA2*	5	NM_002203	rs1801106	1600G>A	E534K	E505K
	HPA-5b	Br^a, Zav^a, Hc^a									
HPA-6w	HPA-6aw		GPIIIa	CD61	*ITGB3*	17	NM_000212	rs13306487	1544G>A	R515Q	R489Q
	HPA-6bw	Ca^a, Tu^a									
HPA-7w	HPA-7aw		GPIIIa	CD61	*ITGB3*	17	NM_000212	rs121918448	1297C>G	P433A	P407A
	HPA-7bw	Mo^a									
HPA-8w	HPA-8aw		GPIIIa	CD61	*ITGB3*	17	NM_000212	rs151219882	1984C>T	R662C	R636C
	HPA-8bw	Sr^a									
HPA-9w	HPA-9aw		GPIIb	CD41	*ITGA2B*	17	NM_000419	rs74988902	2602G>A	V868M	V837M
	HPA-9bw	Max^a									
HPA-10w	HPA-10aw		GPIIIa	CD61	*ITGB3*	17	NM_000212	rs200358667	263G>A	R88Q	R62Q
	HPA-10bw	La^a									
HPA-11w	HPA-11aw		GPIIIa	CD61	*ITGB3*	17	NM_000212	rs377302275	1976G>A	R659H	R633H
	HPA-11bw	Gro^a									

HPA-12w	HPA-12aw		GPIbβ	CD42c	*GP1BB*	22	NM_000407	rs375285857	119G>A	G40E	G15E
	HPA-12bw	Iy^{a}									
HPA-13w	HPA-13aw		GPIIIa	CD49b	*ITGA2*	5	NM_002203	rs79932422	2483C>T	T828M	T799M
	HPA-13bw	Sit^{a}									
HPA-14w	HPA-14aw		GPIIIa	CD61	*ITGB3*	17	NM_000212		1909_1911delAAG	K637del	K611del
	HPA-14bw	Oe^{a}									
HPA-15	HPA-15a		CD109	CD109	*CD109*	8	NM_133493	rs10455097	2108C>A	S703Y	S682Y
	HPA-15b	Gov^{a}									
HPA-16w	HPA-16aw		GPIIIa	CD61	*ITGB3*	17	NM_000212	rs74708909	497C>T	T166I	T140I
	HPA-16bw	Duv^{a}									
HPA-17w	HPA-17aw		GPIIIa	CD61	*ITGB3*	17	NM_000212	rs770992614	662C>T	T221M	T195M
	HPA-17bw	Va^{a}									
HPA-18w	HPA-18bw		GPIa	CD49b	*ITGA2*	5	NM_002203	rs267606593	2235G>T	Q745H	Q716H
	HPA-18bw	Cab^{a}									
HPA-19w	HPA-19aw		GPIIIa	CD61	*ITGB3*	17	NM_000212	rs80115510	487A>C	K163Q	K137Q
	HPA-19bw	Sta									
HPA-20w	HPA-20aw		GPIIb	CD41	*ITGA2B*	17	NM_000419	rs78299130	1949C>T	T650M	T619M
	HPA-20bw	Kno									
HPA-21w	HPA-21aw		GPIIIa	CD61	*ITGB3*	17	NM_000212	rs70940817	1960G>A	E654K	E628K
	HPA-21bw	Nos									
HPA-22w	HPA-22aw		GPIIb	CD41	*ITGA2B*	17	NM_000419	rs142811900	584A>C	K195T	K164T
	HPA-22bw	Sey									
HPA-23w	HPA-23aw		GPIIIa	CD61	*ITGB3*	17	NM_000212	rs139166528	1942C>T	R648W	R622W
	HPA-23bw	Hug									
HPA-24w	HPA-24aw		GPIIb	CD41	*ITGA2B*	17	NM_000419	rs281864910	1508G>A	S503N	S472N

	HPA-24bw	Cab2[a+]									
HPA-25w	HPA-25aw		GPIa	CD49b	*ITGA2*	5	NM_002203	rs771035051	3347C>T	T1116M	T1087M
	HPA-25bw	Swi[a]									
HPA-26w	HPA-26aw		GPIIIa	CD61	*ITGB3*	17	NM_000212	rs1156382155	1818G>T	K606N	K580N
	HPA-26bw	Sec[a]									
HPA-27w	HPA-27aw		GPIIb	CD41	*ITGA2B*	17	NM_000419	rs149468422	2614C>A	L872M	L841M
	HPA-27bw	Cab3[a+]									
HPA-28w	HPA-28aw		GPIIb	CD41	*ITGA2B*	17	NM_000419	rs368953599	2311G>T	V771L	V740L
	HPA-28bw	War									
HPA-29w	HPA-29aw		GPIIIa	CD61	*ITGB3*	17	NM_000212	rs544276300	98C>T	T33M	T7M
	HPA-29bw	Kha[b]									
HPA-30w	HPA-30aw		GPIIb	CD41	*ITGA2B*	17	NM_000419	rs377753373	2511G>C	Q837H	Q806H
	HPA-30bw	Laba									
HPA-31w	HPA-31aw		GPIX	CD42a	*GP9*	3	NM_000174	rs202229101	368C>T	P123L	P107L
	HPA-31bw	Cab4[b+]									
HPA-32w	HPA-32aw		GPIIIa	CD61	*ITGB3*	17	NM_000212	rs879083862	521A>G	D174S	D148S
	HPA-32bw	Dom[b]									
HPA-33w	HPA-33aw		GPIIIa	CD61	*ITGB3*	17	NM_000212	rs1555572829	1373A>G	D458G	D432G
	HPA-33bw	Bl[a]									
HPA-34w	HPA-34aw		GPIIIa	CD61	*ITGB3*	17	NM_000212	rs777748046	349C>T	R117W	R91W
	HPA-34bw	Bzh[a]									
HPA-35w	HPA-35aw		GPIIIa	CD61	*ITGB3*	17	NM_000212	rs779974422	1514A>G	R505H	R479H
	HPA-35bw	Efs[a]									

표 9-29. 인종별 혈소판특이항원 유전자 빈도

항원	한국	일본	중국	구미인	흑인
HPA-1a(Zw^a, Pl^{A1})	0.988	0.998	0.994	0.852	0.904
HPA-1b(Zw^b, Pl^{A2})	0.012	0.002	0.006	0.148	0.096
HPA-2a(Ko^b)	0.923	0.899	0.952	0.918	0.776
HPA-2b(Ko^a, Sib^a)	0.077	0.101	0.048	0.082	0.224
HPA-3a(Bak^a, Lek^a)	0.555	0.594	0.595	0.512	0.596
HPA-3b(Bak^b)	0.445	0.406	0.405	0.338	0.404
HPA-4a(Pen^a, Yuk^b)	0.990	0.989	0.995	1.000	1.000
HPA-4b(Pen^b, Yuk^a)	0.010	0.011	0.005	0.000	0.000
HPA-5a(Br^b, Zab^b)	0.978	0.960	0.986	0.892	0.732
HPA-5b(Br^a, Zab^a, Hc^a)	0.022	0.040	0.014	0.108	0.263
HPA-6a	0.970	0.973	0.987	1.0	1.0
HPA-6b(Ca^a, Tu^a)	0.030	0.027	0.013	0.000	0.000
HPA-7a	1.0	1.0	1.0	NA	1.0
HPA-7b(Mo^a)	0.000	0.000	0.000	NA	0.000
HPA-8a	1.0	1.0	1.0	NA	1.0
HPA-8b(SO^a)	0	0	0	NA	0
HPA-15a(Gov^b)	0.511	NA	0.532	0.500	0.701
HPA-15b(Gov^a)	0.490	NA	0.468	0.500	0.299

NA: not available

② HPA-2 (Ko, Sib)

Ko 항원은 1965년 van der Weerdt에 의해 발견되었는데 HPA-2a (Ko^b)의 표현형 빈도는 구미인에서 99%이며 HPA-2b (Ko^a)는 13~17%에서 발견된다. HPA-2b는 일본인의 30.1%, 중국인의 6.2%, 한국인의 14.9%에서 양성이며 일본인 103명 중 3명, 한국인 101명 중 1명은 동형접합체로 보고된 바 있다. 표 9-30에 보인 다형성 이외에 GPIba의 macroglycopeptide region에 39 base pair tandom repeat의 다형성이 추가로 밝혀졌는데 일본인과 한국인에서는 이 tandom repeat가 많고 중국인과 서구인에서는 적은 것으로 나타났다(Ishida F 등, 1996). 흥미있는 것은 지금까지 발견된 anti-HPA-2 항체들이 대개 IgM이라는 점이다. 일본의 혈소판수혈불응화 환자에서 발견된 Sib^{a}라는 항원이 이와 동일한 항원이다(Saji H 등, 1989). HPA-2 항원은 혈소판막 당단백 Ibα에 위치한다. HPA-2 항원의 유전정보는 염색체 17p13.2에 위치하는 *GP1BA* (glycoprotein Ib platelet subunit alpha) 유전자에 있다. HPA-2a는 c.482C이며, HPA-2b는 c.482T이다.

표 9-30. 혈소판특이항원의 유전자 및 아미노산 구성

항원군	당단백	항원	염기	아미노산
HPA-1	GPIIIa	1a	176T	33 Leu
(Pl, Zw)		1b	176C	33 Pro
HPA-2	GPIba	2a	482C	145 Thr
(Ko, Sib)		2b	482T	145 Met
HPA-3	GPIIb	3a	2621T	843 Ile
(Bak, Lek)		3b	2621G	843 Ser
HPA-4	GPIIIa	4a	506G	143 Arg
(Yuk, Pen)		4b	506A	143 Gln
HPA-5	GPIa	5a	1600G	505 Glu
(Br, Hc, Zav)		5b	1600A	505 Lys
HPA-6w	GPIIIa	6a	1544G	489 Arg
(Ca, Tu)		6b	1544A	489 Gln
HPA-7w	GPIIIa	7a	1297C	407 Pro
(Mo)		7b	1297G	407 Ala
HPA-15	CD109	15a	2108C	682 Ser
(Gov)		15b	2108A	682 Tyr

③ HPA−3 (Bak)

HPA−3a (Bak[a]) 항원은 1980년 Borne 등에 의해 보고되었고 HPA−3b (Bak[b])는 그 후에 다른 사람에 의해 발견되었다. HPA−3a의 항원 빈도는 구미인의 경우 85~90%이며 일본인의 경우 85%, 한국인의 경우 83%이다. HPA−3a 항원은 혈소판막 당단백 IIb에 표현된다. HPA−3 항원의 유전정보는 염색체 17q21.31에 위치하는 *ITGA2B* (integrin subunit alpha 2b) 유전자에 있다. HPA−3 항원은 중쇄의 843번 아미노산이 isoleucine이면 HPA−3a, serine이면 HPA−3b가 된다(Lyman S 등, 1990). 우리나라에서는 anti-HPA−3a의한 수혈후자반증이 1예 보고되었다(송상훈 등, 2005).

④ HPA−4 (Yuk, Pen)

이 항원은 일본에서 처음 발견된 것으로서 일본인 및 한국인에서 HPA−4a (Yuk[b], Pen[a])의 빈도는 99% 이상이고 HPA−4b (Yuk[a], Pen[b])의 빈도는 1~2% 정도이다(Shibata Y 등, 1986). 구미인 중에서는 아직 HPA−4a 음성자가 발견되지 않고 있다. 따라서 anti-HPA−4 항체들은 동양인에서 더욱 문제가 되며 이로 인한 신생아동종면역성혈소판감소증이 다수 보고되어 있다.

HPA−4 항원은 혈소판막 당단백 IIIa에 표현되는데 HPA−4가 표현되는 부위는 Western blotting 시의 환원조건하에서는 소실되며 혈소판을 chymotrypsin으로 처리하여 얻은 68−kDa 분절에서는 표현되지 않는다. 따라서 HPA−1과는 달리 HPA−4는 혈소판막 당단백 IIIa의 30−kDa 분절에 위치하거나 chymotrypsin 처리에 의해 파괴된다. HPA−4 항원의 유전정보는 염색체 17q21.32에 위치하는 *ITGB3* (integrin subunit beta 3) 유전자에 있다.

⑤ HPA-5 (Br, Zav)

Br^a 항원은 1988년 Kiefel 등이 새로운 MAIPA (monoclonal antibody immobilization of platelet antigen) 검사법을 고안하면서 발견되었다. 이듬해 Smith 등도 Zav^a/Zav^b라는 새로운 항원을 보고하였는데 이들은 Br^a/Br^b와 동일한 항원들로 밝혀졌다. 그 후 Hc^a라는 항원도 보고되었는데 이것도 Br^a와 같은 것이다. HPA-5a (Br^b, Zav^b)는 독일인의 99% 이상에서 양성으로 나타나며 상염색체 상호복성 유전양상을 가진다. HPA-5b (Br^a, Zav^a, Hc^a)의 빈도는 구미인의 경우 10~20%이며 일본인은 7.0%, 한국인은 4.5%이다. HPA-5 항원은 혈소판막 당단백 Ia에 표현된다. 이 항원이 혈소판 항원검사에 널리 사용되는 면역형광법상 검출이 되지 않는 것은 혈소판막 결합부위의 숫자가 적기 때문으로 생각된다. 결합부위의 숫자는 동형접합체의 경우 2,000개 정도, 이형접합체의 경우 1,000개 정도로 추정된다. HPA-5 항원의 유전정보는 염색체 5q11.2에 위치하는 *ITGA2* (integrin subunit alpha 2) 유전자에 있다.

⑥ HPA-6 (Ca/Tu)

HPA-6 항원은 1993년 신생아동종면역혈소판감소증 환자에서 발견되었으며 혈소판막당단백 IIIa에 위치한다(McFarland JG 등, 1993). HPA-6a (Ca^b, Tu^b) 항원은 거의 모든 사람에 존재하며 HPA-6b (Ca^a, Tu^a) 항원은 핀란드인의 2.4%, 일본인의 4.8%, 한국인의 4 0%에서 존재한다. HPA-6 항원의 유전정보는 염색체 17q21.32에 위치하는 *ITGB3* (integrin subunit beta 3) 유전자에 있다.

⑦ HPA-7 (Mo)

HPA-7 항원은 1993년 신생아동종면역혈소판감소증 환자에서 발견되었으며 혈소판막당단백 IIIa에 위치한다(Kuijpers RWAM 등, 1993). HPA-7a (Mo^b) 항원은 거의 모든 사람에 존재하며 HPA-7b (Mo^a) 양성자는 아직 한국과 일본에서 발견되지 않았다. HPA-7 항원의 유전정보는 염색체 17q21.32에 위치하는 *ITGB3* (integrin subunit beta 3) 유전자에 있다.

⑧ HPA-15 (Gov)

HPA-15 항원은 CD109에 표현되는데 혈소판 이외에 활성 T세포와 내피세포, 섬유아세포, 말초혈액 조혈모세포에도 존재한다(Hwang SM 등, 2013). 다른 혈소판 항원에 비해 늦게 발견되었지만 수혈 후 자반증과 신생아동종면역혈소판감소증을 드물지 않게 유발하는 항체로 알려져 관심을 끌게 되었다(Ertel K 등, 2005). 실제로 혈소판수혈불응증, 신생아동종면역혈소판감소증, 수혈 후 자반증이 의심되어 혈소판항체검사가 의뢰된 605검체 중 112예에서 혈소판항체가 검출되었는데 그 중 HPA-15 항체가 14예로서 HPA-5 항원과 유사한 면역원성을 가진 것으로 추정되고 있다(Berry JE 등, 2000). HPA-15 항원의 유전정보는 염색체 6q13에 위치하는 *CD109* 유전자에 있다.

(4) 혈소판동종항원과 관련된 질환(Diseases Associated with Platelet Alloantigens)

① 신생아동종면역혈소판감소증(Neonatal Alloimmune Thrombocytopenia, NAIT)

신생아동종면역혈소판감소증은 산모와 태아간의 혈소판항원 부적합에 의해 나타나는 질환으로서 현재까지 세계적으로 수백례가 보고되어 있으며 우리나라에도 소수의 보고가 있다(김남경 등, 1993; 정미라 등, 1985; 한규섭 등, 1993, 1994; 김성용 등, 2000). 산모가 가지지 않은 혈소판 항원을 태아가 가지는 경우 산모가 감작되어 항체를 형성할 수 있는데, 이 항체가 IgG이면 태반을 통과하여 소아의 혈소판을 감작시켜 혈소판이 태아의 세망내피계(RES)에서 파괴된다. 태아의 혈소판항원은 임신 20주에 이미 성숙되므로 혈소판감소증은 자궁 내에서 일어날 수 있다. 혈소판항원 빈도가 인종에 따라 다르므로 구미인의 경우에는 anti-HPA-1a (anti-Pl^{A1}; anti-Zw^{a})가 주된 원인이 되지만 동양인에서는 anti-HPA-3a (anti-Bak^{a}), anti-HPA-4 (anti-Yuk^{a}, anti-Yuk^{b}) 등 다른 항체들이 더 문제가 될 가능성이 높다. 드물게 anti-HLA 항체가 원인이 되기도 하는데 국내에서는 특이하게 anti-HLA 항체에 의한 보고들만 있다(김남경 등, 1993; 한규섭 등, 1993; 김성용 등, 2000; Kim Y 등, 2013; Choi E 등, 2017).

이 질환의 발생빈도는 구미의 경우 약 2,000명의 신생아 중 하나 정도이다. 이 질환은 anti-D에 의한 태아신생아용혈질환(HDFN)과는 달리 첫 아이도 이환되는 일이 많다. 대개 생후 즉시 혈소판감소증이 나타나며 점상출혈, 피부혈종, 위장관출혈 등의 출혈증상이 동반되는 경우가 많다. 가장 위험한 증상은 두개내출혈(intracranial hemorrhage)로서 환자의 10~25%에서 나타나며 사망을 초래하기도 한다. 신생아동종면역혈소판감소증의 확진은 원인 항체를 규명함으로써 가능하며 산모의 혈청 내에 남편의 혈소판과 반응하는 항체의 존재를 규명하여야 한다. 치료는 적합 혈소판을 수혈하는 것인데 적합 혈소판을 찾기 힘든 때에는 산모의 혈소판을 세척하고 방사선을 조사한 후 수혈하면 된다. 경우에 따라서는 고용량 정주용 면역글로불린도 사용된다.

② 수혈후자반증(Post-transfusion Purpura, PTP)

수혈후자반증은 환자가 임신이나 수혈을 통해 자신이 가지지 않은 항원에 대해 감작된 상태에서 다시 그 항원을 가진 혈소판이 수혈될 때 나타나는 드문 질환으로서 구미인의 경우 anti-HPA-1a (anti-Pl^{A1}; anti-Zw^{a})가 주된 항체이다. 이는 구미인 중에는 HPA-1a 음성인 사람이 2% 정도되기 때문인데, 동양인들은 거의 모두 HPA-1가 양성이므로 anti-HPA-1a에 의한 수혈후자반증은 매우 드물며 오히려 HPA-3, HPA-4 및 HPA-5가 더 중요한 원인이 된다. 국내에서는 anti-HPA-3a (anti-Bak^{a}) 항체에 의한 수혈후자반증이 1예 보고된 바 있다(송상훈 등, 2005). 6년간 영국 병원의 90%가 자발적으로 참여한 중요한 오류와 사고 보고 분석에 따르면 보고된 1,630건 중에 43건이 수혈후자반증이었는데 2명은 수혈후자반증으로 사망한 것으로 추정된다(Stainsby D 등, 2004).

이 질환의 특징의 하나는 환자 혈청 내의 항체가 해당 항원이 음성인 환자 자신의 혈소판도 파괴한다는 점이다. 이러한 현상에 대한 명확한 기전은 밝혀지지 않았지만 자신의 혈소판과 교차반응하는 자가항체가 생성될 가능성, 수혈된 혈소판분절이나 가용성 항원과 환자 혈액 내의 항체가 면역복합체를 형성하여 비특이적 보체 활성화를 통하여 자가혈소판을 파괴할 가능성, 수혈된 혈액 중의 가용성 항원이 환자의 혈소판에 부착된 후 이에 대한 항체가 형성될 가능성 등이 제시되고 있다.

수혈후자반증 환자의 90% 이상이 다산부이며 주로 50~60대이다. 수혈후자반증은 농축혈소판뿐 아니라 전혈, 농축적혈구 등 혈소판이 포함된 성분의 수혈 시에는 나타날 수 있다. 대개 수혈 후 5~10일 후에 첫 증상이 나타나는데 대개는 심한 출혈증상을 보인다. 혈뇨, 혈변 등이 흔히 관찰되고 혈소판수는 10,000/μL 이하까지도 격감된다. 치료를 하지 않는 경우 혈소판감소증은 1~4주간 지속된다. 환자 중 5~10%는 두개 내 출혈로 인해 사망한다. 출혈이 심한 경우에는 고용량 면역글로불린 투여가 요망된다. 혈장교환요법도 도움이 된다. 혈소판 수혈이나 스테로이드의 투여는 별 효과가 없다.

6 HLA 항원 및 항체(Human Leukocyte Antigens and Antibodies)

1) 개요(Introduction)

HLA (human leukocyte antigen) 항원은 사람의 주조직적합복합치(major histocompatibility complex, MHC)라고 알려진 여러 개의 유전자에 의해 생성되는 당단백 분자로 인체 내 모든 조직세포의 표면에 표현되며 백혈구, 혈소판 등 혈액세포에도 표현된다. 성숙한 적혈구에는 HLA 항원이 존재하지 않지만 미성숙 적혈모구(erythroblast)에는 표현된다. MHC 유전자는 모든 척추동물에 존재하며 사람의 MHC 유전자를 HLA 유전자, 이의 산물을 HLA 항원이라고 한다.

MHC 유전자들은 자기(self) 및 비자기(non-self)의 인지, 항원자극에 대한 면역반응, 세포성 면역과 체액성 면역의 조절, 그리고 질병에 대한 감수성에 관여한다. MHC 유전자의 산물인 HLA 항원은 고형장기이식에 있어서는 이식된 장기의 생존에 ABO 혈액형 다음으로 중요한 항원이며, 골수이식에 있어서는 이식의 성패에 가장 중요한 역할을 한다. HLA 항원의 차이를 면역학적으로 인지하는 것이 이식된 조직에 대한 거부반응(rejection)의 첫 단계라 볼 수 있다.

HLA 항원과 항체는 수혈요법에 있어서 혈소판수혈불응증, 발열성수혈반응, 급성폐손상, 수혈후 이식편대숙주병 같은 여러 가지 부작용의 발생에 중요한 역할을 한다.

HLA 항원 발견의 역사를 살펴보면 1950년대에 HLA 항원계가 알려지기 시작하였는데 이는 다회수혈자나 임산부의 혈청에서 면역반응에 의해 생성된 백혈구응집소를 발견한데서 비롯된다. 그 후 이러한 항체가 유전적으로 결정되는 다형의(polymorphic) 항원들을 인지함이 알려지게 되었고 1960년대에 들어 이 항원들과 장기이식의 연관성이 밝혀지게 되었다. 따라서 HLA계의 항원들은 주조직적합 항원(major histocompatibility locus antigens), 이식 항원(transplantation antigens), 조직 항원(tissue antigens) 등 여러 가지 명칭으로 불린다. 1964년에 미세림프구독성검사가 소개되면서 가장 큰 기술적 발전이 이루어졌고 이러한 검사법이 변형되어 현재까지도 쓰이고 있다.

2) HLA의 구조, 기능 및 유전(Structure, Function, and Inheritance of HLA)

사람의 MHC 유전자군은 6번 염색체의 단완에 위치하며 200개 이상의 유전자를 포함한다. 유전자좌의 위치와 유전자산물인 HLA 항원의 구조 및 기능에 따라 HLA class I과 class II 유전자로 분류되었고 그 사이에 class III 유전자가 있음이 밝혀졌다. HLA class I 유전자는 HLA-A, HLA-B, HLA-C 등의 항원 생산에 관여하고 HLA class II 유전자는 HLA-DR, HLA-DQ, HLA-DP 등의 항원 생산에 관여한다. Class III 유전자는 C2, C4A, C4B, properdin factor B 등 보체와 tumor necrosis factor-α (TNF-α) 등 세포에서 분비되는 분자의 생산에 관여한다. C4A 및 C4B 분자가 적혈구 표면에 흡착되어 표현되는 항원이 각각 Rodgers 항원과 Chido 항원에 해당한다.

Class I (HLA-A, −B, −C) 항원은 분자량이 57 kDa 정도이고 당단백 α 중쇄(glycoprotein heavy chain, 분자량 45 kDa)와 β_2−microglobulin 경쇄(분자량 12 kDa)로 구성되어 있다(그림 9-12). Class I 분자는 인체 내의 모든 유핵세포와 혈소판 표면에 존재한다. 혈소판에는 주로 HLA-A와 −B 항원이 표현되며 HLA-C 항원은 약하게 표현되고 class II 항원은 표현되지 않는다. HLA class I 항원은 세포독성 T림프구(CD8+)와 상호작용을 하며 장기이식의 거부반응이나 바이러스 감염 등에서 감염된 세포를 파괴하는 데 중요한 역할을 한다.

Class II (HLA-DR, −DQ, −DP) 항원은 분자량이 63 kDa 정도이고 α 중쇄(분자량 34 kDa)와 β 경쇄(분자량 29 kDa) 2개의 당단백 사슬로 구성되어 있다. Class II 항원은 class I보다 제한적인 분포양상을 보이며 B림프구, 활성화된 T림프구, 단핵구, 대식세포, 수지상세포(dendritic cells), 미성숙 조혈세포, 혈관내피세포 및 일부 종양세포에 표현된다. HLA class II 항원은 보조(helper) T림프구(CD4+)와의 상호작용을 통하여 비자기(non-self) 항원을 인지시켜 세포성 면역을 야기하는 데 중요한 역할을 한다.

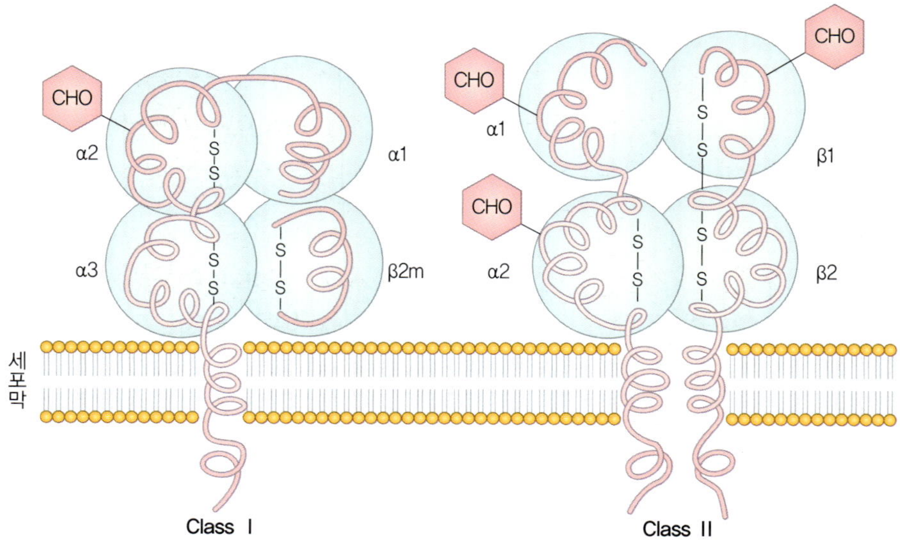

그림 9-12. HLA class I 및 class II 항원의 구조.

HLA의 명명은 세계보건기구의 HLA 명명위원회에 의해 제정되는데 1967년부터 표준화가 시작되어 수년 간격으로 열리는 국제조직적합성워크샵 회의에서 새로운 HLA 유전자가 명명되고 불합리한 HLA 명칭은 개정된다. 현재 통용되는 HLA 항원 특이성은 표 9-31과 같다(Marsh SG 등, 2010). 괄호 안에 있는 숫자는 두 개 또는 그 이상의 private HLA 항원이 공유한 public 항원을 나타낸다. 예를 들어 A9 항원은 public 항원으로 A23과 A24 항원으로 split되었다. 초기에는 완전히 공인되지 않은 HLA 특이성에 대해 w를 붙였으나 지금은 그런 경우에는 쓰이지 않고 다음과 같은 세 가지 경우에만 쓰인다. ① Bw4, Bw6 등 public 항원을 다른 HLA-B 항원과 구별하기 위해, ② Dw, DPw와 같이 혼합림프구배양이나 감작된 림프구를 이용하여 검사하는 항원에, ③ HLA-C 항원의 경우 보체(complement)계와 구별하기 위해 쓰이고 있다. HLA 항원의 명칭은 HLA 유전자를 나타내는 문자와 그 뒤의 숫자에 의해 지정된다(예: HLA-A1, HLA-B8).

HLA의 대립유전자는 DRB1*04:01과 같이 유전자좌(DR), 단백질(ß1 중쇄), 주된 혈청학적 특이성(DR4→04), 변이형의 숫자(01)로 나타내며 유전자 명칭 다음에 asterisk(*)는 대립유전자의 명칭이라는 것을 의미한다. Class I의 경우는 α중쇄에 있어서만 변이를 나타내고 유전자좌, 주된 혈청학적 특이성, 변이형의 숫자로 대립유전자 명칭을 부여한다(예: HLA-B*27:04). HLA 대립유전자 명칭은 HLA 대립유전자의 종류가 급속하게 증가함에 따라 기존의 세계보건기구 2004년 대립유전자 명명법(각 영역의 구분 표시 없이 2자릿수씩 할당하여 명명) 이용에 한계가 있어서 세계보건기구 2010년 대립유전자 명명법을 새로이 도입하게 되었다. 2010년 명명법의 중요한 변화는 ① 각 영역간에 colon (:)을 사용하여 구분, ② HLA-A*92군, -B*95군, -DPB1 대립유전자 명명의 변화, ③ HLA-C 대립유전자 명명에서 "w"를 삭제, ④ 'P'와 'G' 접미사의 도입 등이다(Lee KW 등, 2010).

각 영역간에 colon (:)을 사용하여 구분하는 2010년 HLA 대립유전자 명명법을 그림 9-31에 예시하였다. HLA-A*92군, B*95군은 각각 A*02군과 B*15군에 속하는 대립유전자인데 이전의 명명법(각 영역에 구분 표시가 없이 2자릿수씩 할당되어 대립유전자 명칭이 4~8자릿수로 구성됨)에서는 대립유전자 수가 99개를 초과하여 발견된 것을 A*02군과 B*15군의 대립유전자로 명칭을 부여하지 못하고 HLA 명칭 중에 사용되지 않고 있던 숫자인 92와 95를 써서 임시로 명칭을 부여하였었다.

2010년 명명법에서는 각 영역을 colon으로 구분할 수 있게 되어 A*02군과 B*15군의 대립유전자로 명칭을 부여하게 되었다(예: A*9201→A*02:101, B*9501—B*15:101). HLA-DPB1의 명명에서도 DPB1*9901 다음에 발견된 대립유전자가 DPB1*0102, DPB1*0203 등으로 염기서열과 상관없이 밀려서 명명이 되어 왔던 점을 수정하였다(예: DPB1*0102→DPB1*100:01, DPB1*0203→DPB1*101:01). HLA-C 대립유전자 명칭에서는 w를 삭제하되, 혈청학적 명칭에는 보체와의 혼동을 피하기 위해 Cw를 그대로 사용하기로 하였다(예: Cw1). 접미사 'P'는 펩티드 결합부위의 아미노산서열이 동일한 HLA 대립유전자의 집합체를, 접미사 'G'는 펩티드 결합부위의 염기서열이 동일한 HLA 대립유전자의 집합체를 의미한다. 명명법에서 2번째 영역까지 동일한 경우 같은 항원성을 갖게 되므로 환자나 공여자 HLA 형별검사를 의뢰하는 경우 보통 2번째 영역까지 보고하며(예: HLA-B*11:01), 비정상적인 단백 발현에 대한 정보를 기술하기 위하여 N, L, S, Q 등의 접미사를 붙이는 경우가 있는데, 접미사 N은 세포 표면에 항원이 표현되지 않는 대립유전자(null allele)를 의미하고 접미사 L은 항원성이 낮은(low) 항원을 만드는 대립유전자를 의미한다.

표 9-31. HLA 항원의 종류(2010년 명명법)*

A	B		C	D	DR	DQ	DP
A1	B5	B49(21)	Cw1	Dw1	DR1	DQ1	DPw1
A2	B7	B50(21)	Cw2	Dw2	DR103	DQ2	DPw2
A203	B703	B51(5)	Cw3	Dw3	DR2	DQ3	DPw3
A210	B8	B5102	Cw4	Dw4	DR3	DQ4	DPw4
A3	B12	B5103	Cw5	Dw5	DR4	DQ5(1)	DPw5
A9	B13	B52(5)	Cw6	Dw6	DR5	DQ6(1)	DPw6
A10	B14	B53	Cw7	Dw7	DR6	DQ7(3)	
A11	B15	B54(22)	Cw8	Dw8	DR7	DQ8(3)	
A19	B16	B55(22)	Cw9(w3)	Dw9	DR8	DQ9(3)	
A23(9)	B17	B56(22)	Cw10(w3)	Dw10	DR9		
A24(9)	B18	B57(17)		Dw11(w7)	DR10		
A2403	B21	B58(17)		Dw12	DR11(5)		
A25(10)	B22	B59		Dw13	DR12(5)		
A26(10)	B27	B60(40)		Dw14	DR13(6)		
A28	B2708	B61(40)		Dw15	DR14(6)		
A29(19)	B35	B62(15)		Dw16	DR1403		
A30(19)	B37	B63(15)		Dw17(w7)	DR1404		
A31(19)	B38(16)	B64(14)		Dw18(w6)	DR15(2)		
A32(19)	B39(16)	B65(14)		Dw19(w6)	DR16(2)		
A33(19)	B3901	B67		Dw20	DR17(3)		
A34(10)	B3902	B70		Dw21	DR18(3)		
A36	B40	B71(70)		Dw22			
A43	B4005	B72(70)		Dw23	DR51		
A66(10)	B41	B73		Dw24	DR52		
A68(28)	B42	B75(15)		Dw25	DR53		
A69(28)	B44(12)	B76(15)		Dw26			
A74(19)	B45(12)	B77(15)					
A80	B46	B78					
	B47	B81					
	B48	B82					
		Bw4					
		Bw6					

*Marsh SG 등, 2010

HLA의 각 유전자좌에는 다수의 대립유전자가 존재하기 때문에 HLA는 사람이 가지고 있는 유전자 중에서 가장 심한 다형성을 나타내는 것으로 알려져 있다. 혈청학적 방법으로 검출되는 HLA 항원(A, B, C, DR, DQ)의 종류만도 130여 종 이상이다. 혈청학적 형별에 비해 대립유전자 수준에서는 훨씬 심한 다형성을 나타내 2009년말까지 알려진 대립유전자의 종류는 HLA-A 965, HLA-B 1543, HLA-C 626, HLA-DRB1 762, HLA-DQB1 107종에 이른다(Marsh SG 등, 2010). HLA 항원이나 대립유전자의 분포는 각 인종 간에 큰 차이를 보이고 있다. 한국인을 포함한 각 인종의 HLA-A, −B, −DR 항원 빈도를 표 9-32에 나타내었다. 한국인은 백인이나 흑인과는 매우 다른 HLA 항원분포를 보이고 있고 동북아시아 인종 중 일본인과 매우 유사한 분포를 보이나 일부 HLA 항원에 있어서는 일본인과 다른 분포를 보인다. A24, B52는 한국인에 비해 일본인에 더 높은 빈도를 보이고 A30, A33, B13, B27, B58, DR7 등은 일본인에 비해 한국인에 더 높은 빈도를 나타낸다(Park MH 등, 1992; Park MH 등, 1998).

HLA 유전자군에 속하는 여러 유전자는 제6번 염색체 위에 서로 아주 근접해서 존재하므로 부모에서 자식에게 유전될 때 동일 염색체에 있는 HLA 유전자들이 하나의 덩어리로 묶여서 유전되며 이렇게 함께 묶여서 유전되는 대립유전자들의 특정한 조합을 HLA 일배체형(haplotype)이라고 한다. 개체는 부와 모 각각에서 HLA 일배체형을 1개씩 유전받아 2개의 HLA 일배체형을 가지게 된다(그림 9-13). 이러한 유전 양상은 실제로 장기이식이 필요한 경우 어떤 가족 구성원이 이식에 적합한 공여자인지 예측하는데 매우 중요하다. 2명의 자녀 간에 HLA가 완전히 일치할 확률은 25%이며 n명의 형제를 가지고 있는 환자에서 HLA가 완전히 일치하는 형제를 가질 확률은 $1-(3/4)^n$이다.

HLA 항원이나 대립유전자의 분포도 각 인종 간에 큰 차이를 보이지만 HLA 일배체형의 분포는 인종 간에 더 큰 차이를 나타낸다. 특정한 종류의 HLA 일배체형들은 어떤 인종에 특징적으로 존재하며 서로 다른 인종에 동일한 HLA 일배체형이 존재하는 경우 이들 인종은 최소한 부분적으로는 조상이 같다고 할 수 있다.

한국인에서 가장 흔한 두 종류의 HLA 일배체형은 A33−C_{blank}−B44−DR13−DQ1 (빈도 4.5%)과 A33−Cw7−B44−DR7−DQ2 (빈도 3.8%)이다(Imanish T 등, 1992). 이들 일배체형에 포함되어 있는 대립유전자가 서로 연관이 없이 각각 독립적으로 유전된다면 일배체형의 기대빈도(expected frequency)는 각 대립유전자의 빈도를 곱한 수치로 각각 0.02%와 0.002% 정도의 빈도가 된다. 그러나 실제로 존재하는 빈도 즉, 관측빈도(observed frequency)는 각각 4.5%와 3.8%로서, 기대빈도의 200~2,000배가 되는데 이런 현상을 연쇄불평형(linkage disequilibrium)이라고 한다. 인종간에 HLA 일배체형 분포에 뚜렷한 차이가 있다는 사실은 특히 제11차 국제조직적합성워크샵에서 잘 밝혀졌다(Imanish T 등, 1992). 한국인은 HLA 일배체형 분포에 있어서도 전 세계 인종 중 일본인과 가장 가까우나, 일본인에 비해 더 심한 다형성을 나타내는 것으로 알려졌다(김현수 등, 1997; Park MH 등, 1998).

표 9-32. HLA-A, -B, -DR 항원의 표현형 빈도

HLA	백인*	흑인*	중국인*	일본인*	한국인†	HLA	백인*	흑인*	중국인*	일본인*	한국인†
A1	28.6	10.1	9.2	1.4	3.8	B50	4.4	2.2	3.0	0.0	0.1
A2	45.8	30.3	54.0	42.4	49.2	B51	6.9	6.7	13.0	17.2	18.9‡
A3	20.6	16.3	7.1	1.2	3.8	B5102	0.0	1.8	1.2	0.6	NT
A11	9.9	3.8	33.1	19.7	19.6	B52	2.4	1.4	4.9	20.3	6.6
A23	3.2	14.3	1.6	0.0	0.1	B53	1.6	22.6	0.0	0.2	0.0
A24	16.8	8.8	32.9	58.1	39.4	B54	0.0	0.0	8.6	12.4	12.2
A25	6.1	1.6	0.8	0.0	0.0	B55	4.4	1.4	6.7	5.7	3.9
A26	7.3	3.2	3.8	20.4	12.6	B56	1.6	0.0	1.2	3.0	0.4
A28	8.8	20.8	0.8	0.0	0.4	B57	7.3	7.6	2.0	0.0	0.6
A29	4.7	6.7	2.0	0.0	1.2	B58	2.0	13.7	6.7	1.4	13.1
A30	4.7	18.8	7.3	0.8	9.4	B59	0.0	0.2	0.4	3.8	3.6
A31	4.4	3.8	9.6	14.8	10.9	B60	8.2	2.2	20.1	10.7	8.5
A32	9.6	1.6	1.2	0.2	1.8	B61	5.9	0.2	9.6	20.3	17.8
A33	2.0	16.1	8.8	14.8	30.1	B62	10.3	2.6	14.3	16.3	19.2
A34	1.2	9.8	0.0	0.2	0.0	B63	0.8	4.9	0.4	0.2	0.3
A36	0.8	5.3	0.4	0.0	0.0	B67	0.0	1.6	1.6	3.2	2.4
A43	0.0	0.2	0.0	0.2	0.0	B70	3.2	15.9	1.6	3.2	2.1
B7	17.7	15.5	6.9	9.6	8.5	B73	0.8	0.6	0.0	0.0	0.0
B8	18.1	6.3	3.6	0.0	0.1	B75	0.0	0.8	7.3	2.2	4.2
B13	5.9	1.6	15.7	3.4	9.5	B76	0.4	0.0	0.0	0.0	0.0
B14	7.6	6.3	0.8	0.4	2.4	B7801	0.0	0.6	0.0	0.0	0.0
B18	9.2	6.9	2.2	0.0	0.0	B81	NT	NT	NT	NT	0.1
B27	7.5	2.6	3.4	0.8	5.6	DR1	18.5	8.4	4.5	10.7	13.3
B35	15.4	14.8	9.8	15.4	11.8	DR3	17.7	19.5	7.3	0.4	3.9
B37	4.4	2.2	3.8	1.6	3.0	DR4	23.6	6.1	21.9	40.4	35.0
B38	7.6	0.2	3.4	0.8	2.3	DR7	26.2	11.1	15.0	1.0	12.5
B39	3.6	1.6	5.1	8.4	3.1	DR8	5.5	10.9	10.7	25.0	19.4
B41	2.0	4.2	0.0	0.0	0.0	DR9	3.6	4.7	19.9	24.5	18.6
B42	0.0	10.5	0.0	0.0	0.0	DR10	3.6	1.4	3.4	1.2	3.3
B44	19.7	10.5	6.7	14.3	19.3	DR11	17.0	18.1	19.4	4.9	10.0
B45	1.2	7.1	0.8	0.0	0.0	DR12	2.8	5.5	17.6	13.1	14.1
B46	0.0	0.0	16.1	8.8	8.8	DR13	21.7	16.5	12.2	14.6	20.6
B47	1.2	0.0	0.0	0.2	0.3	DR14	2.4	3.8	4.2	10.3	15.3
B48	0.4	0.6	5.5	5.5	6.6	DR15	19.9	14.8	22.0	30.9	21.3
B49	4.4	3.6	0.4	0.0	0.1	DR16	2.4	1.8	2.2	1.6	2.3

* 제 11차 국제조직적합성워크샵 자료 (The Central Data Analysis Committee, 1991)
† 노은연 등(2003), ‡B5102가 포함된 빈도

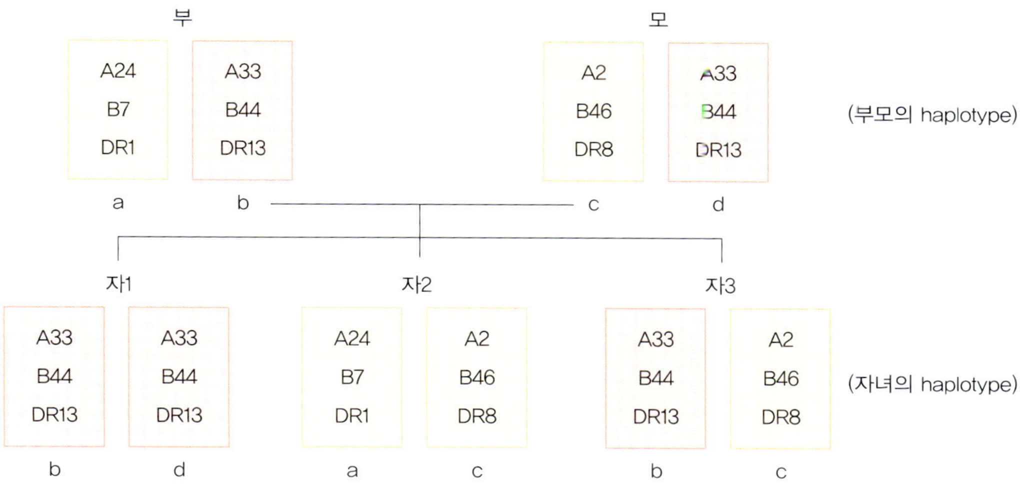

그림 9-13. HLA haplotype의 유전

표 9-33. HLA 대립유전자 명명법의 예시

HLA-B*15:01:01:02N
1) HLA-B 유전자좌
2) 유전자좌와 대립유전자 명칭 사이에 별표(*) 표시
3) 15(1번째 영역): 혈청학적 형별 또는 염기서열 유사성이 높은 대립유전자
4) 01(2번째 영역): exon 부위에 염기서열 차이를 보이고 아미노산 변이도 동반되는 대립유전자
5) 01(3번째 영역): exon 부위에 염기서열 차이를 나타내지만 아미노산 서열에는 변화가 없는 동일계 염기치환 (synonymous/silent substitution)을 나타내는 대립유전자
6) 02(4번째 영역): 아미노산으로 코딩되지 않는 부위(intron, 5'-untranslated region, 3'-untranslated region)의 염기서열에 차이를 나타내는 대립유전자
7) N, L, S, Q 등의 접미사: 비정상적인 단백 발현에 대한 정보를 기술

3) 수혈과 HLA(Transfusion and HLA)

HLA 항원과 항체는 수혈과 관련된 여러 부작용을 유발하는 데 매우 중요한 역할을 한다. 특히 동종면역에 의한 혈소판수혈불응증(platelet transfusion refractoriness), 발열성수혈반응, 급성폐손상, 수혈관련이식편대숙주병과 관련이 있는 것으로 알려져 있다. HLA 항원은 면역원성이 상당히 강하므로 정상적인 면역기능을 갖고 있는 사람은 임신이나 수혈 후에 다른 어떤 항원보다 HLA에 대한 항체를 형성할 가능성이 높다.

(1) 혈소판수혈불응증과 HLA 적합 혈소판 수혈(Platelet Transfusion Refractoriness and HLA-Compatible Platelet Transfusions)

혈소판수혈불응증은 면역학적 원인과 비면역학적 원인에 의해 야기되는데, 비면역학적 원인은 발열, 출혈, 비종대, 패혈증, 파종혈관내응고, 약물 등에 의한다. 면역학적 원인에 의한 혈소판수혈불응증은 다회수혈자의 약 30~60%에서 발생하게 되는데 혈소판 수혈을 반복함에 따라 혈소판수의 증가가 적어지고 결국 충분량의 혈소판을 수혈해도 혈소판수가 증가하지 않게 된다. 이러한 혈소판수혈불응증은 일부 환자에서는 혈소판 특이항체에 의해 발생하나 이보다는 농축혈소판에 포함되어 수혈되는 백혈구의 HLA 항원에 대하여 anti-HLA 항체가 형성되어 발생하는 것이 대부분이다. 이는 혈소판 표면에 HLA class I 항원이 존재하여 이에 반응하는 HLA 항체가 환자 혈액에 있는 경우 수혈된 혈소판이 파괴되기 때문이다. HLA 동종면역에 의한 혈소판불응화를 나타내는 환자에서 혈소판 수혈이 필요한 경우 혈소판 불응화를 극복하는 가장 이상적인 방법은 환자의 HLA와 적합한 HLA 항원을 갖고 있는 단일 헌혈자로부터 혈소판을 헌혈받아 수혈하는 것이다. 혈소판 수혈에서는 HLA-A, B 항원형이 적합하면 되고, 교차반응군(cross-reactive epitope group, CREG)이 동일한 혈소판도 수혈이 가능하므로 비혈연골수이식에 비해서는 비교적 적은 수의 헌혈자 규모 내에서도 쉽게 HLA 적합혈소판 헌혈자를 찾을 수 있다. 교차반응군을 적용하면 HLA-A, B 항원형만 적용하는 경우에 비해 HLA 적합혈소판 헌혈자를 찾을 가능성은 20배까지 증가한다(박명희 등, 1999).

선진 외국이나 일본에서는 혈소판 헌혈희망자에 대해 HLA-A, -B 검사를 실시하여 등록하는 HLA 적합혈소판헌혈자등록제(HLA matched platelet donor registry)를 실시하고 있다. 우리나라에서는 과거 일부 의료기관에서 소규모 단위로 시행하였고(박명희 등, 1999; 박형두 등, 2004), 2013년부터 HLA 적합혈소판헌혈자등록제를 시작하였으며, 2019년까지 4,080명의 적합혈소판 헌혈자를 모집하고 총 541단위 HLA 적합혈소판을 공급하였다(김영민 등, 2021).

HLA 동종면역에 의한 혈소판불응화가 발생하여 대한적십자사에 HLA 적합혈소판을 공급받고자 하는 경우 해당지역 대한적십자사 혈액원에 “HLA 적합 성분채혈혈소판 공급 요청 서식”을 제출해야 한다. 이 서식에 환자의 HLA-A, B 항원형에 대한 정보를 기술해야 한다. 접수된 HLA 적합혈소판 공급 요청에 대해 대한적십자사에서는 적합한 혈소판이 있으면 먼저 공급하고 재고가 없는 경우 적합헌혈자를 선별하고 헌혈이 가능한 헌혈자를 섭외하여 예약헌혈을 진행한 후 채혈된 맞춤혈액제제를 지정된 의료기관에 공급한다(김영빈 등, 2021).

대한적십자사는 적합혈소판 헌혈자 데이터베이스에서 적합헌혈자를 선별하기 위해 1977년 Duquesnoy 등이 제시한 적합도 등급 기준을 이용한다. 이 등급 기준은 헌혈자와 환자(수혈자)간 HLA 항원의 혈청학적 특이성을 비교하여 서로 일치하는 정도에 따라 적합도를 8등급(A, B1U, B2U, B1X, B2UX, B2X, C, D)으로 나누고 그중 상위 6등급(A, B1U, B2U, B1X, B2UX, B2X)를 적합혈소판으로 선정한다. 이들 등급 중 A, B1U, B2U 적합도 등급은 헌혈자가 가진 HLA-A, B 항원 유형이 수혈자에 모두 존재하여 기능적인 일치 단위(functionally identical unit)라고 하며 혈소판 수혈 효과가 가장 좋은 것으로 알려져 있다. B1X, B2UX 및 B2X 등급의 경우 헌혈자의 HLA-A, B 항원 4개 중 1개 또는 2개가 수혈자의 HLA 항원과 교차반응(cross reactive) 관계에 해당하며, 이 경우 대한적십자사에서는 2007년 Wade 등이 제안한 교차반응군 분류표(표 9-34)를 이용하여 HLA 적합혈소판 헌혈자 선별한다. 이와 더불어 연관항원 특이성(associated antigen)은 1997년 Takemoto 등(Takemoto SK 등, 1997)이 제안한 분류를 참고하여 교차반응군 기준을 적용하고 있다(김영빈 등, 2021).

표 9-34. HLA class Ⅰ 항원 교차반응군(CREG)*

CREG	관련된 HLA 항원†
1C	A1, 3, 9(23, 24), 11, 29, 30, 31, 36, 80
10C	A10(25, 26, 34, 66), 11, 28(68, 69), 32, 33, 43, 74
2C	A2, 9(23, 24), 28(68, 69), B17(57, 58)
5C	B5(51, 52), 15(62, 63, 75, 76, 77), 17(57, 58), 18, 21 (49, 50), 35, 46, 53, 70(71, 72), 73, 78
7C	B7, 8, 13, 22(54, 55, 56), 27, 40(60, 61), 41, 42, 47, 48, 59, 67, 81, 82
8C	B8, 14(64, 65), 16(38, 39), 18, 59, 67
12C	B12(44, 45), 13, 21(49, 50), 37, 40(60, 61), 41, 47
4C (Bw4)	A23, 24, 25, 32, B13, 27, 37, 38, 44, 47, 49, 51, 52, 53, 57, 58, 59, 63, 77
6C (Bw6)	B7, 8, 18, 35, 39, 41, 42, 45, 46, 48, 50, 54, 55, 56, 60, 61, 62, 64, 65, 67, 71, 72, 73, 75, 76, 78, 81, 82

*Wade JA 등(2007)

(2) 수혈관련이식편대숙주병(Transfusion-Associated Graft Versus Host Disease, TA-GVHD)

수혈에 의한 이식편대숙주병은 보통 면역결핍증 환자에서 발생하지만 면역기능이 정상인 사람에서도 발생하며 후자의 경우 수혈자가 갖고 있는 두 종류의 HLA 일배체형 중 한 종류만을 동형접합체로 갖고 있는 헌혈자의 혈액을 수혈할 때 발생하게 된다. 그림 9-13의 HLA 유전 가계드에서 부와 모는 동일한 HLA 일배체형(A33, B44, DR13)을 갖고 있고 첫 번째 자녀는 부와 모로부터 동일한 일배체형을 유전받아 동형접합체의 HLA 일배체형(A33, B44, DR13/A33, B44, DR13)이 된다. 이 가족의 경우 첫 번째 자녀의 혈액을 부, 모, 세 번째 자녀 등에 수혈하게 되면 이식편대숙주병이 발생할 수 있다. 이 경우에 수혈자는 헌혈자가 갖고 있는 HLA 항원을 모두 가지기 때문에 수혈된 림프구를 자기(self)로 인지하는 반면 수혈된 림프구는 수혈자의 HLA 항원 중 헌혈자가 갖고 있지 않은 항원을 비자기(non-self)로 인지하여 공격하게 되는 것이다.

수혈에 의한 이식편대숙주병의 발생위험은 인종에 따라 차이가 있고 비혈연간 수혈에 비해 혈연관계가 있는 가족간 수혈은 10배 전후의 높은 위험도를 보인다(표 9-35). 비혈연간 수혈에 의한 이식편대숙주병의 발생위험은 미국 백인(1:7,174)에 비해 일본인에서는 8배(1:874), 한국인에서는 2배(1:3,220) 정도 높다. 가족간 수혈은 이식편대숙주병의 발생위험이 높으므로 수혈용 혈액을 반드시 방사선조사를 하여 이를 예방하여야 한다.

표 9-35. 가족 및 비혈연간 수혈에 의한 이식편대숙주병 발생 위험도*

인종		부모/자녀	조부모/손자	형제자매	사촌	비혈연	(미국 백인 대비RR)[‡]
미국 백인	빈도	1:475	1:891	1:920	1:1586	1:7174	
	RR[†]	15.1	8.1	7.8	4.5	1.0	
남아프리카 흑인	빈도	1:286	1:544	1:558	1:990	1:5519	(1.3)
	RR	19.3	10.1	9.9	5.6	1.0	
일본인	빈도	1:102	1:183	1:193	1:303	1:874	(8.2)
	RR	8.5	4.8	4.5	2.9	1.0	
한국인	빈도	1:183	1:346	1:356	1:625	1:3220	(2.2)
	RR	17.6	9.3	9.0	5.1	1.0	

* 十字猛夫 등(1994)
† RR (relative risk): 비혈연간 수혈의 위험도를 1.0으로 한 상대위험도
‡ 미국 백인 대비 RR: 미국백인에서 비혈연간 수혈의 위험도를 1.0으로 한 각 인종에서의 상대위험도

⊙ 참고문헌

강득용(1976) : 한국인의 혈액군과 혈액형. 대한혈액학회지 11:3-9

강민구, 임영애, 이기명(2009): Knull 표현형에서 항 Ku 항체로 인한 용혈성수혈부작용 1예: 국내 첫 보고. 대한진단검사의학회지 29:238-242

강성하, 신동훈, 조현찬, 이규만, 한규섭(1998): 3개의 다형성 부위를 이용한 간편한 ABO 유전자형 검사법. 대한수혈학회지 9:155-165

강성하, 이영경, 박민정, 신동훈, 조현찬, 이규만, 한규섭(2001): B항원이 발현되지 않은 Cis-AB형 1예. 대한수혈학회지 12:245-251

강성호, 윤미숙, 김동찬, 김희승, 강순범, 한규섭(2005): 항-Wra 항체 1례 -국내 첫 보고-. 대한수혈학회지 16:52-55

김경희, 김경은, 우광숙, 한진영, 김정만, 박경운(2009): DEL 적혈구에 의한 항-D 동종면역. 대한진단검사의학회지 29:361-365

김경희, 안동은, 조명준(1984): 일부 헌혈자에게서 검출된 DU형 9례. 대한임상병리사회지 16:136-140

김경희, 최범열, 조명준(1988): 일부 헌혈자에서의 Jk(a-b-)형 Screening 임상병리와 정도관리 10:119-121

김남경, 김종규, 서장수, 이원길, 김재식, 최성호 (1993): HLA 항체와 관련된 신생아 동종면역성 혈소판감소증(초록). 대한임상병리학회지 13(부록 1):S 57

김덕언, 김신규, 최태열(1999): 중합효소 연쇄반응법과 Nae I 제한효소 절단양상분석을 이용한 새로운 Diego 유전자형 검사법. 대한수혈학회지 19:246-251

김문연, 정진화, 권영무(2001): Anti-M 항체에 의한 중등도 신생아 용혈성질환 1예. 대한임상병리학회지 21:72-75

김미향, 최민자, 김현옥, 권오헌, 이삼열(1991): ABO discrepancy 82례의 원인분석. 대한임상병리학회지 11:493-499

김성용, 김은령, 김영진, 박명희, 송은영, 한규섭 (2000): 항-HLA-A2 항체에 의한 신생아 동종면역성 혈소판감소증 1례. 소아과 43:861-865

김아성, 김경희, 위재호, 한진영, 김정만, 한규섭(1995): 항-B가 없는 O형 1예. 대한수혈학회지 6:63-67

김영빈, 임아현, 김태은, 정철호, 박민희, 선지영, 윤경원, 이안교, 윤미애(2021): 대한적십자사 HLA 적합혈소판 헌혈자 등록 제도의 현황. 대한수혈학회지 32:1-10

김재룡, 서장수, 김성철, 이원길, 김재식, 송달효(1990): 한국인에 있어서의 혈소판 항원. 대한임상병리학회지 10:451-460

김종필, 김재수, 이은정, 최병찬, 김명한, 오덕자(2010): 의료기관에 공급한 KRC 적합혈액 현황(2009년). 대한수혈학회 학술대회(포스터)

김하늬, 이혜진, 최계령, 김명한, 김장수, 임채승, 김영기, 이갑노(2010): 한국인 Cis-AB 혈액형의 intron 6 유전자 염기서열의 특성. 대한수혈학회지 21:230-235

김한길, 김종규, 홍인식, 최달도, 권의훈, 김순석(2001): 항-Xga 항체 1예. 대한임상병리학회지 21:76

김현경, 박규은, 남정현, 권오헌, 박용원(1995): 산과 환자에서의 anti-Jra 동정 1예. 대한수혈학회지 6:182-185

김현수, 황유성, 박명희(1997): 한국인의 HLA 항원과 일배체형의 분포. 대한임상병리학회지 17:1109-1123

김현옥, 권오헌, 이삼열, 이영순, 김서규(1986): Anti-Kidd(Jkb)로 인한 신생아 용혈성 질환 1예. 대한혈액학회지 21:319-322

김현옥, 송경순, 이삼열(1987): 다수 수혈 경험이 있는 환자에서의 Anti-Diegoa(Dia) 검색 1례. 대한임상병리학회지 7:357-361

김현옥, 최민자, 홍성근, 권오헌(1992): 환자에서 동정된 20례의 anti-M 성상에 관한 고찰. 대한수혈학회지 3:173-177

김현정, 오은지, 김자영, 박연준, 한경자(2006): Modified antigen capture ELISA 검사를 이용한 항혈소판 특이 항체의 검출. 대한진단검사의학회지 26:192-197

김형회, 박태성, 오승환, 이은엽, 손한철(2004): 수혈력이 없는 16세 남자에서 발생한 항-Mia 항체 1예: 증례보고와 문헌고찰. 대한수혈학회지 24:146-148

김형회, 이대동, 최재철, 이은엽(2005): Anti-Di(b) 항체에 의한 지연성 용혈성 수혈부작용 1예. 대한수혈학회지 16:190(초록)

김혜경, 조윤정, 김영기, 오영철, 최범열, 조명준(1989): 항 Dia 항체 검색 1례. 대한혈액학회지 24:155-158

김희정, 강미정, 채종희, 심우섭, 남정현, 한규섭(1994): 항-Dib에 의한 신생아 용혈성질환 1예. 대한수혈학회지 5:151-157

김희정, 도윤정, 김현옥, 이삼열(1988): 급성백혈병 환자에서 ABO 혈액형의 항원성 약화 6례. 대한혈액학회지 23:453-458

노은연, 김현수, 김선미, 임영미, 한복연, 박명희(2003): DNA 형별검사에 의한 한국인의HLA_A, -B, -DR 형별 및 일배체형의 분포. 대한진단검사의학회지 23:420-30

대한진단검사의학회(2009): 진단검사의학, 제 4판. 이퍼블릭

류영호, 최 진, 문국진(1960): 한국인의 M, N 혈액형. 종합의학 5:35-41

문채경, 강영복, 이동화, 강득용, 이대일(1984): 한국 성인의 Lewis 표현형 및 분비형, 비분비형의 빈도. 대한임상병리학회지 4:237-244

민혜숙, 신정현, 최규완, 오인혁, 박용재(1976): 한국인의 위암 및 소화성궤양에 있어서의 ABO 혈액형빈도에 관한 연구. 대한내과학회잡지 19:579-583

박경운, 한복연, 허미나, 안규리, 한규섭(2000): 항-Xga 항체 1례. 대한수혈학회지 11:67-71

박명희, 김상인(1984): 정상 한국인의 HLA 항원 분포에 관한 연구. 서울의대학술지 25:90-99

박명희, 한규섭, 이정빈, 문형로(1992): Parentage test using HLA and red cell antigen systems. 대한임상병리학회지 12:85-91

박명희, 한태희, 한규섭, 안효섭, 최경환(1999): 혈소판수혈 불응환자의 치료를 위한 HLA적합혈소판 헌혈자 등록제도의 수립. 대한수혈학회지 10:203-214

박재관, 이찬영, 나도헌(1972): 한국인의 혈액형과 위암 및 위 · 십이지장궤양과의 상관관계. 대한외과학회지 14:17-26

박철민, 김동중, 김웅한, 한규섭(2005): 고역가 저결합 활성(HTLA; Hight-titer-low-avidity) 항체를 가진 심장수술 환자에서 에리스로피이에틴을 이용한 자가 수혈 경험. 대한수혈학회지 16:189(초록)

박태성, 김형회, 손한철, 김병창(2002): 항-Jkb에 의한 급성신부전증을 초래한 용혈성 수혈부작용 1례. 대한수혈학회지 13:89-92

박태성, 오승환, 최재철, 김형회, 박재홍, 이은엽, 손한철(2002): ABO 불일치로 발견된 13세 여아에서의 무감마글로불린혈증 1예. 대한진단검사의학회지 22:364-366

박태성, 오승환, 최재철, 김형회, 장철훈, 이은엽, 손한철(2002): 수혈력이 없는 젊은 남자에서 발견된 항-Xga 항체 1예. 대한진단검사의학회지 22:437-440

박형두, 김양현, 박윤준, 한규섭, 박명희(2004): 혈소판불응증 환자의 HLA적합혈소판 수혈효과. 대한진단검사의학회지 24:426-431

서동희, 김성연, 김지연, 박경운, 강성하, 박성섭, 이정빈, 한규섭(2003): 한국인 A 아형 혈액형의 분자유전학적 분석. 대한수혈학회지 14:212-222

서동희, 김성연, 김지연, 박성섭, 이정빈, 한규섭(2005): 한국인 B 아형 혈액형의 분자유전학적 분석. 대한진단검사의학회지 25:820824

서동희, 박성섭, 한규섭(1997): 한국인의 과립구특이항원 유전자형 분석. 대한임상병리학회지 17:1144-1149

송상훈, 김동찬, 김양현, 진상만, 윤성수, 서동희, 박명희, 한규섭(2005): 항-HPA-3a 항체에 의한 수혈후자반증 1예-국내 첫 보고-. 대한수혈학회지 16:56-62

송상훈, 장호은, 유광철, 이현정, 박경운, 송정한, 한규섭(2006): 한국인에서 8가지 ABO 대립유전자의 빈도 분석. 대한진단검사의학회지 26:374-378

송새암, 오승환, 박태성, 손혜수, 성성경, 이자영, 정경란, 신정환, 김혜련, 이정녀(2012): 비예기항체 선별검사에서 항-Lua의 검출: 증례보고 및 문헌고찰. 대한수혈학회지 23:169-172

송은영, 노재광, 윤여민, 최영숙, 박성섭, 나은경, 한규섭(2006): Pyrosequencing,을 이용한 ABO 유전자형 검사. 대한수혈학회지 17:106-115

송은영, 전동석, 서동희, 한규섭(2001): O형 부와 A형 모 사이에서 태어난 Cis-AB형 자녀 1예. 임상병리와 정도관리 23:325-329

신경진, 양윤석, 최종훈, 윤창륙, 박광균, 조상호, 김종열(2002): 개인 식별을 위한 한국인 ABO 혈액형 유전자의 염기서열 분석. 대한법의학회지 26:55-67

신경화, 이현지, 김형회(2021): 인종에 따른 국내 Kell 항원 빈도 및 임상적 중요성. 대한수혈학회지 32:132-134

안부호, 이삼열, 이종무, 원종덕, 정동규, 조한익, 최호열(1976): 한국인의 혈액군과 혈액형-최근 5년간의 ABO 군 및 Rho(D) 음성자 집계와 현재까지 보고된 기타혈액형의 문헌고찰-. 대한혈액학회잡지 11:3-9

엄태현, 조종래, 황종희, 황동희, 윤미숙, 한규섭(2007): 중등도의 신생아용혈성질환을 동반한 D-/D- 혈액형 1예. 대한수혈학회지 18:61-65

엄태현, 한규섭, 김대철, 황유성, 김두성, 김상인(1995): 변형항원포획 효소면역검사법(MACE)을 이용한 혈소판 특이항체의 검출. 대한수혈학회지 6:123-129

오승환, 최재철, 박태성, 김형회, 손한철(2004): 한국인에서 항-Mia 항체의 빈도 및 의의. 대한수혈학회지 15:115(초록)

오은영, 이혁민, 박윤희, 임환섭(2010): Cis-A2B3 표현형을 보이는 환자의 수혈경험. 대한수혈회지 21:154-157

오홍범, 한규섭, 김병국, 한복연, 조한익(1993): Bm형 1례. 대한수혈학회지 4:97-101

원은정, 박건, 조덕, 임아현, 권소영, 송혜림, 권순석, 신명근, 조남선, 양동욱(2012): 한국인 정상 ABO 및 아형의 ABO 대립유전자의 전체염기서열분석. 대한수혈학회지 23:1-12

원은정, 장민중, 조덕, 신동준, 신명근, 양동욱(2010): Cis-AB 가계에서 발견된 새로운 O02 변이형-한 가족 내 3 증례 보고. 대한수혈학회지 21:148-153

원은정, 조덕, 허민석, 박혜련, 신명근, 양동욱(2012): PCR, 직접염기서열분석법에 의한 ABO 유전형검사 6년 경험. 대한수혈학회지 23:236-247

유영석(1983): 한국인 경산부 혈청의 항 HLA-A,B 및 C항체 분포. 가톨릭대학의학부논문집 36:813-818

육희정, 김영곤, 정유나, 곽정숙, 김하늬, 이은희, 김대원(2016): 항-S 항체에 의한 태아신생아용혈성질환 1예: 국내 첫 보고. 대한수혈학회지 27:183-187

윤석호, 임영애(2008): 고역가, 저결합성 항-Yka 항체가 검출된 1예-국내 첫 보고. 대한수혈학회지 19:57-62

윤승규, 김장수, 양진혁, 윤수영, 이창규, 임채승, 조윤정, 김영기, 이갑노(2011): 중화반응으로 증명된 anti-Sda

1예. Lab Med Online 1:64–66

이경인, 홍기숙, 김옥경(1988): Anti-M에 의한 신생아 용혈성 질환 1예. 임상병리와 정도관리 10:219–222

이남용, 권석운, 한규섭, 김상인(1991): Anti-D가 생성된 Rh(DU)형 1예. 대한수혈학회지 2:215– 217

이삼열(1965): Further analysis of Korean blood types. Yonsei Med J 6:16–25

이삼열(1975): Caucasian과의 혼혈이 한국인의 혈액형 연구에 끼치는 문제점. 대한혈액학회잡지 10:33–39

이상은, 김정, 윤미숙, 송은영, 한규섭(2004): 항–Mia 항체로 인한 신생아용혈성질환 1예. 대한수혈학회지 15:231–235

이선민, 임선주, 박수은, 이은엽, 김형회(2007): 항–Dia에 의한 중증 신생아 용혈성 질환 1예. 대한진단검사의학회지 27:373–376

이성호, 박건, 양영근, 이승관, 김성욱(2009):DNA 정제 없이 전혈을 사용한 빠른 ABO 유전형 검사. 대한진단검사의학회지 29:231–237

이승모, 이균태, 박근수, 심영웅, 조군제, 나하연(1984): ABO 혈액형이 변화된 급성 백혈병 환자. 대한내과학회잡지 27:1647–1649

이승희, 주종우, 양광호, 유제호, 문기명, 김형회(2012): 국내에서 처음으로 경험한 RhD 불일치 생체 간이식 1예. 대한수혈학회지 23:267–271

이원목, 김지혜, 하정숙, 류남희, 전동석, 김재룡, 조덕(2007): RhD 양성 농축적혈구 35단위 수혈 후 anti-D가 검출되지 않은 RhD 음성 1예. 대한진단검사의학회지 27:369–372

이위교, 김원배, 이동화, 강득용(1992): 한국인의 P 혈액형 빈도와 항–P1 항체에 대한 조사연구. 대한수혈학회지 3:167–171

이유경, 김연선, 안지영, 김휘준, 황성규(1992): Bromelin 처리로 확인된 anti-e에 의한 지연성 용혈성 수혈 부작용 1례. 대한수혈학회지 3:185–189

이자영, 오덕자, 박윤미(2010): 국내 헌혈자의 ABO 아형 빈도와 분포. 대한수혈학회지 21:223–229

이정녀, 김명유(1999): 항–Jka 항체에 의한 지연성 용혈성 수혈부작용 1례. 대한수혈학회지 10:233–237

이종훈, 이연태, 김금용, 임병욱, 한훈, 이용각, 민병석(1981): 한국민족의 조직형분석에 관한 연구. 제1보: 정상인 및 만성사구체신염환자에 있어서의 HLA 항원 출현빈도 및 HLA 항원 적합성과 이식신장의 예후. 대한면역학회지 3:49–61

이현철, 원동일(2010): 유세포분석법에 의한 혈소판항체 검사에서 냉동 혈소판의 유용성. 대한수혈학회지 21:132–139

이혜련, 장호은, 이경, 박경운, 송정한, 한규섭(2007): 다양한 항–D 시약을 이용한 부분–D의 아형 분석. 대한수혈학회지 18:152–158

임지훈, 정희정, 조은경, 박현준, 권석운(2004): 고빈도항원 Jra에 대한 anti-Jra 항체 동정 1예. 대한수혈학회지 15:120(초록)

임채승, 김경희(2013): Duffy 혈액형군의 특성과 세계적 분포. 대한수혈학회지 24:13–20

임채승, 김경희, 정소영, 김윤호, 최재열, 김일태(2013): High-resolution melting analysis에 의한 Duffy 혈액형군 유전형 분석. 대한수혈학회지 24:71–78

임채승, 김영기, 이갑노(2007): 아시아인의 Duffy 항원의 유전자형 분포에 관한 연구. 대한수혈학회지 18:145–151

장호은, 이경, 홍윤지, 김택수, 송상훈, 박경운, 송정한, 한규섭(2011): 항–K 항체가 검출된 세 예와 한국인에서의 KEL 유전자 빈도. 대한수혈학회지 22:31–37

전미정, 최경란, 변동억, 신종희, 양동욱(1992): Polyagglutinable red blood cells를 보이는 환자 1례. 대한임상병리학회 호남지회보 2:84-87
전사일, 한복연, 윤종현, 정경해, 이재호, 한규섭(1996): 저 감마글로불린 혈증에 의해 항-A, B 항체가 없는 O형 1예. 대한수혈학회지 7:269-273
정미라, 김원배, 이동화, 강득용(1985): 동종면역성 신생아 혈소판 감소성 자반증 1례. 대한임상병리학회지 5:361-365
정영희, 신재옥, 김현태, 박애자(1987): Rh양성 부모에서 태어난 Rh음성 남매 1례 보고. 대한혈액학회지 22:303-304
정유선, 홍윤지, 황상미, 김택수, 박경운, 송정한, 한규섭(2013): 국내 특정항원음성 혈액제제 관련 현황. 대한수혈학회지 24:248-257
정혜윤, 김영진, 윤미숙, 김동찬, 한규섭(2004): Genotyping으로 확진된 ABweak형 1예. 대한수혈학회지 15:116(초록)
정희정, 임지훈, 박현준, 권석운(2007):Anti-Jra 항체 양성 환자에게 Jra 항원 양성 적혈구 수혈 경험. 대한수혈학회지 18:111-115
조덕, 송혜림, 원은정, 신동준, 신민호, 권소영, 조남선, 신명근, 양동욱, 권순석(2011): 대량 검체에서 ABO 유전형 분석시 real-time PCR법의 적용. 대한수혈학회지 22:110-119
조덕, 이진솔, 박지영, 전미정, 송정원, 김수현, 신명근, 신종희, 서순팔, 양동욱(2006): ABO 유전형 검사에 의한 ABO 불일치의 해결. 대한진단검사의학회지 26:107-113
조덕, 최경란, 전미정, 김갑숙, 서진영, 신명근, 김수현, 기승정, 신종희, 서순팔, 양동욱(2003): 부분-D형 14예의 항-D 시약 간 반응양상. 대한진단검사의학회지 23:443-447
조석구, 임지향, 김용구, 한경자, 한치화, 이안희, 한규섭, 김춘추, 이경식(1998): 특발성 혈소판 감소성자반증 산모에서 Leb 항원소실과 함께 발생한 anti-LebH 항체 1례. 대한수혈학회지 9:283-287
조용곤, 김달식, 이혜수, 최삼임(1996): Rho(D) 양성 부모에서 태어난 Rho(D) 음성 3남매-증례 보고-. 대한수혈학회지 7:253-256
조진희, 허미나, 문희원, 윤여민, 이홍기, 한성희(2011): 급성백혈병 환자에서 관찰된 적혈구 A항원의 소실:증례 보고 및 문헌고찰. 대한수혈학회지 22:277-283
조치현, 유병준, 윤승규, 최계령, 최재열, 김장수, 임채승, 김영기, 이갑노(2010): 유전자 검사로 확인된 A1Bweak형 환자 1예. 대한수혈학회지 21:158-164
지영희, 한경자, 김선무(1987): Anti-Jka에 의한 용혈성 수혈부작용 1예. 대한혈액학회지 22:365-368
지훈상, 박기일, 김춘규(1979): 정상 한국인의 HLA 항원 분포에 관한 연구. 연세의대논문집 12:174-187
채석래, 조한익, 김상인(1988): 한국인의 U, Diegoa 및 Kell 혈액형 항원 빈도와 항-K 및 항-Dia 항체에 대한 조사연구. 대한혈액학회지 23:183-188
채석래, 한규섭, 조한익, 김상인(1991): 한국인의 Jsa, Jsb, Kpa, Kpb, Mga 및 Xga 혈액형 항원의 빈도. 대한수혈학회지 2:69-72
최경란, 김갑숙, 안나, 조덕, 서순팔, 양동욱(2004): Rh D 음성 등록자에서의 weak D, partial D 빈도와 유형. 대한수혈학회지 15:117(초록)
최규완, 민헌기, 이순용(1977): 한국인의 HLA 조직형에 관한 연구. 대한내과학회잡지 20:255-260
최성숙, 김현옥, 김진주(1996): T 활성화에 의해 다응집을 보인 1예. 대한수혈학회지 7:263-268
최성엽, 김상인, 조한익(1984): 한국인의 혈액형 유전자 빈도에 관한 연구. 대한혈액학회잡지 19:63-75

최승준, 정유나, 조덕, 김신영(2019): 고빈도항원에 대한 항체: 국내 보고 현황 및 수혈 경험. 대한수혈학회지 30:101-112

최일영(1980): 한국인의 A 및 B 변이형혈액에 관한 혈청학적 연구. 대한혈액학회잡지 15:29-44

최지선, 한규섭(2010): 자가제조 anti-Rh(D) 감작 사람 O형 적혈구 표지세포를 이용한 과립구특이항체 검사용 혼합수동적혈구응집법의 개발. 대한수혈학회지 21:266-279

최태윤, 김원배, 강득용(1992): 입영 장정들이 알고 있는 ABO 혈액형의 정확성에 대한 연구. 대한수혈학회지 3:65-69

한규섭(1988): Adhesion slide를 이용한 간편한 면역형광 혈소판항체 검사법. 대한혈액학회지 23:25-33

한규섭, 강성하, Fukumori Y, Shibata H, Okubo Y(1997): 한국인 Cis-AB 혈액형의 분자유전학적 특성. 대한수혈학회지 8:85-91

한규섭, 권석운, 한복연, 김상인, 오영철, 최범열, 김기홍, Webster NR, Chung LS, James JJ(1992): 냉동-해동 적혈구의 제조 및 수혈후 생존능. 대한수혈학회지 3:1-7

한규섭, 박명희, 한복연, 최정혜, 최진민, 정화령(1993): 항-HLA-B44 항체에 의한 신생아 동종면역성 혈소판감소증 1예. 대한수혈학회지 4:239-245

한규섭, 엄태현, 박명희, 신보문, 박용원, 김상우(1994): 항-HLA-B7+B60+B61에 의한 신생아 동종면역성 혈소판감소증 1예. 대한수혈학회지 5:45-51

한규섭, 이남용, 한복연, 박명희, 박용원, 김상우, 신보문(1993): 항-Bra에 의한 신생아 동종면역성 혈소판감소증 1예국내 첫 보고(초록). 대한임상병리학회지 13(부록1):S 56

한규섭, 조한익, 김상인(1989): 용혈성 수혈부작용을 일으킨 불규칙항체에 대한 검색. 대한혈액학회지 24:27-33

한규섭, 한복연(1994): 저이온강도식염수법에 의한 비예기항체 선별검사. 대한임상병리학회지 14:212-216

한상순, 김현옥, 윤홍섭, 이삼열, 최영숙(1986): Acquired B antigen 2례. 임상병리와 정도관리 8:219-223

한태희, 김원석, 한규섭(2005): 항-HNA-1b 항체에 의한 발열성 수혈부작용 1예 - 국내 첫 보고 -. 대한수혈학회지 16:240-245

한태희, 신수아, 이하백, 한규섭(2005): 여러 항생제에 의한 자가면역성호중구감소증 1례. 대한수혈학회지 16:193(초록)

한태희, 조용균, 한규섭(2006): 한국 임산부에서 과립구항원에 대한 동종면역. 대한수혈학회지 17:116-125

한태희, 최명재, 한규섭(2005): 항 human neutrophil antigen-1a 항체에 의한 신생아동종면역성호중구감소증 1례. 대한수혈학회지 16:192(초록)

한태희, 한규섭(2006):한국인에서 과립구항원 HNA-4a와 HNA-5a 유전자 빈도. 대한진단검사의학회지 26:114-118

한태희, 한규섭(2015): 한국인에서 과립구항원 HNA-3 유전자 빈도. 대한수혈학회지 26:185-192

허미나, 이규만, 김종현, 박경운, 송은영, 한규섭(2001): 항-Xga 항체 1예 보고. 대한수혈학회지 12:257-261

허미나, 한복연, 한규섭, 유원희, 안혁, 이동엽, 오창완(1997): 항-Jkb 항체에 의한 심한 용혈성 수혈부작용 2예. 대한수혈학회지 8:139-145

허민석, 조덕, 박혜련, 신명근, 신종희, 서순팔, 양동욱(2013): 전남대학교병원에서 ABO 혈액형 불일치에 대한 분석 및 수려 경험. 대한수혈학회지 24:222-232

현정애, 하경임, 전동석, 김재룡(1987): Acquired B antigen에 의한 ABO 불일치 2례. 대한혈액학회지 22:407-410

현정원, 장호은, 허세란, 송상훈, 박경운, 송정한, 한규섭(2007): 다중 단일염기 시발체 확장반응을 이용한 ABO 유전자형 검사. 대한수혈학회지 18:79-88

홍윤지, 장호은, 정유선, 이화진, 현정원, 황상미, 김택수, 박경운, 송정한, 한규섭(2013): 다중단일염기시발체확장반응을 이용한 한국인에서의 혈소판항원검사. 대한수혈학회지 24:147-154

홍준호, 김진복(1974): Distribution of the HL-A antigens in Korean population. 서울의대잡지 15:27-44

황동희, 한규섭, 김희석, 최중환(1996): 항-M에 의한 중증 신생아용혈성질환. 대한수혈학회지 7:71-76

황동희, 한복연, 한태희, 정현진, 한규섭(1999): ABO 아형 감별을 위한 혈청 A 및 B 당전이효소 활성 검사의 진단적 유용성. 대한수혈학회지 10:27-33

十字猛夫, 伊藤和彦(1994): 輸血後 GVHD. Tokyo: Kinpodo, pp185-195

AABB(2012): Guidance for Standards for Molecular Testing for Red Cell, Platelet, and Neutrophil Antigens, 1st ed. (Revised). American Association of Blood Banks, Bethesda, MD

AABB(2012): Standards for Blood Banks and Transfusion Services, 28th ed.. American Association of Blood Banks, Bethesda, MD

Abbas SA, Lopes LB, Moritz E, Martins JO, Chiba AK, Kunioshi AM, Barbosa E, Janghi Junior DM, Dos Santos AMN, Gohinho CH, Bordin JO.(2021). Serologic and molecular studies to identify neonatal alloimmune neutropenia in a cohort of 10,000 neonates. Br J Haematol 192:778-784

Alkout AM, Blackwell CC, Weir DM(2000): Increased inflammatory responses of persons of blood group O to Helicobacter pylori. J Infec Dis 181:1364-1369

Barragan A, Kremsner PG, Wahlgren M, Carlson J(2000): Blood group A antigen is a coreceptor in Plasmodium falciparum roestting. Infec Immunity 68:2971-2975

Berry JE, Murphy CM, Smith GA, Ranasinghe E, Finberg R, Walton J, Brown J, Navarrete C, Metcalfe P, Ouwehand WH(2000): Detection of Gov system antibodies by MAIPA reveals an immunogenicity similar to the HPA-5 alloantigens. Br J Haematol 110:735-742

Blundell J(1829): A successful case of transfusion. Lancet i:431

Bodmer JG, Marsh SGE, Albert ED, Bodmer WF, Bontrop RE, Charron D, Dupont B, Erlich HA, Fauchet R, Mach B, Mayr WR, Parham P, Sasazuki T, Schreuder GMTh, Strominger JL, Svejgaard A, Terasaki PI (1997): Nomenclature for factors of the HLA system, 1996. Tissue Antigens 49:297-321

Branch DR.(2015): Anti-A and anti-B: what are they and where do they come from? Transfusion. Jul;55 Suppl 2:S74-79

Buchanan DI, Afaganis A(1963): The Nennett-Goodspeed-Sturgeon or 'Donna' red cell antigen and antibody. Vox Sang 8:213

Caplan SN, Berkman EM, Babior BM(1977): Cytotoxins against a granulocyte antigen system: Detection by a new method employing cytochalasin-B-treated cells. Vox Sang 33:206-211

Castilho L, Reid ME(2013): A review of the JR blood group system. Immunohematology 29:63-68

Castillo B, Dasgupta A, Klein K, Tint H, Wahed A(2018): Transfusion Medicine for Pathologists: A comprehensive review for board preparation, certification, and clinical practice. 1st ed. Elsevier, Amsterdam, Netherlands

Chaim W, Foxman B, Sobel J(1997): Association of recurrent vaginal candidiasis and secretory ABO and Lewis phenotype. J Infec Dis 176:828-830

Cho D, Kim SH, Ki CS, Choi KL, Song JW, Kee SJ, Shin MG, Suh SP, Ryang DW(2004): Novel Bvar allele (547 G>A) demonstrates differential expression depending on co-inherited ABO allele. 대한수혈학회지

15:108(초록)

Choi E, Yoon J, Lim CS, Hong YS(2017): Case of neonatal alloimmune thrombocytopenia due to anti-HLA A29 Antibody. Perinatology 28:74–78

Choi JW, Kim MJ, Kim MH, Park JR, Kim HO(2010): A case of mild hemolytic disease of the fetus and newborn-The first case of anti-Dib identified on prescreening test during pregnancy. 대한수혈학회지 21:165–170–260

Choi S, Chun S, Seo JY, Yang JH, Cho D.(2019): Planned Transfusion of D-Positive Blood Components in an Asia Type DEL Patient: Proposed Modification of the Korean National Guidelines for Blood Transfusion. Ann Lab Med. Jan;39:102–104

Churchill WH, Kurtz SR ed.(1988): Transfusion Medicine. Blackwell Scientific Publication, Boston

Claas FH, Langerak J, Sabbe LJ, van Rood JJ(1979): NE1, a new neutrophil specific antigen. Tissue Antigens 13:129–134

Cleghorn TE(1966): A memorandum on the Miltenberger blood groups. Vox Sang 11:219

Cooling L(2015): Blood groups in infection and host susceptibility. Clin Microbiol Rev 28:801–870

Cooling L(2019): An update on the I blood group system. Immunohematology 35:85–90

Curtis B(2010): Another blow to leukocyte antibody-mediated TRALI. Expert Rev. Hematol 3:373–375

Daniels G(2009): Lutheran. Immunohematology. 25:152–159

Denis J(1667): A letter concerning a new way of curing sundry diseases by transfusion of blood. Philos Trans R Soc Lond 2:557–559

Doan CA(1926): The recognition of a biologic differentiation in the white blood cells with a specific reference to blood transfusion. JAMA 86:1593–1597

Drew SI, Bergh O, McClelland J, Mickey R, Terasaki PI(1977): Antigenic specificities detected on papainized human granulocytes by microgranulocytotoxicity. Transplant Proc 9:639–645

Drew SI, Terasaki PI(1978): Autoimmune cytotoxic granulocyte antibodies in normal persons and various diseases. Blood 52:941–952

Duk M, Kusnierz-Alejskaaaa G, Korchagina EY, Bovin NV, Bochenek S, Lisowska E(2005): Anti-alpha-galactosyl antibodies recognizing epitopes terminating with alpha1,4–linked galactose: human natural and mouse monoclonal anti-NOR and anti-P1 antibodies. Glycobiology 15:109–118

Ertel K, Al-Tawil M, Santoso S, Kroll H(2005): Relevance of the HPA–15 (Gov) poltmorphism on CD109 in alloimmune thrombocytopenic syndromes. Transfusion 45:366–373

Fischer PR, Boone P(1998): Short report: Severe malaria associated with blood group. Am J Trop Med Hyg 58:122–123

Flegel WA, Khull SR, Wagner FF(2000): Primary anti-D immunization by weak D type 2 RBCs. Transfusion 40:428–434

Flesch BK, Reil A(2018): Molecular Genetics of the Human Neutrophil Antigens. Transfus Med Hemother 45:300–309

Fukumori Y, Ohnoki S, Yoshimura K, Nagao N, Shibata H, Tomita T, Okubo Y, Yamaguchi H(1996): Rapid detection of the cisAB allele consisting of a chimera of normal A and B alleles by PCR-RFLP. Transfus Med 6:337–344

Garratty G ed.(1983): Blood group antigens and disease. American Association of Blood Banks, Arlington, Virginia

George MR(2012): Cartwright blood group system review. Immunohematology 28:49 – 54

Gill JC, Endres-Brooks J, Bauer PJ, Marks WJ Jr, Montgomery RR(1987): The effect of ABO blood group on the diagnosis of von Willebrand disease. Blood 69:1691–1695

Gorick B, McDougall DCJ, Ouwehand WH, Overbeake MAM, Tippett P, Hughes-Jones NC, van Rhenen DJ (1993): Quantitation of D sites on selected 'weak D' and 'Partial D' red cells. Vox Sang 65:136–140

Hakomori SI(1981): Blood group ABH and Ii antigens of human erythrocytes, polymorphism and their developmental changes. Semin Hematol 18:39–62

Halawani AJ, Habibullah MM, Dobie G, Alhazmi A, Bantun F, Nahari MH, Dawmary I, Abu-Tawil HI(2021): Frequencies of MNS Blood Group Antigens and Phenotypes in Southwestern Saudi Arabia. Int J Gen Med 3:9315–9319

Halverson GR, Peyrard T(2010): A review of the Colton blood group system. Immunohematology 26:22–26

Han KS, Cho HI, Kim SI(1989): Frequency of platelet-specific antigens among Koreans determined by a simplified immunofluorescence test. Transfusion 29:708–710

Han KS, Kim HC, Han KS, Shim WS(1997): A case of fatal hemolytic disease of the newborn associated with –D–/–D-phenotype. Am J Perinatol 14:495–497

Han KS, Um TH(1997): Frequency of neutrophil-specific antigens among Koreans using the granulocyte indirect immunofluorescence teet (GIFT). Immunohematology 13:15–16

Harmening DM(2012): Modern Blood Banking and Transfusion Practices. 6th ed. F.A. Davis, Philadelphia, PA

Harmening DM(2018): Modern Blood Banking and Transfusion Practices. 7th ed. F.A. Davis, Philadelphia, PA

Harris PA, Roman GK, Moulds JJ, Bird GWG, Shah NG. An Inherited RBC Characteristic, NOR, Resulting in Erythrocyte Polyagglutination. Vox Sang 42:134–140

Hasegawa T, Bergh OJ, Mickey MR, et al.(1975): Preliminary human granulocyte specificities. Transplant Proc 7 (suppl 1):75–80

Hellberg A, Westman JS, Thuresson B, Olsson ML(2013). P1PK: the blood group system that changed its name and expanded. Immunohematology 29:25–33

Heneghan MA, Moran AP, Feeley KM, Egan EL, Goulding J, Connolly CE, McCarthy CF(1998): Effect of host Lewis and ABO blood group antigen expression on Helicobacter pylori colonisation density and the consequent inflammatory response. FEMS Immunology and Med Microbiology 20:257–266

Heo WY, Chung YN, Kim TY, Yu H, Bae JC, Kim H, Cho D(2021): Analysis of ABO grouping discrepancies among patients from a tertiary hospital in Korea. Transfus Apher Sci 60:103–230

Hong YJ, Chung Y, Hwang SM, Park JS, Kwon JR, Choi YS, Kim JN, Lee DS, Kwon SY, Cho NS, Song EY, Park KY, Song J, Han KS(2016): Genotyping of 22 blood group antigen polymorphisms and establishing a national recipient registry in the Korean population. Ann Hematol 95:985–991

Huang ST, Lin J, McGowan EL, Lalezari P(1982): NB2, a new allele of NB1 antigen involved in febrile transfusion reaction (abstract). Transfusion 22:426

Hwang SM, Kim MJ, Chang HE, Hong YJ, Kim TS, Song EY, Park KU, Song JH, Han KS(2013): Human platelet antigen genotyping and expression of CD109 (Human platelet antigen 15) mRNA in various human cell types. BioMed Res Int 2013;2013:946403

Hyun J, Oh S, Hong YJ, Park KU(2022): Prediction of various blood group systems using Korean whole-genome sequencing data. PLoS One 3;17:e0269481

Imanishi T, Akaza T, Kimura A, Tokunaga K, Gojobori T(1992): Allele and haplotype frequencies for HLA and complement loci in various ethnic groups. In: Tsuji K, Aizawa M, Sasazuki T, ed. HLA 1991. vol 1. New York: Oxford University Press, pp1065−1220

Ishida F, Furihata K, Ishida K, Kodaira H, Han KS, Da-Zhuang L, Kitano K, Kiyosawa K(1996): The largest isoform of platelet membrane glycoprotein Ibα is commonly distributed in eastern asian populations. Thromb Haemost 76:245−247

Ji Y, Luo G, Fu Y.(2022): Incidence of anti-D alloimmunization in D-negative individuals receiving D-positive red blood cell transfusion: A systematic review and meta-analysis. Vox Sang. May;117:633−640

Johnson NC(2011): XG: the forgotten blood group system. Immunohematology 27:68 − 71

Jung HH, Danek A, Walker RH, Frey BM, Peikert K(2021): McLeod neuroacanthocytosis syndrome. In: Adam MP, Mirzaa GM, Pagon RA, Wallace SE, Bean LJH, Gripp KW, Amemiya A, Eds. GeneReviews. Seattle: University of Washington, Available from: http://www.ncbi.nlm.nih.gov/books/NBK1354/

Junqueira PC, Castilho L(2002): The history of the Diego blood group. Rev Bras Hematol hemoter 24:15−23

Kang SH, Fukumori Y, Ohnoki S, Shibata H, Han KS, Nishimukai H, Okubo Y(1997): Distribution of ABO genotypes and allele frequencies in a Korean population. Jpn J Hum Genet 42:331−335

Kiefel V, Santoso S, Katzmann B, Mueller-Eckhardt C(1988): A new platelet− specific alloantigen Bra. Report of four cases with neonatal alloimmune thrombocytopenia. Vox Sang 54:101−106

Kim HH, Park TS, Oh SH, Choi JC, Lee DD, Chang CL, Lee EY, Son HC(2003): The clinical significance of antibody screeing test including Dia+ panel cell in Asian-Mongoloid population. Korean J Blood Transfus 14:120 (abtract)

Kim HO, Jin Y, Kickler TS, Blakemore K, Kwon OH, Bray PF(1995): Gene frequencies of the major human platelet antigens in African Americans, white, and Korean populations. Transfusion 35:863−867

Kim HS, Park MJ, Sung TJ, Choi JS, Hyun JW, Park KU, Han KS(2010): Hemolytic disease of the newborn associated with anti-Jra alloimmunization in a twin pregnancy:The first case report in Korea. Korean J Lab Med 30:511−515

Kim HY, Cho EJ, Chun S, Kim KH, Cho D.(2019): Red Blood Cell Alloimmunization in Korean Patients With Myelodysplastic Syndrome and Liver Cirrhosis. Ann Lab Med. Mar;39:218−222

Kim Y, Oh EJ, Kim Y, Lee J, Sung IK(2013): Neonatal alloimmune thrombocytopenia caused by anti-HLA-A2 alloantibodies determined by luminex single antigen bead assay. Lab med Online 3:45−49

Kline WE, Press C, Clay M, Keashen-Schnell M, Hackel E, McCullough J(1986): Three sera defining a new granulocyte-monocyte− T− lymphocyte antigen. Vox Sang 50:181−186

Korinkova P, Vorlicek J, Majsky A(1982): A study of granulocyte cytotoxins and detection of granulocyte allospecific antigens. Transfusion 22:379−383

Kroll H, Kiefel V, Santoso S, Mueller-Exkhardt C(1990): Sra, a private platelet antigens on glycoprotein IIIa associatd with neonatal alloimmune thrombocytopenia. Blood 76:2296−2302

Kuijpers RWAM, Simsk S, Faber NM, Goldschmeding R, van Wermerkerken RKV, von dem Borne AEGKr (1993): Single point mutation in human glycoprotein IIIa is associated with a new platelet-specific alloantigen(Mo) nvolved in neonatal alloimmune thrombocytoenia. Blood 81:70-76

Lalezari P, Bernard JE(1966): An isologous antigen- antibody reaction with human neutrophils related to neonatal neutropenia. J Clin Invest 45:1741-1750

Lalezari P, Murphy GB, Allen FH(1971): NB1, a new neutrophil ant gen involved in the pathogenesis of neonatal neutropenia. J Clin Invest 50:1108-1115

Lalezari P, Nussbaum M, Gelman S, Spaet TH(1960): Neonatal neutropenia due to maternal isoimmunization. Blood 15:236-243

Lalezari P, Petrosova M,Jiang AF(1982): NB2, an allele of NB1 neutrophil specific antigen: Relationship to 9a (abstract). Transfusion 22:433

Lalezari P, Radel E(1974): Neutrophil- specific antigens: Immunology and clinical significance. Semin Hematol 11:281-290

Landsteiner K(1901): Ueber Agglutina tionsersc heinungen normalen menschlichen Blutes. Wien Klin Wochenschr 14:1132-1134

Landsteiner K, Wiener AS(1940): An agglutinable factor in human blood recognized by immune sera for rhesus blood. Proc Soc Exp Biol Med 43:233

Lee KW, Park MH(2010): New HLA nomenclature (2010) and its clinical application in Koreans Korean J Lab Med 30:203

Lell B, May J, Schmidt-Ott RJ, Lehman LG, Luckner D, Greve B, Matous다 P, Schmid D, Herbich K, Mockenhaupt FP, Meyer CG, Bienzle U, Kremsner PG(1999): The role of red blood cell polymorphisms in resistace and susceptibility to malaria. Clin Infect Dis 28:794-799

Lester D(2004): Blood types and national suicide rates. Crisis 25:140

Levine P, Bobbitt OB, Waller RK, Kuhmichel A(1951): Isoimmunization by a New Blood Factor in Tumor Cells. Proc Soc Exp Biol Med 77:403-405

Levine P, Koch EA, McGee RT, Hill GH(1954): Rare human isoagglutinins and their identification. Am J Clin Pathol 24:292-304

Lin CW, Chang YS, Wu SC, Cheng KS(1998): Helicobacter pylori in gastric biopsies of Taiwanese patients with gastroduodenal diseases. Jpn J Med Sci Biol 51:13-23

Lin M, Shieh SH, Yang TF(1993): Frequency of platelet- specific antigens among Chinese in Taiwan. Transfusion 33:155-157

Lin-Chu M, Broadberry RE, Chang FJ(1988): The distribution of blood group antigens and alloantibodies among Chinese in Taiwan. Transfusion 28:350-352

Lopez GH, Hyland CA, Flower RL(2021): Glycophorins and the MNS blood group system: a narrative review

Lopez GH, Wilson B, Turner RM, Millard GM, Fraser NS, Roots NM, Liew YW, Hyland CA, Flower RL (2020): Frequency of Mia (MNS7) and Classification of Mia-Positive Hybrid Glycophorins in an Australian Blood Donor Population. Transfus Med Hemother 47:279-286

Lou CL, Garovoy MR(1989): Current crossmatch techniques. In: Moulds JM, Fawcett KJ, Garner RJ, ed. Scientific and technical aspects of the major histocompatibility complex. Arlington: American Association of Blood Banks, pp187−205

Lyman S, Aster RH, Visentin GP, Newman PJ(1990): Polymorphism of human membrane glycoprotein IIb associated with the Baka/Bakb alloantigen system. Blood 75:2343−2348

Madsen G(1968): A Korean family showing the inheritance of A and B on the same chromosome. 대한혈액학회잡지 3:27−31

Marsh SG, Albert ED, Bodmer WF, Bontrop RE, Dupont B, Erlich HA, Geraghty DE, Hansen JA, Hurley CK, Mach B, Mayr WR, Parham P, Petersdorf EW, Sasazuki T, Schreuder GM, Strominger JL, Svejgaard A, Terasaki PI, Trowsdale J(2005): Nomenclature for factors of the HLA system, 2004. Tissue Antigens 65:301−369

Marsh SGE, Albert ED, Bodmer WF, Bontrop RE, Dupont B, Erlich HA, Fernandez-Vina M, Geraghty DE, Holdsworth R, Hurley CK, Lau M, Lee KW, Mach B, Maiers M, Mayr WR, Muller CR, Parham P, Petersdorf EW, Sasazuki T, Strominger JL, Svejgaard A, Terasaki PI, Tiercy JM, Trowsdale J(2010): Nomenclature for factors of the HLA system, 2010. Tissue Antigens 75:291−455

Matson GA, Swanson J, Noades J, Sanger R, Race RR(1959): A "New" Antigen and Antibody Belonging to the P Blood Group System. Am J Hum Genet Mar;11:26−34.

McCullough J, Clay M, Press C, Kline W(1988): Granulocyte Serology. A clinical and laboratory guide. ASCP Press, Chicago

McFarland JG, Blanchette V, Collins J, Newan PJ, Wang R, Aster RH(1993): Neonatal alloimmune thrombocytopenia due to a new platelet-specific alloantibody. Blood 81:3318−3323

Miller LH, Mason SJ, Clyde DF, McGinnis MH(1976): The resistance factor to Plasmodium vivax in blacks. N Engl J Med 295:302−304

Mollison PL, Engelfriet CP, Contreras M(1993): Blood Transfusion in Clinical Medicine, 9th ed. Blackwell Scientific Publication, Oxford

Morton JA, Pickles MM, Suttonet L(1969): The correlation of Bga blood group with the HLA-A7 leukocyte group: demonstration of antigenic sites on red cells and leukocytes. Vox Sang 17:536−547

Newman PJ, Derbes RS, Aster RH(1989): The human platelet alloantigens, PlA1 and PlA2 are associated with a leucine 33/proline 33 amino acid polymorphism in membrane glycoprotein IIIa, and are distinguishable by DNA typing. J Clin Invest 83:1778−1781

Nishimukai H, Fukumori Y, Okiura T, Yuasa I, Shinomiya T, Ohnoki S, Shibata H, Vogt U(1996): Genotyping of the ABO blood group system: analysis of nucleotide position 802 by PCR-RFLP and the distribution of ABO genotypes in a German population. Int J Leg Med 109:90−93

Oh Y, Kim JM, Kwon KC, Koo SH(2013): A case of anti-Csa antibody as an high titer, low avidity antibody. 대한진단검사의학회 54차 학술대회(포스터)

Park KU, Song J, Han KS, Kim JQ(2005): Significance of Lewis phenotyping using saliva and gastric tissue. 대한수혈학회지 16:142(초록)

Park MH, Hwang YS, Park KS, Tokunaga K, Akaza T, Juji T, Kim SI(1998): HLA haplotypes in Koreans based on 107 families. Tissue Antigens 51:347−355

Park MH, Juji T, Tokunaga K(1992): HLA ethnic study of Japanese and Koreans. In: Tsuji K, Aizawa M, Sasazuki T, ed. HLA 1991. Vol 1. New York: Oxford University Press, pp 674−676

Park MH, Yang YS, Kang SJ, Akaza T, Juji T(1999): Estimation of appropriate donor pool sizes for unrelated marrow transplantation in Koreans. Hum Immunol 60:S101 (abstract)

Patricia AR, Flegel WA(2011): Scianna: the lucky 13th blood group system. Immunohematology 27:41–57

Payne R, Rolfs MR(1958): Fetomaternal leukocyte incompatibility. J Clin Invest 37:1756–1763

Peyrard T(2013): The LAN blood group system: a review. Immunohematology 29:131–135

Polesky HF(2001): Parentage testing: use of DNA polymorphism and other genetic markers. In: Henry JB, ed. Clinical diagnosis and management by laboratory methods. 20th ed. W.B. Saunders, Philadelphia, PA, pp1390–1401

Reid M, Lomas-Francis C, Olsson M(2012): The Blood Group Antigen FactsBook. 3rd ed. Elsevier, Amsterdam, Netherlands

Reid ME(2009): MNS blood group system: a review. Immunohematology 25:95–101

Rentas FJ, Clark PA(1999): Blood type discrepancies on military identification cards and tags: a readiness concern in the U.S. Army. Mil Med 164:785–787

Rodey G(1989): Class I antigens: HLA-A, –B, –C and cross-reactive groups. In: Moulds JM, Fawcett KJ, Garner RJ, ed. Scientific and technical aspects of the major histocompatibility complex. Arlingtion: American Association of Blood Banks. pp23–46

Rodey GE, Revels K, Fuller TC(1997): Epitope specificity of HLA class I alloantibodies. II. Stability of cross-reactive group antibody over extended time periods. Transplantation 63:885–893

Saji H, Maruya E, Fujii H, Maekawa T, Akiyama Y, Matsuura T, Hosoi T(1989): New platelet antigen, Siba, involved in platelet transfusion refractoriness in a Japanese Man. Vox Sang 56:283–287

Seo DH, Park SS, Kim DW, Furihata K, Ueno I, Han KS(1998): Gene frequency of eight human platelet-specific antigens in Koreans. Transfus Med 8:129–132

Shao CP.(2010): Transfusion of RhD-positive blood in "Asia type' DEL recipients.N Engl J Med. Feb 4:362(5):472–473

Shibata Y, Miyaji T, Ichikawa Y, Matsuda I(1986): A new platelet antigen system, Yuka/Yukb. Vox Sang 51:334–336

Shim H, Park HJ, Lee CS, Kwon SW(2010): Anti-Oka antibody: The first case report in Korea. 대한수혈학회지 21:171–174

Shimazu T, Shimaoka M, Sugimoto H, Taenaka N, Hasegawa T, Osaka HUS Critical Care Study Group(2000): Does blood type B protect against Haemolytic Uraemic Syndrome? An analysis of the 1996 Sakai Outbreak of Escherichia coli O157:H7 (VTEC O157) infection. J Infec 41:45–49

Shimizu K, Hirose N, Ebihara Y, Arai Y, Hamamatsu M, Nakazawa S, Masui Y, Inagaki H, Gondo Y, Fujimori J, Kanno Y, Konishi K, Kitagawa K(2004): Blood type B might imply longevity. Exp Gerontol 39:1563–1565

Shirey RS, Ness PM(1994): Alloimmunization to blood group antigens. In: Anderson KC, Ness PM eds. Scientific basis of transfusion medicine. Implications for clinical practice. W.B. Saunders Co. pp507–516

Shulman NR, Aster RH, Leitner A, Hiller MC(1961): Immunoreactions involving platelets. V. Posttransfusion purpura due to a complement– fixing antibody against a genetically controlled platelet antigen. A proposed mechanism for thrombocytopenia and its relavance in "autoimmunity". J Clin Invest 40:1597–1620

Singg S, Lewis JL(2001): Depression and blood types. Psychol Rep 88:725–726

Smart E, Armstrong B, Lee R(2020): Blood group systems. ISBT Science Series. 15:123–150

Smith JW, Kelton JG, Horsewood P, Brown C, Giles A, Meyer R, Woods V, Burrows R(1989): Platelet specific alloantigens on the platelet glycoprotein Ia/IIa complex. Brit J Haematol 72:534–538

Spring FA, Bruce LJ, Anstee DJ, Tanner MJ(1992): A red cell band 3 variant with altered stilbene disulphonate binding is associated with the Diego(Dia) blood group antigen. Biochem J 28:713–716

Stainsby D, Williamson L, Jones H, Cohen H(2004): 6 years of shot reporting-its influence on UK blood safety. Transfus Apheresis Sci 31:123–131

Stenfelt L, Hellberg Å, Westman JS, Olsson ML(2020): The P1PK blood group system: revisited and resolved. Immunohematology 36:99–103

Subramaniyan R. Serological characteristics of Lewis antibodies and their clinical significance – A case series. Hematol Transfus Cell Ther. 16:S2531–1379(21)01288–8

Suchanowska A, Kaczmarek R, Duk M, Lukasiewicz J, Smolarek D, Majorczyk E, Jaskiewicz E, Laskowska A, Wasniowska K, Grodecka M, Lisowska E, Czerwinski M(2012): A single point mutation in the gene encoding Gb3/CD77 synthase causes a rare inherited polyagglutination syndrome. J Biol Chem . 287:38220–38230

Tait BD, Susal C, Gebel HM, Nickerson PW, Zachary AA, Claas FHJ, Reed EF, Bray RA, Campbell P, Chapman JR, Coates PT, Colvin RB, Cozzi E, Doxiadis IIN, Fuggle SV, Gill J, Glotz D, Lachmann N, Mohanakumar T, Suciu-Foca N, Sumitran-Holgersson S, Tanabe K, Taylor CJ, Tyan DB, Webster A, Zeevi A, Opelz G(2013): Consensus guidelines on the testing and clinical management issues associated with HLA and non-HLA antibodies in transplantation. Transplantation 95:19–47

Takemoto SK, Terasaki PI(1997): Evaluation of the transplant recipient and donor: molecular approach to tissue typing, flow cytometry and alternative approaches to distributing organs. Curr Opin Nephrol Hypertens 6:299–303

Tanaka S, Ohnoki S, Shibata H, Okubo Y, Yamaguchi H, Shibata Y(1996): Gene frequencies of human platelet antigens on glycoprotein IIIa in Japanese, Transfusion 36:813–817

Terasaki PI, Bernoco D, Park MS, Ozturk G, Iwaki Y(1978): Microdroplet testing for HLA-A, –B, –C, and –D antigens. Am J Clin Pathol 69:103–120

The Central Data Analysis Committee(1991): Allele frequencies, Section 6.3 splits combined (five loci). In: The data book II of the 11th International Histocompatibility Workshop: Yokohama, pp 807–814

Thompson JS, Overlin VL, Herbick JM, Severson CD, Claas FH, Amaro JD, Burns CP, Strauss RG, Koepke JA(1980): New granulocyte antigens demonstrated by microgranulocytotoxicity assay. J Clin Invest 65:1431–1439

Torrado J, Ruiz B, Garay J, Asenjo JL, Tovar JA, Cosme A, Correa P(1997): Blood-group phetotypes, sulfomucins, and Helicobacter pylori in Barrett's esophagus. Am J Surg Pathol 21:1023–1029

Valenzuela CY, Pastene CS, Perez CM(1998): Intelligence and genetic markers in Chilean children. Biol Res 31:81–92

Van der Weerdt CM(1965): Platelet antigens and iso-immunization. Thesis. Amsterdam: Drukkerij Aemstelstad

Van Leeuwen A, Eernise JG, van Rood JJ(1964): A new leukocyte group with two alleles: Leukocyte group five. Vox Sang 9:431–446

Van Loghem JJ, Dorfmeijer H, van der Hart M, Schreuder F(1959): Serological and genetical studies on a platelet antigen(Zw). Vox Sang 4:161–169

Von dem Borne AEGK, von Riesz E, Verheugt F, ten Cate J, Koppe J, Engelfriet C, Nijenhuis L(1980): Baka, a new platelet– specific antigen involved in neonatal alloimmune thrombocytopenia. Vox Sang 39:113–120

Wagner T, Kormoczi GF, Buchta C, Vadon M, Lanzer G, Mayr WR, Legler TJ(2005): Anti-D immunization by DEL red blood cells. Transfusion 45:520–526

Walker PS, Reid ME(2010): The Gerbich blood group system: a review. Immunohematology 26:60–65

Wallace ME, Levitt JS ed.(1988): Current applications and interpretation of the direct antiglobulin test. AABB, Arlington, Virginia

Westphal RG, Smith JE(1989): Veterinary transfusion medicine: Lessons and learning. American Association of Blood Banks, Arlington, Virginia

Wiener AS, Unger LJ, Cohen L, Feldman J(1956): Type-specific cold auto-antibodies as a cause of acquired hemolytic anemia and hemolytic transfusion reactions: biologic test with bovine red cells. Ann Intern Med 44:221–240

Won CD, Shin HS, Kim SW, Swanson J, Matson GA(1960): Distribution of hereditary blood factor among Koreans residing in Seoul, Korea. Am J Phys Anthropol 18:115–124: Distribution of hereditary blood factor among Koreans residing in Seoul, Korea. Am J Phy Anthropol 18:2

Wu K, Lindsted KD, Lee JW(2005): Blood type and the five factors of personality in Asia. Personality Individual Difference 38:797–808

Xia W, Simtong P, Santoso S(2016): Neutrophil alloantigens and alloantibodies in different populations. ISBT Science Series 12:62–67

Yamamoto F-I, McNeill PD, Kominato Y, Yamamoto M, Hakomori S-I, Ishimoto S, Nichida S, Shima M, Fujimura Y(1993): Molecular genetic analysis of the ABO blood group system: 2. Cis-AB alleles. Vox Sang 64:120–123

Yasuda H, Ohto H, Sakuma S, Ishikawa Y(2005): Secondary anti-D immunization by Del red blood cells. Transfusion 45:1581–1584

Yun JW, Kang ES, Ki CS, Koh KC, Kim DW(2012): Sensitization to multiple Rh antigens by transfusion of random donor platelet concentrates in a –D– phenotype patient. Ann Lab Med 32:429–432

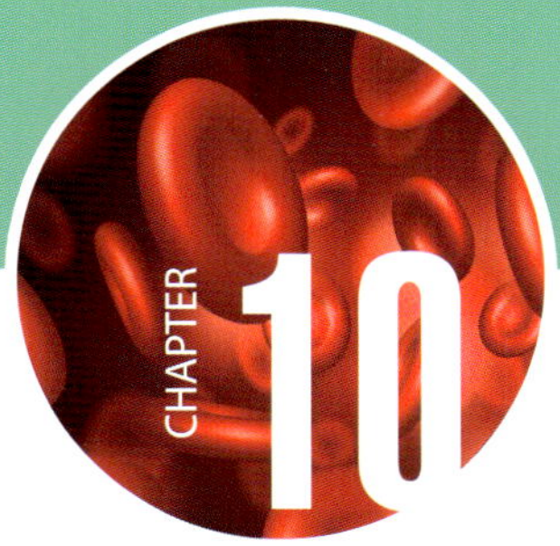

CHAPTER 10

수혈전검사
Pretransfusion Tests

1 채혈 및 검체(Blood Collection and Specimen)

수혈전검사의 일차적 목적은 용혈수혈반응을 예방하고 이차적으로는 수혈된 적혈구가 정상적으로 생존할 수 있도록 하는 것이다. 이를 위해서는 정확한 검체의 채혈, 확인 및 검사의 실시가 필수적이다.

정확한 검체를 채취하기 위하여 채혈담당자는 수혈전검사용 혈액을 채혈하기 전에 환자를 직접 확인하고 그 자리에서 환자의 이름, 병록번호 등 인적사항을 시험관에 기입하여야 하며 채혈일자와 채혈자의 서명도 기록하여야 한다. 채혈용 시험관에 미리 환자의 인적사항을 기록한 후 병실로 들어가서 채혈하는 것은 환자 확인에 있어 오류의 소지가 있으므로 삼가야 한다. 그러나 최근에는 미리 출력된 바코드를 사용할 경우가 많으므로 이 경우에는 환자와 바코드의 정보 일치를 확인한 후 채혈자가 서명해야 한다(수혈가이드라인 제5판, 2022). 2021년 혈액안전위탁사업 최종보고서에 따르면 한 해동안 자진 보고된 접근오류 혹은 아차실수(near miss)는 수혈 전 88건, 수혈 후 85건으로 보고되었다. 혈관확보가 어려워 어쩔 수 없이 정맥주사를 받고 있는 곳에서 검체를 채취하여야 할 경우에는 주사부위보다 심장에서 먼 하부에서 채혈하되 정맥주사를 20~30초 정도 중지한 후 채혈을 하고 즉시 수액을 다시 주입하면 된다. 그러나 수혈 전 검체를 채취하는 경우 희석효과로 인하여 환자의 정확한 비예기항체를 검출하는데 방해를 줄 수 있다.

혈액은행에서 환자 검체를 접수할 때 의뢰서 혹은 전산처방을 통한 수혈의뢰 정보, 검체 라벨 정보, 검체 종류 및 채취 시간, 수혈전검사 결과, 과거력, 최근 수혈력과 가능한 경우 과거혈액형도 확인하여야 한다.

수혈의뢰 정보에는 환자정보, 혈액제제의 종류(특수제제 포함) 및 수량과 처방의사의 이름이 기록되어야 한다. 용혈된 검체나 지질성 검체는 혈구응집 판독을 방해할 수 있으므로 피하는 것이 좋다. 과거에는 수혈전검사용 검체로서는 혈청이 더 선호되었는데, 이는 보체의존항체의 활성을 유지시켜 anti-IgG와 anti-C3d 성분이 포함된 다특이성(polyspecific) 항글로불린 시약으로 혈액 내에 존재하는 모든 적혈구 항체를 검출한다는 목적 때문이다. 최근에는 오히려 혈장이 선호되는데 위양성을 나타낼 수 있는 섬유소의 영향을 최소화할 수 있고, 혈액이 완전히 응고될 때까지 기다리지 않아도 되므로 검사를 신속히 시행할 수 있으며, 자동화장비에도 사용할 수 있는 장점이 있다. 혈장을 검체로 사용할 경우에는 EDTA 등의 항응고제는 항체의 희석을 방지하기 위하여 분말(powder) 형태의 것을 사용해야 한다.

취급상의 편리함 때문에 플라스틱 시험관을 사용하는 병원도 있으나 일부 플라스틱 시험관에는 실리카(silica)가 함유되어 혈액응고를 촉진시킬 수 있으므로 유리제품을 사용하는 것이 가장 좋다. 플라스틱 제품을 사용할 경우에는 그 제품이 혈액은행검사용 검체 보존에 적합한지를 확인한 후에 사용한다.

AABB는 수혈전검사용 검체를 수혈 전 3일 이내에(채취일을 0일로 간주하여 월요일에 채혈된 검체는 그 주 목요일 자정까지 사용 가능함) 채혈된 혈액으로 정하고 있다. 수혈전검사 채혈 빈도는 수혈 전에 항원에 노출된 경험이 있다면 매 수혈마다 수혈 전 검체를 채취하는 것이 원칙이겠으나, 환자와 의료진 모두에게 부담이 되며, 또한 환자가 항원에 노출되었다 하더라도 일반적으로 최소 3일 후에 항체역가가 변동하기 때문이다. 만약 3개월 이내 임신이나 수혈력이 없는 환자라면 항체역가가 변동할 가능성이 없으므로 검체 채혈 시기를 더 연장할 수도 있다. 그러나 이러한 확인 과정이 정확하지 않을 수 있으며 업무과중을 가져오므로 확인 과정의 통일성을 유지하기 위하여 모든 환자의 수혈전검사용 검체의 유효기간을 임의로 3일 혹은 72시간으로 규정하는 기관들이 많다.

수혈전검사용 검체는 수혈이상반응이 있을 경우에 대비하여 수혈 후 적어도 7일간은 혈액은행에서 냉장고에 보존하여야 한다. 또한 바코드가 부착된 혈액제제의 관(tube)의 분절(segment)을 혈액은행에서 당분간 보존하는 것이 용혈수혈반응, 급성폐손상, 지연수혈반응 등의 조사에 큰 도움이 된다(그림 10-1). 검사장부를 비롯한 모든 수혈전검사에 대한 주요 기록들은 5년까지 보존되어야 한다.

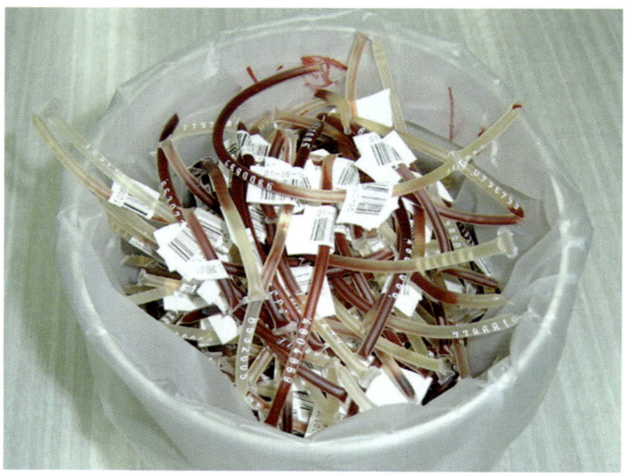

그림 10-1. **혈액제제 관분절(segment)의 보존.** 혈액 불출 시 바코드가 부착된 관의 분절 하나씩을 그냥 모아 두는 것이 환자에게 수혈된 혈액에 관한 유일한 증거가 되므로 후일 지연성수혈반응 등의 수혈이상반응을 조사하는 데 도움이 되는 경우가 많다.

2 적혈구 항원-항체 반응(Red Blood Cell Antigen-Antibody Reactions)

적혈구 항원-항체 반응을 이해하기 위해서는 적혈구 항원과 항체 그리고 항원-항체 반응의 특징과 이들에게 미치는 요인들을 살펴보아야 한다.

1) 적혈구 항원과 항체(Red Blood Cell Antigens and Antibodies)

적혈구 항원의 생화학적인 성상은 단백질, 당단백 혹은 당지질로 구성되어 있다. 혈액형군 종류에 따라 적혈구의 세포막이나 돌출된 부위에 존재하기 때문에 반응양상이 다를 수 있는데 이러한 돌출 여부 및 혈액형 항원당 항원결정기 농도가 항원-항체 반응 시 영향을 미친다. 적혈구 항체로 의미있는 면역글로불린은 IgG와 IgM이다. 용혈수혈반응이나 태아신생아용혈질환을 일으키는 항체는 모두 체온(37℃)에서 반응하는 IgG인데, 예외적으로 ABO 항체 중 IgM은 실온과 37℃ 모두에서 반응하며, 용혈수혈반응 시 체내에서 보체계를 활성화시켜 혈관내용혈(intravascular hemolysis)을 일으킨다.

2) 체외 적혈구 항원-항체 반응(In vitro Red Blood Cell Antigen-Antibody Reactions)

체외에서 적혈구 항원-항체 반응은 혈구응집(hemagglutination) 혹은 용혈을 육안이나 장비를 이용하여 확인할 수 있다. 혈구응집은 두 단계인 감작(sensitization)과 격자형성(lattice formation) 단계로 나눌 수 있다.

적혈구 항원-항체 첫 단계는 적혈구막의 항원결정기(epitope)와 이를 인지하는 해당 항체의 부위(paratope)가 서로 면역학적으로 인식하는 비공유결합으로 혈구응집은 형성되지 않는다. 이러한 면역학적 인식으로 인한 결합 과정은 항체 혹은 항원결정기의 농도가 높거나 항체가 접근하기 쉬운 곳에 항원결정기가 위치하면 해당 항체가 마주칠 확률이 높아진다. 이 단계에 관여하는 요인들과 이를 강화시키기 위한 방법들은 혈청-대-적혈구 비 증가, 항체의 특성에 맞게 온도 조정, 반응시간의 증가, pH 변경 및 이온강도의 감소 방법이 있으며, 감작 단계에 영향을 미치는 요인과 강화방법들은 표 10-1과 같다.

표 10-1. 적혈구 항원-항체 감작(sensitization) 단계에 미치는 요인과 강화방법

요인	표준	강화 방법 예시	주의사항
혈청-대-적혈구 비	2:1	4:1	위양성 방지 위하여 세척 1회 추가하며, LISS법은 권장하지 않음
온도 조정	실온 혹은 37℃	IgM과 한랭항체를 위하여 <22℃ 혹은 <4℃	한랭자가항체(예: autoanti-I) 와의 반응을 배제하기 위하여 자가대조도 실시
반응시간	10~30분	30~60분	LISS법, PEG법은 위양성 위험으로 부적절
pH	7	anti-M은 6.5로 조정	
이온강도	식염수	LISS법	이온 구름층을 낮춤

Abbreviation: LISS, low ionic strength salt solution; PEG, polyethylene glycol

격자형성 단계는 감작된 적혈구들이 항체에 의하여 동시에 인접한 다른 적혈구의 항원결정기와도 부착하여 격자형성을 하는 교차결합이 일어나 육안으로 혈구응집을 보여주는 단계이다. 격자형성 단계에 영향을 미치는 요인들로는 제타전위(zeta potential)로 인한 적혈구들의 간격, 적혈구 항원-항체의 적절한 농도, 그리고 원심력이다.

적혈구막은 성분 중 뉴라믹산(N-acetylneuraminic acid) 때문에 정상적으로 음이온을 띠므로 적혈구들끼리 서로 밀치는 고유반발력인 제타전위가 작용한다. 제타전위 이외에도 정상적으로 적혈구들은 일정 간격을 유지하는 이유는 체내의 혈장 및 체외에서 적혈구 부유액으로 사용하는 생리식염수에 포함된 양이온이 적혈구막의 음이온과 결합하여 이온 구름층을 띠게 되기 때문이다. 그런데 이로 인하여 또 다시 생리식염수 내 음이온들이 이러한 양이온 구름층과 결합하게 되어 더욱 적혈구들간의 간격을 더 넓어지게 한다. 항체 농도는 감작 단계와 격자형성 단계 모두 영향을 미칠 수 있는데 직경이 35 nm인 IgM과 같이 오량체(pentamer)인 경우에는 이러한 반발력을 상쇄하고 적혈구들 사이에 격자를 형성할 수 있다. 그러나 직경이 14 nm밖에 되지 않는 단량체(monomer)인 IgG는 적혈구 항원결정기에 부착할 수는 있으나 다른 적혈구의 항원결정기와는 반응할 수 없으므로 이 과정만으로는 육안으로 응집을 나타낼 수 없다. 따라서 이러한 제타전위를 감소시킴으로써 혈구응집을 강화하기 위하여 다양한 강화법들이 소개되기 시작하였고 이들은 표 10-2에 표시하였다. 그러나 이러한 강화법들이 보편화됨에 따라 임상적으로 중요하지 않은 항체가 너무 많이 검출되어 업무를 복잡하게 만드는 현상도 지적되고 있다.

표 10-2. 수혈전검사에서 자주 사용되는 항원-항체 반응 강화제

기법	강화제 종류(도입 시기)	원리
직접법	소혈청알부민(BSA, 1950년대)	절연체 효과
간접항글로불린법	생리식염수, 소혈청알부민	
	저이온강도식염수(LISS, 1980년대)	적혈구막의 이온구름층 감소
	폴리에틸렌글라이콜(PEG, 1980년대)	수용성 중합체로 공간점유효과로 상대적 항체 농도 증가
효소법	trypsin, papain, ficin, bromelin (1950년대)	적혈구막의 뉴라믹산 제거
기타	폴리브렌(hexadimethrine bromide, 1980년대)	4+가의 양이온 중합체로 적혈구막의 음이온 중화

Abbreviation: BSA, bovine serum albumin; LISS, low ionic strength salt solution; PEG, polyethylene glycol

저이온강도식염수(low ionic strength salt solution, LISS)는 혈구부유액의 이온강도를 감소시킴으로써 제타전위를 감소시켜 감작과 격자형성 단계 모두를 강화시킨다. 적혈구에 효소를 처리하면 Rh, P1PK, I, Kidd, Lewis 혈액형군의 항원들은 강화될 수 있으나, M, N, S, Fy^a, Fy^b, Xg^a, JMH, Ch, Rg 항원들은 파괴되어 사라지거나 약한 반응을 보일 수 있다.

원심 시간이 길거나 원심 속도가 빠를수록 적혈구의 항원과 항체가 가까이 접근하도록 하여 격자반응을 형성하는데 유리하다. 따라서 부적절한 원심은 혈구응집의 위양성과 위음성을 초래할 수 있으므로 원심분리기 관리에 주의하여야 한다.

3) 체외 적혈구 항원-항체 반응 결과(Results of In vitro Red Blood Cell Antigen-Antibody Reactions)

체외에서 나타난 적혈구 항원–항체 면역복합체의 반응은 혈구응집 혹은 용혈로 나타난다. 혈구응집과 적혈구 항원–항체 반응이 반드시 비례하는 것은 아니지만 응집강도를 통하여 항원–항체 반응의 정도를 예측하기 위하여 표 10-3, 그림 10-2, 3과 같이 혈구의 응집강도 및 점수로 표시할 수 있다(Technical Manual 20th ed, 2020).

표 10-3. 혈구응집의 육안 관찰 양상

응집강도	혈구응집 육안 관찰	점수	강도	기타 육안 관찰
4+	한 개의 큰 덩어리	12	mf	응집된 혈구와 비응집된 혈구의 혼합
3+	몇 개의 큰 덩어리	10	H	완전 용혈
2+	중간 크기 응집들과 맑은 배경	8	PH	부분 용혈
1+	작은 크기 응집들과 혼탁한 배경	5		
1+w	매우 작은 크기 응집들과 혼탁한 배경	4		
w+(±)	응집이 거의 없으며 혼탁한 배경	2		
0	응집 없음	0		

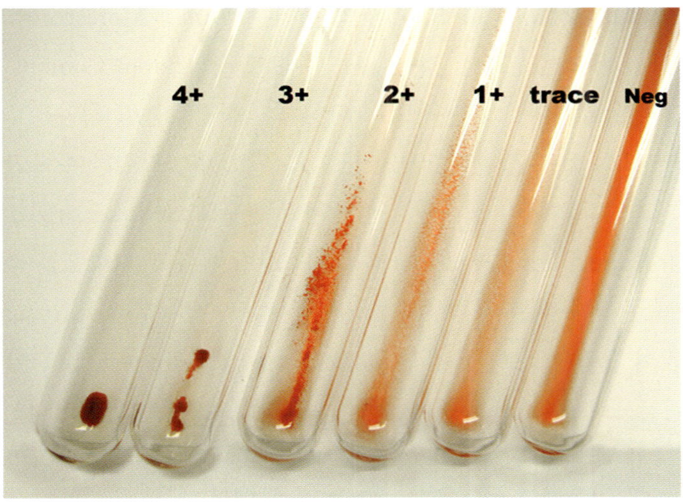

그림 10-2. 시험관법의 혈구응집강도

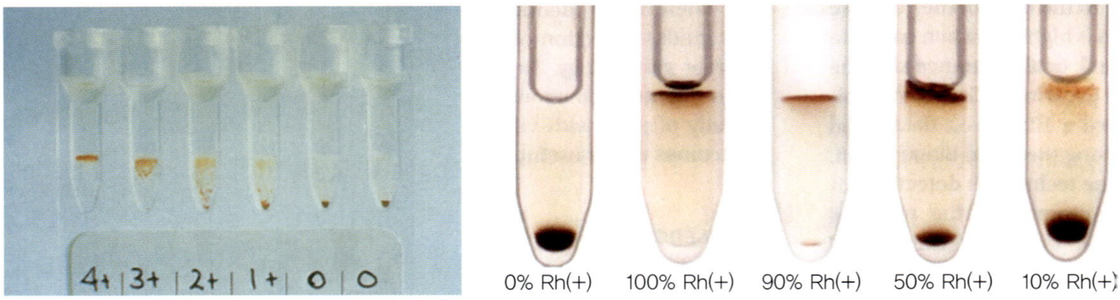

그림 10-3. **원주응집법(column agglutination technique)의 혈구응집강도**

응집되지 않은 적혈구는 젤(gel)이나 비드(bead)를 통과하여 바닥에 모이고 응집된 적혈구들은 상층이나 중간에 남게 되어 육안으로 응집여부를 쉽게 판정할 수 있다. 우측 그림에서 보듯이 혼합시야반응(mixed-field agglutination) 등 기세한 응집반응을 종전의 검사법에 비해 쉽게 인지할 수 있다.

면역혈액학적 검사 시 사용된 검체가 신선한 혈청이라면 보체계가 적혈구 항원-항체 복합체에 의하여 활성화되어 적혈구막을 공격하여 적혈구 세포 내 용액이 유출되는 용혈을 유발한다. 보체는 신선한 혈청 내에서 활성화되므로, 보체계 활성화에 중요한 역할을 담당하는 칼슘과 결합할 수 있는 항응고제를 사용한 검체로부터 유래한 혈장은 이러한 용혈을 방지할 수 있다.

3 항글로불린검사(Antihuman Globulin Test, AHG Test 혹은 Coombs' Test)

1) 항글로불린검사의 원리 및 정도관리(Principle and Quality Control of Antihuman Globulin Test)

항(인)글로불린(antihuman globulin, AHG)검사의 원리는 1908년 Moreschi에 의하여 처음 기술되었으나, 실제 수혈전검사에 이용되기 시작한 것은 1945년에 영국의 Robin Coombs 박사가 토끼에게 사람 IgG를 주입하여 얻어진 항글로불린을 사용하면서부터이다. 항글로불린 시약은 적혈구에 감작되었으나 혼자서는 혈구를 응집시킬 수 없는 불완전항체인 IgG 혹은 보체와 결합하여 육안으로 혈구응집을 확인할 수 있게 해 주었다(그림 10-4). 이미 체내에서 감작된 적혈구(in vivo sensitized RBCs)를 검출하는 검사가 직접항글로불린검사(direct antiglobulin test, DAT)이며, 체내 유리항체를 육안으로 검출하기 위한 혈구응집 유도를 위하여 목적에 맞는 적혈구와 체외에서 감작시킨 후(in vitro sensitized RBCs) 항글로불린검사를 시행하는 것이 간접항글로불린검사(indirect antiglobutlin test, IAT)이다.

시험관법 항글로불린검사의 중요한 과정은 세척인데 일반적으로 3번에서 4번의 세척을 한다. 그림 10-4에서 보듯이 결합하지 않은 비특이적인 항체가 세척과정에서 잘 제거되지 않으면 첨가한 항글로불린 시약이 감작된 혈구의 항체와 반응하는 것이 아니라 비결합항체와 반응하여 위음성을 나타나게 된다. 따라서 항글로불린검사 후 응집이 없는 경우 실제로 감작된 적혈구가 없는 진음성인지 혹은 불완전한 세척으로 인한 위음성인지를 감별하기 위하여 지시자 감작혈구를 인위적으로 추가한다.

지시자 감작혈구는 IgG 혹은 C3b나 C3d를 고의적으로 적혈구에 감작시킨 적혈구로서 항글로불린검사가 종료된 시험관에 마지막으로 추가한다. 지시자 감작혈구 추가 후 진음성이라면 이미 첨가된 항글로불린이 지시자 감작혈구와 반응하여 혈구응집을 보이게 되나, 만약 불완전한 세척으로 인한 위음성이라면 이미 첨가한 항글로불린이 잔존하는 비결합항체와 반응한 상태라 첨가한 지시자 감작혈구와 반응할 수가 없어 혈구응집이 보이지 않는다. 만약 후자의 경우라면 실시한 항글로불린검사는 불완전한 세척으로 검사가 정확하지 않으므로 다시 검사를 시행하여야 한다.

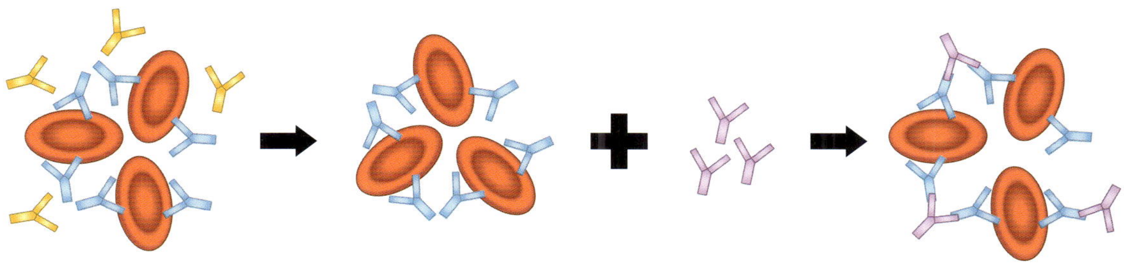

그림 10-4. 항글로불린검사의 원리

2) 항글로불린 시약(Antihuman Globulin Reagent, AHG Reagent)

항글로불린 시약은 사람의 항체 혹은 보체에 대한 항체를 의미하며, 다특이성(polyspecific)과 단특이성(monospecific) 항글로불린 시약으로 구별될 수 있다. 다특이성 시약은 IgG 아형 및 C3b와 C3d 각각에 대하여 과면역시킨 동물로부터 유래한 다클론성(polyclonal) IgG를 함유하고 있다. 그러나 과면역 시 IgG의 중쇄(heavy chain)뿐만이 아니라 경쇄(light chain)에 대한 항체도 생성되므로, 시약에 IgG 중쇄 특이성이라고 표시되지 않는다면 IgG뿐만이 아니라 IgA와 IgM과도 교차반응이 나타날 수 있다. 최근에 상용되는 다특이성 시약은 동물로부터 과면역시킨 다클론성 anti-IgG 혹은 단클론성(monoclonal) anti-IgG에 단클론성 anti-C3b와 anti-C3d의 혼합 항체 시약으로 이루어져 있다.

반면 단특이성 항글로불린 시약의 종류에는 다클론성 혹은 단클론성 유래 anti-IgG, 단클론성 유래 anti-C3b+C3d 혹은 anti-C3d가 있다. 만약 단클론성 유래 anti-IgG인 경우에는 다양한 IgG를 검출할 수 있도록 IgG의 공통적인 항원결정기에 대한 단클론성 항체를 사용하거나 혹은 IgG의 다양한 항원결정기에 대한 각각의 단클론성 항체의 조합으로 이루어져 모든 IgG형을 검출할 수 있어야 한다.

항체 검출 시 다특이성이 단특이성에 비하여 강한 반응을 보이기는 하나, 보체와의 비특이적인 반응을 배제하기 위하여 미국의 많은 검사실에서는 교차시험에 사용하는 항글로불린은 단특이성 anti-IgG를 사용하고 있으나, 2022년 현재 국내의 대다수 검사실에서는 항체 검출 시 아직까지도 다특이성 항글로불린을 사용하고 있다.

3) 직접항글로불린검사(Direct Antiglobulin Test, DAT)

용혈빈혈을 진단하기 위하여 적혈구에 감작된 IgG뿐만이 아니라 보체도 검출하는 것이 중요하므로 DAT 검사 목적으로 사용되는 항글로불린 시약은 다특이성이어야 한다. 그 이유는 한랭자가면역용혈빈혈이나 일부의 약물매개용혈빈혈에서는 보체인 C3d와 이의 분해산물인 C3b만이 용혈에 대한 증거로서 유일하게 적혈구에 부착되기 때문이다. 다특이성 항글로불린 시약에 양성을 보이는 경우에는 원인을 파악하기 위하여 단특이성 anti-IgG와 anit-C3를 사용하여 다시 검사를 시행하여야 한다. DAT 검사용 검체로는 보체활성화 방지를 위하여 EDTA 검체를 사용하는데, 이는 채혈 후 보관 중 비특이적으로 보체가 적혈구에 부착되어 나타내는 위양성을 방지하기 위함이다. 표 10-4는 DAT 양성을 보일 경우의 임상 상황, 적혈구와 결합물질에 대하여 기술하였다.

표 10-4. 직접항글로불린검사에 양성을 보이는 임상 상황

임상 상황	적혈구	적혈구 결합 물질	기타
수혈이상반응	혈액제제	환자 비예기항체	C3d도 부착 가능
태아신생아용혈질환	신생아/태아	산모 비예기항체	태반 통과가 가능한 항체
자가면역질환	환자	환자 자가항체	온난(IgG), 한냉(C3d)
약물관련 기전	환자	환자 면역복합체	약물에 대한 면역복합체
조혈모세포 혹은 장기 이식 후	환자	passenger B 림프구에 의하여 생성된 항체	혈액형 불일치
수동전이	환자	면역글로불린제제, 적혈구 항원과 반응하는 치료용 단클론성 항체	

4) 간접항글로불린검사(Indirect Antiglobutlin Test, IAT)

앞서 언급하였듯이 IAT는 체내 유리항체를 육안으로 검출하기 위한 혈구응집을 유도하기 위하여 체외에서 인위적으로 감작혈구를 만든 후 항글로불린검사를 시행하는 것이다. 임상적으로 의미있는 체내 항체는 대부분 IgG형이므로 적혈구를 감작시키기 위해서는 37°C에서 용매에 따라 15분에서 60분 정도 반응시켜야 하는데, 이것이 IAT가 DAT에 비하여 검사시간이 많이 소요되는 이유이다. 표 10-5는 IAT의 임상 적용사례를 설명하였다.

표 10-5. 간접항글로불린검사의 임상적용 사례

임상적용 사례	적혈구	항체
비예기항체 선별검사	비예기항체 선별검사용 적혈구	환자와 산모의 비예기항체
비예기항체 동정검사	비예기항체 동정검사용 적혈구	항체 선별검사에서 양성을 보인 비예기항체
교차시험	혈액제제	수혈 환자의 비예기항체
항원 검사, 약-D 검사	환자	시약(인간유래 다클론성 항체 혹은 IgG)

4 혈액형검사(Blood Typing)

2022년 12월 ISBT (international society of blood transfusion)는 354개의 적혈구 항원을 포함한 44 혈액형군을 공식적으로 발표하였다(https://www.isbtweb.org/isbt-working-parties/rcibgt.html). ABO 혈액형군과 Rh 혈액형군의 D 항원은 항원성이 강하므로 혈액 불출이 요구된 모든 환자의 검체에 대해서는 ABO 및 RhD 혈액형검사가 시행되어야 한다. ABO 혈액형검사는 혈구형검사(forward 혹은 front typing)와 혈청형검사(reverse 혹은 back typing)의 두 단계를 시행하여 일치하는 경우에만 정확한 혈액형 판정이 가능하며, 만약 불일치할 경우에는 혈액형 판정 전에 이를 해결하여야 한다. 혈구형검사란 환자의 혈구에 anti-A 시약 혹은 anti-B 시약을 떨구는 것이며, 혈청형검사란 반대로 환자의 혈청이나 혈장에 이미 혈액형을 알고 있는 A_1 혹은 B 적혈구를 떨군 후 적혈구의 응집 여부를 관찰하여 혈액형을 판정하는 검사이다. 시약(그림 10-5)을 이용하여 시험관법(그림 10-6)과 타일법(그림 10-7)을 이용한 혈액형검사를 실시할 수 있는데, 타일법은 검사자가 검체에 직접 노출될 위험이 있으며 특히 항체 농도가 시약에 비하여 낮은 혈청형검사에서는 적합하지 못하다는 지적이 있어 시험관법이 권장되고 있다.

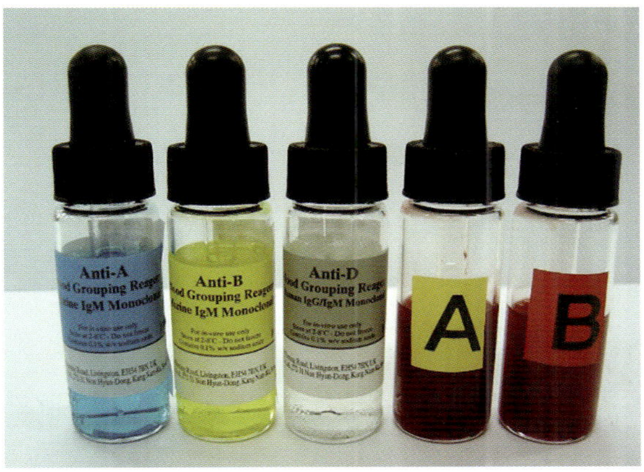

그림 10-5. **ABO 및 RhD 검사용 시약.** anti-A, anti-B, anti-D는 혈구형검사용. A 및 B 적혈구는 혈청형검사용 시약이다.

ABO 혈액형검사료는 2008년부터는 수혈을 시행하는 날마다 ABO 혈액형검사를 급여 인정하고 있으며, 2015년 8월부터는 혈구형검사와 혈청형검사를 모두 시행한 경우에만 ABO 혈액형검사료를 산정하도록 되어있다. 즉, 혈구형검사와 혈청형검사는 ABO 혈액형검사 과정의 필수 두 단계를 의미하는 것이지 선택할 수 있는 검사법의 종류가 아니다. 예외적인 경우들을 제외하면 사람은 자신이 가지지 않은 ABH 항원에 대한 항체를 가지고 있다. 예를 들면 A형은 항상 anti-B를 가지게 되며 이러한 이유로 ABO 혈액형검사는 혈청형검사가 가능하다. 반면 RhD 음성인 사람이 모두 anti-D를 가지고 있는 것은 아니므로 RhD는 혈구형검사만 실시한다. Rh 항원의 종류는 56개 이상 밝혀져 있으나 수혈전검사로 확인하는 것은 D 항원의 유무이다. 따라서 D 항원을 가진 사람을 RhD 양성, D 항원을 가지지 않은 사람을 RhD 음성, 그리고 이 이외의 약-D, 부분-D, Del형을 포함하여 D 변이형으로 분류한다. RhD 혈액형검사 결과 음성인 경우에는 바로 RhD 음성으로 판정하지 않고 약-D 검사를 시행한 후 약-D형이나 D 변이형(D variant) 혹은 RhD 음성으로 판정한다. 혈액제제가 약-D형이나 D 변이형일 때는 RhD 양성으로, 수혈예정인 환자가 약-D형이나 D-변이형일 때는 RhD 음성으로 취급하는 것이 안전하다.

ABO 항체들은 대개 역가가 높고, 보체를 활성화시킬 수 있는 IgM을 포함하고 있으므로 ABO 부적합 혈액이 수혈되면 심한 혈관내용혈을 보이게 된다. ABO 및 RhD 혈액형검사는 비록 간단한 검사이지만 엉뚱한 실수가 동반될 수 있으며 그런 실수로 인해 환자가 사망할 수도 있음을 늘 명심하여야 한다. 그림 10-5는 ABO 및 RhD 혈액형검사에 사용되는 항혈청과 혈구이다.

혈액형 중 ABO 혈액형군과 Rh 혈액형군의 D 항원 다음으로 항원성이 강한 혈액형으로는 K, Fy^a와 나머지 Rh 혈액형인 CcEe 항원이다. 수혈 빈도가 높은 환자들에 대해서는 ABO와 RhD 혈액형 이외의 미리 Rh 혈액형 항원에 대한 항원검사인 확장혈구 표현형검사(extended phenotyping)를 실시하기도 한다.

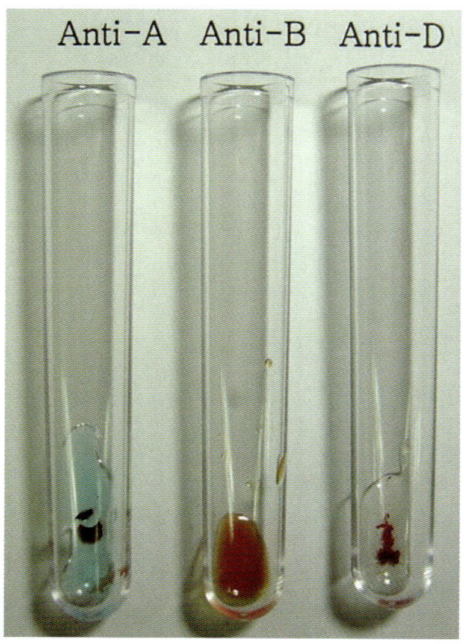

그림 10-6. 시험관법 ABO 혈구형검사 사례
환자의 적혈구가 anti-A 시약과 응집을 보이고 anti-B 시약과 응집을 보이지 않으므로 이 환자의 혈구형은 A형이 되며 anti-D 시약과에 응집을 보이므로 RhD 양성이다.

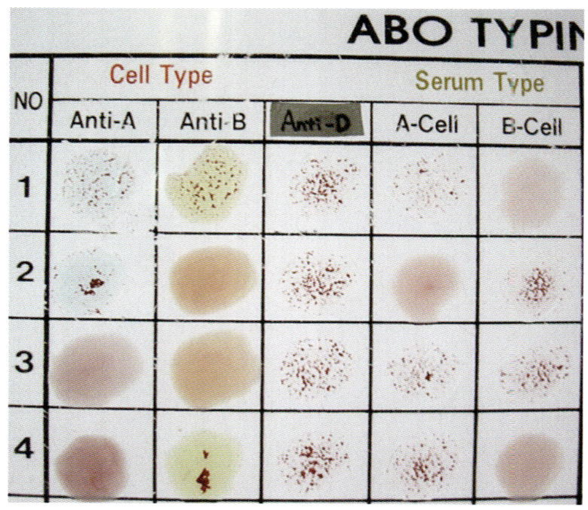

그림 10-7. ABO 혈액형검사(plate법, 타일법, 슬라이드법)

5 비예기항체 선별검사(Unexpected Antibody Screening)

ABO와 RhD 혈액형 이외의 혈액형들에 대하여 모두 혈액형검사를 실시하는 것은 불가능하며, 항원성이 약한 나머지 혈액형들에 대해서는 항원검사보다는 이들에 대한 비예기항체가 체내에 존재하는지를 비예기항체 선별검사와/혹은 항글로불린단계의 교차시험을 실시하여 항체가 검출될 경우 비예기항체 동정검사를 실시하여 해당 항체에 대한 항원을 배제하여 수혈할 혈액을 출고할 수 있다.

1) 비예기항체(Unexpected Antibodies)

A형인 사람이 anti-B를 가지는 것, B형인 사람이 anti-A를 가지는 것 등은 예기할 수 있는 규칙적인 현상으로서 자기가 가지고 있지 않은 항원에 대한 항체를 자연적으로 가지게 되는데 이렇게 항체의 존재가 규칙적이고 예기할 수 있는 경우 이를 예기항체(expected antibody) 혹은 규칙항체(regular antibody)라 한다. 비예기항체(unexpected antibody)는 이와 상반되는 개념으로서 검사를 하기 전에는 어떤 사람의 혈청 내에 어떤 항원에 대한 항체가 존재할 것인지를 알 수 없는 경우로서 불규칙항체(irregular antibody)라고도 하며 ABO 및 일부 P 혈액형 항체 이외의 대부분의 혈액형 항체들이 이에 속하게 된다. 비예기항체도 자신이 가지지 않은 항원에 대한 항체라는 점에서는 ABO 항체와 마찬가지이므로 항체를 가진 사람 자신에게는 전혀 문제가 되지 않으나 다른 사람의 혈액을 수혈받을 경우 문제가 된다. 즉, 어떤 사람이 비예기항체 anti-E를 가지고 있다 하여도 자신은 E(−)이므로 자신의 적혈구와는 반응하지 않으나 그 사람이 E(+) 항원을 가진 다른 사람의 혈액을 수혈받을 경우 수혈된 적혈구와 반응하여 용혈을 일으키게 되는 것이다. 대부분의 비예기항체들은 임신이나 수혈 등을 통하여 다른 항원에 노출되어 생기는 면역항체이나 anti-A_1, −Le^a, −P1, −HI, −E, −Vw, −Wr^a, −Sd^a, −M, −S, −N, −Ge, −K, −Lu^a, −Di^a, −Xg^a 등은 자연발생적으로 생기는 수도 있다.

백인들의 1% 이상이 임상적으로 문제가 될 수 있는 비예기항체를 가지고 있는 반면 한국인의 비예기항체 빈도는 이보다 낮아 수혈예정자의 0.6%가 비예기항체를 가지고 있으며 37°C에서도 반응하는 항체는 0.2%밖에 되지 않는다(이명희 등, 1986; 한규섭 등, 1989). 일반적으로 대만, 일본 등 아시아인에서는 백인보다 낮은 빈도를 보인다. 임상적으로 문제가 될 수 있는 비예기항체를 찾기 위해서는 수혈 전에 환자 혈액에 대해 비예기항체 선별검사를 실시하거나 항글로불린단계를 포함한 교차시험을 실시해야 한다. 한국인에서 발견되는 비예기항체들은 사용한 검사법, 대상 환자군에 따라 다르기는 하나, 빈도순으로 나열하면 anti-Le^a, −P1, −Le^b, −I, −E, −M, −D, −P, −IH, −N, −C, −e, −i, −H, −Lu^a, −Jk^a, −Jk^b 등이며 매우 드물게 발견되는 항체들로서 anti-Mi^a, anti-Hro, anti-Wr^a, anti-Jr^a 등도 보고되어 있다(강성호 등, 2005; 이상은 등, 2004; Han KS 등, 1997). 비예기항체도 임상적으로 심각한 문제를 유발할 수 있으며 실제로 치명적인 경우도 국내외에 많이 보고되어 있다(김경희 등, 2003; Sazama K, 1990). 수혈 받은 적이 없는 소아 환자를 포함하여 국내에서는 매우 드문 anti-D와 anti-K가 검출되는 일이 여러 병원에서 동시 다발적으로 일어난 적이 있는데 원인은 당시 국내 회사에서 제조한 정주용 면역글로불린이 외국 혈장을 원료로 사용하여 포함된 항체였다(송재우 등, 1999).

2) 비예기항체 선별검사(Unexpected Antibody Screening)

수혈자의 혈청 내에 비예기항체가 존재하는지를 판단하는 검사로서 수혈자의 혈청과 비예기항체 선별검사용 적혈구를 여러 가지 조건에서 반응시킴으로써 항체의 존재여부를 알 수 있다. 비예기항체 선별검사용 적혈구는 많은 O형 헌혈자의 혈구 중 가능한 한 다양한 종류의 항원을 가진 2~4개 혈구의 조합으로 이루어지며 수혈자의 혈청 내에 어떤 종류의 항체가 존재할지 알 수 없으므로 임상적으로 중요한 항체에 대한 항원들이 적어도 하나의 혈구에는 포함되어 있어야 한다(그림 10-8). 국내에서 사용되는 대부분의 비예기항체 선별검사용 적혈구는 수입에 의존하여 유효기간이 항상 문제될 수 있다. 수입 비예기항체 선별검사용 적혈구의 문제점은 아시아인에서만 검출되는 항체를 발견하지 못할 가능성이 있다는 점인데 대표적인 예가 anti-Di^a와 anti-Mi^a이다. Di^a와 Mi^a 양성 혈구가 포함된 각각의 비예기항체 선별검사용 적혈구를 추가하여 한국인 환자에 대해 비예기항체 선별검사를 시행한 결과 의심되는 anti-Di^a 항체와 anti-Mi^a 항체를 각각 0.19%와 0.24% 발견할 수 있었다는 보고가 있다(신경화 등, 2022).

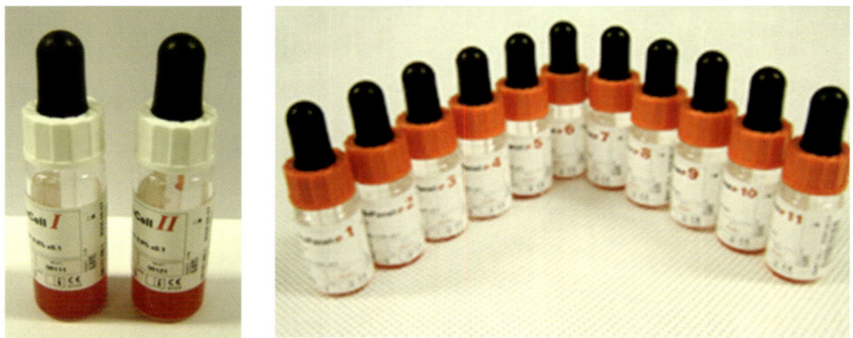

그림 10-8. **2개의 비예기항체 선별검사용 적혈구와 11개의 비예기항체 동정검사용 적혈구 시약**
2개의 비예기항체 선별검사용 적혈구에는 임상적으로 중요한 항원이 거의 대부분 포함되어 있으며, 11개의 비예기항체 동정검사용 적혈구는 다양한 표현형을 보이는 적혈구로 구성되어 있다.

2개 혈구의 조합으로 이루어진 비예기항체 선별검사용 적혈구의 예를 보면 표 10-6과 같다. 표 10-6에서 보듯이 임상적으로 중요한 항원들이 혈구 I과 II 중 적어도 하나에는 포함되어 있으므로(Lu^a와 kp^a 제외) 만일 환자의 혈청에 이들에 대한 항체가 존재한다면 해당 항원을 가진 혈구와 반응하게 된다. Lu^a와 kp^a와 같은 항원들은 양성률이 매우 낮으므로 해당 항원을 가진 헌혈자를 찾기 힘들어 본 예에서와 같이 두 개의 혈구에 모두 음성일 수도 있으며 특별히 이들 항원에 대한 항체가 의심될 경우나 다른 항체가 동정되지 않는 경우는 이들 항원을 가진 혈구를 구하여 다시 검사해야 한다. 같은 제조사에서 제공하는 2패널(panel) 비예기항체 선별검사용 적혈구와 4패널 비예기항체 선별검사용 적혈구를 이용하여 한국 환자들에 대한 검사를 시행한 결과 민감도가 2패널 비예기항체 선별검사는 85.7%, 4패널 비예기항체 선별검사는 93.7%로서 2패널 비예기항체 선별검사의 민감도에는 한계가 있음이 보고된 바 있다(탁정수 등, 2007).

표 10-6. **비예기항체 선별검사용 적혈구의 antigram 예**

혈구	Rh								MNS				P	Lewis		Lutheran		Kell			Duffy			Kidd		
	D	C	E	c	e	f	Cw	V	M	N	S	s	P_1	Le^a	Le^b	Lu^a	Lu^b	K	k	kp^a	Js^a	Fy^a	Fy^b	Jk^a	Jk^b	Xg^a
I	0	0	0	+	+	0	+	0	+	-	+	+	+	0	+	0	+	+	+	0	0	0	+	+	+	0
II	+	+	+	+	+	+	0	+	0	+	0	+	+	+	0	0	+	0	+	0	+	+	+	0	+	+

비예기항체 선별검사상 양성을 보일 경우 비예기항체 동정검사에 들어가기 전이라도 어느 정도 항체에 대한 윤곽은 잡을 수가 있는데 예를 들어 어떤 환자의 혈청이 비예기항체 선별검사용 적혈구 I과 II에 모두 반응을 보였다면 I과 II가 모두 보유하고 있는 항원, 즉, c, e, s, P1, Lu^b, k, Fy^b, Jk^b에 대한 항체 중의 하나이거나 혹은 I과 II에 각각 존재하는 항체가 동시에 존재함을 추정할 수 있고, 또 다른 환자의 혈청이 I에만 반응하고 II와는 반응치 않았다면 I에는 존재하고 II에는 존재하지 않는 Cw, M, S, Le^b, K, Jk^a에 대한 항체 중에 하나임을 알 수 있다. 그러나 확실한 항체의 동정은 비예기항체 동정검사를 실시해야만 알 수 있으며. 반응성이 약하지만 임상적으로 중요한 항체를 검출하기 위해서는 용량효과(dosage effect)를 보이는 Rh, MNS, Kidd, Duffy 혈액형군의 중요 항원인 경우 동형접합체(homozygote)가 비예기항체 선별검사용 적혈구에 포함되는 것이 좋기 때문에 일반적으로 2패널 비예기항체 선별검사용 적혈구보다는 3패널 비예기항체 선별검사용 적혈구 사용을 권장한다.

비예기항체 선별검사가 미리 시행되지 않은 환자에게 교차시험만을 시행하여 혈액을 선택하다가는 예기치 못한 항체가 있을 경우 곤란을 겪게 된다. 그 항체가 다행히 빈도가 높지 않은 항원에 대한 항체라면 동일한 ABO 및 RhD 혈액 몇 단위에 대해 교차시험을 하다보면 적합 혈액을 찾을 수도 있지만 고빈도항원에 대한 항체라면 적합 혈액을 환자가 필요한 만큼 찾지 못해 수술이나 수혈이 연기되어 문제가 될 수 있다. 종전에는 입원 기간 중 1회에 한하여 비예기항체 선별검사를 건강보험 요양급여 기준으로 인정하였으나 비예기항체가 수혈 후 3일이면 생성될 수 있다는 점을 감안하여 2008년부터는 수혈을 계속 받는 환자에게는 3일마다 비예기항체 선별검사를 시행할 수 있게 변경되었다. 비예기항체 선별검사를 일상적으로 시행하게 된 후에 혈액 폐기율과 취소율이 감소되는 효과가 있었다는 국내 보고도 있다(최숙향 등, 2012).

임상적으로 중요한 비예기항체를 검출하기 위해서는 항글로불린법이 반드시 포함되어야 한다. 그러나 시험관 수기법은 오류가 발생할 소지가 있는데, 항글로불린검사 시 판독상의 실수가 20%까지 될 수 있다는 보고가 있어 판독에 많은 주의가 필요하다(Engelfriet CP 등, 1995).

최근에는 대부분의 검사실에서 시험관 수기법이 아닌 원주응집법(column agglutination technique)을 이용한 방법이 널리 사용되고 있는데 2022년 상반기 대한임상검사정도관리협회 수혈의학분야의 비예기항체 선별검사 신빙도조사사업 결과에 따르면 342 참여기관의 99.7%가 원주응집법을 사용하고 시험관법은 5기관(0.1%)에 지나지 않았다.

6 비예기항체 동정검사(Unexpected Antibody Identification)

비예기항체 선별검사상 양성반응을 보이면 항체동정을 위하여 비예기항체 동정검사를 시행한다. 비예기항체 선별검사를 통하여 대략 어떤 부류의 항체인지와 어떤 반응조건에서 가장 강하게 반응하는가 하는 정보를 이미 얻었으므로 이를 염두에 두고 비예기항체 동정검사를 실시하면 항체 동정 시 도움이 된다.

비예기항체 동정검사는 환자의 혈청을 10~18가지의 다양한 항원 조합의 비예기항체 동정검사용 적혈구들과 반응시켜 그 결과를 분석함으로써 항체의 특이성을 확인하는 것이다. 비예기항체 동정검사용 적혈구들은 임상적으로 중요한 항원들을 고루 갖추고 있어야 한다.

표 10-7은 비예기항체 동정검사의 한 예이다. 이 경우 비예기항체 동정검사용 적혈구는 모두 9개로 구성되어 있으며 각 적혈구마다 혈액형의 표현형이 다르다. 동정 시 원칙은 배제원칙(exclusion rule 혹은 cross out)을 사용하는 것인데, 이는 응집을 보이지 않는 적혈구에 속하는 항원은 배제하는 것인데, 이 때 주의할 점은 이형접합체(heterozygote)인 경우는 항체 반응이 약하여 용량효과에 의하여 위음성을 보일 수 있다는 점을 유념하여야 한다. 표 10-7에 나와 있는 검사 결과상 환자의 혈청이 2, 5, 6, 7, 8번 적혈구와는 항글로불린법에서 반응을 보였고 나머지 적혈구들과는 반응하지 않았으므로 이 환자의 혈청에 있는 항체에 대한 해당 항원은 1, 3, 4, 9번 적혈구에는 없고 2, 5, 6, 7, 8번 적혈구에 있는 항원에 대한 항체임을 알 수 있다. 따라서 배제원칙에 의하여 우선 1, 3, 4, 9번 적혈구에 존재하는 항원들을 차례차례 지워 가면 Fy^a만 남게 된다. 2, 5, 6, 7, 8번 적혈구에는 모두 Fy^a가 존재함도 확인할 수 있으므로 이 환자가 가지고 있는 항체는 anti-Fy^a로 동정이 된다. 또한 이 항체는 실온에서는 반응하지 않고 항글로불린검사에서만 검출되므로 온난항체이며 만일의 경우 Fy^a 항원이 양성인 혈액이 수혈된다면 용혈수혈반응을 유발할 수 있는 임상적으로 중요한 항체이다. 만일 비예기항체 선별검사를 평소에 실시하지 않는 병원에서 교차시험 시에도 항글로불린검사를 시행하지 않는다면 이 경우 Fy^a 양성혈액도 적합혈액으로 판정되어 불출될 것이며 환자는 수혈이상반응을 일으킬 것이다. 비예기항체 동정검사 판독상의 오류를 없애고 쉽고 신속하게 할 수 있도록 비예기항체 동정검사용 적혈구의 antigram 정보와 반응양상을 입력하면 컴퓨터가 가능성 있는 항체들을 순서대로 제시해 주는 시스템이 국내에서 개발된 바 있다(조경환 등, 1998).

표 10-7. 비예기항체 동정검사용 적혈구의 예

동정 혈구	D	C	E	c	e	M	N	S	s	P	K	Fy^a	Jk^a	Jk^b	Le^a	Le^b	RT	37℃	AHG	Enzyme
1	+	+	0	+	+	+	+	+	+	0	0	0	+	0	0	0	0	0	0	C
2	+	0	0	+	+	+	0	0	+	+	0	+	0	0	+	0	0	0	+2	C
3	+	0	+	+	0	0	+	0	+	+	+	0	+	+	0	0	0	0	0	0
4	0	0	0	+	+	+	+	+	+	+	+	0	0	0	+	0	0	0	0	0
5	+	+	0	0	+	0	+	+	+	0	0	+	+	0	0	0	0	0	+2	0
6	0	0	0	+	+	+	0	+	0	0	0	+	0	0	0	+	0	0	+2	0
7	0	+	0	+	+	0	+	0	+	+	0	+	+	+	0	+	0	0	+2	0
8	+	+	+	0	+	+	+	+	+	+	0	+	0	0	0	0	0	0	+2	0
9	0	0	0	+	+	+	0	+	0	+	0	0	+	+	0	+	0	0	0	0

이미 특정 항체가 동정된 환자의 혈청에 대해 수혈 시마다 비예기항체 동정검사를 반복할 필요는 없으며 해당 항원이 없는 적혈구를 선택하여 교차시험을 시행하면 된다. 그러나 비예기항체 선별검사의

반응 양상이 이전과 많이 달라지든가, 해당 항원 음성 적혈구와의 교차시험에도 양성반응을 보이든가, 환자의 혈청이 황달성(icteric)이거나, 자가대조 반응도가 증가되든가, 지연성용혈수혈반응이 의심되는 경우에는 추가로 항체가 생겼을 가능성이 있으므로 비예기항체 동정검사를 재시행한다. anti-C+anti-Jk^a+anti-Di^a 복합항체를 가진 간이식 예정환자에게 수혈할 적합혈액을 찾기 위해 수술을 3주간 연기하고 2,679단위의 혈액에 대해 C 항원 검사를 시행한 후 선택된 217단위에 대해 다시 교차시험을 시행하여 적합 혈액을 확보했다는 경험이 보고된 바 있다(김동찬 등, 2002). 항체의 특성에 따라 검사조건에 따른 반응도가 달라지므로 비예기항체 동정검사를 항글로불린법 이외에도 효소법을 추가로 실시하면 보다 임상적으로 중요한 anti-E 등의 정확한 동정이 가능해진다(이대동 등, 2006; 이진솔 등, 2006). 그러나 효소법으로 일부 항원이 파괴될 수 있으므로, 효소법을 항글로불린법 없이 비예기항체 동정검사에서 단독으로 사용하는 것은 권장하지 않는다. 고빈도항원이 결핍된 적혈구나 저빈도항원이 양성인 적혈구는 시판 중인 비예기항체 동정검사용 적혈구에 포함되지 않을 수 있으며 아시아인에서 특이하게 나타나는 anti-Di^a와 anti-Mi^a등과 같은 항체를 동정하기 위해서는 별도로 특이한 항원형의 비예기항체 동정검사용 적혈구를 이용하거나 혹은 해당 항원이 양성인 환자의 적혈구를 보존하고 있어야만 가능할 경우가 있다. 일반적인 비예기항체 동정검사용 적혈구의 유효기간이 8주 이내이므로 사용하다가 남은 특이 적혈구도 보존해 두면 후일 비예기항체 동정에 유용하게 사용될 수 있는데 고농도글리세롤법을 사용하여 적혈구를 냉동보존하면 6개월 이상 항원성을 잘 유지할 수 있다는 보고가 있다(서지원 등, 2008).

7 교차시험(Crossmatch)

1) 혈청학적 교차시험(Serologic Crossmatch)

ABO와 RhD 혈액형 이외의 혈액형들에 대하여 모두 혈액형검사를 실시하는 것은 불가능하며, 항원성이 약한 나머지 혈액형들에 대해서는 항원검사보다는 이들에 대한 비예기항체가 체내에 존재하는 지를 검사한다. 비예기항체를 검출하는 방법은 두 가지인데, 검사에 사용할 적혈구를 다양한 종류의 적혈구 항원을 포함하고 있는 비예기항체 선별검사용 적혈구를 사용하는 경우에는 비예기항체 선별검사이며, 혈액제제의 적혈구를 사용할 경우에는 혈청학적 교차시험이다. 임상적으로 의미가 있는 비예기항체를 검출하기 위해서는 항글로불린법이 반드시 포함되어야 한다.

비예기항체 음성인 동일한 ABO, RhD형의 혈액을 수혈받더라도 수혈이상반응을 일으킬 수 있으므로 이를 예방한다는 뜻에서, 또한 환자와 혈액제제간의 ABO형 적합성을 재확인한다는 의미에서 수혈 전 교차시험은 필수적인 검사이다. 대개는 수혈될 적혈구와 환자의 혈청간의 부적합성이 문제가 되므로 이들간의 적합성을 보는 것이 주교차시험(major crossmatch)이며 반대로 환자의 적혈구와 혈액제제의 혈청간의 적합성을 판단하는 것이 부교차시험(minor crossmatch)이다. 부교차시험은 더 이상 권장되고 있지 않은데, 그 이유는 혈액제제 내에 있는 비예기항체는 수혈 후 환자의 체내에서 희석되므로 임상적으로 문제가 되는 수혈이상반응을 보이는 일은 극히 드물 뿐만이 아니라 공급혈액원에서 모든 혈액제제에 대해 비예기항체 선별검사를 실시하여 양성 혈액은 출고하지 않기 때문이다. 국내 혈액원에서는 환자에 대한 검사와는 달리 비예기항체 선별검사용 적혈구 2~3가지를 하나로 혼주하여 검사하므로 반응 강도가 약한 항체는 검출되지 않을 수도 있다.

교차시험의 방법에는 실온식염수법, 저이온강도식염수법(LISS), 알부민법, 항글로불린법, 효소법 등이 있다. 실온식염수법은 가장 간단한 방법으로서 한랭항체의 검출 및 ABO 적합성의 확인을 위하여 사용되며 때로 응급수혈 시에는 이 방법만을 실시하여 혈액을 불출하기도 한다(immediate spin crossmatch). 이미 비예기항체 선별검사의 시행으로 항체가 음성으로 확인된 환자들에 대해서는 실온식염수법만 시행하여도 임상적으로 큰 문제가 생기는 일은 드물다(김혜림 등, 2013). 미리 비예기항체 선별검사가 시행되지 않았거나 시행 여부를 알 수 없는 경우에는 실온식염수법 이외에 한두 가지 방법을 동시에 사용하여야 하는데 항글로불린법은 꼭 포함시켜야 한다(한규섭 등, 1989). 추천할 만한 방법으로는 실온식염수법 → 알부민법 → 항글로불린법의 순으로 진행하는 방법과 저이온강도식염수법(LISS) → 37℃ 식염수법 → 항글로불린법의 순으로 진행하는 방법이다. 이외에 최근에는 hexadimethrine bromide를 이용하는 polybrene법, polyethylene glycol (PEG)법 등이 개발되어 소개되었다(권석은 등, 1990; 김희모 등, 1989; Nance SJ 등, 1987; Wenz B 등, 1990).

혈액을 불출하기 전에 비예기항체 선별검사와 교차시험의 결과에 따라 여러 가지 추가검사를 시행하거나 원인을 분석해야 하는 경우가 있다. 그러한 경우의 원인과 조치들을 표 10-8에 나열하였다.

표 10-8. 비예기항체 선별검사와 교차시험 결과에 따르는 원인들

	항체선별검사 음성	항체선별검사 양성
교차시험 적합	• 조치: 출고 가능하나 환자가 비예기항체 존재가 의심되는 경우 더 민감한 항체 검출 방법 추가 고려	• 원인: anti-H (anti-IH), anti-Le^{b}H, 시약성분에 대한 항체 • 조치: 항체가 동정된 경우 해당 항원이 음성이므로 혈액 출고, 항체가 동정되지 않은 경우는 아래의 원인 고려
교차시험 부적합	• 환자 원인: 선별혈구에 미포함된 저빈도항원에 대한 항체(특히 anti-Di^{a}), anti-A_1 • 혈액제제 원인: DAT 양성, 다응집성 적혈구, 혈액제제의 ABO 혈액형 오류 • 조치: 다른 혈액으로 교차시험 진행하고, 혈액제제의 ABO 혈액형 재검과 DAT 실시, 저빈도항원의 적혈구와 반응	• 원인: 동종항체, 자가항체, 시약의 문제, 연전현상 등 • 조치: 초응급상황을 제외하고는 출고 노류

(1) 항체 양성이면서 교차시험상 적합하게 나타나는 경우

① anti-H (anti-IH)

O형 적혈구에는 H 물질이 많으며 A_1형이나 A_1B 적혈구에는 H 물질이 거의 없다. 따라서 환자의 혈

청에 anti-H가 있다면 비예기항체 선별검사용 적혈구들은 모두 응집시키나 A_1형이나 A_1B 적혈구는 응집시키지 않아 교차시험상 적합하게 나타날 수 있다. A_1형이나 A_1B형, B형의 혈청에 존재하는 anti-H는 대개 실온에서만 반응하며 임상적으로 문제되지 않는다. anti-H로 판단되는 항체들 중 상당수는 사실 anti-IH이나 임상적인 의미가 적으므로 굳이 구분할 필요는 없다.

② anti-Le^bH

이 항체는 Le(a-b+) 적혈구와 반응하는데 그 중에서도 O형 적혈구에만 반응을 한다. 이 항체는 대개 A_1형이나 A_1B형인 Le(a-b-) 사람들에서 발견된다. anti-Le^bH는 실온에서 잘 반응하나 항글로불린단계에서도 반응할 수 있다. 적합 혈액은 환자의 혈청과 여러 단위의 혈액을 반응시켜 선택하면 된다.

③ 시약성분에 대한 항체

비예기항체 선별검사용 적혈구에 포함되어 있는 성분에 대한 항체가 있을 경우 이러한 현상이 나타날 수 있다. 이 경우에는 적혈구를 생리식염수로 세척하여 검사하든가 다른 제조사의 적혈구로 검사를 시행한다.

(2) 항체 음성이면서 교차시험상 부적합하게 나타나는 경우

환자 혈청에 비예기항체 선별검사용 적혈구에는 없는 항원에 대한 항체가 있을 경우 이런 양상을 보인다. 또 혈액제제 내의 적혈구에 이미 면역글로불린이나 보체가 부착되어 있을 수도 있다. 이 경우에는 혈액제제의 ABO 혈액형검사를 반복하고, 혈액제제에 대하여 DAT를 시행하며 환자 혈청을 비예기항체 동정검사용 적혈구와 반응시켜 볼 필요가 있다.

① 실온에서 나타나는 부적합 교차시험의 원인

가. ABO 부적합: 이때는 혈액제제의 ABO 혈액형을 확인한다.

나. A_2형이나 A_2B 혈액형인 환자가 가진 anti-A_1: 항체가 실온에서만 반응하면 별문제가 되지 않으나 37°C에서도 반응하면 적합 혈액을 찾아 수혈하여야 한다.

다. 실온에서만 반응하는 동종항체: 비예기항체 선별검사를 실온에서 시행할 때만 양성을 보이는 경우로서 anti-M 등이 원인이 될 수 있다.

라. 다응집성(polyagglutinable) 적혈구: 혈액제제이 다응집성 적혈구일 때는 교차시험상 부적합 반응을 보일 수 있다. 다응집성 적혈구는 대개 세균감염과 수반되어 나타나므로 실제 건강 헌혈자로부터 채혈한 혈액들이 다응집성을 보이는 경우는 거의 없다. 혈액제제이 세균에 오염되었을 때에도 다응집이 관찰되나 이것 역시 매우 드물다.

② 항글로불린단계에서 나타나는 부적합 교차시험의 원인

가. 혈액제제의 적혈구가 DAT 양성인 경우: 특정 혈액제제가 모든 환자에서 계속 부적합할 경우 의심해 볼 수 있다. 혈액제제의 적혈구에 대하여 DAT를 시행하면 원인을 발견할 수 있다.

나. 항원성이 강한 적혈구에만 반응하는 항체: 환자가 가진 항체가 비예기항체 선별검사용 적혈구와는 반응하지 않고 해당 항원이 강하게 표현되는 신선한 혈액제제와만 반응할 수 있다. 이 경우에는 환자 혈청을 비예기항체 동정검사용 적혈구와 반응시켜 보는 것이 좋으며 PEG법 등 보다 예민한 검사법들을 사용한다.

다. 저빈도항원에 대한 항체 : 비예기항체 선별검사용 적혈구에 저빈도항원이 포함되어 있지 않는 경우 혈액제제 내 적혈구에 그 항원이 있으면 교차시험상 양성을 보인다. 이때에는 환자 혈청을 다양한 종류의 비예기항체 동정검사용 적혈구와 반응시켜 그 특이성을 증명한다.

(3) 항체 양성이면서 교차시험상 부적합하게 나타나는 경우

① 동종항체(Alloantibodies)

환자 혈청 내에 비예기항체가 있으면 비예기항체 선별검사상 양성으로 나타나는 것이 원칙이다. 교차시험은 환자에게 불출하려는 혈액이 원인 항체에 대응하는 항원의 유무에 따라 적합 혹은 부적합하게 나타날 수도 있다. 이때는 우선 비예기항체 동정검사를 실시하여 항체의 특이성을 동정한다. 항체의 특이성이 동정되면 해당 항원이 음성인 혈액을 찾을 수 있는 확률을 계산한다. 예를 들어 항체가 anti-E이면 한국인의 경우 2단위의 혈액 중 한 단위는 항원 음성일 것으로 추정할 수 있으며 항체가 anti-e 라면 10단위의 혈액 중 한 단위만이 항원 음성일 것으로 추정할 수 있다. 만일 임상의가 3단위의 혈액을 요청하였다면 anti-E의 경우 6단위 이상의 ABO, RhD 적합 혈액을, anti-e의 경우 30단위 이상의 ABO, RhD 적합 혈액을 일단 확보해야 한다. 그 다음에는 확보된 혈액들에 대해 상품화된 항체시약과의 반응을 통해 해당 항원이 음성인 혈액을 찾도록 한다. 항원이 음성인 것으로 판명된 혈액과 환자 혈청을 이용한 교차시험을 다시 실시하여 적합한 것으로 나타나면 혈액을 불출한다. 환자가 가진 항체가 anti-M, anti-N, anti-P1, anti-Le^a, anti-Le^b 등 임상적인 중요성이 적은 한랭항체인 경우에는 항원 음성 혈액을 찾기 위한 상품화된 항체시약과의 반응과정을 생략하고 환자의 혈청과 교차시험상 음성반응을 보이는 혈액을 선택하여 불출하면 된다.

② 동종항체가 있으면서 자가대조(Autocontrol)가 양성인 경우

동종항체를 가진 환자가 3개월 이내에 수혈받은 적이 있으면 항체와 수혈된 적혈구가 반응하여 자가대조시험도 양성으로 나타날 수 있으므로 이를 자가항체로 오판해서는 안 된다. 왜냐하면 자가항체의 경우에는 적합혈액을 찾으려는 노력이 거의 필요없지만 동종항체의 경우에는 적합혈액을 찾아 수혈해야 하기 때문이다. 환자의 임상진단, 수혈기록, 항체의 종류 등이 판단에 도움이 된다. 자가항체들은 Rh 계통의 항체들이 많으므로, 예를 들어, 적혈구로부터 용출된 항체가 anti-Fy^a라면 자가항체일 가능성은 희

박하며 항체가 anti-e라면 자가항체일 수도 있고 동종항체일 수도 있다. 수혈된 혈액에 의해 자가대조가 양성으로 나타날 때에는 대개 혼합시야반응(mixed-field agglutination)이 관찰된다. 드물지만 수혈된 혈장에 있는 동종항체에 의해 자가대조가 양성으로 나타날 수도 있다. 이 경우 항체가 소멸될 때까지는 해당 항원 음성인 적혈구를 수혈하는 것이 좋다.

③ 한랭자가항체(Cold-Reactive Autoantibodies)

역가가 높은 한랭자가항체는 ABO, RhD 혈액형검사, 비예기항체 선별검사, 비예기항체 동정검사 및 교차시험을 어렵게 만든다. 한랭자가항체는 대개는 anti-I 특이성을 가진다. 이 경우 가장 중요한 것은 환자의 ABO, RhD 혈액형을 정확히 검사하는 일과 동종항체가 공존하는지를 확인하는 일이다.

④ 온난자가항체(Warm-Reactive Autoantibodies)

온난자가항체가 ABO 혈액형검사를 어렵게 만드는 경우는 거의 없다. 이 경우에도 중요한 것은 자가흡착(autoadsorption)을 통하여 동종항체의 공존여부를 확인하는 일이다.

⑤ 연전현상(Rouleaux Formation)

혈청단백에 질적, 양적 이상이 있을 때 실온이나 37℃ 반응단계에서 연전현상이 나타날 수 있다. 항글로불린단계에서는 혈청이 세척되므로 연전현상이 문제되지 않는다. 연전현상은 현미경 관찰로 대개 인지할 수 있으며 경우에 따라서는 생리식염수 치환검사가 필요하다.

⑥ 시약과 관련된 문제들

약제나 첨가액에 대한 항체들이 비예기항체 선별검사나 교차시험을 어렵게 만들 수 있다. 환자 혈청 내의 항체가 시약 적혈구와는 모두 반응하고 혈액제제와는 전혀 반응치 않는다면 시약 적혈구 보존액 내의 어떤 성분에 대한 항체를 의심한다. 시약 적혈구를 생리식염수로 세척하여 검사하면 이런 문제가 해결될 수도 있다. 다른 회사의 시약 적혈구를 사용하여 보는 것도 하나의 해결책이다. 저이온강도식염수법(LISS)에서만 시약적혈구나 혈액제제와 반응을 보인다면 LISS-증강성 자가항체(LISS-potentiated autoantibody)를 의심한다. LISS 시약은 anti-I와 anti-IH의 반응성을 증강시킨다. 이러한 경우 anti-IgG 단특이성 항글로불린 시약을 사용하거나 생리식염수, 혹은 알부민법을 사용하는 것이 도움이 된다.

2) 컴퓨터 혹은 전자 교차시험(Computer 혹은 Electronic Crossmatch)

1980년대 미국에서는 비예기항체 선별검사의 민감도와 정확도가 향상되면서 비예기항체 음성 시는 각 혈액제제별 시행하였던 항글로불린단계의 교차시험을 대체하는 Type & Screen 법이 제안되었다. Type & Screen에서 항체 음성 시 시행하는 혈청학적 교차시험은 환자와 혈액제제와의 ABO 적합성을 재확인하기 위한 실온식염수법이 사용된다. 1990년대 미국에서는 이 목적으로 사용하던 혈청학적 교차시험 대신 전산 확인을 이용하는 컴퓨터 혹은 전자 교차시험을 사용하기 시작하였고, AABB는 Technical Manual 15판(1993)에서 전자 교차시험법이 실온식염수법을 대체할 수 있다고 기술하였다. 이를 위해서는 혈액제제 종류, 혈액번호 및 혈액형과 환자의 혈액형이 2회 이상 확인되어 전산에 입력되어 있어야 한다. 환자 혈액형은 이번 수혈을 위해 보내온 검체에 대한 검사 결과는 필수적으로 입력되어 있어야 하며 추가로 과거 검체로 시행한 검사 결과 혹은 신환인 경우에는 두 번째 검체로 시행한 ABO 혈액형검사의 결과가 입력되어 있어야 한다. 전산체계는 출고 전에 혈액제제와 환자의 혈액형이 일치하는 지를 확인할 수 있어야 하고 일치하지 않을 경우 경고를 나타내어 출고되지 않는 체계를 가지고 있어야 한다. 컴퓨터 교차시험은 현재 비예기항체 선별검사가 음성이고 과거에도 항체가 발견된 적이 없는 환자들에 대해서만 가능하다.

8 수혈전검사의 자동화(Automated Pretransfusion Testing)

2015년 8월부터 건강보험 요양급여 기준에서 혈액형검사료를 수기법과 자동화법의 두 가지 수가로 구분하여 인정해 주면서 국내에서 혈액은행의 자동화 장비의 사용이 증가하게 되었다. 수혈전검사의 자동화는 대량검사가 가능하고 수기로 인하여 발생할 수 있는 각종 오류를 감소시켜 검사의 효율성과 정확성을 증가시킬 수 있으며, 기존의 수기 시험관법에 비하여 임상적으로 중요한 비예기항체에 대해서는 민감도가 더 높은 것으로 보고되고 있다(Bajpai 등, 2012). 그러나 자동화가 주는 여러 가지 명백한 장점에도 불구하고 비용에 대한 부담을 가질 수밖에 없는데 업무흐름(workflow)을 포함하여 검사에 소요되는 모든 요인들을 세밀히 분석한 결과 자동화가 수기법에 비해 더 경제적일 수 있다는 국내 보고가 있으며(Shin KH 등, 2013) 자동화가 공간과 인력을 절감하고 오류를 줄일 수 있다는 보고도 있었다(이혜련 등, 2008; Shin KH 등, 2013). 신생아의 경우 혈청형검사가 불필요하므로 소량의 검체로 강한 반응을 얻을 수 있는 신생아용 미세원주응집카드도 소개된 바 있다(서수현 등, 2010).

현재까지 소개된 자동화 장비의 원리는 표 10-9와 같이 젤(gel) 혹은 비드(bead)를 이용한 원주응집법(column agglutination technique, CAT), 액상(liquid) 혹은 고형상적혈구부착분석법(solid phase red cell adherence assay, SPRCA)에 기반한 마이크로플레이트법(microplate), 그리고 적혈구자성화기술(erythrocyte-magnetized technique, EMT)의 크게 3가지 원리로 분류할 수 있다(임영애, 2022).

원주응집법은 1990년대 중반부터 국내에 소개되었으며 2022년 현재 국내에서 가장 널리 이용되고 있는 자동화 방법으로 반응용기에 포함된 매체의 종류에 따라 젤과 유리 비드, 두 가지로 구분할 수 있다. 항원-항체를 반응 후 원침하면 항체와 결합하지 못한 적혈구는 반응용기인 미세튜브의 바닥에 모이는 반면 항체와 결합되어 응집된 적혈구들은 응집강도에 따라 다양한 양상으로 매체에 걸리게 되어 양성 반응을 보이게 된다.

마이크로플레이트법 중 액상기반은 공급혈액원에서 대량의 헌혈자를 대상으로 혈액형과 매독항체검사를 시행하는데 많이 이용되어 왔다. 고형상적혈구부착분석법은 제조 회사에 따라 Capture-R Ready system과 Solidscreen system 두 종류로 나뉠 수 있다. 원리는 거의 유사하나, 항글로불린단계에서 항원-항체 반응 확인을 위하여 전자는 세척 후 IgG 부착 지시 적혈구를 첨가하는 반면 후자는 면역글로불린의 Fc 부위와 친화력이 높은 protein A (*Staphylococcus aureus*의 세포벽 성분의 일종)가 미리 코팅되어 있다는 차이점을 보인다.

가장 최근에 소개된 적혈구자성화기술인 EMT는 항원-항제 반응 확인을 위하여 원심분리가 필요한 다른 자동화장비와는 달리 적혈구를 자성화(magnetization)시킨 후 원심분리 대신 자기력을 이용하는 독특한 방식을 채택하고 있다. 항원-항체 반응 시 부드럽게 흔들면서 배양하고 자성판을 사용하여 마이크로플레이트의 바닥에 자력을 가하면 항체와 결합된 자성화된 적혈구는 마이크로플레이트의 바닥 쪽으로 끌어당겨져 모이게 되어 양성 반응을 보이고, 항원-항체 반응이 없는 경우에는 적혈구가 마이크로플레이트 웰에 퍼지는 양상을 보이게 된다.

적혈구는 검사방법에 따라 두 가지로 자성화시킬 수 있는데 환자 적혈구를 anti-glycophorin A와 결합된 철 입자가 포함된 용액과 반응시키거나 음이온을 띠는 적혈구 표면에 양이온을 띠는 철입자가 흡착되도록 자성화용액(magnetization solution)을 이용하는 방법이다. 항글로불린단계 반응 시 환자 검체가 마이크로플레이트 웰에 미리 코팅된 항글로불린인 anti-IgG와 먼저 반응하는 것을 방지하기 위하여 고밀도 용액인 NanoLys로 차단장벽을 만들었다.

표 10-9. 혈액은행 자동화장비의 종류와 원리

자동화 기법	제조회사: 장비 종류	반응용기	적혈구 항원 검출: 환자의 적혈구 첨가	혈액형 항체 검출: 환자의 혈장 첨가	비예기항체 검출: 환자의 혈장 첨가
젤 원주응집법(gel column agglutination technology, CAT)	BIO-Rad: IH-1000, IH 500 Grifols: Erytra, Erytra eflexis	각각 젤(Ortho, 비드)로 채워진 6개(Grifols, 8개) 미세튜브로 구성된 플라스틱 카드	반응용기에 혈액형 항혈청이 미리 포함	빈 반응용기에 상품화된 적혈구 부유액 첨가	반응용기에 항글로불린이 미리 포함. 선별/동정 적혈구 첨가
유리비드 원주응집법(glass bead CAT)	Quidelortho (이전 OCD): Ortho Vision, Ortho Vision Max				
고형상적혈구부착분석법(solid phase red cell adherence assay, SPRCA)	IMMUCOR: NEO Iris, Echo Lumena, Galileo Echo	U자형의 마이크로플레이트	반응용기 바닥에 혈액형 항혈청이 이미 코팅되어 있음	반응용기 바닥에 적혈구 항원이 포함된 막이 이미 코팅되어 있음	반응용기 바닥에 선별/동정 적혈구 항원이 포함된 막이 이미 코팅되어 있음. 세척 후 anti-IgG 부착 지시 적혈구 첨가(Capture-R Ready system)
	Bio-Rad (previous Biotest): TANGO optimo, TANGO Infinity	8개 웰이 12줄이 있는 마이크로플레이트	반응용기에 이미 항혈청이 포함되어 있음	빈 반응용기에 상품화된 적혈구 부유액 첨가	선별/동정 적혈구 추가. 세척 후 항글로불린 추가. 항글로불린의 Fc 부위와 반응하는 protein A가 이미 반응용기에 코팅됨(solid screen system).
액상 기반 마이크로플레이트(liquid based microplate)	Beckman Coulter (이전 Olympus): PK7300/PK7400 Automated Microplate System	계단식 마이크로플레이트	반응용기에 희석한 혈액형 항혈청 첨가	빈 반응용기에 적혈구부유액 첨가	해당사항 없음
적혈구자성화기술(erythrocyte magnetized technique, EMT)	DIAGAST	자기판과 반응용기인 마이트로플레이트	반응용기 바닥에 혈액형 항혈청이 이미 코팅되어 있음. 환자의 적혈구를 자성화시킨(magnetization) 후 반응.	반응용기에 미리 자화시킨 적혈구 첨가	반응용기에 anti-IgG 가 미리 코팅되어 있으며, 그 위에 고밀도용액인 NanoLys가 덮혀져 환자의 검체와 코팅된 anti-IgG 가 미리 접촉하는 것을 방시. 미리 사성화시킨 선별/동정 적혈구 첨가

⦿ 참고문헌

강성호, 윤미숙, 김동찬, 김희승, 강순범, 한규섭(2005): 항-Wr[a] 항체 1례 -국내 첫 보고-. 대한수혈학회지 16:52-55

권석운, 한규섭, 조한익(1990): Polyethylene glycol-항글로불린법을 이용한 적혈구 항체 검출. 대한수혈학회지 1:51-56

김경희, 안동은, 오영철, 최범열, 조명준(1987): 항체 검출용 panel혈구 제조 및 이에 대한 불규칙항체 검출 경험. 임상병리와 정도관리 9:295-300

김경희, 한진영, 김정만, 박기형, 한규섭(2003): 항E와 항Fy[a]에 의한 치명적 급성 용혈성수혈부작용 1예. 대한진단검사의학회지 23:57-59

김동찬, 윤비숙, 송은영, 김종훈, 최범열, 오덕자, 오영철, 한규섭(2002): Anti-C, anti-Jk[a], anti-Di[a] 복합된 항체를 가진 간이식 예정 환자를 위한 혈액확보 경험. 대한수혈학회지 13:181-186

김혜림, 김형회(2013): 5년간 모든 수혈 환자를 대상으로 시행한 Di[a]를 포함한 Type and Screen법과 immediate spin crossmatch 적용. 대한수혈학회지 24:258-264

김희모, 김현옥, 이삼열, 김휘준(1989): 불규칙항체 검출을 위한 manual hexadimethrine bromide (Polybrene)법의 유용성에 관한 연구. 대한혈액학회지 24:363-371

박정수, 장호은, 김미정, 송상훈, 박경운, 송정한, 한규섭(2007): 선별혈구수와 동정혈구수가 비예기항체 선별 및 동정에 미치는 영향. 대한수혈학회지 18:169-176

서수현, 김세희, 심영숙, 이경, 송상훈, 박경운, 송정한, 한규섭(2010): 신생아용 미세원주응집카드의 유용성. 대한수혈학회지 21:9-15

서지원, 한규섭(2008): 항체 동정용 희귀 적혈구의 냉동 보존법 비교. 대한수혈학회지 19:120-131

송재우, 이정신, 신정원, 김현옥(1999): 면역글로불린에 포함된 항-D 항체로 인해 교차시험에서 부적합을 보였던 2례. 대한수혈학회지 10:239-243

신경화, 김형회, 이현지, 김혜림(2022). 디에고와 밀텐버그 항원이 포함된 비예기항체 선별검사 시약간 비교. 대한수혈학회지 33:46-49

이명희, 조한익, 김상인(1986): 한국인의 혈액형 항체에 관한 연구. 대한혈액학회지 21:243-256

이대동, 오승환, 신호진, 정주섭, 조군제, 박태성, 이은엽, 손한철, 김형회(2006): 비예기항체 동정검사 시 효소법 추가 검사의 진단적 유용성. Korean J Hematol 41:167-171

이진솔, 조덕, 신명근, 양동욱(2006): 비예기항체 동정에서 NaCl/Enzyme gel test의 유용성. 대한진단검사의학회지 26:204-209

이혜련, 주신영, 신수, 성승준, 노은연, 윤종현, 한규섭(2008): 적혈구 비예기항체 선별 및 동정을 위한 두 가시 미세원주응집법의 비교. 대한수혈학회지 19:132-139

임영애(2022): 수혈전검사와 면역혈액학의 발전. 대한수혈학회지 33:77-87

최경환, 한규섭, 한복연, 서진태, 김성권, 조한익(1998): 불규칙항체 동정검사용 의사결정 지원시스템의 개발. 대한수혈학회지 9:167-173

최숙향, 서일혜, 안정열, 김경희, 허혜경, 전양빈, 박필환(2012): 수혈예정환자에서의 항체선별검사 의무시행에 따른 혈액 폐기율과 취소율 변화. 대한수혈학회지 23:248-255

한규섭, 조한익, 김상인(1989): 용혈성 수혈부작용을 일으킨 불규칙항체에 대한 검색. 대한혈액학회지 24:27-33

한규섭, 오원일, 박명희, 김의종, 김상인(1989): 한국인의 혈액형 불규칙항체에 관한 연구. 대한혈액학회지 24:145-153

AABB(2012): Standards for Blood Banks and Transfusion Services, 28th ed. American Association of Blood Banks, Bethesda, MD

Engelfriet CP, Reesink HW(1995): What is the best technique for the detection of red cell allaontidodies. Vox Sang 69:292

Fung MK, Eder AF, et al.(2017): Technical Manual. 19th ed. American Association of Blood Banks, Bethesda, MD. Methods 1-9

Meenu Bajpai, Ravneet Kaur, Ekta Gupta(2012): Automation in immunohematology. Asian J Transfus Sci 6:140-144

Nance SJ, Garratty G(1987): A new potentiator of red blood cell antigen-antibody reactions. Am J Clin Pathol 87:633-635

Sazama K(1990): Reports of 355 transfusion-associated deaths:1976 through 1985. Transfusion 30:583-590

Shin KH, Kim HH, Chang CL, Lee EY(2013): Economic and workflow analysis of a blood bank automated system. Ann Lab Med 33:268-273

Vengelen-Tyler V ed.(1996): Technical manual 12th ed. American Association of Blood Banks, Arlington, Virginia

Wenz B, Apuzzo J, Shah DP(1990): Evaluation of the polyethylene glycol-potentiated indirect antiglobulin test. Transfusion 30:318-321

Han KS, Kim HC, Han KS, Shim WS(1997): A case of fatal hemolytic disease of the newborn associated with -D-/-D- phenotype. Am J Perinatol 14:495-497

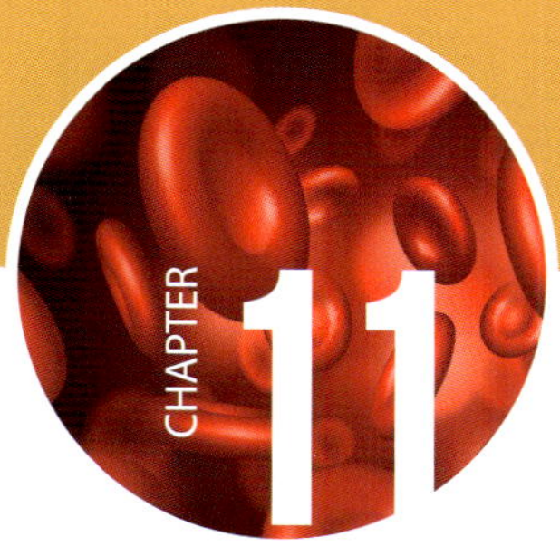

CHAPTER 11

수혈검사 지침

Laboratory Procedures

1 혈액형검사(Blood Typing)

1) ABO 혈액형검사(ABO Typing)

(1) 검사배경

적혈구에 anti-A 시약 또는 anti-B 시약을 가하면 해당하는 항원이 있을 경우 항원-항체 반응에 의해 응집을 보이는데, 이것이 혈구형 혈액형검사(cell typing)이다. 그리고 혈액형을 알고 있는 혈구(A_1 혈구 혹은 B 혈구)와 혈청 내에 존재하는 동종항체를 반응시켜 응집 여부를 살피는 것이 혈청형 혈액형검사(serum typing)이다.

(2) 검체: 혈액 3 mL

(3) 시약 및 기기

① anti-A, anti-B 시약

② A_1형 및 B형 적혈구 5~10% 부유액, 2~5% 부유액

③ 혈액형검사용 plate 또는 슬라이드

(4) 검사방법

① 혈구형검사(plate법 혹은 슬라이드법)

가. 검체를 2,500 rpm에 3~4분 원심하여 혈청을 분리한다.

나. 검사용 plate (슬라이드)에 anti-A, anti-B 시약을 각각 1방울씩 떨어뜨린다.

다. 여기에 30~50% 검체의 적혈구부유액을 1방울씩 가한다.

라. 면봉으로 항혈청과 적혈구를 잘 섞으면서 직경이 2 cm 정도 되도록 편다.

마. 검사용 plate(슬라이드)를 전후 좌우로 움직이면서 viewer상에서 응집을 관찰한다.

바. 2분간 관찰하여 응집이 있으면 양성, 없으면 음성으로 판독한다.

② 혈구형검사(시험관법)

가. 2개의 시험관에 표시를 하고 각각 anti-A, anti-B 시약을 1방울씩 넣는다.

나. 각 시험관에 2~5% 적혈구부유액을 1방울씩 넣고 섞는다.

다. 3,400 rpm에서 15초간 원심침전한 후 응집을 관찰한다.

다. 응집이 있으면 양성, 없으면 음성으로 판독한다.

③ 혈구형검사(원주응집법)

가. 제조사의 지시에 따라 적혈구부유액을 제조한다.

나. anti-A, anti-B 시약이 포함된 각각의 microcolumn에 적혈구부유액을 분주한다.

다. 제조사의 지시에 따라 원심한 후 응집을 관찰하고 반응강도를 기록한다.

④ 혈청형검사(plate법 혹은 슬라이드법)

가. 검사용 plate(슬라이드)에 환자 혈청을 2방울씩 두 군데에 가한다.

나. 혈액형을 알고 있는 A_1형 적혈구, B형 적혈구 5~10% 부유액을 1방울씩 가한다.

다. 면봉으로 잘 섞는다.

라. 검사용 plate(슬라이드)를 전후로 잘 움직이면서 응집을 관찰한다.

마. 2분간 관찰한 후 응집이 있으면 양성, 없으면 음성으로 판독한다.

⑤ 혈청형검사(시험관법)

가. 2개의 시험관에 환자 혈청을 1방울씩 가한다.

나. 각 시험관에 2~5% A_1형 적혈구 및 B형 적혈구 1방울씩을 넣는다.

다. 3,400 rpm에서 15초간 원심침전시킨다.

라. 응집 및 용혈을 관찰한다.

마. 응집이 있으면 양성, 없으면 음성으로 판독한다. 용혈이 있으면 양성으로 판독한다.

⑥ 혈청형검사(원주응집법)

가. A_1형 적혈구 및 B형 적혈구가 포함된 각각의 microcolumn에 환자의 혈청이나 혈장을 분주한다.

나. 제조사의 지시에 따라 반응시키고 원심한 후 응집을 관찰하고 반응강도를 기록한다.

(5) 판독

원주응집법 시행 후 반응강도 판독은 그림 11-1과 같다.

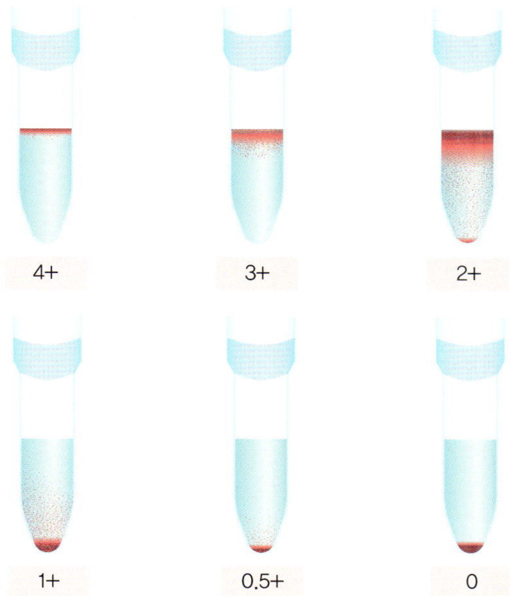

그림 11-1. 응집강도 판독기준

혈액형	혈구형		혈청형	
	anti-A 시약	anti-B 시약	A_1적혈구	B적혈구
A	(+)	(-)	(-)	(+)
B	(-)	(+)	(+)	(-)
O	(-)	(-)	(+)	(+)
AB	(+)	(+)	(-)	(-)

(6) 유의사항

① anti-A 시약 및 anti-B 시약 제조사의 설명서를 항상 참조한다.

② 혈청형 혈액형검사의 결과와 혈구형 혈액형검사의 결과가 일치하는지 항상 확인해야 한다.

③ 결과판독은 적어도 2분간 관찰한다.

④ ABO 혈액형검사는 실온에서 시행한다.

⑤ 용혈은 양성으로 판독한다. 이를 확인하려면 혈청을 56℃에서 15분간 비동화한 후 재검사한다.

⑥ 1년 미만의 유아의 혈청에는 anti-A, anti-B가 없을 수도 있으므로 혈구형검사의 결과를 중시한다(국내 3개월 미만의 어린이 101명 중 82명이 anti-A나 anti-B 결핍; 윤영호 등, 1997).

⑦ 가능한 한 2명의 검사자가 혈액형을 반복 검사 혹은 교차 확인하도록 한다.

⑧ 혈청형검사는 시험관법으로 하는 것이 바람직하다.

⑨ 시험관법을 이용하는 모든 혈액은행 검사는 혈액은행용 원심침전기를 사용하여야 한다(그림 11-2).

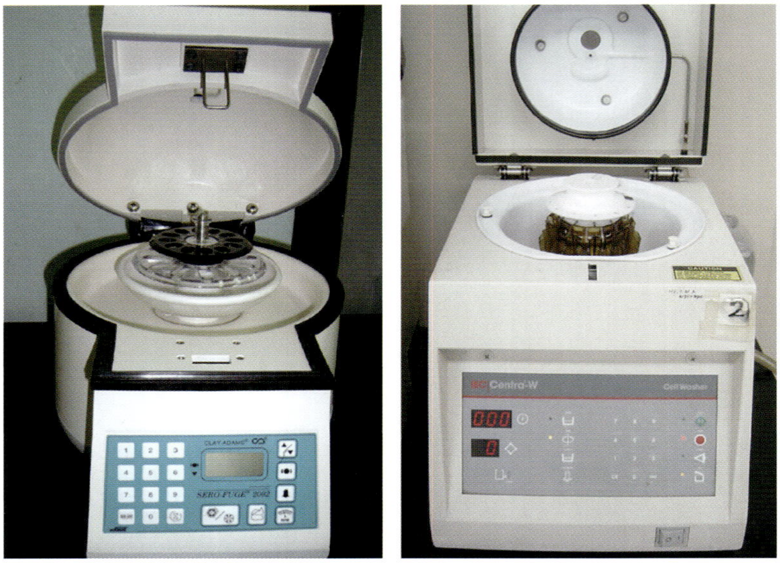

그림 11-2. **혈액은행용 원심분리기들.** 혈액형검사, 교차시험, 비예기항체 선별검사 등 혈액은행의 거의 모든 검사에 사용된다. 가속 및 정지에 소요되는 시간이 짧아 3,400 rpm에서 짧은 시간(15초 등) 원심침전하는 데 매우 편리하다.

⑩ ABO 혈액형검사 시 혈구형과 혈청형 불일치(ABO discrepancy)의 원인들:

- 용혈을 인지하지 못하여 음성으로 판독했을 때
- 혈청과 적혈구의 비율이 적절치 않았을 때
- 원심침전의 속도나 시간이 적절치 않았을 때
- 시약이 변질되었을 때
- 결과의 판독이나 해석에 오류가 있었을 때
- 환자가 최근에 수혈이나 골수이식을 받았을 때
- ABO 변이형
- 다응집(polyagglutination)
- 혈청단백 이상(Wharton's jelly, 다발성골수종 등)
- 섬유소 응괴(덜 응고된 검체나 혈장 사용 시)
- 자가항체 및 동종항체
- 질병이나 고령에 의한 항원의 소실, 획득, 항체의 약화 등(정소이 등, 2011)
- 6개월 미만의 소아
- 혈청 내에 과다한 혈액형물질(blood group substance)이 존재
- 항체과잉구역반응(prozone phenomenon)
- 시약에 저빈도항원에 대한 항체가 포함된 경우
- 기타

⑪ ABO 불일치의 일반적인 해결 방법은 다음과 같다.

가. 동일 검체로 재검한다. 혈청이나 혈장에 현탁된 적혈구로 검사했다면, 적혈구를 식염수로 여러 번 세척한 후 재검한다. 이렇게 하면 혈장 단백질 또는 자가항체와 관련한 오류를 해결할 수 있다.

나. 새로운 검체로 재검한다. 이번에 시행한 검사결과가 의무기록상 이전 결과와 다르게 나왔거나, 검체 오염이 의심되는 경우 반드시 재채혈을 요청하여 검사한다.

다. 환자의 과거 혈액형검사결과, 수혈 이력, 이식 이력, 현재 복용 중인 약물 등 환자 병력을 조사하여, 혈액형검사에 영향을 줄 수 있는 의학적 상태인지 검토한다.

라. 자가항체 또는 동종항체에 의한 영향을 평가하기 위해 자가 적혈구 및 비예기항체 검사에서의 O형 적혈구에 대한 혈장 검사 결과를 검토한다. 직접항글로불린검사(direct antiglobulin test, DAT)가 도움이 될 수 있다.

⑫ ABO 혈액형 불일치 등의 원인을 진단하기 위해 ABO genotyping 검사를 의뢰할 수 있다. 이 검사로 *AA*, *AO*, *BB*, *BO*, *OO*, *AB*의 주요 ABO 혈액형과 cis-AB형을 진단할 수 있다. 이 검사를 의뢰할 때는 다른 유전자 검사와 마찬가지로 유전자 검사의뢰서와 유전자 검사동의서가 필수적이다.

⑬ ABO 불일치현상의 가장 흔한 원인은 환자 혈청 내 예기치 못한 응집소가 존재하는 것이다. 이 경우 자가대조가 양성인지 음성인지에 따라 방향이 달라지게 된다.

가. 자가대조가 양성인 경우

자가대조가 양성인 경우에는 연전현상, 자가항체, 수혈된 적혈구와 반응하는 동종항체, 자가혈구와 반응하는 항체를 가진 혈장의 수혈 등을 생각할 수 있다.

가) 연전현상(rouleaux formation): 연전현상은 자가대조가 실온에서 양성이면서, 37℃에서도 역시 나타나는데 항글로불린단계에서는 음성인 경우 의심할 수 있다. 다량의 글로불린, 섬유소원 혹은 polyvinylpyrrolidone (PVP)을 함유한 혈청은 적혈구의 평평한 부위끼리 서로 붙도록 하여 동전을 쌓아 놓은 모양의 연전현상을 유발할 수 있다. 이 경우 연전현상의 정도는 중등도이며 대개는 한두 방울의 생리식염수를 첨가하면 연전현상은 소실된다. 다발성골수종이나 거대글로불린혈증 환자에서는 매우 심한 연전현상이 관찰되며 응집과의 구분이 육안상 불가능한 경우도 있다. 이러한 경우에는 생리식염수를 2~3방울 첨가하여도 연전현상이 소실되지 않는다. 시험관을 흔들어 응괴를 잘게 부순 후 현미경 관찰을 하면 응집의 경우에는 가장자리가 불규칙한데 비해 연전현상의 경우에는 가장자리가 매끄러운 인상을 주며 적혈구들이 굴러다니는 듯한 느낌을 받는다. 연전현상이 의심될 경우에는 적혈구를 생리식염수로 여러 번 세척하여 혈구형검사를 실시하며 혈청형검사는 생리식염수 치환검사를 이용하여 시행한다.

나) 자가항체: 실온에서의 자가대조가 양성인데 37℃나 항글로불린법에서는 약화되거나 소실되면 autoanti-I 등의 한랭자가항체를 생각할 수 있다. 37℃에 항온을 하였더라도 원심침전 과정에서 다시 온도가 내려가 응집이 될 수 있음을 유념하여야 한다. 보체결합 항체의 경우에는 항글로불린검사상 양성이 나타날 수 있으며 이 경우 단특이성 항글로불린 시약을 사용하면 적혈구

에 IgG는 없고 보체만이 있음을 확인할 수 있다. 한랭자가흡착을 통하여 한랭자가항체를 흡착한 후 혈청형검사를 다시 시행할 수 있다. 일부 온난자가항체가 실온에서 반응하는 경우도 있어 온난자가항체도 ABO 불일치현상의 원인이 될 수 있다. 이 경우에는 온난자가흡착을 통해 방해를 주는 항체를 제거할 수 있다.

다) 동종항체가 최근에 수혈된 적혈구들과 반응하여 자가대조 양성인 것 같이 나타날 수 있다. 이 경우에는 특징적으로 항글로불린검사상 혼합시야반응이 관찰된다. 적혈구로부터 항체를 용출하여 검사한 결과를 혈청검사 결과와 비교함으로써 적합 혈액의 선택이 가능하다.

라) 수혈받은 혈장 내의 동종응집소가 환자의 적혈구와 반응하여 자가대조 양성처럼 나타날 수 있다. 이 경우 환자의 수혈력을 아는 것은 감별에 크게 도움이 된다. 1개월 이내의 영아에서도 산모의 혈장이 태아로 넘어와 유사한 현상을 유발할 수 있다.

나. 자가대조가 음성인 경우

자가대조가 음성인 경우에는 환자 혈청 내에 시약적혈구나 혈구희석액 내의 성분에 대한 항체가 존재하는 경우, A_2형 A_2B형 등의 약A형인 사람에서의 anti-A_1, cis-AB인 사람에서의 anti-B, H 항원이 결핍된 사람에서 anti-H가 존재하는 경우, 직접항글로불린검사 양성을 초래하지 않는 anti-IH, anti-IA등의 자가항체를 생각할 수 있다.

가) 혈청형검사상 실온 이하에서 반응하는 anti-M, anti-N, anti-P_1, anti-Le^a, anti-Le^b 등과 37°C에서도 반응하는 anti-D, anti-E, anti-c, anti-K 등이 ABO 불일치현상을 유발할 수 있다. 이 경우에는 해당 항원이 음성인 A_1형 적혈구와 B형 적혈구를 이용한다면 정확한 혈청형검사가 가능하다. 환자 혈청 내에 시약 적혈구용 희석액 성분에 대한 항체가 존재하면 비특이 응집을 보일 수 있다. 이 경우에는 시약 적혈구를 세척하여 검사함으로써 비특이적 반응을 피할 수 있다.

나) A_2형, A_2B형 등의 약A형인 사람에게 anti-A_1이 존재하는 것은 이 혈청이 A_2형 적혈구나 O형 적혈구와는 반응치 않음을 증명하면 확인할 수 있다.

다) cis-AB형에서의 anti-B가 ABO 불일치현상을 유발할 수 있는데 이 경우에는 환자 적혈구의 anti-H에 대한 반응도가 정상적인 AB형에 비해 강하다는 점, A와 B 전이효소치가 정상 AB형에 비해 낮다는 점, 가계조사 등을 통하여 확인할 수 있다.

라) 우리나라에서는 아직 보고가 없지만 H 항원이 결핍된 사람에서는 혈청 중에 anti-H를 가져 ABO 불일치의 원인이 된다(봄베이 O형). 혈구형검사상 O형으로 나타나며 anti-H와의 반응이 음성이다. 봄베이 형은 ㉠ O_h, $O^A{}_h$, $O^B{}_h$, $O^{AB}{}_h$형 등 적혈구와 타액 내에 H 항원이 없으면서 혈청에 anti-H를 가지는 유형과, ㉡ O_{Hm}, $O^A{}_{Hm}$, $O^B{}_{Hm}$, $O^{AB}{}_{Hm}$ 등 타액 내에는 H 물질이 존재하는데 적혈구에만 H 항원이 없으면서 혈청 중에 anti-H나 anti-IH를 가지는 유형과, ㉢ A_h, B_h 등 적혈구에 H 항원은 검출되지 않지만 A나 B 항원은 약하게 표현되며 타액 내 H, A 및 B 물질이 없고 혈청에는 anti-H를 가지는 유형과, ㉣ A_{Hm}, B_{Hm} 등 적혈구에 H 항원은 검

출되지 않지만 A나 B 항원은 약하게 표현되며 타액내 H, A 및 B물질이 존재하고 혈청 중에는 anti-H나 anti-IH가 약하게 존재하는 유형으로 세분될 수 있다.

적혈구			타액			혈청	예			
H	A	B	H	A	B					
(-)	(-)	(-)	(-)	?	?	anti-H	O_h	$O^A{}_h$	$O^B{}_h$	$O^{AB}{}_h$
(-)	(-)	(-)	(+)	?	?	anti-H 혹은 anti-IH	O_{Hm}	$O^A{}_{Hm}$	$O^B{}_{Hm}$	$O^{AB}{}_{Hm}$
(-)	(w+)	(w+)	(-)	(-)	(-)	anti-H	A_h	B_h		
(-)	(w+)	(w+)	(+)	(+)	(+)	anti-H 혹은 anti-IH	A_{Hm}	B_{Hm}		

마) autoanti-I와는 달리 I 항원과 ABO, H, P_1 항원들이 복합된 항원에 대한 항체들이 자가대조는 음성이거나 매우 약하면서 ABO 불일치현상을 유발할 수 있다. 여기에 속하는 항체들로서는 anti-IH, anti-IA, anti-IB, anti-IP_1, anti-i, anti-iH, anti-iP_1 등이 있으나 이들 항체를 구분하는 것은 임상적으로 중요치 않다.

바) 혈청형검사상 반응이 예상보다 약하거나 소실된 경우

이는 항체역가가 감소되어 있거나, 키메라 현상(chimerism), 드문 A나 B의 변이형, 항체과잉구역반응(prozone reaction) 등이 원인이 된다.

(가) 가장 먼저 할 일은 환자의 혈청을 A_1형, B형, O형 적혈구 및 자가혈구와 섞은 후 15~30분간 실온에서 반응시켜 응집을 관찰하는 것이다. 반응도가 역시 낮으면 이번에는 반응온도를 15℃로 낮추어 다시 15~30분간 반응시킨 후 판독한다. 환자가 면역글로불린결핍증 환자인지 혹은 다른 면역결핍상태인지를 확인할 필요가 있다.

(나) 키메라 현상이나 A, B 변이형이 의심될 경우에는 먼저 적혈구를 세척하여 혈구형검사를 다시 시행한다. 사람 유래 항체와 단클론성항체를 병용하여 사용하는 것도 도움이 된다. 음성반응이나 혼합시야반응은 현미경으로 확인하는 것이 좋다. 응집이 관찰되지 않으면 흡착-용출 검사를 실시한다.

(다) 항체과잉구역반응(prozone effect)은 최근에 A나 B 항원에 노출된 환자의 혈청형검사상 나타날 수 있다. 혈청을 1:8 정도 희석하여 검사하거나 시약 적혈구를 EDTA가 포함된 용액에 부유하여 검사하면 전지대반응을 피할 수 있다.

2) 흡착 및 용출검사(Adsorption and Elution)

(1) 검사배경

적혈구에 A나 B 항원이 약하게 표현되는 경우, anti-A 시약이나 anti-B 시약에 응집을 일으키지는 않지만 anti-A나 anti-B를 흡착할 수는 있다. anti-A나 anti-B를 흡착시킨 후 이를 다시 용출함으로써 약한 항원의 존재를 증명할 수 있다.

(2) 검체: EDTA 혈액 2 mL

(3) 시약 및 기기

① anti-A 혹은 anti-B 시약

② A_1형 적혈구, B형 적혈구, O형 적혈구

(4) 검사방법

① 적혈구 1 mL를 생리식염수로 3회 세척한다.

② anti-A나 anti-B 시약을 1 mL 가한다.

③ 잘 섞어 4℃에서 1시간 반응시킨다.

④ 원심침전한 후 상층액은 버린다.

⑤ 적혈구를 8회 이상 생리식염수로 세척하고 마지막 세척액은 보관한다.

⑥ 세척적혈구와 동량의 생리식염수를 가한다.

⑦ 56℃ 수조에 10분간 두면서 자주 흔들어 주어 항체가 용출되도록 한다.

⑧ 원심침전한 후 용출액을 취하고 적혈구는 버린다.

⑨ 용출액과 A_1형 적혈구 혹은 B형 적혈구, O형 적혈구를 4℃, 실온, 37℃ 항글로불린단계에서 반응시킨다.

⑩ ⑤에서의 마지막 세척액도 동일한 적혈구와 반응시킨다.

(5) 판독

항글로불린단계에서 용출액이 A_1형 적혈구나 B형 적혈구와 반응하고 O형 적혈구와는 반응치 않는다면 A나 B 항원이 존재함을 의미한다. 용출액이 O형 적혈구와도 반응하면 A나 B 항원에 대한 반응이 아님을 의미한다. ⑤에서의 마지막 세척액이 A_1형 적혈구나 B형 적혈구와 반응하면 세척이 제대로 이루어지지 못한 것이므로 처음부터 다시 시행하여야 한다.

3) 타액검사(Saliva Test)

(1) 검사배경

정상인의 약 80%에서는 타액 내에 H 항원을 분비하며 혈액형에 따라 A 항원 혹은 B 항원도 분비하는데 이들을 분비자(secretor)라 한다. 즉, O형 분비자는 타액 내에 H 항원만을 분비하며 A형 분비자는 타액 내에 H와 A 항원을 동시에 분비하게 된다. H, A 및 B 항원을 분비하지 않는 사람을 비분비자(non-secretor)라 하며 이들 항원의 분비는 분비유전자인 *Se*, *se* 유전자에 의하여 결정되는데 분비자의 유전자형은 *SeSe* 혹은 *Sese*이다. 타액 내의 ABH 항원 검사는 ABO 변이형의 확인에 도움을 준다(오흥범 등, 1993). 검사는 타액 중에 혈액형 물질이 있으면 항혈청과 반응하여 항체를 중화시키는 원리를 이용하여 시행한다. 중화된 항체에 해당 적혈구를 가하여 응집억제의 정도를 측정함으로써 타액 내 혈액형물질(blood group substance)의 존재를 확인할 수 있다. A, B, H, Le^a, Le^b 항원에 대해 시행한다.

(2) 검체

① 구강을 잘 씻고 5~10 mL의 타액을 모은다(타액을 빨리 모으기 위해 껌을 씹으면 안 됨).

② 시험관에 타액을 넣고 3,000 rpm에서 30분간 원심한다.

③ 상층의 타액을 뚜껑 있는 시험관에 담아 10분간 끓여 타액효소를 불활성화 한다.

④ 식힌 후 고속원침하여 상층액을 취한다.

⑤ 당일 검사가 가능하면 냉장 보존하고 장기보존이 필요하면 −20℃ 이하에 냉동시킨다.

(3) 시약 및 기기

① anti-A 시약, anti-B 시약, anti-H 시약

② A_1형 적혈구, B형 적혈구, O형 적혈구 2% 부유액

③ anti-Le^a, anti-Le^b

④ AB형 분비형 타액(대조시험용)

⑤ 끓는 물

(4) 검사방법

① 1열, 2열, 3열에 각각 10개씩의 시험관을 준비한다.

② 1열 2번째 시험관부터 9번째 시험관까지 0.3 mL의 생리식염수를 넣는다.

③ 타액을 각 열의 1번째 시험관에 0.1 mL씩 넣는다.

④ 타액을 1열 2번째 시험관에 0.3 mL 넣고 잘 혼합한 후 2열 및 3열의 2번째 시험관에 각각 0.1 mL씩 옮기고 1열 3번째 시험관에 0.3 mL를 옮겨 잘 혼합한다. 같은 방식으로 9번째 시험관까지 타액을 연속 희석한다.

⑤ 10번째 시험관은 음성대조로서 생리식염수 0.1 mL와 타액 0.1 mL씩을 넣는다.

⑥ 제1열의 1번부터 9번 시험관에 1:16배로 희석한 anti-A 시약을 0.1 mL씩 넣는다.
제2열의 1번부터 9번 시험관에 1:16배로 희석한 anti-B 시약을 0.1 mL씩 넣는다.
제3열의 1번부터 9번 시험관에 1:16배로 희석한 anti-H 시약을 0.1 mL씩 넣는다.

⑦ 잘 혼합한 후 실온에서 15분 이상 반응시킨다.

⑧ 1열에는 A_1형 2% 적혈구부유액 0.2 mL씩 넣는다.
2열에는 B형 2% 적혈구부유액 0.2 mL씩 넣는다.
3열에는 O형 2% 적혈구부유액 0.2 mL씩 넣는다.

⑨ 잘 혼합하여 3,400rpm에서 15초간 원심침전한 후 응집억제를 관찰한다. 응집이 억제되어 있는 최종시험관의 타액희석배수를 억제가로 한다.

⑩ 대조로는 AB형 분비형 타액을 같이 실시한다.

(5) 판독

응집이 억제되면 타액 내 해당 혈액형 물질이 있으며, 응집이 억제되지 않으면 없는 것으로 판정한다.

4) RhD 혈액형검사(RhD Typing)

(1) 검사배경

적혈구에 anti-D 시약을 가하면 D 항원을 가진 경우에는 응집을 보인다. 응집이 있으면 RhD 양성, 응집이 없을 시엔 약–D 검사를 시행한 후 D 변이형(약–D형, 부분–D형) 혹은 RhD 음성으로 판정한다. 대개 ABO 혈액형검사와 동시에 의뢰된다.

(2) 검체: 혈액 3 mL

(3) 시약 및 기기

① anti-D 시약

② 혈액형검사용 plate 혹은 슬라이드

(4) 검사방법

① Plate법(슬라이드법)

가. 검사용 plate(슬라이드)를 미리 view box에 올려놓아 37~40°C가 되게 한다.

나. anti-D 시약 한 방울을 검사용 plate(슬라이드)에 놓는다.

다. 여기에 30~50% 환자 적혈구 한 방울을 가한다.

라. 면봉으로 항혈청과 적혈구를 잘 섞으면서 직경이 2 cm 정도 되도록 편다.

마. 검사용 plate(슬라이드)를 전후 좌우로 움직이면서 viewer상에서 응집을 관찰한다.

바. 2분 이내에 관찰하여 응집이 있으면 양성, 없으면 음성으로 판독한다.

사. RhD 음성으로 판독되면 시험관법으로 확인한다.

② 시험관법

가. 시험관에 anti-D 시약 1방울을 넣는다.

나. 여기에 2~5% 적혈구부유액을 1방울 가하고 흔들어 섞는다.

다. 3,400 rpm에서 15초간 원심침전한 후 응집을 관찰한다.

라. 응집이 있으면 RhD 양성, 없으면 RhD 음성으로 판독한다.

마. 음성으로 판독되면 약–D 검사를 실시한다(11장 5 참조).

③ 원주응집법

가. 제조사의 지시에 따라 적혈구부유액을 제조한다.

나. anti-D 시약이 포함된 microcolumn에 적혈구부유액을 분주한다.

다. 제조사의 지시에 따라 원심한 후 응집을 관찰하고 반응강도를 기록한다.

(5) 유의사항

① 응집반응이 ABO 혈액형검사의 경우보다 약하므로 잘 관찰한다.

② 평소에 RhD 음성 환자를 보기가 쉽지 않으므로(한국인의 0.15%) 가끔 RhD 음성 적혈구를 사용하여 반응상을 눈에 익혀 두는 것이 현명하다.

③ 판독은 2분 이내에 한다. 시간이 지나면 건조되어 연전현상이 나타나 RhD 음성을 RhD 양성으로 오판할 수가 있다.

④ 위양성을 보이는 경우:

가. 연전현상(rouleaux formation)

나. 한랭응집소나 자가항체의 존재

다. 검체 오염

라. anti-D 시약 속에 함유된 희귀항원에 대한 항체(단클론성항체의 경우에는 이러한 문제가 없음)

⑤ 위음성을 보이는 경우:

가. 적혈구와 항혈청의 비율이 맞지 않을 때

나. 시약의 역가가 낮을 때(<1:256)

다. 질병에 의한 항원성의 저하(예: 백혈병)

⑥ 음성으로 나타나는 경우 RhD 음성이라고 판정하기 전에 약-D 검사를 곧바로 실시한다.

5) 약-D 검사(Weak D, D^u Test)

(1) 검사배경

적혈구에 소량으로 약화된 D 항원이 존재할 경우 anti-D에 의해 감작은 되나 응집은 되지 않는데 여기에 항글로불린 시약을 가하면 응집을 보이게 된다. 혈액제제가 약-D형(혹은 D 변이형)일 때는 RhD 양성으로, 수혈예정인 환자가 약-D형(혹은 D변이형)일 때에는 RhD 음성으로 취급하는 것이 안전하므로, RhD 혈액형검사 결과 음성인 경우 반드시 이 검사를 시행해야 한다.

(2) 검체: 혈액 3 mL

(3) 시약 및 기기

① 알부민(22%)

② anti-D 시약

③ 항글로불린 시약

(4) 검사방법

① 시험관법

가. 시험관 I, II를 준비하여 시험관 I에는 anti-D를, II에는 22% 알부민을 1방울씩 넣는다.

나. 2~5% 적혈구부유액을 시험관 I, II에 1방울씩 각각 넣는다.

다. 37℃에 30분간 반응시킨다.

라. 3,400 rpm에 15초 간 원심침전한 후 응집을 관찰한다. 이 단계에서 강한 응집이 관찰되면 RhD 양성으로 판단하고 검사를 끝낸다. 응집이 없거나 판독이 어려우면 아래 단계로 넘어간다.

마. 적혈구를 생리식염수로 3~4회 세척한다(마지막 세척 후 식염수를 완전히 제거한다).

바. 항글로불린 시약을 1~2방울 가한다.

사. 3,400 rpm에서 15초간 원심침전한다.

아. 시험관을 잘 기울여 가면서 응집을 관찰한다.

② 원주응집법

가. 항글로불린 시약이 포함된 gel card를 세운 후 사용할 홀의 알루미늄 호일을 제거한다.

나. 0.8% 적혈구부유액을 제조사의 지시에 따라 준비하여 microcolumn에 분주한다.

다. anti-D 시약을 제조사의 지시에 따라 준비하여 추가로 microcolumn에 분주한다.

라. 37℃에서 10−15분 제조사의 지시에 따라 반응시킨다.

마. 원심침전 후 응집을 관찰하고 반응강도를 기록한다.

(5) 판독

① 시험관 I에 응집이 있고 시험관 II에 응집이 없으면 “약−D” 혹은 “D 변이형(D variant)”으로 보고한다.

② 시험관 I, II 모두에 응집이 없으면 시험관 I에 IgG−감작 적혈구를 1방울 넣고 다시 원심침전하여 응집이 일어남을 확인한 후 RhD 음성으로 보고한다.

③ 시험관 I과 시험관 II에 모두 응집이 있으면 적혈구에 다른 항체가 이미 부착되어 있어 직접항글로불린검사가 양성으로 나타났을 가능성이 있으므로 적혈구에 부착된 항체를 모두 용출시킨 후 다시 약−D 검사를 시행한다.

④ 원주응집법에서는 제조사 지시에 따라 반응강도를 판단하며, 양성일 경우 D 변이형(D variant)으로 보고한다.

(6) 유의사항

① 혈액제제가 D 변이형일 때는 RhD 양성으로, 수혈자가 D 변이형일 때에는 RhD 음성으로 취급하는 것이 안전하다.

② RhD 변이형의 한 유형인 부분-D형의 경우 anti-D 시약 클론(clone)의 종류에 따라 약-D 검사에서 음성으로 보고될 수 있다. 따라서 약-D 검사를 시행할 때는 클론이 다른 두 종류 이상의 anti-D 시약으로 검사하는 것이 권장된다.

③ 약-D 검사 음성이더라도 Del 혈액형을 배제할 수 없다(한국인에서 RhD 음성 헌혈자 중 15~17%가 Del형; Kim JY 등, 2005). RhD 음성이 확인된 환자 중 RhD 유전자 변이형이 의심되는 경우 *RHD* genotype 검사를 의뢰할 수 있으며, 이때도 다른 유전자 검사와 마찬가지로 유전자 검사의뢰서와 유전자 검사동의서가 필수적이다.

6) Thiol 처리(Thiol Treatment)

(1) 자가응집의 분해(Dissociation of Autoagglutination)

① 검사배경

IgM 한랭자가항체에 의한 자가응집이 혈액형검사에 방해를 줄 경우가 있다. 2-mercaptoethanol (2-ME)이나 dithiothreitol (DTT)은 IgM의 아단위(subunit) 사이의 S-S 결합을 깨뜨려 자가응집을 분해시킨다.

② 검체: EDTA 혈액 2 mL

③ 시약 및 기기

가. 0.01 M DTT 혹은 0.1 M 2-ME

나. Phosphate-buffered saline (PBS), pH 7.3

④ 검사방법

가. 적혈구를 PBS를 사용하여 50%로 희석한다.

나. PBS로 희석한 0.01 M DTT나 0.1 M 2-ME를 동량 섞는다.

다. DTT의 경우에는 37℃에서 15분, 2-ME의 경우에는 37℃에서 10분간 반응시킨다.

라. 적혈구를 3회 세척한다.

마. 적혈구를 생리식염수에 3~5%로 재부유하여 혈액형검사에 사용한다.

(2) IgM과 IgG 항체의 식별(Discrimination of IgM from IgG)

① 검사배경

IgM은 5개의 아단위(subunit)가 S-S 결합으로 서로 연결되어 있다. 모든 면역글로불린의 중쇄(heavy chain)와 경쇄(light chain) 사이에도 S-S 결합이 존재하지만 thiol은 아단위 간의 S-S 결합을 더 잘 해리시킨다. 따라서 thiol 처리를 하면 IgG 내의 S-S 결합은 거의 영향을 받지 않는 반면 IgM은 5개의 아단위로 해리된다. 이 원리를 이용하여 혈청 내의 항체가 IgG인지 IgM인지를 구분할 수 있으며 IgG 항체와 IgM 항체가 공존할 경우 선택적으로 IgM 항체의 활성만을 소멸시킬 수도 있다.

② **검체:** 혈청 또는 혈장 3 mL

③ **시약 및 기기**

가. Phosphate-buffered saline (PBS), pH 7.3

나. 0.01 M dithiothreitol (DTT): PBS (pH 7.3) 100 mL에 DTT 0.154 g을 녹여 제조한 후 −18°C이하에서 소분하여 보관한다.

④ **검사방법**

가. 2개의 시험관에 혈청(혈장)을 1 mL씩 넣는다.

나. 시험관 I에는 PBS를 1 mL 넣고 시험관 II에는 0.01 M DTT 1 mL를 넣는다.

다. 잘 섞어 37℃에서 2시간 반응시킨다.

라. 동일한 적혈구를 사용하여 시험관 I과 II의 항체역가를 비교한다.

⑤ **판독**

가. 시험관 I과 II의 역가가 동일하면 항체가 IgG인 것으로 판단한다.

나. 시험관 I의 반응도는 남아 있으나 시험관 II의 반응도가 소실되면 IgM 항체만 있는 것으로 판단한다.

다. 시험관 II의 반응도가 완전히 소실되지는 않으나 시험관 I의 반응도보다 낮으면 IgG와 IgM 항체가 공존하는 것으로 판단한다.

⑥ **유의사항:** DTT 대신에 0.1 M 2−mercaptoethanol (2−ME)을 사용할 수도 있다.

2 항체 선별, 동정 및 교차시험 검사(Antibody Screening, Identification, and Crossmatch Testing)

1) 직접응집법: 실온식염수법(immediate spin crossmatch)

(1) 검사배경

혈청 또는 혈장 내 실온반응성 항체와 적혈구와의 반응을 보는 것으로서 응급 교차시험, 비예기항체 선별검사 등에 사용된다.

(2) 검체: 환자 혈청 또는 혈장 1 mL

(3) 시약

① 생리식염수

② 적혈구

(4) 검사방법

① 시험관에 환자의 혈청 또는 혈장을 2방울 넣는다.

② 2~5% 식염수 부유 적혈구를 1방울 넣고 잘 혼합한다.

③ 3,400 rpm에서 15초간 원심침전한 후 응집 및 용혈을 관찰한다.

(5) 판독

응집이나 용혈이 있으면 양성, 없으면 음성으로 판독한다.

(6) 유의사항

① 여기서 사용되는 적혈구는 교차시험의 경우에는 혈액제제, 비예기항체 선별검사의 경우에는 비예기항체 선별검사용 적혈구, 비예기항체 동정검사의 경우에는 비예기항체 동정검사용 적혈구, 자가대조시험의 경우에는 환자의 적혈구가 된다.

② 판독이 끝난 시험관을 그대로 이용하여 간접항글로불린검사에 들어갈 수 있다.

2) 저이온강도식염수법(Low Ionic Strength Salt Solution Test, LISS)

(1) 검사배경

저이온강도식염수(low ionic strength salt solution)는 반응 매질에서의 이온력을 낮추어 적혈구들이 더 가까이 접근할 수 있도록 함으로써 항원-항체 반응을 증강시킨다(한규섭 등, 1994).

(2) 검체: 환자 혈청 또는 혈장 1 mL

(3) 시약 및 기기

① LISS 용액

가. NaCl 1.75 g과 18 g glycine을 1 L의 flask에 넣는다.

나. 20 mL의 phosphate buffer를 넣는다(0.15 M KH_2PO_4 11.3 mL+0.15 M Na_2HPO_4 8.7 mL).

다. 증류수를 1,000 mL 표시까지 채운다.

라. NaOH를 사용하여 pH를 6.7로 맞춘다.

마. Sodium azide 0.5 g을 넣어 보존한다.

(4) 검사방법

① 적혈구를 생리식염수로 3회 세척한 후 상층액을 완전히 따라 버린다.

② 적혈구를 LISS 용액에 2%로 재부유한다.

③ 시험관에 혈청 2방울을 넣는다.

④ 시험관에 2% LISS 부유적혈구 2방울을 넣는다.
⑤ 잘 섞은 후 37℃에서 15분간 반응시킨다.
⑥ 3,400 rpm에서 15분 간 원심침전한 후 용혈 및 응집을 관찰한다.

(5) 판독

응집이나 용혈이 있으면 양성, 없으면 음성으로 판독한다.

(6) 유의사항

① 여기서 사용되는 적혈구는 교차시험의 경우에는 혈액제제, 비예기항체 선별검사의 경우에는 비예기항체 선별검사용 적혈구, 비예기항체 동정검사의 경우에는 비예기항체 동정검사용 적혈구, 자가대조시험의 경우에는 환자의 적혈구가 된다.
② 이 단계 후 바로 간접항글로불린검사로 들어갈 수 있다.

3) 간접항글로불린검사(Indirect Antiglobulin Test), 비예기항체 선별검사(Unexpected Antibody Screening Test)

(1) 검사배경

혈청 중에 적혈구 항체가 있을 때 항체들이 적혈구와 결합하기는 하지만 응집을 유발하지 못하는 경우가 있다. 이때 항글로불린 시약을 첨가해 주면 응집이 나타난다. 이 검사는 비예기항체 선별검사, 교차시험, 면역용혈빈혈의 진단 등에 널리 사용된다.

(2) 검체: 혈청 또는 혈장 1 mL

(3) 시약 및 기기

① 시험관법

- 항글로불린 시약
- O형 비예기항체 선별검사용 적혈구(2%)
- 생리식염수
- 22% 알부민 또는 LISS 용액

② 원주응집법

- 항글로불린 혈청이 포함된 gel card
- O형 선별검사용 혈구(0.8%)

(4) 검사방법

① 시험관법

가. 시험관 3개를 준비하여 I, II, III으로 표시한다.

나. 각 시험관에 환자의 혈청 또는 혈장을 2방울씩 넣는다.

다. 시험관 I에는 비예기항체 선별검사용 적혈구–I 1방울을, 시험관 II에는 비예기항체 선별검사용 적혈구–II 1방울을, 시험관III에는 2~5% 환자 세척적혈구 1방울을 넣는다(자가대조).

라. 잘 섞은 후 3,400 rpm에서 15초간 원심침전한 후 용혈 및 응집을 관찰, 기록한다.

마. 각 시험관에 22% 알부민 1~2방울을 넣고 37°C에서 30분간 반응시킨다.
(LISS 용액을 넣을 경우 제조사의 지시에 따라 37°C에서 10~15분간 반응시킨다.)

바. 3,400 rpm에서 15초간 원심침전한 후 용혈 및 응집을 관찰, 기록한다.

사. 적혈구를 3~4회 생리식염수로 세척하고 마지막 세척 후 상층액을 완전히 버린다.

아. 각 시험관에 항글로불린 시약 1방울씩을 첨가하고 잘 섞는다.

자. 원심침전하여 응집을 관찰하고 반응강도를 기록한다.

차. 음성 결과가 나오면 미리 준비한 IgG–감작 적혈구를 첨가한 후 다시 원심침전하여 양성임을 확인하여야 한다. 만일 IgG–감작 적혈구가 양성으로 나타나지 않으면 검사가 잘못된 것이므로 처음부터 다시 실시한다.

② 원주응집법

가. 항글로불린 시약이 포함된 gel card를 세운 후 사용할 홀의 알루미늄 호일을 제거한다.

나. 0.8% 비예기항체 선별검사용 적혈구를 제조사의 지시에 따라 각각의 microcolumn에 분주한다.

다. 환자의 혈청 또는 혈장을 제조사의 지시에 따라 각각의 microcolumn에 분주한다.

라. 37°C에서 10~15분 제조사의 지시에 따라 반응시킨다.

마. 원심침전하여 용혈 및 응집을 관찰하고 반응강도를 기록한다.

(5) 판독

① 시험관법

응집이 있으면 양성, 없으면 음성으로 판독한다.

응집의 강도는 아래의 기준으로 판정한다.

(−): 육안관찰 및 현미경관찰상 응집이 없는 것

(±): 육안관찰상 응집이 없으나 현미경상 가끔 작은 응집이 있는 것

(+): 육안관찰상 많은 작은 응집들이 있으면서 배경이 지저분한 경우

(++): 육안관찰상 크고 작은 응집들이 있으면서 배경이 맑은 경우

(+++): 육안관찰상 몇 개의 큰 응집들이 있고 배경이 맑은 경우

(++++): 육안관찰상 하나의 큰 응집이 있고 배경이 맑은 경우

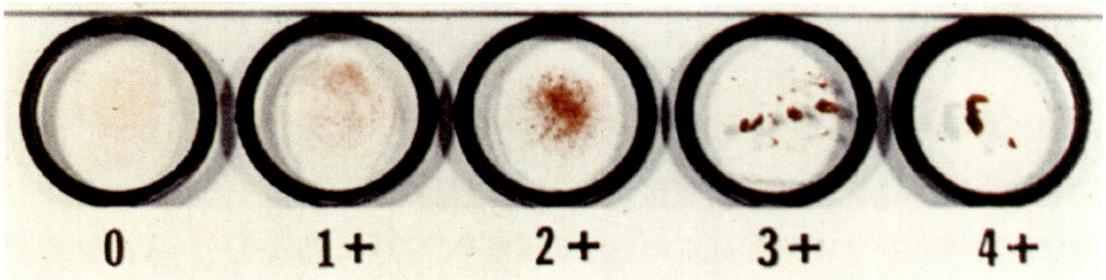

그림 11-3. **응집의 판독.** 시험관을 세우고 위에서 관찰한 모습

② **원주응집법**

I 또는 II 적혈구에서 응집이 있으면 양성, I과 II 적혈구에서 모두 응집이 없으면 음성으로 판독한다.

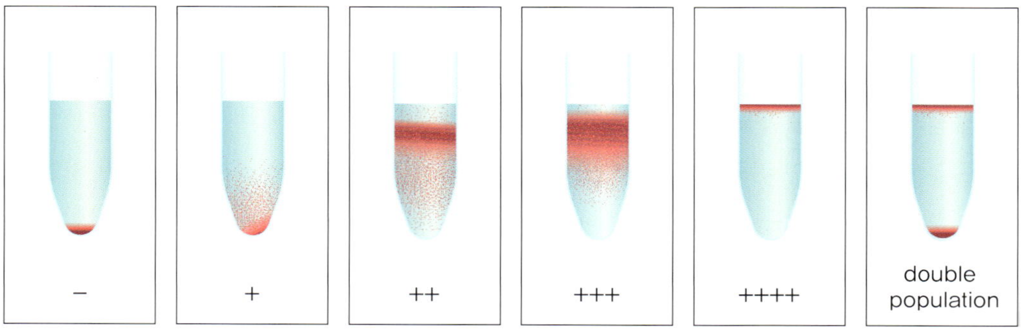

그림 11-4. **응집강도 판독 기준**

(6) 유의사항

① 여기서 사용되는 적혈구는 교차시험의 경우에는 혈액제제, 비예기항체 선별검사의 경우에는 비예기항체 선별검사용 적혈구, 비예기항체 동정검사의 경우에는 비예기항체 동정검사용 적혈구, 자가대조시험의 경우에는 환자의 적혈구가 된다.

② 세척, 항글로불린 시약의 첨가, 원심침전 및 판독과정은 중단 없이 바로바로 연결되어 시행되어야 한다(지연이 되면 항체가 용출되어 항글로불린 시약을 중화시키거나 반응성이 약해짐).

③ 위음성을 보일 수 있는 경우들

가. 항글로불린 시약의 중화(불충분한 적혈구세척으로 인한 잔여혈청 또는 혈장, IgG paraproteinemia, 항글로불린 시약의 오염 등)

나. 검사의 지연이나 중단

다. 부적절한 시약 보관

예: 항글로불린 시약 냉동보관, 혈청의 반복적인 동결-해동 등

라. 부적절한 검사 방법

예: 부적절한 원심침전 속도 및 시간, 피검 혈청 또는 항글로불린 시약 첨가 생략, 부적절한 농도의 적혈구 사용, 부적절한 적혈구: 혈청의 비율 등

마. 보체관련: anti-Jk^a 또는 anti-Jk^b의 경우 다클론성 항글로불린 시약을 사용하고 활성화된 보체가 존재하는 경우에만 검출될 수 있다.

바. 생리식염수 관련

– 항체검출에 가장 적합한 생리식염수의 pH 7.0~7.2

– 특정 온도에서만 검출되는 항체가 있으므로 4°C 또는 37°C 생리식염수 사용할 것

④ 위양성을 보일 수 있는 경우들

가. 한랭자가항체 등에 의하여 항글로불린 시약 첨가 전에 이미 적혈구가 응집된 경우 혹은 직접항글로불린검사가 양성인 적혈구를 사용한 경우

나. 깨끗하지 않은 초자기구의 사용

다. 과도한 원심침전

4) 폴리에틸렌글리콜법(Polyethylene Glycol Test, PEG Test)

(1) 검사배경

Polyethylene glycol (PEG)은 거대중합체(macropolymer)로서 반응 매질에 PEG가 첨가되면 공간점유효과(space-occupying effect)를 통하여 항원과 항체의 농도가 상대적으로 높아져 항원–항체 반응이 증강된다. 이 방법은 약한 항체의 검출에 사용된다.

(2) 검체: 혈청 또는 혈장 1.5 mL

(3) 시약 및 기기

① anti-IgG 항글로불린 시약

② Polyethylene glycol (PEG): 20% w/v in PBS (pH 7.3)

③ 2~5% O형 적혈구 부유액

(4) 검사 방법

① 시험관에 혈청(혈장) 2방울, PEG 4방울, 적혈구 1방울을 넣는다.

② 37°C에서 15분간 반응시킨다.

③ 적혈구를 생리식염수로 4회 세척한 후 마지막 상층액을 버린다.

④ 항글로불린 시약을 넣는다.

⑤ 3,400 rpm에서 15초간 원심침전한 후 응집을 관찰한다.

(5) 판독

응집이 있으면 양성, 없으면 음성으로 판독한다.

(6) 유의사항

① 여기서 사용되는 적혈구는 교차시험의 경우에는 혈액제제, 비예기항체 선별검사의 경우에는 비예기항체 선별검사용 적혈구, 비예기항체 동정검사의 경우에는 비예기항체 동정검사용 적혈구, 자가대조시험의 경우에는 환자의 적혈구가 된다.

② 2번 과정의 반응 후 원심침전을 하면 안 된다.

③ 항글로불린 시약은 단특이성 anti-IgG 시약을 사용하는 것이 좋다. 다특이성 항글로불린 시약은 결합된 보체에 의한 위양성 반응을 보일 수 있다.

④ 음성인 시험관에는 IgG-감작 적혈구를 넣어 응집이 일어나는지를 확인한다.

5) 효소법(Enzyme Method)

(1) 검사배경

적혈구를 단백분해효소(ficin 혹은 papain 등)로 처리하면 어떤 항원의 반응도는 증가되고 어떤 항원은 파괴되거나 변형된다. 효소법에 의한 항원-항체 반응은 이러한 반응도의 변화를 이용하여 특정 항체의 존재를 확인하는 데 이용된다. 그림 11-5는 효소법으로만 검출되는 항체를 원주응집법으로 검출한 예를 보인 것이다.

(2) 검체: 혈청 또는 혈장 2 mL

(3) 시약 및 기기

① 1% Ficin 용액

가. Ficin 1 g을 100 mL flask에 넣는다.

나. PBS (pH 7.3)를 100 mL까지 채워 ficin을 녹인다: 잘 녹지 않으므로 격렬하게 흔들거나 자력교반기(magnetic stirrer)를 이용하여 1시간 정도 섞어 준다.

다. 여과지를 사용하여 여과하거나 원심침전하여 상층액을 취한 후 소량씩 분주하여 −20℃에 보존한다.

② 1% Papain 용액

가. Papain 2 g을 100 mL PBS (pH 5.4) 100 mL에 넣는다.

나. 15분동안 실온에서 흔들어서 섞어준다.

다. 여과지를 사용하여 여과하거나 원심침전하여 상층액을 취한다.

라. L-cysteine hydrochloride (0.5M) 0.88 g을 10 mL 증류수에 녹여 flask에 첨가한 후 37℃에 1시간 동안 반응시킨다(용액 내에 온도계를 넣고 용액의 온도가 정확히 37℃가 된 후부터 1시간 반응).

마. PBS (pH 5.4)를 200 mL까지 채운다.

바. 소량씩 분주하여 −20℃에 보존하였다가 필요 시 사용한다.

(4) 검사방법

① 시험관법

• 1단계법

가. 시험관에 혈청 또는 혈장 2방울을 넣는다.

나. 2~5% 생리식염수 부유 적혈구를 1방울 넣는다.

다. 2방울의 0.1% papain 용액을 넣고 잘 섞는다.

라. 37°C에서 15분간 반응시킨다.

마. 3,400 rpm에서 15초간 원심친전하여 응집을 관찰한다.

바. 간접항글로불린검사를 시행한다.

가) 적혈구를 3~4회 생리식염수로 세척하고 마지막 상층액을 버린다.

나) 항글로불린 시약을 제조사의 지시대로 첨가하고 잘 섞는다.

다) 원심침전하여 응집을 관찰하고 반응강도를 기록한다.

라) 음성 결과가 나오면 미리 준비한 IgG-감작 적혈구를 첨가한 후 다시 원심침전하여 양성임을 확인하여야 한다. 만일 IgG-감작 적혈구가 양성으로 나타나지 않으면 검사가 잘못된 것이므로 처음부터 다시 실시한다.

• 2단계법

가. 동결보존된 ficin 또는 papain 용액을 녹여 PBS (pH 7.3)로 1:9 희석한다.

나. 희석된 ficin과 세척적혈구를 1:1로 섞는다.

다. 37°C에 10분 정도 반응시킨다.

라. 생리식염수로 3회 세척한다.

마. 적혈구를 생리식염수에 2~5% 되도록 재부유시킨다.

바. 새 시험관에 혈청 또는 혈장 2방울을 넣는다.

사. 2~5% 효소처리 부유적혈구 1방울을 넣는다.

아. 37°C에 15분간 반응시킨다.

자. 3,400 rpm에서 15초간 원심친전하여 응집을 관찰한다.

차. 간접항글로불린검사를 시행한다.

가) 적혈구를 3~4회 생리식염수로 세척하고 마지막 상층액을 버린다.

나) 항글로불린 시약을 제조사의 지시대로 첨가하고 잘 섞는다.

다) 원심침전하여 응집을 관찰하고 반응강도를 기록한다.

라) 음성 결과가 나오면 미리 준비한 IgG-감작 적혈구를 첨가한 후 다시 원심침전하여 양성임을 확인하여야 한다. 만일 IgG-감작 적혈구가 양성으로 나타나지 않으면 검사가 잘못된 것이므로 처음부터 다시 실시한다.

② 원주응집법

가. 항글로불린 시약이 포함되지 않은 gel card를 세운 후 사용할 홀의 알루미늄 호일을 제거한다.

나. 효소처리된 적혈구를 제조사의 지시에 따라 각각의 microcolumn에 분주한다.

다. 환자의 혈청 또는 혈장을 제조사의 지시에 따라 각각의 microcolumn에 분주한다.

라. 37℃에서 15분간 제조사의 지시에 따라 반응시킨다.

마. 원심침전하여 응집을 관찰하고 반응강도를 기록한다.

(5) 판독

① 시험관법

응집이 있으면 양성, 없으면 음성으로 판독한다. 위양성의 가능성이 있으므로 현미경 판독은 권장하지 않는다.

② 원주응집법

microcolumn에서 응집이 있으면 양성, 응집이 없으면 음성으로 판독한다.

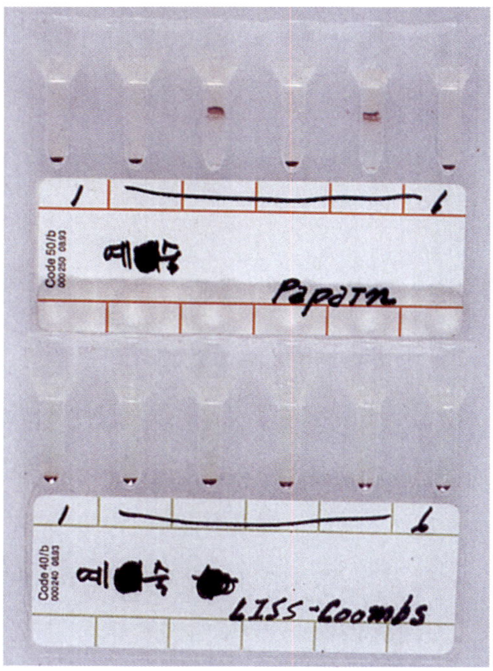

그림 11-5. LISS-Coombs법으로는 음성을 보이는 항체가 papain법에서는 확실한 양성을 보이고 있다.

(6) 유의사항

① 여기서 사용되는 적혈구는 교차시험의 경우에는 혈액제제, 비예기항체 선별검사의 경우에는 비예기항체 선별검사용 적혈구, 비예기항체 동정검사의 경우에는 비예기항체 동정검사용 적혈구, 자가대조시험의 경우에는 환자의 적혈구가 된다.

② Ficin은 흡입하거나 눈에 들어가면 해로우니 취급 시 조심한다. 취급 시 장갑을 끼고 마스크를 착용하는 것이 좋다.

③ 냉동된 ficin이나 activated papain은 한 번 꺼내어 사용한 후에 버린다.

④ 새로운 효소용액을 제조할 때마다 적절한 항체 및 적혈구를 사용하여 효소처리시간을 결정하여야 한다.

⑤ 상품화된 효소용액을 구매하여 사용하는 것도 가능하다.

⑥ Papain은 1단계법과 2단계법 모두에 사용될 수 있으나 ficin은 2단계법에만 사용될 수 있다.

⑦ 효소처리를 하면 Rh나 Kidd 혈액형군에 대한 항체의 반응은 증강되고, M, N, S, s, Fy^a, Fy^b, Xg^a 항원들은 파괴된다. 또한 효소처리 항글로불린법에서 anti-Jk^a, anti-Jk^b, anti-Le^b, anti-P_1들은 용혈을 보일 수 있다. 효소 처리에 의한 anti-Jk^a의 반응성이 오히려 감소되었다는 흥미로운 국내 보고가 있다(최문석 등, 2012).

6) 비예기항체 동정검사(Unexpected Antibody Identification Test)

(1) 검사배경

비예기항체 동정검사용 적혈구를 사용하여 비예기항체 선별검사와 동일한 방법으로 반응시킴으로써 비예기항체(unexpected antibody)의 특이성을 확인한다.

(2) 검체: 혈청 또는 혈장 2 mL

(3) 시약 및 기기

① 비예기항체 동정검사용 적혈구

② 22% 알부민

③ 항글로불린 시약

(4) 검사방법

① 시험관법

가. 시험관 11개를 준비한다(1~11번으로 표시).

나. 각각의 시험관에 피검혈청 또는 혈장 2방울씩을 넣는다.

다. 1~11번까지 각각의 번호에 해당되는 비예기항체 동정검사용 적혈구(2%)를 1방울씩 첨가하고 잘 혼합한 후 실온에서 10~15분간 반응시킨다.

라. 3,400 rpm에서 15초간 원심침전한 후 판독하여 결과를 기록한다.

마. 각 시험관에 알부민 1방울씩 넣고 37°C에서 30분간 반응시킨다.

바. 3,400 rpm에서 15초간 원심침전한 후 판독하여 결과를 기록한다.

사. 각 시험관을 생리식염수로 3회 세척한 후 마지막 상층액을 완전히 제거한다.

아. 각 시험관에 항글로불린 시약 1방울씩을 넣고 잘 혼합한다.

자. 3,400 rpm에서 15초간 원심침전한 후 응집을 관찰한다.

차. 음성인 시험관에는 IgG-감작혈구를 넣어 응집이 일어남을 확인한다.

② 원주응집법

가. 항글로불린 시약이 포함된 gel card를 세운 후 사용할 홀의 알루미늄 호일을 제거한다.

나. 항체동정용 적혈구 1~11번을 제조사의 지시에 따라 각각의 microcolumn에 분주한다.

다. 자가대조를 위해 12번째 microcolumn에 환자의 0.8% 적혈구부유액을 제조하여 분주한다.

라. 환자의 혈청 또는 혈장을 제조사의 지시에 따라 각각의 microcolumn에 분주한다.

마. 37°C에서 15분 제조사의 지시에 따라 반응시킨다.

바. 원심침전하여 응집을 관찰하고 반응강도를 기록한다.

(5) 판독

비예기항체 선별검사와 동일

(6) 유의사항

① 의심되는 항체의 종류에 따라 필요한 경우 효소법을 추가로 실시한다.

② 가능한 한 신선한 혈청으로 검사해야만 반응도가 높다.

③ 자가항체와 동종항체가 같이 존재할 경우에는 자가항체를 자가흡착한 후 동종항체에 대한 동정을 실시한다(ZZAP 처리 참조).

④ 참고 사항

가. 효소법에서 항글로불린법보다 반응이 강한 것: 대부분의 Rh 항체

나. 효소처리에 의해 항원이 파괴되는 것: M, N, S, s, Fy^a, Fy^b, Xg^a

다. 응집이 풀리기 쉬운 것: anti-Jr^a, anti-Xg^a, anti-Le^a, anti-Le^b 등.

라. 채혈 후 항원활성이 급속히 저하되는 것: P_1

마. 용량효과(dosage effect)를 나타내는 것: M, N, Fy^a, Fy^b

바. 효소처리 항글로불린법에서 용혈을 일으킬 수 있는 것: anti-Jk^a, anti-Jk^b, anti-Le^b, anti-P_1

사. 항글로불린법에서만 반응하는 것: anti-Fy^a, anti-Di^a, anti-Di^b, anti-Jr^a

아. 교차시험에서는 항체의 존재가 의심되는데 비예기항체 동정검사상 나타나지 않을 때에는 anti-Di^a 등 아시아인에서 특이하게 나타나는 항원에 대한 항체를 의심한다.

7) 직접항글로불린검사(Direct Antiglobulin Test, DAT)

(1) 검사배경

직접항글로불린검사는 생체 내에서 적혈구에 IgG나 보체(C3d)가 부착되어 있는지를 보는 검사이다. 환자의 적혈구를 세척하여 항글로불린 시약을 가하면 적혈구에 IgG나 C3d가 부착되어 있는 경우 응집이 일어난다. 이는 면역용혈빈혈, 용혈수혈반응, 약제유발성 용혈, 태아신생아용혈질환 등의 진단에 사용된다.

(2) 검체: EDTA 혈액 1 mL

(3) 검사방법

① 시험관법

가. 2~5% 부유적혈구 1방울을 시험관에 넣는다.

나. 적혈구를 생리식염수로 3~4회 세척한 후 마지막 세척액을 완전히 따라 버린다.

다. 즉시 항글로불린 시약을 1~2방울 제조사의 지시대로 첨가한다.

라. 섞은 후 3,400 rpm에 15초간 원심침전하여 응집을 관찰한다.

마. 음성인 시험관은 실온에 5분간 방치하였다가 다시 원심침전하여 재판독한다(보체에 의한 응집은 이 단계에서 더 잘 나타난다).

바. 음성으로 판독된 시험관에는 IgG-감작 적혈구 1방울을 첨가한 후 다시 원심침전하여 응집이 됨을 확인하여야 한다. IgG-감작 적혈구가 응집되지 않으면 검사가 잘못 되었다는 의미이므로 처음부터 다시 검사해야 한다.

② 원주응집법

가. 항글로불린 시약이 포함된 card 또는 cassette를 세운 후 사용할 홀의 알루미늄 호일을 제거한다.

나. 제조사의 지시에 따라 희석액 1 mL에 환자의 전혈 20 μL 또는 packed RBC 10 μL를 혼합하여 0.8% 적혈구부유액을 만든다.

다. 0.8% 적혈구부유액을 제조사의 지시에 따라 microcolumn에 분주한다.

라. 제조사의 지시에 따라 원심침전한다.

마. 응집을 관찰하고 반응강도를 기록한다.

(4) 유의사항

① 검체는 채혈 후 보체가 적혈구에 부착되는 것을 방지하기 위하여 EDTA 혈액을 사용한다. 응고혈액을 검체로 사용하는 경우에는 생체 외에서 보체(C4)가 부착하여 위양성반응을 보일 수 있다. 그러나 응고혈액을 이용한 검사상 음성반응을 보이면 이는 진음성으로 간주해도 된다.

② 다특이성 항글로불린 시약과의 반응상 양성을 보인 검체에 대해서는 단특이성 항글로불린 시약을 이용한 직접항글로불린검사를 실시하여 적혈구에 어떤 성분이 부착되어 있는지를 확인할 필요가 있다.

③ 항글로불린검사가 음성이라고 해서 적혈구에 부착된 글로불린이 없다고 단정할 수는 없다. 보통의 항글로불린검사는 적혈구에 150~500개 사이의 IgG가 부착되어 있을 때에 양성반응을 보이므로 그 이하로 IgG 가 부착되어 있을 경우에는 음성으로 나올 수 있다.

④ 항글로불린 시약의 희석이나 중화를 막기 위하여 마지막 세척 후의 상층액을 완전히 제거하는 것이 매우 중요하다. 1:4,000으로 희석된 정상혈청은 동량의 항글로불린 시약을 중화시킬 수 있다.

⑤ 위음성을 보일 수 있는 경우들

가. 항글로불린 시약의 중화(불충분한 적혈구세척으로 인한 잔여혈청 또는 혈장, IgG paraproteinemia, 항글로불린 시약의 오염 등)

나. 검사의 지연이나 중단

다. 부적절한 시약 보관

예: 항글로불린 시약 냉동보관, 시약의 반복적인 동결-해동 등

라. 부적절한 검사 방법

예: 부적절한 원심침전 속도 및 시간, 피검 혈청 또는 항글로불린 시약 첨가 생략, 부적절한 농도의 적혈구 사용, 부적절한 적혈구: 혈청의 비율 등

⑥ 위양성을 보일 수 있는 경우들

가. 한랭자가항체 등에 의하여 항글로불린 시약 첨가 전에 이미 적혈구가 응집된 경우

나. 깨끗하지 않은 초자기구의 사용

다. 과도한 원심침전

라. 보체관련

- 항응고제가 들어있지 않은 혈액으로부터 적혈구를 취하여 검사할 경우(C4 등의 보체성분이 비특이적으로 결합될 수 있음)
- Silicone gel이 들어있는 시험관에 채혈한 경우(보체성분이 적혈구에 부착)
- 5% Dextrose 등의 수액제제 주입관에서 채혈한 경우(보체성분이 적혈구에 부착)

8) ABO 항체역가검사(ABO Antibody Titration)

(1) 검사배경

피검혈청(혈장)을 생리식염수로 연속 배수희석하여 A 적혈구나 B 적혈구와 반응시켜 응집이 일어나는 최고 희석배수를 항체역가로 한다. ABO 아형검사, ABO-부적합 수혈이나 장기이식 시 이용된다.

2) 검체: 혈청 또는 혈장 2 mL

(3) 시약 및 기기

① A형, B형 적혈구 2% 부유액(3~4% 적혈구부유액도 가능)

② 항글로불린 시약

③ 생리식염수

④ A형, B형 적혈구 0.8% 부유액

⑤ 항글로불린 시약이 포함되어 있지 않은 gel card

⑥ 항글로불린 시약이 포함되어 있는 gel card

(4) 단계 희석 혈청(혈장) 제조

① 10~12개의 시험관을 준비한다.

② 첫 번째 시험관을 제외한 모든 시험관에 생리식염수를 200 μL씩 분주한다.

③ 첫 번째 시험관과 두 번째 시험관에 피검혈청 또는 혈장 200 μL를 넣고 pipette으로 잘 혼합하고 두 번째 시험관에서 그 중 200 μL를 세 번째 시험관에 옮긴다. 이것을 pipette으로 잘 혼합하고 그 중 200 μL를 네 번째 시험관에 옮기는 식으로 연속 배수희석한다.

	1:1	1:2	1:4	1:8	1:16	1:32	1:64	1:128	1:256	1:512	1:1024
검체	200	200	200	200	200	200	200	200	200	200	200
Saline		200	200	200	200	200	200	200	200	200	200

* 매 희석 tube에 tip을 교체하여 혼합한 후에 다음 tube에 200 μL를 옮긴다.

(5) 검사방법

① 시험관법 – 실온배양법

가. 10~12개의 시험관에 단계별 희석혈청(혈장)을 준비한다.

나. 각각의 시험관에 2% A 또는 B형 적혈구부유액을 200 μL씩 넣고 잘 혼합한다.
(3~4% 적혈구부유액을 넣을 경우 100 μL씩 넣고 혼합한다).

다. 실온에서 30분간 반응시킨다(실온즉시 원침법으로 할 경우 바로 라 단계로 넘어간다).

라. 3,400 rpm에서 15초 원심침전한 후 응집을 관찰한다.

② 시험관법 – 항글로불린법

가. 10~12개의 시험관에 단계별 희석혈청(혈장)을 준비한다.

나. 각각의 시험관에 2% A 또는 B형 적혈구부유액을 200 μL씩 넣고 잘 혼합한다
(3~4% 적혈구부유액을 넣을 경우 100 μL씩 넣고 혼합한다).

다. 37°C에서 30분간 반응시킨다.

라. 적혈구를 3~4회 생리식염수로 세척하고 마지막 상층액을 완전히 버린다.

② 원주응집법 - 항글로불린법

가. 10~12개의 시험관에 단계별 희석혈청(혈장)을 준비한다.

나. 항글로불린 시약이 포함된 gel card를 세운 후 사용할 만큼의 홀의 알루미늄 호일을 제거한다.

다. 각 microcolumn에 0.8% O형, RhD 양성 적혈구부유액을 50 μL씩 분주한다.

라. 환자의 검체와 단계별로 희석된 검체를 제조사의 지시에 따라 25 μL씩 분주한다.

마. 37℃에서 제조사의 지시에 따라 15분간 반응시킨다.

바. 제조사의 지시에 따라 원심침전한다.

사. 응집을 관찰하고 반응강도를 기록한다.

(5) 판독

① 시험관법

육안판독으로 응집강도가 w+ 이상인 최대 희석배수를 동종응집소 역가로 한다.

② 원주응집법

육안판독으로 응집강도가 1+ 이상인 최대 희석배수를 동종응집소 역가로 한다.

10) 고역가저결합활성항체 검사(High-Titer, Low-Avidity Antibody, HTLA)

(1) 검사배경

고역가저결합활성항체란 반응강도는 희석하지 않은 혈청에서 2+ 이하로 낮지만 배수희석상 항치역가는 높게 나타나는 항체들이다. 이에 속하는 항체들로는 Knops 계(Kn^a, McC^a, Yk^a), Chido/Rodgers계(Ch, Rg), Cs^a 항원, JMH 항원에 대한 항체 등이 있다. 가끔 Hy, Gy^a, Jo^a에 대한 항체도 비슷한 양상을 보일 수 있다.

(2) 검체: 혈청 또는 혈장 1 mL

(3) 시약 및 기기

① 항글로불린 시약

(4) 검사방법

① 10~12개의 시험관을 준비한다.

② 첫 번째 시험관을 제외한 모든 시험관에 생리식염수를 200 μL씩 분주한다.

③ 첫 번째 시험관과 두 번째 시험관에 피검혈청 또는 혈장 200 μL를 넣고 pipette으로 잘 혼합하고 두 번째 시험관에서 그 중 200 μL를 세 번째 시험관에 옮긴다. 이것을 pipette으로 잘 혼합하고 그 중 200 μL를 네 번째 시험관에 옮기는 식으로 연속 배수희석한다.

(3) 시약 및 기기

① A형, B형 적혈구 2% 부유액(3~4% 적혈구부유액도 가능)

② 항글로불린 시약

③ 생리식염수

④ A형, B형 적혈구 0.8% 부유액

⑤ 항글로불린 시약이 포함되어 있지 않은 gel card

⑥ 항글로불린 시약이 포함되어 있는 gel card

(4) 단계 희석 혈청(혈장) 제조

① 10~12개의 시험관을 준비한다.

② 첫 번째 시험관을 제외한 모든 시험관에 생리식염수를 200 μL씩 분주한다.

③ 첫 번째 시험관과 두 번째 시험관에 피검혈청 또는 혈장 200 μL를 넣고 pipette으로 잘 혼합하고 두 번째 시험관에서 그 중 200 μL를 세 번째 시험관에 옮긴다. 이것을 pipette으로 잘 혼합하고 그 중 200 μL를 네 번째 시험관에 옮기는 식으로 연속 배수희석한다.

	1:1	1:2	1:4	1:8	1:16	1:32	1:64	1:128	1:256	1:512	1:1024
검체	200	200	200	200	200	200	200	200	200	200	200
Saline		200	200	200	200	200	200	200	200	200	200

* 매 희석 tube에 tip을 교체하여 혼합한 후에 다음 tube에 200 μL를 옮긴다.

(5) 검사방법

① 시험관법 – 실온배양법

가. 10~12개의 시험관에 단계별 희석혈청(혈장)을 준비한다.

나. 각각의 시험관에 2% A 또는 B형 적혈구부유액을 200 μL씩 넣고 잘 혼합한다.
(3~4% 적혈구부유액을 넣을 경우 100 μL씩 넣고 혼합한다).

다. 실온에서 30분간 반응시킨다(실온즉시 원침법으로 할 경우 바로 라 단계로 넘어간다).

라. 3,400 rpm에서 15초 원심침전한 후 응집을 관찰한다.

② 시험관법 – 항글로불린법

가. 10~12개의 시험관에 단계별 희석혈청(혈장)을 준비한다.

나. 각각의 시험관에 2% A 또는 B형 적혈구부유액을 200 μL씩 넣고 잘 혼합한다
(3~4% 적혈구부유액을 넣을 경우 100 μL씩 넣고 혼합한다).

다. 37°C에서 30분간 반응시킨다.

라. 적혈구를 3~4회 생리식염수로 세척하고 마지막 상층액을 완전히 버린다.

마. 항글로불린 시약을 제조사의 지시대로 첨가하고 잘 섞는다.

바. 3,400 rpm에서 15초 원심침전한 후 응집을 관찰한다.

③ 원주응집법 – 실온배양법

가. 10~12개의 시험관에 단계별 희석혈청(혈장)을 준비한다.

나. 항글로불린 시약이 포함되지 않은 gel card를 세운 후 사용할 만큼의 홀의 알루미늄 호일을 제거한다.

다. 각 microcolumn 에 0.8% A 또는 B형 적혈구부유액을 50 μL씩 분주한다.

라. 환자의 검체와 단계별로 희석된 검체를 제조사의 지시에 따라 25 μL씩 분주한다.

마. 실온에서 제조사의 지시에 따라 15분간 반응시킨다.

바. 제조사의 지시에 따라 원심침전한다.

사. 응집을 관찰하고 반응강도를 기록한다.

④ 원주응집법 – 항글로불린법

가. 10~12개의 시험관에 단계별 희석혈청(혈장)을 준비한다.

나. 항글로불린 시약이 포함된 gel card를 세운 후 사용할 만큼의 홀의 알루미늄 호일을 제거한다.

다. 각 microcolumn 에 0.8% A 또는 B형 적혈구부유액을 50 μL씩 분주한다.

라. 환자의 검체와 단계별로 희석된 검체를 제조사의 지시에 따라 25 μL씩 분주한다.

마. 37°C에서 제조사의 지시에 따라 15분간 반응시킨다.

바. 제조사의 지시에 따라 원심침전한다.

사. 응집을 관찰하고 반응강도를 기록한다.

(5) 판독

① 시험관법

육안판독으로 응집강도가 w+ 이상인 최대 희석배수를 동종응집소 역가로 한다.

② 원주응집법

육안판독으로 응집강도가 1+ 이상인 최대 희석배수를 동종응집소 역가로 한다.

(6) 유의사항

① 배수희석 시 매 시험관마다 새 pipette을 사용하여야만 혈청의 carry-over를 줄일 수 있다.

② 필요할 경우 항글로불린법에서 DTT 처리를 한 혈청(혈장)을 추가해서 검사할 수 있다(DTT 처리 방법은 Thiol처리 참조).

9) RhD 항체역가검사(RhD Antibody Titration)

(1) 검사배경

피검혈청(혈장)을 생리식염수로 연속 배수희석하여 O형 RhD 양성 적혈구로 감작시킨 후 항글로불린법으로 응집이 일어나는 최고 희석배수를 RhD항체역가로 한다. RhD-태아신생아용혈질환의 감시 및 경과판정에 이용된다.

(2) 검체: 혈청 또는 혈장 0.5 mL

(3) 시약 및 기기

① O형 RhD 양성 적혈구 2% 부유액(또는 시판용 비예기항체 선별검사용 적혈구)

② 항글로불린 시약

(4) 단계 희석 혈청(혈장) 제조

① 10~12개의 시험관을 준비한다.

② 첫 번째 시험관을 제외한 모든 시험관에 생리식염수를 200 μL씩 분주한다.

③ 첫 번째 시험관과 두 번째 시험관에 피검혈청 또는 혈장 200 μL를 넣고 pipette으로 잘 혼합하고 두 번째 시험관에서 그 중 200 μL를 세 번째 시험관에 옮긴다. 이것을 pipette으로 잘 혼합하고 그 중 200 μL를 네 번째 시험관에 옮기는 식으로 연속 배수희석한다.

	1:1	1:2	1:4	1:8	1:16	1:32	1:64	1:128	1:256	1:512	1:1024
검체	200	200	200	200	200	200	200	200	200	200	200
Saline		200	200	200	200	200	200	200	200	200	200

* 매 희석 tube에 tip을 교체하여 혼합한 후에 다음 tube에 200 μL를 옮긴다.

(5) 검사방법

① 시험관법 – 항글로불린법

가. 10~12개의 시험관에 단계별 희석혈청(혈장)을 준비한다.

나. 각각의 시험관에 2% O형 RhD 양성 적혈구부유액을 200 μL씩 넣고 잘 혼합한다.
(3~4% 적혈구부유액을 넣을 경우 100 μL씩 넣고 혼합한다).

다. 37°C에서 60분간 반응시킨다.

라. 적혈구를 3~4회 생리식염수로 세척하고 마지막 상층액을 완전히 버린다.

마. 항글로불린 시약을 제조사의 지시대로 첨가하고 잘 섞는다.

바. 3,400 rpm에서 15초 원심침전한 후 응집을 관찰한다.

② 원주응집법 – 항글로불린법

가. 10~12개의 시험관에 단계별 희석혈청(혈장)을 준비한다.

나. 항글로불린 시약이 포함된 gel card를 세운 후 사용할 만큼의 홀의 알루미늄 호일을 제거한다.

다. 각 microcolumn에 0.8% O형, RhD 양성 적혈구부유액을 50 μL씩 분주한다.

라. 환자의 검체와 단계별로 희석된 검체를 제조사의 지시에 따라 25 μL씩 분주한다.

마. 37℃에서 제조사의 지시에 따라 15분간 반응시킨다.

바. 제조사의 지시에 따라 원심침전한다.

사. 응집을 관찰하고 반응강도를 기록한다.

(5) 판독

① 시험관법

육안판독으로 응집강도가 w+ 이상인 최대 희석배수를 동종응집소 역가로 한다.

② 원주응집법

육안판독으로 응집강도가 1+ 이상인 최대 희석배수를 동종응집소 역가로 한다.

10) 고역가저결합활성항체 검사(High-Titer, Low-Avidity Antibody, HTLA)

(1) 검사배경

고역가저결합활성항체란 반응강도는 희석하지 않은 혈청에서 2+ 이하로 낮지만 배수희석상 항체역가는 높게 나타나는 항체들이다. 이에 속하는 항체들로는 Knops 계(Kn^a, McC^a, Yk^a), Chido/Rodgers계(Ch, Rg), Cs^a 항원, JMH 항원에 대한 항체 등이 있다. 가끔 Hy, Gy^a, Jo^a에 대한 항체도 비슷한 양상을 보일 수 있다.

(2) 검체: 혈청 또는 혈장 1 mL

(3) 시약 및 기기

① 항글로불린 시약

(4) 검사방법

① 10~12개의 시험관을 준비한다.

② 첫 번째 시험관을 제외한 모든 시험관에 생리식염수를 200 μL씩 분주한다.

③ 첫 번째 시험관과 두 번째 시험관에 피검혈청 또는 혈장 200 μL를 넣고 pipette으로 잘 혼합하고 두 번째 시험관에서 그 중 200 μL를 세 번째 시험관에 옮긴다. 이것을 pipette으로 잘 혼합하고 그 중 200 μL를 네 번째 시험관에 옮기는 식으로 연속 배수희석한다.

	1:1	1:2	1:4	1:8	1:16	1:32	1:64	1:128	1:256	1:512	1:1024
검체	200	200	200	200	200	200	200	200	200	200	200
Saline		200	200	200	200	200	200	200	200	200	200

* 매 희석 tube에 tip을 교체하여 혼합한 후에 다음 tube에 200 μL를 옮긴다.

④ 각각의 시험관에 2% O형 적혈구부유액을 200 μL씩 넣고 잘 혼합한다.
(3~4% 적혈구부유액을 넣을 경우 100 μL씩 넣고 혼합한다).

⑤ 37°C에서 30분간 반응시킨다.

⑥ 적혈구를 3~4회 생리식염수로 세척하고 마지막 상층액을 완전히 버린다.

⑦ 항글로불린혈청을 제조사의 지시대로 첨가하고 잘 섞는다.

⑧ 3,400 rpm에서 15초 원심침전한 후 응집을 관찰한다.

(5) 판독

응집강도가 w+ 이상인 최대 희석배수가 1:64 이상이고, 대부분의 시험관에서 2+ 이하의 낮은 반응강도를 보일 경우 고역가저결합활성항체로 생각할 수 있다.

11) 생리식염수 치환검사(Saline Replacement for Rouleaux)

(1) 검사배경

연전현상이 있을 경우 ABO 불일치가 나타나며 교차시험도 위양성 결과를 보인다. 혈청(혈장)대신 생리식염수로 치환해 줌으로써 연전현상을 제거할 수 있다.

(2) 검체: 혈청 또는 혈장 1 mL

(3) 검사방법

① 시험관 내의 혈구–혈청(혈장) 혼합물을 3,400 rpm에서 15초간 원심침전한다.

② 상층의 혈청을 제거하고 동량의 생리식염수를 첨가한다.

③ 섞은 후 3,400 rpm에서 15초간 원심침전한다.

④ 응집을 관찰한다.

(4) 판독

생리식염수 치환 후 응집이 사라지면 연전현상에 의한 것으로 판단하고 응집이 그대로 남아 있으면 응집으로 판정한다.

(5) 유의사항

생리식염수 치환 전후로 현미경 관찰을 하면 연전현상과 응집을 감별하는 데 도움이 된다(그림 11-6).

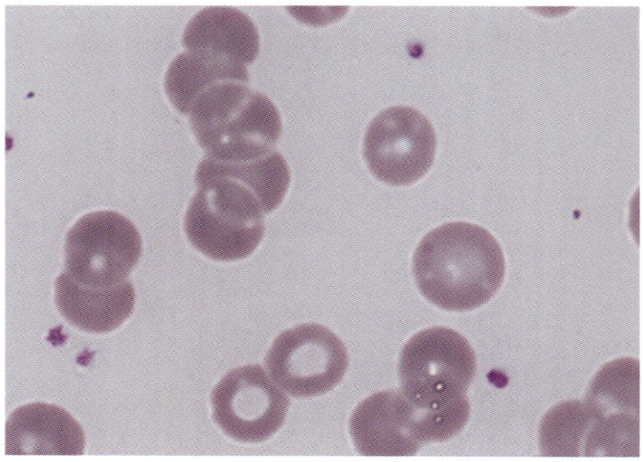

그림 11-6. **연전현상(Rouleaux formation).** 다발성골수종(multiple myeloma) 등 혈청단백이 증가된 경우 많이 나타나는 현상으로서 ABO 불일치의 원인이 되고 교차시험을 어렵게 만들기도 한다. 적혈구들이 동전을 쌓아 놓은 모양으로 연결되어 있다.

12) 교차시험(Crossmatch)

(1) 검사배경

교차시험이란 환자에게 혈액을 불출하기 전에 환자의 혈청 또는 혈장과 혈액제제 내 적혈구(주교차시험), 그리고 혈액제제 내 혈장과 환자 적혈구(부교차시험)를 반응시켜 수혈적합성을 검사하는 것이다. 부교차시험은 임상적으로 거의 의미가 없으므로 일반적으로 주교차시험만을 실시한다. 환자의 혈액에 대해서 비예기항체 선별검사를 미리 실시하여 항체가 없음을 확인한 경우에는 실온식염수법만으로도 혈액을 불출할 수 있다. 미리 아무런 검사가 이루어지지 않은 경우에는 비예기 온난항체를 발견할 수 있는 항글로불린검사가 교차시험에 포함되어야 한다. 교차시험의 의의는 ABO 혈액형 오류의 검출과 비예기항체의 검출이다.

(2) 검체: 수혈 전 72시간 이내의 환자 혈청 또는 혈장 2 mL

(3) 시약 및 기기

① 시험관법

- 22% 알부민
- 항글로불린 시약

② 원주응집법

- 항글로불린 시약이 포함된 gel card
- 적혈구 희석액

(4) 검사방법(주교차시험)

① 시험관법(실온식염수법-알부민법-항글로불린법)

가. 시험관에 환자의 혈청 또는 혈장을 2방울 넣는다.

나. 혈액제제의 2~5% 식염수 부유적혈구를 1방울 넣고 잘 혼합한다.

다. 3,400 rpm에서 15초간 원심침전한 후 응집 및 용혈을 관찰한다.

라. 판독이 끝난 시험관에 22% 알부민 1방울을 넣고 혼합한다.

마. 37℃에서 30분간 반응시킨다.

바. 3,400 rpm에서 15초간 원심침전한 후 응집 및 용혈을 관찰한다.

사. 판독이 끝난 시험관을 37℃로 가온한 생리식염수로 3회 세척한다.

아. 마지막 세척액을 완전히 버린 후 항글로불린 시약을 1방울 가한다.

자. 잘 섞은 후 3,400 rpm에서 15초간 원심침전하여 응집을 관찰한다.

차. 시험관을 기울이면서 응집여부를 육안관찰한다. 결과가 애매할 경우에는 현미경으로 판독한다. 육안 혹은 현미경 관찰상 응집이 있으면 부적합, 없으면 적합으로 판독한다.

② 원주응집법

가. card 또는 cassette를 준비한 후 사용할 홀의 알루미늄 호일을 제거한다.

나. 제조사의 지시에 따라 희석액 1 mL에 혈액제제의 packed RBC 10 μL를 혼합하여 0.8% 적혈구부유액을 만든다.

다. 0.8% 적혈구부유액을 제조사의 지시에 따라 microcolumn에 분주한다.

라. 환자의 혈청 또는 혈장을 제조사의 지시에 따라 분주한다.

마. 제조사의 지시에 따라 37℃에서 15분간 반응시킨다.

바. 제조사의 지시에 따라 원심침전한 후 응집유무를 판독한다.

(5) 유의사항

① 검사 전 검체의 기록사항을 잘 확인한다(성명, 병동, 병록번호 등).

② 부적합으로 판독이 되면 그 원인을 규명할 때까지 가능한 한 혈액을 출고하지 않아야 한다.

③ 한랭응집소나 연전현상에 의한 응집이 의심되는 경우에는 가온한 식염수로 적혈구를 세척한 후 검사한다.

④ 실온식염수법에서만 응집을 보이고 알부민법이나 항글로불린법에서는 응집을 보이지 않는 경우는 임상적인 문제를 일으키지 않는 한랭항체일 가능성이 높다.

⑤ 성인의 경우 혈장이나 혈소판 수혈 시에는 교차시험을 실시할 필요가 없다.

13) Dithiothreitol (DTT) 처리 적혈구 제조(daratumumab 치료를 받는 환자에서 간접항글로불린검사에 사용하는 적혈구)

(1) 검사배경

Dithiothreitol (DTT)은 S-S (disulfide bond)결합을 분해하여 free sulfhydryl group 으로 만들어 적혈구막의 3차구조를 변화시킨다. 다발성골수종 치료약인 daratumumab (anti-CD38)을 투여받은 환자는 혈장에 있는 daratumumab이 적혈구에 표현되는 CD38과 결합하여 간접항글로불린검사, 비예기항체 선별검사, 비예기항체 동정검사, 항글로불린단계의 교차시험에서 모두 응집을 보이므로 수혈에 적합한 혈액을 찾는데 어려움이 있다. 적혈구에 DTT 처리를 하여 적혈구에 표현되어 있는 CD38을 제거한 후 검사를 하면 약제에 의한 위양성 반응을 효과적으로 감소시킬 수 있다. 그러나, DTT 처리를 하게 되면 적혈구 표면의 K 항원도 파괴되므로 이 방법으로 적합성 검사를 시행할 경우 가급적 환자의 K 표현형과 동일한 혈액을 준비하거나 K 항원 음성 혈액을 수혈할 것을 권고한다.

(2) 검체

적혈구(비예기항체 선별검사의 경우에는 비예기항체 선별검사용 적혈구, 비예기항체 동정검사의 경우에는 비예기항체 동정검사용 적혈구, 교차시험의 경우에는 혈액제제의 적혈구를 사용)

(3) 시약 및 기기

① 0.2 M DTT

: PBS (pH 8.0) 32 mL에 1g DTT를 녹여 제조하고 1 mL씩 소분하여 −18℃ 이하에서 보관한다.

② PBS, pH 7.3

(4) 검사방법

① 0.2 M DTT 400 μL 에 3~5% 적혈구부유액 100 μL를 혼합한다.

② 37℃에서 30분간 반응시킨다.

③ PBS(pH 7.3)로 4회 세척한 후 필요한 검사에 사용한다.

14) Anti-CD47 치료를 받는 환자에서 간접항글로불린검사의 간섭현상을 줄이기 위해 시행할 수 있는 동종흡착법

(1) 검사배경

CD47을 표적으로 하는 단클론항체는 비교적 최근에 개발되어 혈액암과 고형암에 효과적으로 작용하여 항암효과를 얻을 수 있는 것으로 알려져 있다. 그러나, CD47은 적혈구와 혈소판에도 표현도므로 anti-CD47 항체를 투여받은 환자의 혈장에 있는 약제는 ABO 혈액형검사, 수혈전검사에서 간섭현상을 일으킨다.

동종적혈구 또는 동종혈소판을 이용해 anti-CD47의 반복적 흡착을 시행하면 약물에 의한 간섭효과를 제거하거나 줄일 수 있다.

(2) 검체: anti-CD47 항체를 투여받은 환자의 혈청 또는 혈장

(3) 시약 및 기기

① O형 papain 처리 적혈구 또는 혈소판(농축혈소판 또는 성분채혈혈소판)

(4) 검사방법

① 환자의 혈청(혈장)과 동량의 papain 처리 적혈구 또는 혈소판을 섞는다.

② 37°C에서 15분간 반응시킨다.

③ 원심침전한 후 상층액을 분리하여 새로운 papain 처리 적혈구 또는 혈소판과 흡착시킨다(4~8회 반복).

④ 흡착을 반복 시행한 혈청(혈장)으로 ABO 혈액형검사, 비예기항체 선별검사, 교차시험 등을 시행한다.

3 직접항글로불린검사 양성 시 시행할 수 있는 검사 (Investigation of Positive DAT Result)

1) 항체 용출: 가열법(Elution; Heat)

(1) 검사배경

열을 가하면 적혈구에 부착되어 있는 IgM 항체들이 용출된다. ABO 태아신생아용혈질환을 진단할 때, 주로 낮은 온도에서 잘 반응하는 항체를 용출하는데 적합하다. 또한 ABO 변이형에 대한 흡착-용출 시험 등에도 이용된다. 그러나 IgG- 자가항체나 동종항체, 온난항체를 용출하기에는 적합하지 않다.

(2) 검체: EDTA 혈액 3 mL

(3) 시약 및 기기

① 알부민(6% bovine albumin)

② 수조(56°C)

(4) 검사방법

① 적혈구를 생리식염수로 5~6회 세척한다.

② 마지막 세척 후의 상층액을 취하여 간접항글로불린검사를 시행한다. 음성이면 다음 단계로 넘어가고 양성이면 세척을 반복한다.
③ 시험관에 농축적혈구와 6% 알부민 용액을 동량 넣는다.
④ 56°C 수조에 5~10분 반응시키면서 가끔 흔들어 준다(이때 원심분리기의 holder도 함께 가온시킨다).
⑤ 즉시 2,500 rpm에 2분간 원심침전한 후 상층액(용출액)을 취한다.
⑥ 용출액으로 비예기항체 선별검사 및 비예기항체 동정검사를 한다.

(5) 유의사항

① 56°C 용출 후 즉시 원심침전하지 않으면 온도가 내려가서 용출된 항체가 다시 적혈구에 부착될 수 있다.
② 이 방법은 항체를 효과적으로 용출시키나 항원의 변성을 초래하므로 용출 후에 적혈구 항원검사를 실시하고자 할 때에는 사용될 수 없다.
③ 용출된 항체가 불안정할 수 있으므로 용출 즉시 후속 검사에 들어간다.

2) 항체 해리: 클로로퀸법(Antibody Dissociation; Chloroquine)

(1) 검사배경

직접항글로불린검사가 양성이어서 간접항글로불린검사를 이용한 항원검사를 할 수 없는 경우, ABO 및 RhD 혈액형을 결정하기 위해서는 환자의 적혈구로부터 항체를 해리시켜야 한다. Chloroquine은 적혈구의 항원성을 비교적 잘 유지시키면서, 적혈구에 결합된 온난성 자가항체나 IgG 항체를 제거하고 항원형 검사를 가능하게 한다.

(2) 검체: EDTA 혈액 3 mL

(3) 시약 및 기기

① 1 N NaOH
② Chloroquine 용액: 20 g의 chloroquine diphosphate를 100 mL 생리식염수에 녹인 후 1N NaOH로 pH가 5.1이 되도록 조정한다(4°C 냉장보관).
③ 항글로불린 시약(단특이성 anti-IgG)

(4) 검사방법

① 시험관에 세척적혈구 0.2 mL와 chloroquine 용액 0.8 mL를 넣는다.
② 이따금 흔들어 주면서 실온에서 1~2시간 반응시킨다.
③ 3,000 rpm으로 5분간 원심침전한 후 상층액을 제거한다.

④ 적혈구를 일부 취하여 생리식염수로 4회 세척한 후 직접항글로불린검사를 실시한다.

⑤ 직접항글로불린검사가 음성이면 다음 단계로 넘어간다. 직접항글로불린검사가 양성이면 항체의 해리가 불충분하게 이루어진 것으로 간주하고 해리과정을 반복한다.

⑥ 적혈구를 생리식염수로 4회 세척한 후 혈액형검사를 실시한다. 혈액형검사 시에는 anti-IgG 항글로불린 시약을 사용하여야 한다.

(5) 유의사항

① Chloroquine diphosphate는 IgG만을 해리하므로 만일 보체성분도 적혈구에 결합되어 있었다면 그대로 남아 있게 된다. 따라서 항체 해리 후 혈액형검사 시에는 다특이성 항글로불린 시약이 아닌 anti-IgG 단특이성 항글로불린 시약을 사용하여야 한다.

② Chloroquine과의 항온시간은 2시간을 초과하지 않도록 한다.

3) 항체해리: 글라이신산법(Antibody Dissociation; Glycine Acid)

(1) 검사배경

Glycine acid EDTA는 적혈구막에서 항체를 해리시키기 위해 사용하며, 이 방법으로 혈액형검사뿐 아니라 흡착검사도 할 수 있다. 일반적인 적혈구 항원을 거의 모두 검출할 수 있으나, KEL 계열 항원, Bg 항원, Er 항원은 검출할 수 없다.

(2) 검체: EDTA 혈액 3 mL

(3) 시약 및 기기

① 1 N NaOH

② Glycine acid 용액: 1.88 g glycine hypochlorite와 1.45 g NaCl을 250 mL의 증류수에 녹인 후 conc. HCl을 사용하여 pH를 1.5로 조정한다.

③ 10% EDTA 용액

④ 1M TRIS 완충액

⑤ 항글로불린 시약(anti-IgG)

(4) 검사방법

① 적혈구를 식염수로 6회 세척한 후 상층액을 버린다.

② 20방울의 glycine acid 용액과 5방울의 10% EDTA 용액을 섞어 glycine-EDTA를 만든다.

③ 즉시 세척적혈구 10방울과 glycine-EDTA 20방울을 섞는다.

④ 혼합하여 실온에 1~2분 반응시킨다.

⑤ 1~2방울의 TRIS 완충액을 가하여 혼합한 후 3,400 rpm에서 1분간 원심침전한다.

⑥ 상층액을 제거한 후 적혈구를 생리식염수로 4회 세척한다.

⑦ 세척적혈구를 이용하여 직접항글로불린검사를 실시한다. 음성이 나오면 이 적혈구를 이용하여 혈액형 항원검사를 실시하고 양성이 나오면 항체 해리가 불충분하게 된 것으로 판단하여 항치해리과정을 반복한다.

(5) 유의사항

① 이 방법은 chloroquine diphosphate 방법보다 빠르고 간편하다(이선호 등, 1993).

② 사용되는 시약들은 냉장온도에서 6~12개월간 안정하다.

4) 한랭자가흡착(Cold Autoadsorption)

(1) 검사배경

한랭자가항체를 가진 환자에서 임상적으로 의미 있는 동종항체가 공존하는지 확인하기 위해 시행한다. 대부분의 한랭자가항체는 혈청학적 검사에서 문제를 일으키지 않지만, 일부는 임상적으로 의미있는 동종항체의 존재를 가릴 수 있다. 이 경우 효소 처리된 자가 적혈구로 환자의 혈청을 흡착시키면 대부분의 한랭항체가 제거되므로, 감춰졌던 동종항체를 검출할 수 있다.

(2) 검체

① 혈청 또는 혈장 2 mL

② EDTA 혈액 7 mL

(3) 시약 및 기기

① 1% ficin 혹은 1% papain

(4) 검사방법

① 환자의 적혈구를 생리식염수로 4회 세척한 후 3개의 시험관에 나누어 담는다.

② 1% ficin 혹은 1% papain 0.5 mL를 각 시험관에 넣는다.

③ 잘 섞고 37°C에서 15분간 반응시킨다.

④ 적혈구를 생리식염수로 3회 세척한 후 상층액을 최대한 제거한다.

⑤ 첫 번째 시험관에 환자 혈청(혈장) 2 mL를 넣는다.

⑥ 섞은 후 4°C에서 30분간 반응시킨다.

⑦ 2,500 rpm으로 5분간 원심침전한 후 상층액을 두 번째 시험관에 옮긴다.

⑧ 섞은 후 4°C에서 30분간 반응시킨다.

⑨ 세 번째 시험관을 사용하여 7, 8번 과정을 반복한다.

⑩ 마지막 상층액을 이용하여 동종항체의 유무를 검사한다.

(5) 유의사항

혈청의 희석을 방지하고 약한 항체를 놓치지 않기 위하여 4번 과정의 마지막 원심침전 후 가능한 한 모든 상층액을 제거해야 한다. 필요하면 여과지를 길게 잘라 시험관에 집어넣어 적혈구 주위의 상층액도 흡입한다.

5) 고역가한랭자가항체의 검사(High-titer Cold Autoagglutinin)

(1) 검사배경

한랭자가항체를 O형 적혈구와 4℃에서 반응시켜 항체역가를 측정할 수 있다. 한랭자가항체가 고역가로 존재하는 경우 용혈과 전신증상을 일으킬 수 있으며, B-세포 혈액종양 등을 의심할 수 있다.

(2) 검체

37℃로 가온한 주사기를 사용하여 혈액을 채취한 후 37℃에서 응고시켜 37℃에서 혈청 또는 혈장을 분리한다.

(3) 시약 및 기기

① 1% 세척 O형 적혈구(I 항원 양성)

② Phosphate-bufferd saline (PBS), pH 7.3

(4) 검사방법

① 혈청(혈장) 0.2 mL에 생리식염수 0.8 mL를 넣어 시험관(#1)에 넣는다.

② 9개의 시험관(#2~#10)을 준비하여 생리식염수를 0.5 mL씩 넣는다.

③ 1번 시험관으로부터 0.5 mL를 취하여 2번 시험관에 넣는 방식으로 혈청을 배수희석한다(각 시험관마다 새 pipette를 사용한다).

④ 각 시험관에 동량의 1% 세척 O형 적혈구를 넣는다.

⑤ 잘 섞은 후 4℃에 8시간 이상 반응시킨다.

⑥ 육안으로 응집여부를 관찰한다(원심침전할 필요없음).

(5) 판독

응집을 보이는 마지막 혈청희석 배수의 역수가 한랭응집소의 역가가 된다. 역가가 1:40 이상이면 증가된 것으로 볼 수 있다. 임상적으로 문제가 되는 한랭응집소의 역가는 대개 1:640 이상이다. 항체가 anti-i

특이성을 가질 때에는 1:640 이하로 나타날 수 있으므로 제대혈액을 이용하여 검사하면 정확한 항체역가를 얻을 수 있다.

6) 항체 흡착: ZZAP법(Antibody Adsorption, ZZAP)

(1) 검사배경

혈청 내 온난자가항체로 인해 임상적으로 의미 있는 동종항체를 검출하지 못할 때, 자가 적혈구로 혈청을 흡착함으로써 자가항체를 제거하면 동종항체를 검출할 수 있다. 그러나 환자 혈액 내 자가 적혈구 표면은 이미 자가항체로 코팅되어 있어 추가적으로 혈청 내 자가항체를 제거하기 어렵다. 이 때 ZZAP 처리를 하여 적혈구막에서 자가항체를 분리한 후에 혈청을 흡착시키면, 혈청 내 온난자가항체가 적혈구막에 흡착되어 제거됨으로써 동종항체를 검출할 수 있게 된다. ZZAP 시약 내에는 dithiothreitol (DTT)과 단백분해효소(papain 혹은 ficin 등)가 함유되어 있어 적혈구막에 이미 부착되어 있던 IgG 항체들을 해리시킨다. DTT에 단백분해효소까지 더해 적혈구막에 작용함으로써, 자가 적혈구에 더 많은 자가항체가 흡착될 수 있도록 한다. 온난자가항체가 있으면서 동종항체가 공존할 가능성이 있는 경우에 자가혈구를 이용하여 자가항체만을 선택적으로 흡착시킴으로서 동종항체를 검출, 동정하는 데 사용된다.

(2) 검체

① EDTA 혈액 5 mL

② 혈청 또는 혈장 2 mL

(3) 시약 및 기기

① Phosphate-buffered saline (PBS), pH 6.5, 혹은 pH 8.0

② PBS, pH 5.4

③ Papain

④ 여과지

⑤ L-cysteine 용액: L-cysteine hydrochloride 0.605 g을 10 mL 증류수에 녹인다.

⑥ 5% K_2 EDTA · $2H_2O$: 2 mL의 증류수에 $K_2EDTA \cdot 2H_2O$ 0.1 g을 녹인다.

⑦ 1% cystein-acitivated papain:

가. 0.1 M PBS (pH 5.4) 100mL에 5% $K_2EDTA \cdot 2H_2O$ 용액 2 mL와 papain 2 g을 넣고 실온에서 30분간 휘저어 섞는다.

나. 용액을 여과지를 이용하여 여과한다.

다. 여과액에 0.5 M L-cysteine 용액 10 mL를 가하고 0.1 M PBS (pH 5.4)를 전체 양이 200 mL가 되도록 채운다.

라. 37°C에서 1시간 휘저어 섞는다.

마. 3,000 rpm에서 5분간 원심침전한 후 상층액을 0.5 mL씩 분주하여 −20℃ 이하에 냉동 보관해 두고 필요할 때 꺼내 쓴다.

⑧ 0.2 M dithiothreitol (DTT): PBS 32.4 mL에 DTT 1 g을 녹여 제조하여 −20℃에 2.5 mL식 냉동 분주하여 보관한다.

(4) 검사방법

① ZZAP 시약을 제조한다: 0.5 mL cysteine-activated papain과 2.5 mL DTT, 2 mL PBS (pH=6.5)를 섞어 만들거나 1 mL ficin과 2.5 mL DTT, 1.5 mL PBS (pH=8.0)를 섞어 만든다.

② 두 개의 시험관에 농축적혈구를 1 mL씩 넣고 ZZAP 시약을 2 mL씩 넣는다.

③ 잘 섞은 후 37℃에 30분간 반응시키며 가끔 흔들어 준다.

④ 적혈구를 3회 세척한 후 마지막 상층액을 가능한 한 모두 제거한다.

⑤ 첫 번째 시험관에 환자 혈청(혈장)을 1 mL 넣는다.

⑥ 잘 섞은 후 37℃에서 30분간 반응한다(이따금 섞어 준다).

⑦ 2,500 rpm에서 5분간 원심침전한 후 상층액을 두 번째 시험관에 옮긴다.

⑧ 잘 섞은 후 37℃에서 30분간 반응시킨다(이따금 섞어 준다).

⑨ 2,500 rpm에서 30분간 원심침전한 후 상층액을 취한다.

⑩ 흡착된 혈청으로 동종항체의 존재를 검사한다.

(5) 판독

① 흡착 후 혈청과 비예기항체 선별검사용 적혈구와의 반응이 음성이면 동종항체가 존재하지 않는 것이다.

② 흡착 후 혈청이 비예기항체 선별검사용 적혈구와 반응하면서 ZZAP 처리 환자 적혈구와도 반응하면 자가항체 흡착이 불충분하게 된 것이므로 흡착과정을 반복한다.

③ 흡착 후 혈청이 비예기항체 선별검사용 적혈구와 반응하면서 ZZAP 처리 환자 적혈구와는 반응치 않으면 동종항체가 존재하는 것이므로 비예기항체 동정검사에 들어간다.

(6) 유의사항

① ZZAP 시약은 4℃에 보존하면 3개월간 안정하다.

② ZZAP 처리에 의해 Kell 혈액형군 항원들과(Kx는 제외) M, N, Fy^a, Fy^b, S, s, Xg^a 항원들은 파괴된다.

③ ZZAP 처리 전에 적혈구를 세척할 필요는 없다.

④ 3개월 이내에 수혈을 받은 환자의 경우 수혈된 적혈구가 동정하고자 하는 동종항체를 흡착해 버릴 수 있다.

7) 도나쓰-랜드스타이너검사(Donath-Landsteiner Test)

(1) 검사배경

이 검사는 면역용혈빈혈과 돌발한랭혈색소뇨(paroxysmal cold hemoglobinuria, PCH)의 감별에 이용된다. 환자가 혈색소혈증이나 혈색소뇨를 보이는데, 혈청 또는 용출액에서 한랭자가항체는 동정되지 않고, DAT 양성이면서 적혈구에 보체성분(C3)만이 부착되어 있는 경우에 특히 도움이 된다. PCH를 유발하는 IgG 자가항체는 저온에서 적혈구에 결합하며, 검사하면서 37°C로 가온되면 보체가 활성화되어 적혈구가 용혈된다.

(2) 검체

37°C로 가온한 주사기를 사용하여 혈액을 채취한 후 37°C에서 응고시켜 37°C에서 혈청을 분리한다.

(3) 시약 및 기기

① 신선 정상 혈청(보체원)

② 50% O형 P 항원 양성 적혈구(P_1 혹은 P_2)

③ 얼음물

(4) 검사방법

① 9개의 시험관을 준비하여 다음과 같이 표시한다.
A1, A2, A3, B1, B2, B3, C1, C2, C3

② 시험관 1, 2의 각각에 환자 혈청 10방울씩을 넣는다.

③ 시험관 2, 3의 각각에 신선 정상 혈청 10방울씩을 넣는다.

④ 모든 시험관에 50% P 항원 양성 적혈구 부유액을 1방울씩 넣고 잘 섞는다.

⑤ A1, A2, A3 시험관을 얼음물에 30분 둔 후 꺼내어 37°C 수조에 1시간동안 반응시킨다.

⑥ B1, B2, B3 시험관은 얼음물에 90분간 둔다.

⑦ C1, C2, C3 시험관은 37°C 수조에 90분간 반응시킨다.

⑧ 모든 시험관을 원심침전한 후 상층의 용혈 유무를 본다.

(5) 판독

A1이나 A2 시험관에서만 용혈을 보이면 양성으로 판독한다(그림 11-7).

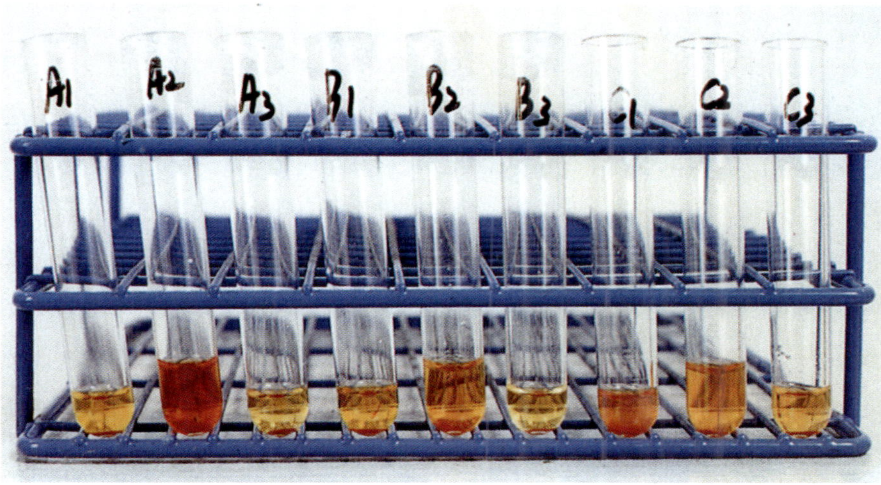

그림 11-7. **Donath-Landsteiner 검사.** 신선혈청이 첨가되고 얼음물에서 30분, 37℃에서 1시간 반응시킨 시험관(A2)에서만 용혈이 일어났으므로 양성으로 판정한다.

(6) 유의사항

① PCH 환자에서 종종 혈청 보체 농도가 낮은 경우가 있으므로 반드시 보체의 공급원으로서 신선 정상 혈청을 넣어 주어야 한다.

② 항체가 자가흡착되어 소실되는 것을 방지하기 위하여 반드시 37°C에서 응고시킨 후 혈청을 분리한다.

8) 약제에 대한 항체 검사(Drug-Induced Hemolytic Anemia)

(1) 검사배경

Penicillin이나 cephalosporins 같은 약물은 IgG 면역 반응을 유도하며, 이를 해당 약물로 처리한 적혈구로 검사하여 검출할 수 있다. Penicillin이나 cephalosporins을 사용하면서 직접항글로불린검사 양성 결과를 보이는 환자의 원인 분석에 이용된다.

(2) 검체: 혈청(혈장) 1 mL 혹은 용출액

(3) 시약 및 기기

① Barbital-buffered saline (BBS), pH 9.6:Sodium barbital 20.6 g을 생리식염수 1리터에 녹인 후 0.1 N HCl로 pH를 9.6으로 조정(4°C 보관).

② Penicillin (백만 단위/600 mg)

③ Cephalothin sodium (Keflin) 300 mg

④ 세척 O형 적혈구

(4) 검사방법

① 시험관에 15 mL BBS, 1 mL의 세척 O형 적혈구, 600 mg의 penicillin을 넣고 실온에서 1시간 동안 항온한다. Cephalothin의 경우에는 시험관에 10 mL BBS, 세척 O형 적혈구 1 mL, 300 mg cephalothin sodium을 넣고 37°C에서 2시간 반응시킨다. 사용 직전에 다시 생리식염수로 세척하여 사용한다.

② 생리식염수로 3회 세척한 후 PBS 용액에 냉장 보존한다(1주일 이내에 사용).

③ 검사할 혈청(혈장)이나 용출액 2~3방울과 5% 약제-처리 적혈구를 섞는다. Cephalothin의 경우에는 혈청을 미리 생리식염수로 1:20 희석하여 사용한다. 약제 처리를 하지 않은 적혈구를 이용한 검사도 동시에 시행한다.

④ 실온에서 15분간 반응시킨 후 3,400 rpm에서 15초간 원심침전하여 응집을 관찰한다.

⑤ 시험관을 다시 37°C에서 30분간 반응시킨 후 3,400 rpm에서 15초간 원심침전하여 응집을 관찰한다.

⑥ 생리식염수로 4회 세척한 후 간접항글로불린검사를 실시한다.

(5) 판독

약제 처리를 하지 않은 적혈구와는 반응하지 않고 약제 처리 적혈구와만 반응을 하면 양성으로 판독한다.

(6) 유의사항

① Penicillin에 대한 항체와 cephalothin에 대한 항체는 서로 교차반응을 보일 수 있다.

② Cephalothin 항체에 대한 검사 시에는 BBS 대신 PBS (pH 7.3)를 사용할 수 있다.

③ 적혈구를 cephalothin으로 처리하면 단백이 비특이적으로 결합하게 되어 정상 혈청도 양성반응을 보이게 된다. 따라서 이 경우에는 1:20으로 희석된 혈청이 양성반응을 보여야만 진양성으로 간주한다. 용출액의 경우에는 희석할 필요가 없다.

9) 약제에 의한 면역복합체 검사(Drug-Induced Immune Complex)

(1) 검사배경

약제와 항체가 면역복합체(immune complex)를 형성하면 이것이 적혈구에 비특이적으로 결합하여 보체를 활성화하고 용혈을 유발할 수 있다. Rifampicin, thiopental, tetracyclin 등의 약제가 면역복합체 기전에 의해 용혈을 유발할 수 있다.

(2) 검체: 혈청 2 mL

(3) 시약 및 기기

① Phosphate-buffered saline (PBS), pH 7.0~7.4

② 신선 AB형 혈청

③ O형 적혈구: 효소처리 적혈구 및 비처리 적혈구

(4) 검사방법

① PBS에 약제를 1 mg/mL 되도록 용해시킨다.

② 상층액을 취하여 1 N NaOH나 1 N HCl로 pH가 7.0이 되도록 조정한다.

③ 5개의 시험관에 다음과 같이 혼합한다;

가. 환자 혈청 0.2 mL+약물용액 0.2 mL

나. 환자 혈청 0.2 mL+AB형 혈청 0.2 mL+약물용액 0.2 mL

다. 환자 혈청 0.2 mL+AB형 혈청 0.2 mL+PBS 0.2 mL

라. AB형 혈청 0.2 mL+약물용액 0.2 mL

마. AB형 혈청 0.2 mL+PBS 0.2 mL

④ 10개의 시험관에 상기 혼합물 3방울씩을 2조로 넣는다.

⑤ 1조 시험관 5개에는 효소처리 5% O형 적혈구 1방울씩을, 2조 시험관에는 효소처리를 하지 않은 5% O형 적혈구 1방울씩을 넣는다.

⑥ 가끔 흔들어 주면서 37℃에 1시간 반응시킨다.

⑦ 3,400 rpm에서 15초간 원심침전한 후 용혈이나 응집을 관찰한다.

⑧ 적혈구를 생리식염수로 4회 세척한 후 다특이성 항글로불린 시약 1~2방울을 제조사의 지시대로 첨가한다.

⑨ 3,400 rpm에 15초간 원심침전한 후 응집을 관찰한다.

(5) 판독

시험관 ①이나 ②에서 양성반응을 보이고 시험관 ③, ④, ⑤에서 음성이면 그 약제에 의한 용혈로 판정한다.

(6) 유의사항

약제가 정제(tablet)일 때에는 갈아서 격렬히 흔들어 용해시킨다. 완전 용해가 되지 않더라도 대개는 검사에 충분한 농도가 된다.

⊙ 참고문헌

김반석, 박유진, 김진주, 이은경, 김신영, 김현옥(2015): 혈액은행 자동화 검사장비 ORTHO VISION를 이용한 ABO 항체역가 검사의 평가. 대한수혈학회지 26:257-265

김태열, 홍윤지, 김형석, 박경운, 한규섭(2017): 고역가, 저결합활성을 지닌 항-JMH 항체가 검출된 1예: 국내 첫 보고. 대한수혈학회지 25:155-162

김혜연, 김대원, 이갑노, 백승용(1984): Mycoplasma pneumonia를 동반한 한냉응집소에 의한 자가면역성용혈성 빈혈 1례. 대한임상병리학회지 4:23-26

나현진, 김현옥(2018): 약제유발 면역용혈성 빈혈의 검사실 규명. 대한수혈학회지 29:18-32

박평환, 서병태(1986): Thiopental로 인한 면역성 용혈반응 1례. 대한마취과학회지 19:388-391

석진우, 김양기, 장계일, 정현석, 어수택, 김기업, 구소미, 이보영, 노현진, 신우용, 신정원, 진소영(2019): 일차 성쇼그렌증후군 환자에서 폐결핵 치료 중 발생한 Rifampin 유발 면역용혈성빈혈. 대한수혈학회지 30:246-252

신정원, 신우용, 이도이(2017): 자동화 장비 IH-500과 수기법 간 ABO 혈액형검사 비교. 대한수혈학회지 28:26-133

양형석, 천세종, 이선아, 권정란, 최영실, 김준년, 조덕(2017): RhD 음성/변이형 한국인 환자의 수혈전략. Lab Med Online 7:89-93

오흥범, 한규섭, 김병국, 조한익 (1993): Bm형 1례. 대한수혈학회지 4:97-101

윤영호, 최효선, 김덕언, 박일규, 김신규(1997): 한국 어린이의 ABO 혈액형 항체 생성에 대한 연구. 대한임상병리학회지 17:1137-1143

이동순, 오덕자, 조한익, 송운흥(1985): Rifampicin에 의한 용혈성빈혈의 실험적 증명-국내 첫 증례보고 및 증명 방법-. 대한임상병리학회지 5:525-530

이선호, 오영철, 김기홍, 한규섭, 한복연, 김상인(1993): Glycine acid EDTA 처리에 의한 항체용출법-Chloroquine diphosphate법과의 비교-. 대한수혈학회지 4:61-66

이희라, 김예지, 김진석, 양정석, 황상현, 오흥범, 고대현(2020): 항-CD47 단클론항체에 의한 수혈전검사 간섭을 다회 혈소판 동종흡착을 통해 해결한 1예. Lab Med Online 10:330-333

정소이, 이경, 김미정, 장호은, 송상훈, 김홍빈, 박경운, 송정한, 한규섭(2011): 혈액형검사이상을 동반한 Good's syndrome 1예. 대한수혈학회지 22:54-58

조주영, 나현진, 김대원, 이은경, 김진석, 김현옥(2016): Daratumumab 투여를 받은 다발성 골수종 환자에서 비예기항체 동정 검사상 범응집 소견을 보인 1예. 대한수혈학회지 27:164-168

AABB(2020): Technical Manual, 20th ed. American Association of Blood Banks, Bethesda, MD

Bachegowda LS, Cheng YH, Long T, Shaz BH.(2017): Impact of uniform methods on interlaboratory antibody titration variability: Antibody titration and uniform methods. Arch Pathol Lab Med 141:131-138

Branch DR, Petz LD.(1982): A new reagent (ZZAP) having multiple applications in immunohematology. Am J Clin Pathol 78:161-167

Chapuy CI, Nicholson RT, Aguad MD, Chapuy B, Laubach JP, Richardson PG, Doshi P, Kaufman RM(2015): Resolving the daratumumab interference with blood compatibility testing. Transfusion 55:1545-1554

Jenkins DE, Moore WH(1977): A rapid method for the preparation of high-potency auto- and alloantibody eluate. Transfusion 17:110-117

Kim JY, Kim SY, Kim CA, Yon GS, Park SS(2005): Molecular characterization of D-Korean persons: development of a diagnostic strategy. Transfusion 45:345–352

Lim YA, Kang SJ(2014): Standardization of ABO antibody titer measurement at laboratories in Korea. Ann Lab Med 34:456–462

Nedumcheril MT, DeSimone RA, Racine-Brzostek SE, Chaekal OK, Vasovic LV(2021): Overcoming drug interference in transfusion testing: A spotlight on Daratumumab. J Blood Med 12:327–336

Velliquette RW, Aeschlimann J, Kirkegaard J, Shakarian G, Lomas-Francis C, Westhoff CM(2019): Monoclonal anti-CD47 interference in red cell and platelet testing. Transfusion 59:730–737

Youk HJ, Kim JS, Yang JS, Kim HS, Ko DH(2022): Annual report of the Korean external quality assessment service on transfusion medicine (2021). Lab Med Qual Assur 44:10–20

CHAPTER 12

증례

Cases

증례 1 ABO 혈액형 불일치: cis-AB

68세 남자가 급성상기도 감염 및 폐렴을 주소로 내원하였다. 내원 시 시행한 혈액검사에서 빈혈 소견이 보여 농축적혈구 수혈이 의뢰되었다. 이에 시행한 혈액형검사에서 아래와 같이 ABO혈액형 불일치 소견이 보였다. cis-AB 의심하에 유전자형 검사 및 가족구성원들에 대한 혈액형검사를 시행하였다.

검사결과

1. CBC: Hb 5.3 g/dL, WBC 6,000/μL, PLT 41,000/μL
2. 환자 및 가족 혈액형검사 결과 및 가계도

	혈구형		혈청형		유전자형
	Anti-A_1	Anti-B	A_1 cell	B cell	
환자	+++	+*	-	W+	*cisAB.01/O.01*
딸	+++	++	+	-	*cisAB.01/B.01*
손녀	+++	++	-	+	*cisAB.01/O.01*

* 2~3분 후 지연반응

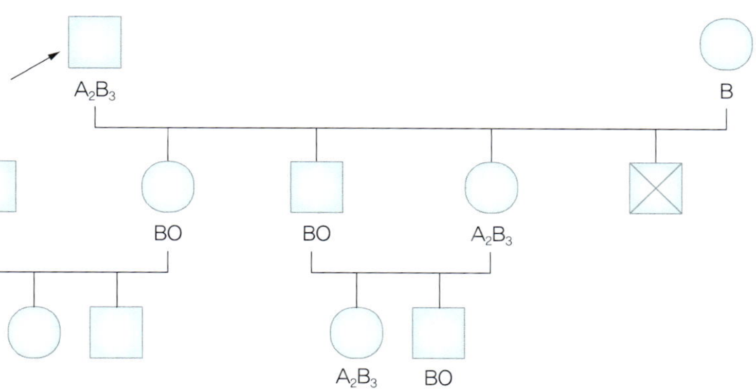

ABO blood groups of the patient and family

증례논의

혈구형검사에서 A혈청에 3+, B 혈청에 2~3분 가량의 지연 후 1+ 반응을 보였으며, 혈청형검사에서는 B 혈구에 1+응집을 보였다. 혈구–혈청형 불일치 소견이 관찰될 경우 특정 항원가가 낮으면 cis-AB를 의심해 볼 수 있다.

부모 중 어느 한 쪽으로부터만 유전된 A와 B유전자가 동일 염색체상에 존재하는 유전형을 cis-AB이라고 한다. 항혈청과의 반응 정도 및 혈청 내의 항체가에 따라 표현형이 다양하게 나타나는데, 한국인에서는 A_2B_3 표현형이 제일 흔하다.

cis-AB형은 혈액형 판정 시 혈구형과 혈청형이 일치하지 않기 때문에 유전자검사를 시행하여 확인할 수 있다. 수혈이 필요할 경우 농축적혈구는 O형을, 혈장제제는 AB형을 선택하는 것을 우선 고려해 볼 수 있다.

참고문헌

Korean J Blood Transfus 2010;21:154–7.

증례 2 ABO 혈액형 불일치: 한랭자가항체

70세 여자의 수술 전 시행한 일반혈액검사에서 혈색소가 6.7 g/dL로 측정되어 농축적혈구 2단위가 의뢰되었다. 수혈전검사 결과는 아래와 같다.

검사결과

1) ABO 혈액형검사

	혈구형			혈청형	
	Anti-A	Anti-B	Anti-A_1	A cell	B cell
Saline phase	4+	4+	4+	1+	3+
37 ℃ warming	4+	4+	NT	-	2+

Abbreviation: NT, not tested

2) 비예기항체 선별검사: 음성

3) 교차시험: O형과 AB형 적혈구에 부적합

추가 검사 결과	Blood No.	Saline phase	37 ℃ albumin phase	Antihuman globulin phase
A+	1	-	-	-
	2	-	-	-
	3	-	-	-
Adult O+(I)	1	4+	4+	3+
	2	3+	1+	W+
	3	4+	3+	1+
AB+	1	-	-	-
	2	1+	W+	W+ ~ -
	3	W+	W+	-
Cord O+(i)	1	-	-	-

증례논의

환자의 혈청은 O형 적혈구와 부적합 소견을 보이면서 항온 시에 반응이 약화되는 것으로 보아 한랭항체인 anti-IH의 존재가 의심되었다. 이를 증명하기 위해 O형 제대혈과 교차시험을 하여 음성인 것을 확인하였다. 한랭항체 중에서 anti-I는 ABH 항원과 Ii 항원의 생화학적인 연관성 때문에, 대부분 I와 H 항원을 같이 인식하는 anti-IH 또는 anti-IA 형태로 존재한다. anti-IH는 A1형, A1B형인 사람에서 주로 발견되며, I 항원과 H 항원이 모두 양성인 적혈구에 강하게 반응한다. O형 적혈구를 이용한 비예기항체 선별검사에서 반응을 보이나, A1형 적혈구와의 반응이 매우 약하거나 없으면 anti-IH를 생각할 수 있다. 한랭항체가 용혈수혈반응을 일으키는 경우는 드물어 그 임상적 중요성은 적다.

참고문헌

Korean J Blood Transfus 2007;18:66-9.

증례 3 혈청학적으로 RhD 음성 수혈자에서 anti-D 동종면역

난소암 수술을 앞둔 54세 여자의 수혈전검사 결과에 대해 문의가 들어왔다. 환자는 2개월 전 수혈을 받았으며, 면역글로불린을 투여받은 과거력은 없다. 환자의 ABO, RhD 혈액형검사결과와 비예기항체 선별검사, 2개월 전 수혈한 혈액제제의 헌혈자 2명의 *RHD* 유전자형 검사 결과는 아래와 같다.

검사결과

1) ABO 혈액형검사: B형 RhD 음성, RhCE 표현형 검사: ce 형
2) 비예기항체 선별검사: 양성, 비예기항체 동정검사: anti-D
3) 2개월 전 수혈 혈액제제의 헌혈자2의 *RHD* exon 9 결과: c.1227G>A

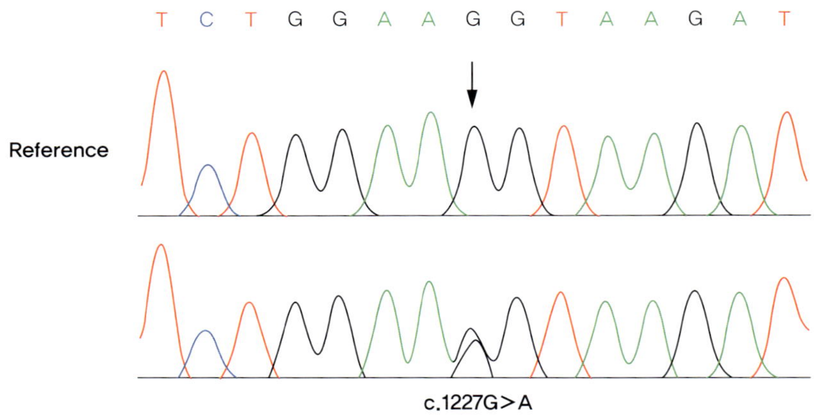

증례논의

Del은 크게 c.1227G >A 대립유전자를 가진 Asia type DEL과 그 외의 Del로 분류할 수 있다. Asia type DEL로 규명된 환자의 경우 수혈이나 임신 등으로 RhD 항원에 노출되어도 anti-D를 유발한 사례가 없어 일반적으로 RhD양성혈액제제의 수혈이 가능하다고 알려져 있다. 한편 Del 혈액을 RhD 음성 수혈자에게 수혈하는 경우 증례처럼 anti-D를 생성할 수 있다.

참고문헌

Korean J Blood Transfus 2016;27:169–73.

증례 4 지연성용혈수혈반응(1)

췌장의 신경내분비암종으로 보존적 치료를 받는 64세 여자가 1주일 전 부터 시작된 혈뇨로 응급실을 통해 입원하였다. 응급실 내원 당시 혈액형은 AB형, 비예기항체 선별검사에서는 음성이었고, 적혈구 제제 두 단위를 수혈받았다. 이후 입원하여 추가적으로 4 단위를 수혈받았다. 입원 19일째 시행한 검사에서 혈색소 6.9 g/dL가 관찰되어 수혈전검사가 의뢰되었고, 검사결과가 아래와 같다.

검사결과

1. CBC: Hb 6.9 g/dL
2. 총빌리루빈 3.2 mg/dL, LDH 1370 IU/L
3. 소변검사: blood 3+, 적혈구 0~2/HPF
3. 직접 및 간접항글로불린검사: 양성
4. 항체동정검사

Cell No	Rh-hr						Kell						Duffy		Kidd		Lewis		P	MNS				Lutheran		Xg	Result (before ZZAP)		Result (after ZZAP)	
	D	C	E	c	e	C^w	K	k	Kp^a	Kp^b	Js^a	Js^b	Fy^a	Fy^b	Jk^a	JK^b	Le^a	Le^b	P1	M	N	S	s	Lu^a	Lu^b	Xg^a	LISS/ Coombs	NaCl/ Enzyme	LISS/ Coombs	NaCl/ Enzyme
1	+	+	0	0	+	+	0	+	0	+	nt	nt	+	0	+	0	0	+	+	+	0	+	+	0	+	+	w+	3+w	–	w+
2	+	+	0	0	+	0	+	+	0	+	nt	nt	0	+	0	+	0	+	+	0	+	0	+	0	+	+	1+	3+w	–	w+
3	+	0	+	+	0	0	0	+	0	+	nt	nt	+	0	+	0	+	0	0	+	+	0	+	+	+	+	–	2+	–	–
4	0	+	0	+	+	0	0	+	0	+	nt	nt	+	+	0	+	0	0	+	0	+	0	+	0	+	0	1+	3+	–	w+
5	0	0	+	+	+	0	0	+	+	+	nt	nt	0	+	+	+	0	0	+	+	0	0	+	0	+	0	w+	3+w	–	–
6	0	0	0	+	+	0	+	+	0	+	nt	nt	+	0	+	0	0	+	0	0	+	0	+	0	+	+	–	3+w	–	–
7	0	0	0	+	+	0	0	+	0	+	nt	nt	0	+	0	+	0	+	+	+	+	+	0	0	+	+	–	3+w	–	–
8	+	0	0	+	+	0	0	+	0	+	nt	nt	0	0	+	+	+	0	0	+	+	0	+	0	+	+	1+	3+w	–	–
9	0	0	0	+	+	0	+	0	+	0	nt	nt	0	+	+	0	+	0	0	+	+	+	0	0	+	0	1+	3+w	–	–
10	0	0	0	+	+	0	0	+	0	+	nt	nt	+	0	0	+	0	+	+	+	0	+	+	0	+	+	–	3+w	–	–
11	0	0	0	+	+	0	0	+	0	+	nt	nt	+	+	+	+	0	+	+	+	0	+	0	+	+	+	1+	3+w	–	–
Auto																											2+	3+w	–	–

Abbreviations: Auto, autocontrol; w+, weekly positive; nt, not tested.

증례논의

항체동정검사에서 환자혈청과 자가적혈구와의 응집반응을 보이고 11개의 항체동정용 적혈구에서 모두 2+ 이상의 혼합시야반응을 보였다. ZZAP 시약을 사용하여 자가항체를 제거한 후에는 anti-C로 동정되었다. 지연성용혈수혈반응은 수혈 후 24시간부터 28일 사이에 직접항글로불린검사가 양성으로 나타나면서 용출된 항체가 수혈된 적혈구에 존재하는 항원과 반응하는 항체임을 확인하거나 환자 혈액의 항체 선별 및 동정검사에서 새로운 항체를 발견하는 것으로 알 수 있다. 이러한 이상반응은 임신이나 수혈을 통해 이미 어떤 적혈구 항원에 노출되어 감작된 사람에게 나타난다. 감작된 사람이 수혈로 인해 같은 적혈구 항원에 재노출되면 기왕반응을 항체의 역가가 급격히 증가하기 때문에 환자에게 큰 위험을 초래할 수 있다.

참고문헌

Korean J Blood Transfus 2017;28:163−9.

증례 5 지연성용혈수혈반응(2)

61세 남자가 내원 2일 전 발생한 적갈색 소변을 주소로 응급실에 내원하였다. 내원 9일 전 흑색변을 본 후 타병원에서 2단위 농축적혈구 수혈받았다. 두 번째 수혈을 받은 5일 후 적갈색 소변이 시작되었으며, 구토, 구역, 어지럼증이 동반되었다. 용혈빈혈과 혈색소뇨 의심하에 시행한 검사 결과는 다음과 같다.

검사결과

1. CBC: Hb 8.7 g/dL, WBC 5,490/μL, PLT 226,000/μL
2. 총빌리루빈 2.9 mg/dL, LDH 1254 IU/L, AST 186 IU/L 합토글로빈 <20 mg/dL
3. 소변검사: blood 3+, 적혈구 0~2/HPF
3. 직접 및 간접항글로불린검사: 양성
4. 비예기항체 선별검사 및 비예기항체 동정검사 결과

Cell	D	C	E	c	e	C^W	K	k	Kp^a	Kp^b	Js^a	Js^b	Fy^a	Fy^b	Jk^a	Jk^b	Le^a	Le^b	P1	M	N	S	s	Lu^a	Lu^b	Xg	LISS/Coombs	Enzyme	LISS/Coombs (EDTA*)	Enzyme (EDTA*)
I	+	+	0	0	+	0	+	+	0	+	nt	nt	0	+	+	+	+	0	+	+	+	+	+	0	+	+	1+	nt	2+	nt
II	+	0	+	+	0	0	0	+	0	+	nt	nt	+	0	+	0	0	+	+	+	+	+	+	0	+	+	1+	nt	2+	nt
1	+	+	0	0	+	+	0	+	0	+	nt	nt	+	0	0	+	0	+	+	0	+	+	+	0	+	+	2+	−	2+	+/−
2	+	+	0	0	+	0	+	+	0	+	nt	nt	0	+	+	0	0	+	0	+	+	+	0	0	+	0	−	−	−	−
3	+	0	+	+	0	0	0	+	0	+	nt	nt	0	+	0	+	0	0	0	0	+	+	+	+	+	0	2+	4+	2+	4+
4	0	+	0	+	+	0	0	+	0	+	nt	nt	+	+	0	+	0	0	+	+	0	0	+	0	+	+	2+	−	2+	−
5	0	0	+	+	+	0	0	+	0	+	nt	nt	0	+	+	0	+	0	+	+	0	+	0	0	+	+	−	3+	−	3+
6	0	0	0	+	+	0	+	+	0	+	nt	nt	+	+	0	+	0	+	0	0	+	0	+	0	+	+	2+	−	2+	1+
7	0	0	0	+	+	0	0	+	0	+	nt	nt	+	0	+	0	0	+	+	+	0	+	+	0	+	+	−	−	−	−
8	+	0	0	+	+	0	0	+	0	+	0	nt	0	0	+	0	+	0	+	+	+	0	+	0	+	+	−	−	−	−
9	0	0	0	+	+	0	0	+	0	+	nt	nt	0	+	+	0	0	+	+	0	+	0	+	0	+	+	−	−	−	−
10	0	0	0	+	+	0	0	+	0	+	nt	nt	+	0	0	+	+	0	0	+	+	0	+	+	+	+	2+	−	2+	1+
11	0	0	0	+	+	0	0	+	+	+	nt	nt	0	+	+	+	0	+	+	+	0	+	0	0	+	+	1+	−	2+	1+
Auto																											−	−	−	−

*EDTA-Plasma was used to inhibit antigen-antibody reaction by complement.
Abbreviations: nt, not tested.

증례논의

Anti-Jk는 대부분 IgG 면역항체로 50%에서 보체와 결합하며 태반통과가 가능하여 신생아용혈질환을 유발할 수 있다. 또한 지연성용혈수혈반응을 일으키는 원인항체의 1/3을 차지한다. 항체의 면역원성이 낮고 항원에 재노출되기 전까지는 역가가 낮기 때문에 비예기항체 검사에서 검출되지 않을 가능성이 높다. 이 증례에서도 첫 번째 수혈 시에 생성된 항체가 두 번째 수혈 후 기억반응에 대해 항체가 증강되어 용혈수혈반응이 나타난 것으로 보인다. 일반적으로 대개 항글로불린법으로 검출되며 polyeythylene glycol (PEG)나 효소처리 적혈구 사용 시 반응 강도가 증강된다고 알려져 있으나, 본 증례처럼 효소법에서 반응이 소실되는 경우도 있다.

참고문헌

Korean J Blood Transfus 2016;27:79−83.

증례 6 신생아용혈질환

생후 1일된 남아가 황달 증상을 보여 내원하였다. 임신 나이 38주 1일, 체중 2.74 kg으로 제왕절개로 태어났으며, 출생 당시 문제는 없었다. 산모는 특별한 과거력(유산력, 수혈력, 약물력)이 없었고, 형이 1명 있었으며 출생 시 이상이 없었다. 환아는 출생 6시간 째부터 황달이 관찰되었으며, 그외에 근 긴장도 감소나 기면, 식욕 감소, 경련, 회색변 등의 다른 이상 증상은 없었다.

검사 결과

1. CBC: Hb 13.0 g/dL, WBC 18,650/μL, PLT 113,000/μL, reticulocytes 11.5%
2. LDH 910 IU/L, 합토글로빈 <10 mg/dL, 혈청 총빌리루빈 10.6 mg/dL
3. 직접항글로불린검사: 4+, 간접항글로불린검사: 음성
4. 혈액형검사: 환아 B, D+C+c-E−e+, 환아모 B, D+C+c+E+e+, 환아부 B, D+C+c+E+e+
5. 추가 혈청검사

	환아	환아모
간접항글로불린검사		
Screening cell, Ortho 2 cells	-	미시행
Screening cell, Bio-rad 2 cells	-	-
Di^a positive cell	2+	3+
Titer of anti-Di^a	1:32	1:256

증례논의

비예기항체검사는 음성이었으나 임상적으로 신생아용혈질환이 의심되는 상황의 증례이다. 흔히 사용되는 외국산 선별적혈구에 Di^a 항원 양성 혈구가 포함되지 않음으로써 위음성이 나타난 증례이다. Diego 혈액형군은 Di^a 항원과 Di^b 항원으로 표현되며, Di^a 항원은 백인에서는 대부분 양성이지만 한국인의 9.4~14.5%에서 양성이다. Anti-Di^a 항체는 IgG_1과 IgG_3 아형의 면역항체로 보체 활성을 자극하지 않고 대식세포가 감작된 적혈구를 탐식하도록 유도한다. 현재 국내 대부분의 기관에서 비예기항체 선별검사에는 Di^a 가 포함되지 않는 2개의 선별혈구가 널리 이용되고 있다. 이럴 경우 항체에 의한 용혈을 의심하지 않으면 그 원인을 바로 알아내기가 어렵기 때문에, 비예기항체 선별검사에 포함된 항원의 특성을 알고 국내 실정에 맞는 비예기항체 선별검사 패널 구성이 필요하다.

참고문헌

Korean J Blood Transfus 2010;21:154−157.

증례 7 Daratumumab 간섭 현상

66세 남자가 형질세포종을 진단받고 치료 중 적혈구제제 수혈이 필요하여 시행한 비예기항체 선별검사에서 범응집 현상이 관찰되었다. 환자는 daratumumab을 투여받은 이력이 있다. 치료 전과 후에 시행한 비예기항체 선별검사와 동정검사의 결과는 아래와 같다.

검사결과

Daratumumab 투여 전		Daratumumab 투여 후		Dithiothreitol 처리 후	
항체선별검사	항체동정검사	항체선별검사	항체동정검사	항체선별검사	항체동정검사
음성	-	양성	범응집반응(2+)	음성	-

증례논의

일반적으로 비예기항체 동정검사에서 범혈구응집 현상이 관찰되면 고빈도 적혈구 항원에 의한 항체, 2종류 이상의 비예기항체의 동시 발현, 그리고 온난자가항체 등에 의한 가능성을 고려해 볼 수 있다. 또한 daratumumab과 같은 표적치료제 등에 의한 반응을 고려해 볼 수 있다.

Datarumumab은 형질세포종의 치료제로 anti-CD38 단클론 항체 치료제이다. 치료제의 표적인 CD38 항원은 형질세포 외에도 적혈구의 표면에도 발현되기 때문에, daratumumab을 투여 중인 환자는 비예기항체 선별 및 동정 검사를 실시할 경우에 위양성 결과를 나타낼 수 있다. 환자의 혈청에 비예기항체가 없음에도 불구하고 선별용 적혈구들에 대한 범응집 현상이 관찰될 수 있다. Daratumumab 투여 후 비예기항체검사에 대한 간섭현상을 유발하는 기간은 2~6개월 정도로 예상하고 있다. IgG 항체이기 때문에 ABO/RhD 혈액형검사에는 영향을 미치지 않는다. 또한 직접항글로불린검사와 자가혈구를 이용한 자가대조에서는 음성반응이 보고되기도 한다.

Daratumumab 간섭현상을 제거하기 위해서는 dithiothreitol (DTT) 법, trypsin 법, O형 적혈구법 등을 사용할 수 있다. DTT법은 재현성이 높고 소규모병원에서도 시행이 가능해 다른 검사법에 비해서 유용하다.

참고문헌

Korean J Blood Transfus 2017;28:183－186.

증례 8 신생아동종면역혈소판감소증

출생 1시간된 환아의 혈액검사에서 혈소판감소증이 관찰되었다. 출생 후 3일 눈 주위와 등에 점상출혈이 관찰되었다. 출생 5일째 시행한 뇌단층촬영에서 왼쪽 측두엽, 전두엽, 두정엽에 걸쳐 두개내출혈이 관찰되어 집중 치료하였다.

검사 결과

1) 출생 1시간 후 CBC: Hb 16.8 g/dL, WBC 23,920/μL, PLT 11,000/μL
2) 혈액형: 환아 O, RhD+, 환아모 A, RhD+
3) HLA 형별 검사: 환아: HLA-A: A2, A24, 환아모: HLA-A: A24, A33
   HLA 항체 검사: 환아모: anti-HLA-A2

증례논의

신생아동종면역혈소판감소증(neonatal alloimmune thrombocytopenia, NAIT)는 건강한 신생아에서 예기치 않은 심한 혈소판감소증을 보이는 것이 특징이다. 아버지로부터 유전된 신생아의 혈소판 항원에 대한 어머니의 동종면역반응으로 발생하며 대부분 사람 혈소판특이항원(human platelet antigen, HPA)에 대한 면역반응으로 발생한다. 백인에서는 HPA 1a에 대한 항체가 79%로 많은 빈도를 차지하나, 동양인에서는 HPA−1a 항원이 음성인 빈도가 매우 낮아 신생아동종면역혈소판감소증의 원인으로 확인된 보고가 드물다. 국내에서는 HLA class I 항원에 대한 항체에 의해 발생한 증례만 있다. 항 HLA 항체에 의한 것인지를 확인하기 위해서는 HLA 형별 확인이 필요하다. 또한 산모에게 아기의 혈소판에 작용하는 혈소판동종항체가 있는지에 대한 확인도 필요하다.

출혈을 보이는 신생아동종면역혈소판감소증 환아는 혈소판 수혈을 받아야 하는데 가장 좋은 헌혈자는 환아의 어머니이다. 환아의 어머니의 혈소판을 채집 후 세척하여 항혈소판항체를 제거하고 이식편대숙주병을 방지하기 위해 방사선조사를 한 다음 투여한다. 어머니의 혈소판 사용이 어려울 때에는 해당 원인 항원이 음성인 혈소판 제제를 투여하는 것이 효과적이다.

참고문헌

Lab Med Online 2013;3:45−49.

증례 9 급성수혈반응의 진단과 처치: 아나필락시스

림프종을 진단받고 항암화학요법 후 자가조혈모세포 이식을 받은 환자가 혈소판감소증으로 조절을 위해 방사선조사 성분채혈혈소판 1단위를 수혈받기 시작한 직후부터 식은땀을 흘리면서 시각이상, 흉부불편감, 복통을 호소하였다. 수혈 전 148/95 mmHg었던 혈압은 46/29 mmHg으로 하강하였고 맥박산소농도계 산소포화도가 수혈 전 100%에서 수혈 후 82%로 감소하였다.

급성수혈관련증상

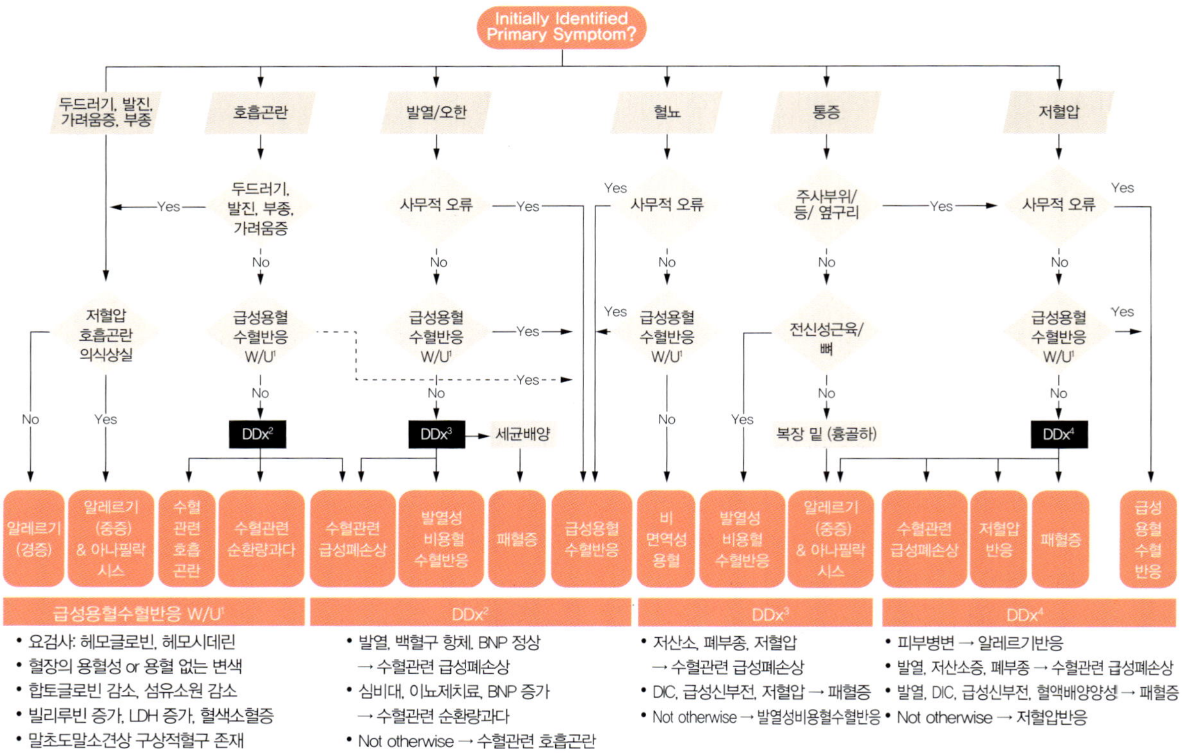

환자의 경우 저혈압과 흉부불편감, 복통을 호소하여 두가지 증상으로 접근을 해볼 수 있다. 알레르기반응/아나필락시스반응과 급성용혈수혈반응, 호흡기관련급성수혈반응을 크게 감별진단하여야 한다.

관련검사

1. 급성용혈수혈반응 관련검사
   - 합토글로빈 113 mg/dL (참고범위 30–200)
   - 혈장헤모글로빈 5.7 mg/dL (참고범위 0–5.0)
   - 총빌리루빈 0.7 mg/dL (참고범위 0.2–1.2)
   - 직접항글로불린검사: 음성

2. 호흡기관련급성수혈반응: 폐음 청진 이상없음

알레르기반응/아나필락시스반응은 수혈 중/수혈 후 4시간 이내 결막부종, 입술/혀/목젖의 부종, 눈주위 홍반 및 부종, 전신홍조, 저혈압, 국소 혈관부종, 반구진발진, 가려움증, 호흡곤란(기관지연축), 두드러기 중 2개 이상의 증상이 발생할 경우 진단할 수 있다. 이 환자의 경우 저혈압과 호흡곤란 2가지 증상으로 알레르기반응/아나필락시스반응으로 진단할 수 있다.

조치

① 수혈을 중단한다.

② 두드러기의 경우 diphenhydramine을 투여하고, 심할 경우에는 methylprednisolone를 투여한다.

③ 산소포화도가 떨어지고 저혈압의 교정이 필요할 경우 epinephrine을 피하/근육주사하고 심할 경우 정맥주사한다.

예방

① 수혈전처치로 가장 흔히 사용하는 약은 acetaminophen과 diphenhydramine이다. 실제 현장에서 많이 사용되지만 그 예방효과에 대한 근거는 사실 부족하다.

② 적혈구제제와 혈소판제제의 수혈이 필요할 경우, 혈장의 양을 줄일 제제를 사용하거나, 혈장을 제거한 세척혈소판제제의 수혈을 고려한다.

③ 최근에는 humanized monoclonal anti-IgE인 omalizumab을 사용하여 예방한 증례가 있으며, C5 inhibitory antibody인 eculizumab을 사용한 증례가 있으며 후속연구가 필요하다.

증례논의

급성수혈관련증상은 분류방법에 따라 다양하게 접근할 수 있다. 혈액안전사업단과 대한수혈학회에서 제시한 알고리즘은 초기 증상에 따라 부작용을 분류하여 급성수혈관련증상을 진단하는 데에 용이하다.

참고문헌

Korean J Blood Transfus 2015;26:316−322.

증례 10 급성수혈반응의 진단과 처치: 급성용혈수혈반응

B+ 환자가 전신마취 수술 중 A+ 농축적혈구 1단위를 수혈받고 있는 것을 인지하였다. 어떤 조치를 취해야 하는가?

조치

1. 즉시 수혈을 중단하고 주입되는 혈액양을 최소화한다. 혈액은행에 즉시 사실을 알린다.
   - 주입된 혈액양이 많을수록 급성용혈수혈반응도 심하기 때문에 최대한 제거하는 것이 중요하다.
   - 오류의 원인에 따라 잘못된 혈액을 수혈받은 환자가 또 있을 수 있기 때문에 즉시 혈액은행에 사실을 알리는 것이 중요하다.
2. 환자의 활력징후 모니터링을 시작하고, 신손상을 예방하기 위해 생리식염수를 주입한다.
   - 초기 속도는 100~150 mL/hr로 시작하고 소변량이 유지될 수 있도록 간간히 bolus 주사한다.
3. 중단한 혈액백을 수혈세트를 혈액은행으로 보낸다.
4. 수혈받던 쪽과 반대편 팔에서 채혈한 혈액을 검사실에 접수한다.
   - 검사에 포함되어야 할 항목은 serum creatinine, electrolyte; DIC평가를 위한 PT/aPTT, D-dimer, fibrinogen; 이후 수혈을 위한 ABO typing과 crossmatching이 포함되어야 한다.
   - 용혈 정도를 확인하기 위해 LDH, haptoglobin 등의 검사도 시행할 수 있다.
5. 용혈로 인한 순환쇼크가 발생할 경우 vasopressor를 투여하고, 고칼륨혈증 등 전해질 장해가 발생하면 응급투석을 고려하며, DIC 발생 시 이에 준하는 처치를 한다.
6. 지속적인 수혈이 필요한 경우, 혈액은행은 새로 접수된 검체로 ABO typing을 재시행하고 결과에 따라 O형 적혈구, AB형 혈장의 출고를 고려한다.
7. 환자의 활력징후가 안정적이면 4~6시간마다 활력징후를 측정하고, 매일 serum creatinine, CBC를 측정한다.

증례논의

ABO 불일치 수혈은 급성용혈수혈반응을 일으켜 입원이나 중환자실 치료 또는 사망에까지 이를 수 있다. 여러 단계의 연속된 과정에 대해 안전한 수혈이 이루어질 수 있도록 노력을 기울이고 있지만 완벽하게 수혈 오류를 예방할 수 있는 방법은 아직까지 없다. 수혈의 다양한 단계 중 ABO 불일치 수혈에 관련된 오류는 주입, 채혈, 검사 오류 순으로 흔하다. 반복적인 확인으로 사고를 예방하는 것이 가장 중요하지만, 일단 심각한 오류를 인지했다면 빠른 처치를 하여 부작용을 줄이는 것이 최선이다. 일부 연구에서는 C5 inhibitory antibody인 eculizumab을 사용한 증례도 있으며 사용을 고려할 경우 혈액종양내과와 논의 후 사용할 것이 권장된다.

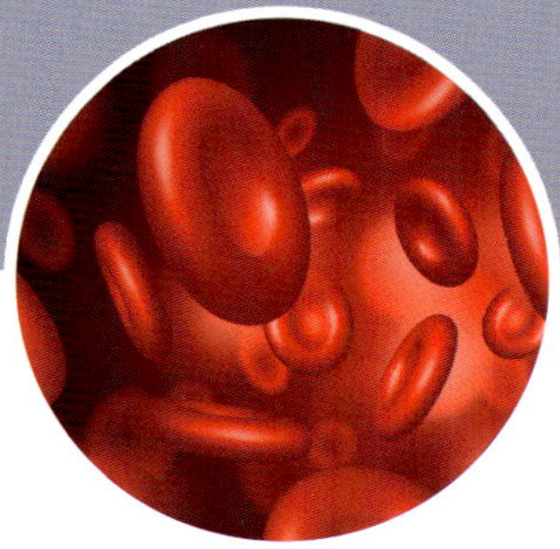

찾아보기

국문색인

ㄷ

ㅁ

ㅂ

ㅅ

ㅇ

ㅈ

ㅊ

ㅋ

ㅌ

ㅍ

ㅎ

영문색인

A

D

E

F

G

H

I

J

K

L

M

S

T

U

V

W

X

Y

Z

기타

수혈의학 제5판(전면개정판)

2023년 5월 19일 발행
2024년 6월 1일 2쇄 발행

저 자 : 대한수혈학회
발 행 자 : 남학순
발 행 처 : 도서출판 고려의학
(02880) 서울시 성북구 성북로9길 1 보문빌딩 3층
전화 (02) 765-0333, 0337 / 팩스 (02) 743-2288
이 메 일 : kmedbook@daum.net
홈페이지 : www.komb.co.kr
신고번호 : 제 2022-000006호

※ 검인은 저자와의 합의하에 생략합니다.
※ 낙장 및 파본은 교환해 드립니다.

ISBN 979-11-92422-29-9
정가 : 80,000원